Andreas Kremer

Crashkurs
Biochemie

Repetitorium mit Einarbeitung
der wichtigsten Prüfungsfakten

1. Auflage

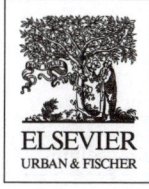

URBAN & FISCHER   München · Jena

Zuschriften und Kritik an:
Elsevier GmbH, Urban & Fischer Verlag, Lektorat Medizinstudium, Andrea Wintermayr,
Karlstraße 45, 80333 München

Wichtiger Hinweis für den Benutzer
Die Erkenntnisse in der Medizin unterliegen laufendem Wandel durch Forschung und klinische Erfahrungen. Herausgeber und Autoren haben große Sorgfalt darauf verwendet, dass die in diesem Werk gemachten therapeutischen Angaben (insbesondere hinsichtlich Indikation, Dosierung und unerwünschten Wirkungen) dem derzeitigen Wissensstand entsprechen. Das entbindet den Nutzer dieses Werkes aber nicht von der Verpflichtung, anhand der Beipackzettel zu verschreibender Präparate zu überprüfen, ob die dort gemachten Angaben von denen in diesem Buch abweichen, und seine Verordnung in eigener Verantwortung zu treffen.

Wie allgemein üblich wurden Warenzeichen bzw. Namen (z.B. bei Pharmapräparaten) nicht besonders gekennzeichnet.

Um den Textfluss nicht zu stören, wurde bei Patienten und Berufsbezeichnungen die grammatikalisch maskuline Form gewählt. Selbstverständlich sind in diesen Fällen immer Frauen und Männer gemeint.

Bibliografische Information Der Deutschen Bibliothek
Die Deutsche Bibliothek verzeichnet diese Publikation in der Deutschen Nationalbibliografie; detaillierte bibliografische Daten sind im Internet über http://dnb.ddb.de abrufbar.

Alle Rechte vorbehalten
1. Auflage 2005
© Elsevier GmbH, München
Der Urban & Fischer Verlag ist ein Imprint der Elsevier GmbH.

Für Copyright in Bezug auf das verwendete Bildmaterial siehe Abbildungsnachweis.
Der Verlag hat sich bemüht, sämtliche Rechteinhaber von Abbildungen zu ermitteln. Sollte dem Verlag gegenüber dennoch der Nachweis der Rechtsinhaberschaft geführt werden, wird das branchenübliche Honorar gezahlt.

Das Werk einschließlich aller seiner Teile ist urheberrechtlich geschützt. Jede Verwertung außerhalb der engen Grenzen des Urheberrechtsgesetzes ist ohne Zustimmung des Verlages unzulässig und strafbar. Das gilt insbesondere für Vervielfältigungen, Übersetzungen, Mikroverfilmungen und die Einspeicherung und Verarbeitung in elektronischen Systemen.

Planung: Dr. Dorothea Hennessen
Lektorat: Andrea Wintermayr
Redaktion: Dr. med. Susanne Waldmann-Rex, Dr. Dorothea Pusch
Herstellung: Peter Sutterlitte
Satz: abc.Mediaservice, Buchloe
Zeichnungen: Graphik & TextStudio, Barbing
Druck und Bindung: LegoPrint, S.p.A., Lavis (TN)
Umschlaggestaltung: SpieszDesign, Neu-Ulm

Printed in Italy
ISBN 3-437-43500-0

Aktuelle Informationen finden Sie im Internet unter www.elsevier.de/medizinstudium

Vorwort

Viele Leser überblättern das Vorwort eines Buches. Dies mag an der Qualität des Vorwortes oder am mangelnden Interesse des Lesers liegen. Daher sollen an dieser Stelle keine blumigen Sätze stehen, sondern ein Gedicht von Eugen Roth zitiert werden. Dieses Gedicht spiegelt meine Gefühle während der Zeit des Buchschreibens recht gut wider. Sicher haben einige Leser ein ähnliches Empfinden während der Zeit des Lernens und der Vorbereitung auf die Examina.

Verdorbener Abend

„*Ein Mensch gedenkt, daheim zu bleiben*
Und still an seinem Buch zu schreiben.
Da ruft ein Freund an, ausgeh-heiter,
Und möchte ihn als Fest-Begleiter.
Der Mensch lehnt ab, er sei verhindert.
Jedoch sein Fleiß ist schon gemindert.
Indes er wiederum nun sitzt,
Ein graues Heer von Ratten flitzt
Aus allen Winkeln, Ritzen, Rillen,
Um zu benagen seinen Willen.
Gleichzeitig äußerst sich auch jetzt
Der Floh, ihm jäh ins Ohr gesetzt,
Daß er die herrlichsten Genüsse
Durch seinen Trotz versäumen müsse.

Geheim vertauscht sich Zeit und Ort:
Halb ist er hier, halb ist er dort,
Und ist schon dort jetzt zu zwei Dritteln.
Er greift zu scharfen Gegenmitteln,
Beschimpft sich, gibt sich selbst Befehle,
Rast gegen seine schwache Seele –
Umsonst; er schleppt zum Schluß den Rest,
Der noch geblieben, auf das Fest.
Jedoch der Rest ist leider schal,
Dem Menschen wird die Lust zur Qual.
Nach Hause geht er bald, bedrückt...
Es scheint, der Abend ist missglückt."

(aus: Eugen Roth: Ein Mensch –
heitere Verse, Carl Hanser 1932)

All meinen Freunden und Bekannten, die an diesem Buch mitgewirkt haben, möchte ich ganz herzlich danken. In besonderem Maße gilt dies für Dr. Wolfgang Dobrinski, der mir in zahllosen Tagen und Nächten zur Seite stand. Ebenso danke ich meinen Eltern, deren Unterstützung wesentlich zum Gelingen dieses Buches beigetragen hat.

Der Verlag hat durch seine intensive Mitarbeit und Flexibilität während meiner Auslandsaufenthalte sehr zur Realisierung dieses „Crashkurses" beigetragen. Ganz besonders möchte ich hier meinen Lektorinnen danken, Frau Dr. Dorothea Pusch, Frau Dr. Susanne Waldmann-Rex und Frau Andrea Wintermayr, die mir mit sehr viel Engagement und monatelanger Betreuung zur Seite standen.

Ein Buch kann nicht fehlerfrei sein und benötigt die Kritik seiner Leser. Daher bin ich jedem Leser dankbar für Anmerkungen und Verbesserungsvorschläge.

München, Herbst 2005 A. Kremer

Benutzerhinweise

Die Crashkurs-Reihe ermöglicht eine knappe, prägnante Wiederholung des gesamten Prüfungswissens des Faches in verständlicher und strukturierter Form. Durch die strenge Gliederung wird das Wissen aktiviert und systematisiert. Der Stoff kann in kurzer Zeit aufgearbeitet werden und so sind Prüfungsangst und Zeitdruck kein Thema mehr.

- In blau hinterlegten **Kästen** zu Beginn jedes Abschnittes finden sich sog. **keywords**. Sie geben einerseits den Überblick über den im folgenden Abschnitt behandelten Stoff, können aber auch zur eigenen Lernkontrolle genutzt werden: Weiß man zu einem Begriff gar nichts zu sagen, empfiehlt es sich, den entsprechenden Abschnitt noch einmal durchzulesen.

- Die Begriffe der **Randspalte** dienen der Strukturierung und Orientierung innerhalb der Kapitel. Der Lernstoff soll damit in Portionen geteilt werden, die unter einem bestimmten Stichpunkt gespeichert werden können. Zudem soll die gezielte Suche nach bestimmten Begriffen eines Kapitels erleichtert werden. Freier Platz in der Randspalte lässt Raum für eigene Notizen.

- Kästen mit Ausrufezeichen markieren Merksätze, Besonderheiten, Fallstricke des IMPP oder geben Hinweise für mündliche Prüfungen.

- Kästen mit Stethoskop enthalten klinische Hinweise.

Abbildungsverzeichnis

[1] Zeeck, A., S. C. Fischer, S. Grond, I. Papastavrou: Chemie für Mediziner, 5. Aufl. Urban & Fischer, München – Jena 2003

[2] Kreutzig, Th.: Kurzlehrbuch Biochemie, 11. Aufl. Urban & Fischer, München – Jena 2000

[3] Igo-Kemenes, T.: Seminar der Biochemie, 1. Aufl. Rukker, Putzbrunn 1999

[4] Abdolvahab-Emminger, H.: Physikum exakt, 3. Aufl. Thieme, Stuttgart – New York 2003

[5] Löffler, G.: Basiswissen Biochemie, 5. Aufl. Springer, Berlin – Heidelberg – New York 2003

[6] Hick, Chr., A. Hick: Kurzlehrbuch Physiologie, 4. Aufl. Urban & Fischer, München – Jena 2002

[7] Welsch, U. (Hrsg.): Sobotta Atlas Histologie, 7. Aufl. Elsevier, München 2005

[8] Gerstorfer, M.: Crashkurs Physiologie, 1. Aufl. Urban & Fischer, München – Jena 2004

[9] Schmidt, R. F., G. Thews, F. Lang (Hrsg.): Physiologie des Menschen, 28. Aufl. Springer, Berlin – Heidelberg – New York 2000

[10] Ostendorf, P., S. Seeber (Hrsg.): Hämatologie – Onkologie, Urban & Schwarzenberg, München – Jena 1997

Abkürzungsverzeichnis

A	Adenin	DAG	Diacylglycerin
ACAT	Acyl-CoA-Cholesterol-Acyl-Transferase	DH	Dehydrogenase
		DHAP	Dihydroxyacetonphosphat
ACE	Angiotensin-Converting-Enzym	DNA (= DNS)	Deoxyribonucleic acid (engl. = Desoxyribonukleinsäure)
ACTH	adrenocorticotropes Hormon	Dopa	Dihydroxyphenylalanin
ADH	antidiuretisches Hormon (= Adiuretin = Vasopressin)	Dopamin	Dihydroxyphenylamin
ADP	Adenosindiphosphat	EDTA	Ethylendiamintetraacetat
AIDS	Acquired immunodeficiency syndrome	EGF	Epidermal growth factor
		EN	Elektronegativität
Ala	Alanin	EPO	Erythropo(i)etin
ALAT	Alanin-Amino-Transferase	ER	endoplasmatisches Retikulum
δ-ALS	δ-Aminolävulinsäure	FAD	Flavinadenindinukleotid (oxidierte Form)
AMP	Adenosinmonophosphat		
ANF (= ANP)	atrialer natriuretischer Faktor (Peptid)	$FADH_2$	Flavinadenindinukleotid (reduzierte Form)
Arg	Arginin	FH_4	Tetrahydrofolat (THF)
AS	Aminosäure	FMN	Flavinmononukleotid (oxidierte Form)
ASAT	Aspartat-Amino-Transferase		
Asn	Asparagin	$FMNH_2$	Flavinmononukleotid (reduzierte Form)
Asp	Asparaginsäure		
ATP	Adenosintriphosphat	Fru	Fructose
BE	Base excess	FS	Fettsäure
BMI	Body-mass-Index	FSH	Follikel-stimulierendes Hormon
2,3-BPG	2,3-Bisphosphoglycerat	G	Guanin
C	Cytosin	G-CSF	Granulocyte colony stimulating factor
CA	Carboanhydrase		
cAMP	3'-5'-cyclo-AMP (= zyklisches AMP)	GABA	γ-Aminobuttersäure (A = acid, engl.)
CCK	Cholecystokinin	GAG	Glykosaminoglykane
CD	Cluster of differentiation (= Differenzierungscluster)	Gal	Galactose
		GALT	darmassoziiertes lymphoides Gewebe (G = gut, T = tissue, engl.)
CDP	Cytidindiphosphat		
CFTR	Cystic fibrosis transmembrane regulator	GAP	Glycerinaldehydphosphat
		GDP	Guanosindiphosphat
cGMP	3'-5'-cyclo-GMP (= zyklisches GMP)	GF	Growth factor
		GH	Growth hormone (= Wachstumshormon)
CK	Creatinkinase		
CMP	Cytidinmonophosphat	GHRH	Growth hormone releasing hormone
CoA	Coenzym A		
COMT	Catechol-O-Methyl-Transferase	GIP	gastrisches inhibitorisches Peptid
CoQ	Coenzym Q (= Ubichinon)	Glc	Glucose
COX	Cyclooxygenase	Gln	Glutamin
CRP	C-reaktives Protein	Glu	Glutaminsäure
CTP	Cytidintriphosphat	GLUT	Glucose-Transporter
Cys	Cystein	Gly	Glycin
D	Desoxy	GMP	Guanosinmonophosphat

GnRH	Gonadotropin releasing hormone	MetHb	Methämoglobin
GOT	Glutamat-Oxalacetat-Transferase	MHC	Major histocompatibility complex
GPT	Glutamat-Pyruvat-Transferase	MMS	Monozyten-Makrophagen-System (= RES)
GSH	Glutathion (reduzierte Form)		
GSSG	Glutathion (oxidierte Form)	mRNA	Messenger RNA
GTP	Guanosintriphosphat	MS	Multiple Sklerose
Hb	Hämoglobin	MSH	Melanozyten-stimulierendes Hormon
HBA_{1c}	glykosyliertes Hämoglobin		
HbCO	Kohlenmonoxid-Hämoglobin	MWG	Massenwirkungsgesetz
HbO_2	Sauerstoff-Hämoglobin	NAD^+	Nicotinamid-Adenin-Dinukleotid (oxidierte Form)
HCl	Hydrogenchlorid (= Salzsäure)		
HDL	High density lipoprotein	$NADH/H^+$	Nicotinamid-Adenin-Dinukleotid (reduzierte Form)
HHL	Hypophysenhinterlappen		
His	Histidin	$NADP^+$	Nicotinamid-Adenin-Dinukleo-tid-phosphat (oxidierte Form)
HIV	humanes Immundefizienz-Virus		
HLA	humanes Leukozytenantigen	$NADH/H^+$	Nicotinamid-Adenin-Dinukleo-tid-phosphat (reduzierte Form)
HMG-CoA	β-Hydroxy-β-Methylglutaryl-CoA		
hnRNA	Heterogen nuclear RNA	NGF	Nerve growth factor
Hsp	Hitzeschockprotein	NK-Zelle	natürliche Killerzelle
5-HT	5-Hydroxytryptamin (= Serotonin)	NNM	Nebennierenmark
		NNR	Nebennierenrinde
HVL	Hypophysenvorderlappen	P, P_a, P_i	Phosphatrest ($_a$ = anorganischer; $_i$ = inorganic, engl.)
IDL	Intermediate density lipoproteins		
IFN	Interferone		
Ig	Immunglobulin	PALP	Pyridoxalphosphat
IGF	Insulin-like growth factor	PAPS	3'-Phosphoadenosyl-5'-Phospho-sulfat (= aktiviertes Sulfat)
IL	Interleukine		
Ile	Isoleucin	pAVK	periphere arterielle Verschluss-krankheit
IP_3	Inositol-(1,4,5-)Triphosphat		
K	Kelvin (Einheit der absoluten Temperatur)	PEP	Phosphoenolpyruvat
		PF 3	Plättchenfaktor 3
Kcal	Kilokalorien	PFK	Phosphofructokinase
KHK	koronare Herzerkrankung	PG	Prostaglandine
kJ	Kilojoule	Phe	Phenylalanin
LCAT	Lecithin-Cholesterin-Acyltrans-ferase	PIH	Prolactin release inhibiting hormone
LDH	Lactat-Dehydrogenase	PIP_2	Phosphatidyl-Inositol-4,5-Diphosphat
LDL	Low density lipoprotein		
Leu	Leucin	PNS	peripheres Nervensystem
LH	luteinisierendes Hormon	POMC	Proopiomelanocortin
LPL	Lipoproteinlipase	PP	Pyrophosphat
Lys	Lysin	PRL	Prolaktin
LT	Leukotriene	Pro	Prolin
M-CSF	Macrophage colony stimulating factor	PRPP	Phosphoribosylpyrophosphat
		PTH	Parathormon
MALT	Mukosa-assoziiertes lymphoides Gewebe (T = tissue, engl.)	RAAS	Renin-Angiotensin-Aldosteron-System
Man	Mannose	rER	raues endoplasmatisches Retikulum
MAO	Monoaminooxidase		
MEOS	mikrosomales Ethanol-oxidierendes System	RES	retikuloendotheliales System (= MMS)
Met	Methionin	RG	Reaktionsgeschwindigkeit

Rib	Ribose	TNF	Tumor-Nekrose-Faktor
RNA	Ribonucleic acid (engl; = Ribonukleinsäure, RNS)	t-PA	Tissue type plasminogen activator
		TRH	Thyroidea releasing hormone
rRNA	ribosomale RNA	tRNA	Transfer RNA
rtPA	rekombinantes tPA	Trp	Tryptophan
SAM	S-Adenosyl-Methionin	TSH	Thyroidea-stimulierendes Hormon
Sec	Selenocystein		
Ser	Serin	TTP	Thymidintriphosphat
SIADH	Syndrom der inadäquaten ADH-Sekretion	Tyr	Tyrosin
		U	Uracil
snRNA	Small nuclear RNA	UDP	Uridindiphosphat
SOD	Superoxiddismutase	UDP-Gal	UDP-Galactose
SSRI	selektive Serotonin-reuptake-Inhibitoren	UDP-Glc	UDP-Glucose
		UMP	Uridinmonophosphat
STH	somatotropes Hormon (= Wachstumshormon)	u-PA	Urokinase type plasminogen activator
T	Thymin	UTP	Uridintriphosphat
T_3	Trijodthyronin	UV-Licht	ultraviolettes Licht
T_4	Tetrajodthyronin (= Thyroxin)	Val	Valin
TBG	Thyroxin-bindendes Globulin	VIP	vasoaktives intestinales Peptid
TCR	T-Zell-Rezeptor	VLDL	Very low density lipoprotein
Thr	Threonin	vWF	von-Willebrand-Faktor
TMP	Thymidinmonophosphat	ZNS	zentrales Nervensystem

Inhaltsverzeichnis

1 Erscheinungsformen der Materie 1

2 Aufbau und Erscheinungsformen der Materie 3
2.1 Atom, Element, Atommasse, Stoffmenge, Periodensystem 3
2.1.1 Atom 3
2.1.2 Element 4
2.1.3 Atommasse 5
2.1.4 Stoffmenge 6
2.1.5 Periodensystem der Elemente 6
2.2 Chemische Bindungen 8
2.2.1 Grundbegriffe der Chemie 8
2.2.2 Starke Bindungen (Hauptvalenzen) 10
2.2.3 Schwache Bindungen (Nebenvalenzen) 12
2.2.4 Metallkomplexe 13
2.3 Kohlenwasserstoffe 14
2.3.1 Azyklische Kohlenwasserstoffe 14
2.3.2 Zyklische Kohlenwasserstoffe 16
2.3.3 Funktionelle Gruppen 17

3 Isomerie 20
3.1 Konstitutionsisomerie = Strukturisomerie 20
3.2 Konfigurationsisomerie = Stereoisomerie 21
3.2.1 Cis-trans-Isomerie 21
3.2.2 Optische Isomerie 21
3.3 Konformationsisomerie = Rotationsisomerie 24
3.4 Tautomerie 25

4 Stoffumwandlungen 26
4.1 Säure-Base-Reaktionen 26
4.1.1 Brönsted-Säuren und -Basen 26
4.1.2 pH-Wert 28
4.1.3 Stärke von Säuren und Basen 28
4.1.4 Berechnung des pH-Wertes 29
4.2 Redox-Reaktionen 30

5 Kohlenhydrate (Saccharide) 33
5.1 Monosaccharide 33
5.1.1 Struktur der Monosaccharide 33
5.1.2 Darstellung der Monosaccharide 34
5.1.3 Stereochemie der Monosaccharide 35
5.1.4 Reaktionen der Monosaccharide 35
5.2 Disaccharide 37
5.2.1 Struktur der Disaccharide 37
5.2.2 Darstellung der Disaccharide 37
5.2.3 Reaktionen der Disaccharide 38
5.3 Oligo- und Polysaccharide 39

6 Aminosäuren, Peptide und Proteine 40
6.1 Aminosäuren 40
6.1.1 Struktur 40
6.1.2 Eigenschaften 41
6.1.3 Reaktionen 42
6.2 Peptide und Proteine 43
6.2.1 Klassifizierung 44
6.2.2 Struktur 44
6.2.3 Reaktionen 45
6.2.4 Strukturaufklärung 45

7 Fettsäuren und Lipide 47
7.1 Allgemeines 47
7.2 Fettsäuren 47
7.2.1 Klassifizierung 47
7.2.2 Eigenschaften 49
7.2.3 Reaktionen 50
7.3 Triacylglycerine 51
7.3.1 Klassifizierung 51
7.3.2 Eigenschaften 51
7.4 Sphingolipide 52
7.4.1 Klassifizierung 52
7.4.2 Eigenschaften 54
7.5 Steroide 54

8 Nukleotide, Nukleinsäuren und Chromatin 55
8.1 Nukleotide 55
8.1.1 Funktionen 56
8.1.2 Reaktionen 56
8.2 Nukleinsäuren 56
8.2.1 Klassifizierung 56
8.3 Chromatin 58
8.3.1 Struktur 58

9 Vitamine 59
9.1 Biochemischer Mechanismus 59
9.1.1 Fettlösliche Vitamine 59
9.1.2 Wasserlösliche Vitamine 64
9.1.3 Veraltete Vitaminbezeichnungen 69
9.2 Pathobiochemie der Vitaminstörungen 69

10 Grundlagen der Thermodynamik und Kinetik chemischer Reaktionen 71

- 10.1 Thermodynamik 71
- 10.1.1 Reaktionsenthalpie (= Reaktionswärme) 71
- 10.1.2 Reaktionsentropie (S) 72
- 10.1.3 Gibbs' freie Energie (= freie Reaktionsenthalpie) 72
- 10.1.4 Elektromotorische Kraft (EMK) . 74
- 10.1.5 Aktivierungsenergie 74
- 10.1.6 Katalysatoren 75
- 10.1.7 Gekoppelte Reaktionen 75
- 10.1.8 Fließgleichgewichte 76
- 10.2 Kinetik....................... 77
- 10.2.1 Reaktionsgeschwindigkeit (RG) . 77
- 10.2.2 Reaktionsordnungen 77
- 10.3 Massenwirkungsgesetz.......... 79

11 Enzyme und Enzymkinetik 80

- 11.1 Enzyme 80
- 11.1.1 Einteilung 80
- 11.1.2 Spezifität..................... 80
- 11.1.3 Coenzyme und Cofaktoren 81
- 11.1.4 Aktives Zentrum 81
- 11.1.5 Hauptklassen 81
- 11.1.6 Isoenzyme 82
- 11.2 Enzymkinetik 83
- 11.2.1 Enzymatische Reaktion 83
- 11.2.2 Beeinflussung der Enzymaktivität 84
- 11.2.3 Enzymaktivität 85
- 11.2.4 Enzymbestimmung 86
- 11.3 Prinzipien der Stoffwechselregulation 87
- 11.3.1 Substratkonzentration 87
- 11.3.2 Schrittmacherenzyme 87
- 11.3.3 Rückkopplung 88
- 11.3.4 Allosterische Regulation 88
- 11.3.5 Interkonversion/Interkonvertierung 89
- 11.3.6 Induktion und Repression 89
- 11.3.7 Limitierte Proteolyse 90

12 Kataboler Stoffwechsel und Energiegewinnung 91

- 12.1 Kohlenhydratabbau............ 91
- 12.1.1 Glykogenolyse 91
- 12.1.2 Glykolyse 94
- 12.1.3 Pentosephosphatweg 97
- 12.2 Triacylglycerin- und Fettsäureabbau................ 99
- 12.3 Ketonkörpersynthese und -abbau...................... 103
- 12.3.1 Ketogenese 103
- 12.3.2 Ketonkörperabbau 105
- 12.4 Protein- und Aminosäureabbau.. 106
- 12.4.1 Proteinabbau = Proteolyse 106
- 12.4.2 Aminosäureabbau 106
- 12.4.3 Harnstoffzyklus 109
- 12.5 Citratzyklus.................. 111
- 12.6 Atmungskette................ 114

13 Bildung von Energiespeichern 118

- 13.1 Kohlenhydrate 118
- 13.1.1 Glykogensynthese 118
- 13.1.2 Gluconeogenese 119
- 13.2 Lipide 121
- 13.2.1 Fettsäuresynthese 122
- 13.2.2 Triacylglycerinsynthese 126
- 13.3 Proteine..................... 127
- 13.3.1 Aminosäuresynthese 127
- 13.3.2 Proteinbiosynthese 127

14 Speicherung, Übertragung und Expression genetischer Informationen 128

- 14.1 Nukleotide 128
- 14.1.1 Synthese der Pyrimidin-Nukleotide 128
- 14.1.2 Synthese der Purin-Nukleotide .. 130
- 14.1.3 Wiederverwertung von Pyrimidinen und Purinen 132
- 14.1.4 Synthese der Desoxy-Ribonukleotide 134
- 14.2 DNA-Replikation.............. 134
- 14.3 Reparatur von DNA-Schäden.... 137
- 14.4 DNA-Transkription............ 138
- 14.5 Translation (Proteinbiosynthese). 140
- 14.6 Modifikation von Proteinen 144

15 Zellstrukturen 145

- 15.1 Zellmembran 145
- 15.1.1 Funktion einzelner Membranbestandteile 146
- 15.1.2 Transport durch Membranen ... 148
- 15.2 Zellorganellen................ 150
- 15.2.1 Zellkern 151
- 15.2.2 Mitochondrium 151
- 15.2.3 Ribosomen 152
- 15.2.4 Endoplasmatisches Retikulum (ER) 152
- 15.2.5 Golgi-Apparat 153
- 15.2.6 Lysosomen 153
- 15.2.7 Peroxisomen 154

16 Säure-Basen-Haushalt, Wasser- und Elektrolyt-Haushalt, Spurenelemente 155

- 16.1 Säure-Basen-Haushalt.......... 155
- 16.1.1 Säuren/Basen allgemein 155

16.1.2 Puffer 156
16.2 Wasser- und Elektrolyt-
 Haushalt...................... 159
16.2.1 Elektrolyt-Haushalt
 (s. Kap. 18.1.5) 159
16.2.2 Wasserhaushalt 159
16.3 Spurenelemente 160

17 Bewegung 166
17.1 Kontraktile Systeme 166
17.2 Motile Systeme 166
17.2.1 Zytoskelett 166

18 Hormone und Zytokine 170
18.1 Hormone...................... 170
18.1.1 Grundlagen 170
18.1.2 Stoffwechselregulation 174
18.1.3 Wachstum und Fortpflanzung ... 178
18.1.4 Verdauung und Resorption 182
18.1.5 Elektrolyt- und Wasserhaushalt .. 183
18.1.6 Calcium- und Phosphatstoff-
 wechsel 186
18.1.7 Gewebshormone und
 Mediatoren 188
18.2 Zytokine...................... 190

19 Immunsystem 192
19.1 Antigene...................... 192
19.2 Antigenpräsentation............ 193
19.2.1 MHC-Moleküle 193
19.3 Unspezifisches Immunsystem 194
19.3.1 Zelluläre Immunabwehr des
 unspezifischen Systems 194
19.3.2 Humorale Immunabwehr des
 unspezifischen Systems 195
19.4 Spezifisches Immunsystem 198
19.4.1 Zelluläre Immunabwehr des
 spezifischen Systems 198
19.4.2 Humorale Immunabwehr des
 spezifischen Systems 200
19.5 Störungen des lmmunsystems.... 204

20 Blut 206
20.1 Erythrozyten und Erythropoese .. 206
20.1.1 Erythrozyten 206
20.1.2 Hämoglobin 207
20.1.3 O_2-Transport 209
20.1.4 CO_2-Transport 212
20.1.5 Erythropoese 213
20.1.6 Stoffwechsel der Erythrozyten ... 217
20.2 Leukozyten 218
20.3 Thrombozyten, Blutstillung,
 Blutgerinnung und Fibrinolyse... 219
20.3.1 Thrombozyten 219
20.3.2 Hämostase 219
20.4 Blutplasma 225

21 Leber 227
21.1 Stoffwechselfunktionen 227
21.1.1 Kohlenhydratstoffwechsel 228
21.1.2 Proteinstoffwechsel 230
21.1.3 Nukleinsäurestoffwechsel 231
21.1.4 Lipidstoffwechsel 232
21.2 Cholesterinstoffwechsel 233
21.3 Gallenflüssigkeit 235
21.4 Lipoproteine 235
21.5 Biotransformation 239
21.6 Ethanolabbau 241
21.7 Endokrine Funktionen.......... 243

22 Magen-Darm-Trakt 244
22.1 Grundlagen der Ernährung...... 244
22.1.1 Nahrungsmittel 244
22.1.2 Essentielle Nahrungsbestandteile . 245
22.1.3 Speicherung der Nährstoffe 246
22.1.4 Grundlagen 247
22.2 Verdauung.................... 249
22.2.1 Verdauungssekrete 249
22.2.2 Aufschluss und Resorption
 der Nahrung 255
22.2.3 Darmflora 258
22.2.4 Exkretion 259

23 Fettgewebe 261

24 Niere 265

25 Muskulatur 269

26 Binde- und Stützgewebe 276
26.1 Aufbau....................... 276
26.2 Knorpel 281
26.3 Knochen 282
26.4 Zähne........................ 282

27 Nervensystem 284

28 Auge 289

Register 293

1 Erscheinungsformen der Materie

Aggregatszustand · Feststoff · Flüssigkeit · Gas · Phasenumwandlung · Temperatur · Druck · Sublimation

Aggregatszustand

Materie kann in 3 verschiedenen Aggregatszuständen vorkommen:
- **Feststoff:** geringe kinetische Energie, geordneter Aufbau (d. h. geringe Entropie = Unordnung) und bestimmtes Volumen bzw. bestimmte Form. Die räumliche Anordnung der Atome und Moleküle kann strukturiert (z. B. Kristall, Salz) oder amorph (z. B. Glas, Kunstharze) sein.
- **Flüssigkeit:** mittlere kinetische Energie, mittlere Entropie
- **Gas:** hohe kinetische Energie, große Entropie

Phasenumwandlung

Wechsel des Aggregatszustandes:
- ist abhängig von **Temperatur** und **Druck**
- Wird ein Feststoff (z. B. Eis) erwärmt, verflüssigt er sich bei Überschreiten des **Schmelzpunktes** (Smp., hier: 0 °C bei 1013 mbar).
- Weiteres Erhitzen führt am **Siedepunkt** (Sdp.) abhängig vom Luftdruck zur Verdampfung.

Mt. Everest (sehr niedriger Luftdruck): Wasser kocht schon bei etwa 70 °C
Meereshöhe: Wasser kocht erst bei etwa 100 °C

Sublimation

Übergang eines Feststoffes direkt in den gasförmigen Zustand:
- **Trockeneis** (gefrorenes Kohlendioxid = CO_2) sublimiert bei Temperaturen über −78 °C bei Normaldruck (1 bar, s. Abb. 1.1)
- Um **Kohlendioxid** zu verflüssigen, muss es einem Druck von mehreren Atmosphären (1 atm = 1 bar) ausgesetzt werden.
- Entweicht flüssiges CO_2 aus einem Druckbehälter, kühlt es die Umgebung stark ab (s. Kap. 10): starke Zunahme der Unordnung (Entropie) beim Übergang vom flüssigen in den gasförmigen Zustand. Die dabei benötigte Energie wird der Umgebung entzogen und kühlt diese dadurch ab.

In der Medizin wird der kühlende Effekt austretender Gase, die unter großem Druck stehen (z. B. in Form von Icesprays) ausgenützt, um z. B. Sportverletzungen oder schmerzende Bereiche symptomatisch zu behandeln.

1 Erscheinungsformen der Materie

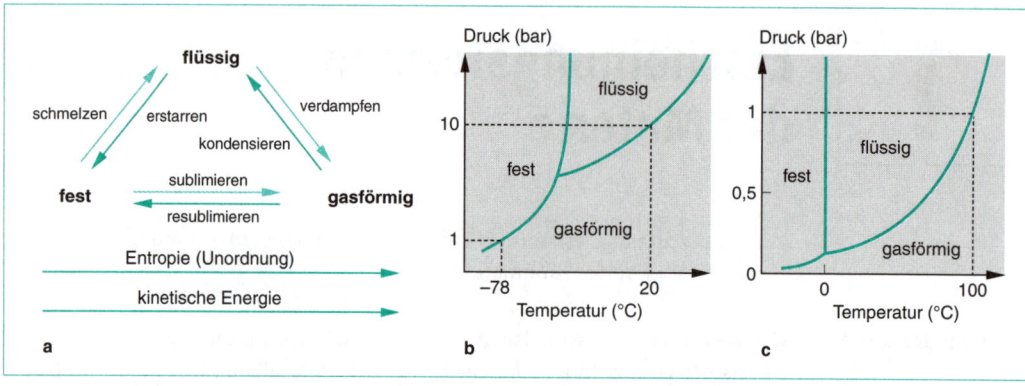

Abb. 1.1: Phasenumwandlungen allgemein (a) und Aggregatszustände in Abhängigkeit von Druck und Temperatur am Beispiel von CO_2 (b) und H_2O (c). Triplepunkt: Bereich, an dem alle drei Aggregatszustände gleichzeitig existieren. [1]

2 Aufbau und Erscheinungsformen der Materie

2.1 Atom, Element, Atommasse, Stoffmenge, Periodensystem

„Es ist schwieriger, ein Vorurteil zu zertrümmern, als ein Atom."
(Albert Einstein)

2.1.1 Atom

> Definition · Atomkern · Protonen · Neutronen · Elektronenhülle · Elektronen · Elementarteilchen · Kernladungszahl · Ordnungszahl · Massenzahl · Nucleonenzahl

Definition

Atome sind die kleinste mit chemischen Methoden herstellbare Einheit der Materie (griech. atomos = nicht teilbar). Atome können einzeln oder im Atomverbund vorkommen (= Molekül).
Erst die moderne Physik hat uns gelehrt, dass sich ein Atom aus einem Kern und einer Elektronenhülle zusammensetzt.

Atomkern

Protonen (positiv geladen) und **Neutronen** (ungeladen) bilden den Atomkern und machen fast die gesamte **Masse** (> 99 %) eines Atoms aus.

 Protonen und Neutronen bezeichnet man als **Nucleonen** (Kernteilchen).

Elektronenhülle

- enthält die **Elektronen** (negativ geladen), die in den verschiedenen Elektronenschalen auf ganz bestimmte Weise angeordnet sind. Sie bestimmen die **Größe** eines Atoms, da sie relativ weit vom Kern entfernt sind.
- Die gegensätzlichen Ladungen bewirken, dass die **negativ geladenen Elektronen** in der Nähe des **positiv geladenen Kerns** bleiben.
- Ein **nicht ionisiertes Atom** ist nach außen hin ungeladen (Elektronenanzahl = Protonenanzahl).

Elementarteilchen

sind die mit physikalischen Methoden herstellbaren Einheiten der Materie (Protonen, Neutronen, Elektronen, Positronen, Neutrinos usw.). Mit Hilfe der Hochenergiephysik kann man auch im Atom nicht vorkommende, oft sehr kurzlebige Elementarteilchen (Neutrinos, Antineutrinos) erzeugen.

Kernladungszahl (Z)

- entspricht der **Ordnungszahl**
- Anzahl der Protonen (positive Ladungen im Kern) = **Kernladungszahl (Z)**
- Im Periodensystem der Elemente (PSE) sind die Atome nach steigender Kernladungszahl geordnet.

Massenzahl (A) entspricht der Anzahl der **Nucleonen** (Neutronen und Protonen)
- **Kernladungszahl** (Z) = **Ordnungszahl:** Anzahl der Protonen bzw. Elektronen
- **Massenzahl** (A) = **Nucleonenzahl:** Anzahl der Protonen und Neutronen
- Massenzahl − Kernladungszahl = Anzahl der Neutronen
- **Atomkennzeichnung:** $^{A}_{Z}M$

> Ein Atom (hier allgemein: M) wird eindeutig gekennzeichnet durch die hochgestellte Massenzahl (A) und die tiefgestellte Kernladungszahl (Z).

2.1.2 Element

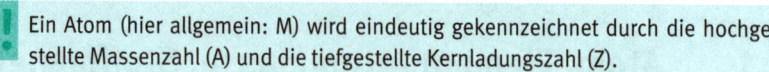

Elemente sind Atome mit identischer **Protonenzahl** (= Kernladungszahl = Ordnungszahl) und werden mit einem Elementsymbol abgekürzt (z. B. Wasserstoff = H)

Beispiele
- **Wasserstoff** $^{1}_{1}$H: 1 Proton, 1 Elektron, 0 Neutronen
- **Sauerstoff** $^{16}_{8}$O: 8 Protonen, 8 Elektronen, 8 Neutronen
- **Natrium** $^{23}_{11}$Na: 11 Protonen, 11 Elektronen, 12 Neutronen
- **Uran** $^{238}_{92}$U*: 92 Protonen, 92 Elektronen, 146 Neutronen

Isotope
- sind Atome eines Elements mit gleicher Kernladungszahl, aber unterschiedlicher Massenzahl
- besitzen meist gleiche chemische Eigenschaften
- können stabil oder instabil (= radioaktiv) sein
- In der Natur existieren etwa 270 stabile und rund 70 radioaktive Isotope. Weit über 1000 Isotope wurden künstlich hergestellt.
- Fast alle Elemente kommen in der Natur als Isotopengemische vor.

> Viele Autoren verwenden den physikalischen Begriff **Nuclid** synonym zum Begriff **Isotop**. Aber:
> - Isotop = Atom mit Elektronen
> - Nuclid = Atomkern

radioaktiver Zerfall
- **Instabile Atomkerne** zerfallen, geben dabei Strahlung ab und werden als **radioaktiv** (mit * gekennzeichnet) bezeichnet. Beim Kernzerfall können folgende Strahlungsarten entstehen:
  - α-**Strahlung**, bestehend aus 2fach positiv geladenen Heliumkernen
  - β⁻-**Strahlung** aus einfach negativ geladenen Elektronen
  - β⁺-**Strahlung** aus einfach positiv geladenen Positronen
  - γ-**Strahlung** aus ungeladenen Photonen

> In der Physik unterscheidet man noch Isotone und Isobare von den Isotopen:
> - **Isotope:** gleiche Protonen-, verschiedene Neutronenzahl
> - **Isotone:** verschiedene Protonen-, gleiche Neutronenzahl
> - **Isobare:** gleiche Nucleonenzahl (gleiche Massenzahl)

Beispiele
- **Wasserstoff-Isotope:** $^{1}_{1}H$, $^{2}_{1}H$ (Deuterium), $^{3}_{1}H^{*}$ (Tritium)
- **Kohlenstoff-Isotope:** $^{11}_{6}C^{*}$, $^{12}_{6}C$, $^{13}_{6}C$, $^{14}_{6}C^{*}$
- **Natrium-Isotope:** $^{23}_{11}Na$, $^{24}_{11}Na^{*}$
- **Iod-Isotope:** $^{123}_{53}I^{*}$, $^{125}_{53}I^{*}$, $^{127}_{53}I$, $^{131}_{53}I^{*}$

In der **Nuklearmedizin** werden radioaktive Isotope zur Diagnostik (z. B. Schilddrüsen-Szintigraphie mit ^{123}I) oder Therapie (z. B. Radio-Iodtherapie mit ^{131}I) eingesetzt. So kann ^{131}I zur Therapie von Schilddrüsen-Krebs appliziert werden. Dieses radioaktive Iod wird von der Schilddrüse genauso aufgenommen wie normales Iod und in den Follikeln gespeichert. Da ^{131}I ein β⁻-Strahler ist, sendet es Elektronen aus, die das umliegende Gewebe und damit auch die Krebszellen zerstören.

2.1.3 Atommasse

atomare Masseneinheit · units · relative/absolute Atommasse · Massenangabe im PSE · Massendefekt · natürliche Isotopenhäufigkeit

atomare Masseneinheit
- Infolge der – inzwischen überholten – Theorie, dass alle Atome und Moleküle aus Wasserstoffatomen aufgebaut sind, wurde die **atomare Masseneinheit 1u (unit)** als Wert festgelegt, der sehr nahe an der Masse eines Wasserstoffatoms liegt.
- Die **atomare Masseneinheit 1u (unit)** wurde als zwölfter Teil **(1/12)** der Masse des **Kohlenstoffisotops** $^{12}_{6}C$ definiert.
- Die **Wasserstoffatommasse** beträgt das 1,0079fache der atomaren Masseneinheit (1u = 1,67 x 10⁻²⁷kg).

relative/absolute Atommasse
- **absolute Atommasse:** kann in kg oder vereinfachend in der Einheit [u] angegeben werden (1u = 1,67 x 10⁻²⁷kg = ¹⁄₁₂ der Masse des $^{12}_{6}C$)
- **relative Atom- bzw. Molekülmasse:** gibt an, wie viel mal schwerer das Atom oder Molekül im Vergleich zur atomaren Masseneinheit 1u ist. Die relative Atom- bzw. Molekülmasse ist dimensionslos, da sie ein Verhältnis angibt.

 Der **Zahlenwert der relativen Atommasse entspricht dem Zahlenwert der absoluten Atommasse,** wenn diese in der Einheit u angegeben wird: Die relative Atommasse von Wasserstoff ist 1,0079, die absolute Atommasse beträgt 1,0079 u.

Massenangabe im PSE

Betrachtet man das Periodensystem der Elemente (PSE, s. vordere Umschlaginnenseite), fällt auf, dass kein Element eine runde Atommasse aufweist. Dafür gibt es folgende Gründe:
- Die Masse eines Protons bzw. Neutrons ist nicht genau gleich 1 u, und auch Elektronen haben ein (wenn auch geringes) Gewicht.
- Die Massen der Elementarteilchen addieren sich nicht genau, da die atomare Bindungsenergie zu einer Massenabnahme (**Massendefekt**) führt.
- Die Massenangaben spiegeln die **natürliche Isotopenhäufigkeit** wieder (die relative Atommasse von Kohlenstoff liegt etwas über zwölf, da in der Natur der Kohlenstoff zu etwa 99 % als ¹²C-Isotop und zu 1 % als schwereres ¹³C-Isotop vorkommt).

2 Aufbau und Erscheinungsformen der Materie

2.1.4 Stoffmenge

> Mol · Avogadro-Konstante

Mol
- Die **Stoffmenge n** gehört zu den **Basisgrößen** des Internationalen Einheitensystems (SI-Einheiten) und ist definiert als:
- **1 Mol** = Teilchenanzahl, die sich in 12,0 g des Isotops $^{12}_{6}C$ befindet.

Avogadro-Konstante
- entspricht der Anzahl der Kohlenstoffatome (**6,022 x 10^{23} Teilchen**)
- Allgemein liegt ein Mol Teilchen vor, wenn die relative Atom- bzw. Molekülmasse eines Atoms bzw. Moleküls in Gramm vorliegt.
- Teilt man diese Masse in Gramm (g) durch die absolute Masse des Atoms oder Moleküls, erhält man immer 6,022 x 10^{23} Teilchen oder eben genau ein Mol.

 1 Mol einer Stoffmenge enthält immer **6,022 x 10^{23} Teilchen (Avogadro-Konstante).**

2.1.5 Periodensystem der Elemente

> Elemente · Besetzung der Elektronenschalen · Haupt-/Nebengruppen · Valenzelektronen

Elemente
- werden durch die **Protonenzahl** gekennzeichnet. Heute sind 111 Elemente bekannt, vom Wasserstoff mit 1 Proton bis zum Roentgenium* mit 111 Protonen.
- In der Natur kommen auf der Erde nur Elemente bis zum Uran (92 Protonen) vor. Alle Elemente mit größerer Kernladungszahl müssen künstlich erzeugt werden.
- Die Einordnung der Elemente in das Periodensystem erfolgt aufgrund der **Besetzung der Elektronenschalen.**

Haupt-/Nebengruppen
- Durchläuft man eine Periode des Periodensystems, dann werden bei den **Hauptgruppenelementen** die äußeren Schalen mit Elektronen gefüllt (1. Hauptgruppe hat 1 Elektron, 18. Hauptgruppe hat 8 Elektronen) und bei den Elementen der Nebengruppen innere Schalen mit Elektronen besetzt.
- Alle Elemente der **Nebengruppen** sind Metalle und besitzen meist 2 Elektronen auf der äußersten Schale.

Valenzelektronen sind die **Elektronen auf der äußersten Schale.** Sie sind an den Bindungen zwischen Atomen, Ionen oder Metallkomplexen beteiligt (s. Kap. 2.2).

Hauptgruppe (frühere Bezeichnung)	Trivialname	Valenzelektronen
1. Hauptgruppe (IA)	Alkalimetalle	1
2. Hauptgruppe (IIA)	Erdalkalimetalle	2
13. Hauptgruppe (IIIA)	Erdmetalle (Borgruppe)	3
14. Hauptgruppe (IVA)	Kohlenstoffgruppe	4
15. Hauptgruppe (VA)	Stickstoffgruppe	5
16. Hauptgruppe (VIA)	Chalkogene (Sauerstoffgruppe)	6

2.1 Atom, Element, Atommasse, Stoffmenge, Periodensystem

Hauptgruppe (frühere Bezeichnung)	Trivialname	Valenzelektronen
17. Hauptgruppe (VIIA)	Halogene	7
18. Hauptgruppe (VIIIA)	Edelgase	8

Tab. 2.1: Einteilung der Hauptgruppen und ihrer Trivialnamen anhand der Elektronenanzahl auf der äußersten Schale (Valenzelektronen). In den Klammern die frühere Bezeichnung der Hauptgruppen (IA bis VIIIA, entsprechend IB bis VIIIB bei den Nebengruppen)

Periode (Abkürzung)	Elektronenverteilung auf Schalen (n = Hauptquantenzahl)	Maximal mögliche Elektronenanzahl ($2*n^2$)
1. Periode (K)	1 Schale (n = 1)	2 (vollständig besetzt)
2. Periode (L)	2 Schalen (n = 2)	8 (vollständig besetzt)
3. Periode (M)	3 Schalen (n = 3)	18 (vollständig besetzt)
4. Periode (N)	4 Schalen (n = 4)	32 (vollständig besetzt)
5. Periode (O)	5 Schalen (n = 5)	50 (unvollständig besetzt mit 32)
6. Periode (P)	6 Schalen (n = 6)	72 (unvollständig besetzt mit 15)
7. Periode (Q)	7 Schalen (n = 7)	98 (unvollständig besetzt mit 2)

Tab. 2.2: Einteilung der Perioden entsprechend der Anzahl der besetzten Elektronenschalen und der maximal möglichen Anzahl von Elektronen

Bohr-Atommodell

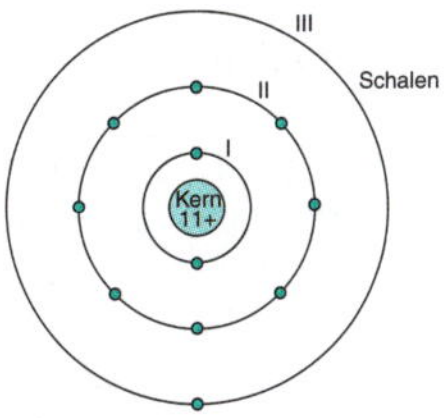

Das Bohr-Atommodell stellt schematisch den Atomaufbau dar (Abb. 2.1, Bsp. Natrium-Atom):

Abb. 2.1

	1 (IA)	2 (IIA)	13 (IIIA)	14 (IVA)	15 (VA)	16 (VIA)	17 (VIIA)	18 (VIIIA)
1. Periode	2,2 Wasserstoff $_1H$							0 Helium $_2He$
2. Periode	Lithium $_3Li$	Beryllium $_4Be$	Bor $_5B$	2,6 Kohlenstoff $_6C$	3,0 Stickstoff $_7N$	3,4 Sauerstoff $_8O$	4,0 Fluor $_9F$	0 Neon $_{10}Ne$
3. Periode	0,9 Natrium $_{11}Na$	1,3 Magnesium $_{12}Mg$	Aluminium $_{13}Al$	Silicium $_{14}Si$	2,2 Phosphor $_{15}P$	2,6 Schwefel $_{16}S$	3,2 Chlor $_{17}Cl$	0 Argon $_{18}Ar$
4. Periode	0,8 Kalium $_{19}K$	1,0 Calcium $_{20}Ca$	Gallium $_{31}Ga$	Germanium $_{32}Ge$	Arsen $_{33}As$	Selen $_{34}Se$	3,0 Brom $_{35}Br$	0 Krypton $_{36}Kr$
5. Periode	Rubidium $_{37}Rb$	Strontium $_{38}Sr$	Indium $_{49}In$	Zinn $_{50}Sn$	Antimon $_{51}Sb$	Tellur $_{52}Te$	2,7 Iod $_{53}I$	0 Xenon $_{54}Xe$
6. Periode	Caesium $_{55}Cs$	Barium $_{56}Ba$	Thallium $_{81}Tl$	Blei $_{82}Pb$	Bismut $_{83}Bi$	Polonium $_{84}Po*$	Astat $_{85}At*$	Radon $_{86}Rn*$
7. Periode	Francium $_{87}Fr*$	Radium $_{88}Ra*$						

Abb. 2.2: Ausschnitt aus dem Periodensystem der Elemente (PSE). Biochemisch wichtige Elemente und ihre Elektronegativität. Das gesamte PSE ist auf der vorderen Umschlaginnenseite des Buches abgebildet. [1]

- In der Mitte liegt der **positiv geladene Kern** mit den **Nucleonen** (11 Protonen und 12 Neutronen), um den die negativ geladenen **Elektronen** (11) auf verschiedenen **Elektronenschalen** kreisen.
- Jede Elektronenschale entspricht einer **Periode** (waagrechte Zeile) des Periodensystems und wird mit den Buchstaben K, L, M etc. bezeichnet.
- Je näher sich eine Elektronenschale am Kern befindet, umso energieärmer sind deren Elektronen.
- Allerdings muss man eine höhere Bindungsenergie überwinden, um Elektronen der inneren Schalen aus dem Atom herauszuschlagen.
- Eine neuere Betrachtungsweise des Atoms stellt das **Orbitalmodell** dar. Dieses muss der Medizinstudent nach dem Gegenstandskatalog (GK) aber nicht kennen.

2.2 Chemische Bindungen

- Atome eines Elements können miteinander oder mit Atomen anderer Elemente reagieren. Damit die Atome zusammenhalten, sind starke Bindungen erforderlich (s. Hauptvalenzen).
- Atome können aber auch ohne eine Bindung auszubilden in Wechselwirkung mit anderen Atomen treten und schwache Bindungen ausbilden (s. Nebenvalenzen).
- In beiden Fällen ändern sich dadurch die physikalischen und chemischen Eigenschaften der Substanzen.

Prinzipiell kann man chemische Bindungen in zwei Gruppen unterteilen:
- starke Bindungen (Hauptvalenzen)
- schwache Bindungen (Nebenvalenzen)

2.2.1 Grundbegriffe der Chemie

Oktettregel · Edelgaskonfiguration · Elektronegativität · Elektronegativitätsskala · Dipolcharakter · Ionenbindung · Atombindung

Oktettregel

Elektronentheorie der Valenz nach W. Kossel und G. N. Lewis:
- Jedes Element versucht in einer Bindung die **Edelgaskonfiguration,** also die optimale Besetzung der äußersten Schale mit **8 Elektronen**, zu erreichen.
- Diese Edelgaskonfiguration ist energetisch günstig, und solche Verbindungen sind daher stabil.

Edelgase reagieren praktisch nicht und kommen meist atomar vor.

- Alle anderen Elemente streben permanent nach diesem Zustand und versuchen Bindungen mit einem oder mehreren Partnern einzugehen, um 8 Elektronen auf der äußersten Schale zu besitzen.

2.2 Chemische Bindungen

- Eine Ausnahme stellen **Wasserstoff (H)** und **Helium (He)** dar, deren Edelgaskonfiguration mit 2 Elektronen auf der äußersten Schale erreicht ist.

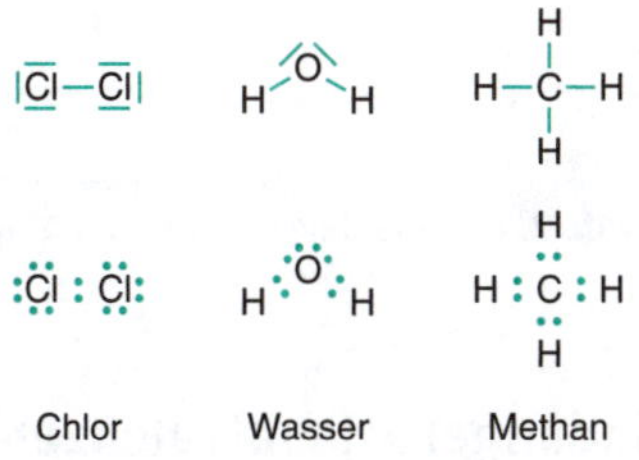

|Cl—Cl| H—O—H   H—C—H (Methan)

:Cl: :Cl: H—Ö—H   H:C:H

Chlor   Wasser   Methan

Abb. 2.3: Beispiele für Moleküle mit Edelgaskonfiguration

Elektronegativität (EN)
- beschreibt das Bestreben von Elementen, das gemeinsame Elektronenpaar einer Bindung an sich zu ziehen
- L. Pauling stellte erstmals eine **Elektronegativitätsskala** auf und setzte dabei willkürlich den Fixpunkt bei Fluor mit einem Wert von 4 fest.
- **Zunahme der EN** innerhalb einer Periode (waagrechte Zeile) mit steigender Protonenzahl von links (Natrium) nach rechts (Chlor)
- **Abnahme der EN** innerhalb einer Gruppe (senkrechte Spalte) von oben (Fluor) nach unten (Jod)
- Ausnahmen: Wasserstoff mit einem hohem Wert von 2,2 und die Edelgase, die wegen der acht Valenzelektronen keine Elektronegativität aufweisen
- Die **Differenz der Elektronegativitäten (ΔEN)** zweier Substanzen bringt den ionisierten oder polarisierten Charakter, sog. **Dipolcharakter**, einer Bindung zum Ausdruck. Je größer die Differenz, desto stärker ist die Polarisierung (s.u.).

Ionenbindung

Ionisierung:
- entsteht, wenn ein großer Unterschied in der Elektronegativität vorliegt (**ΔEN > 2**): Das Atom mit der großen Elektronegativität entreißt dem Atom mit der niedrigen die Elektronen.
- Die entstehenden Strukturen sind Salzkristalle, in denen die Atome durch **Ionenbindungen** zusammengehalten werden (s.u.).

Atombindung

kovalente (= gleichwertige) **Bindung**:
- entsteht, wenn ähnliche oder gleiche Elektronegativitäten vorliegen (**ΔEN < 2**): Der Unterschied der Elektronegativität ist bei der Atombindung nicht stark genug, um dem Reaktionspartner Elektronen zu entreißen.
- Dennoch werden die Elektronen zum Atom mit der höheren Elektronegativität hingezogen, polarisieren die Atombindung und führen zu **Dipolmomenten** und **Teilladungen**, welche mit δ+ und δ− bezeichnet werden. Moleküle mit solchen Teilladungen werden auch polare Moleküle genannt.
- Dies wird in Strukturformeln oft durch eine dreieckige Bindung verdeutlicht, wobei die Spitze des Dreiecks auf das Atom mit der geringeren Elektronegativität zeigt (z. B. H◄Cl, s. Abb. 2.4).

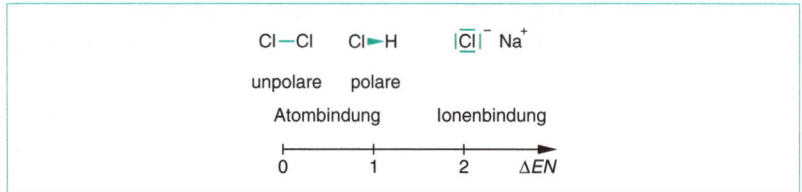

Abb. 2.4: Beispiele für Atombindung und Ionenbindung (ΔEN = Elektronegativitätsunterschied)

2.2.2 Starke Bindungen (Hauptvalenzen)

Hauptvalenzen sind starke Wechselwirkungen innerhalb von Salzkristallen und Molekülen. Sie bewirken den Zusammenhalt der Ionen im Salzgitter und der Atome innerhalb eines Moleküls. Dabei werden zwei Hauptbindungsarten unterschieden:
- Ionenbindungen
- Atombindungen

Ionenbindung

Edelgaskonfiguration · Ionen · Anionen · Kationen · ungerichtete Bindungskräfte · Salzkristall · Ionengitter

Edelgaskonfiguration
- wird von den metallischen Elementen der ersten 3 Hauptgruppen (Alkali-, Erdalkali- und Erdmetalle) und Nebengruppen erreicht, indem die Elektronen der äußersten Schale abgegeben werden und dadurch die optimale Besetzung der nächsten inneren Schale erreicht wird
- Dazu reagieren sie mit nicht-metallischen Elementen aus der 5. (Stickstoffgruppe), 6. (Chalkogene) oder 7. (Halogene) Hauptgruppe. Diese nehmen die Elektronen auf und besitzen nun die Edelgaskonfiguration auf ihrer äußersten Schale.
- Der Unterschied der Elektronegativität zwischen beiden Gruppen ist so groß, dass ein Atom dem anderen die Bindungselektronen „entreißt".

Ionen sind geladene Teilchen. Man unterscheidet Anionen und Kationen:
- **Kationen (positiv geladene Ionen)** entstehen, wenn Atome Elektronen abgegeben haben. In der Elektrolyse wandern sie **zur Kathode (Minus-Pol)**.
- **Anionen (negativ geladene Ionen)** entstehen, wenn Atome Elektronen aufgenommen haben. Sie wandern im elektrischen Feld **zur Anode (Plus-Pol)**.
- ungerichtete Bindungskräfte: Zwischen den Ionen wirken aufgrund der gegensätzlichen Ladungen elektrostatische Anziehungskräfte (= eigentliche Bindungskräfte), die im Gegensatz zur gerichteten Atombindung **räumlich (d.h. ungerichtet)** wirken.
- Es entstehen keine Einzelmoleküle, sondern Raumstrukturen, die **(Salz-)Kristalle** genannt werden.

2.2 Chemische Bindungen

Ionengitter

> Ionengitter (Salzkristalle) werden durch Kationen und Anionen gebildet, wobei die Anionen und Kationen abwechselnd angeordnet sind. **Ionenbindung:**
> - Bindungstyp der **Salze**
> - Bildung von **Anionen** und **Kationen**
> - **ungerichtete, räumliche Bindungskräfte** der Ionen
> - **regelmäßige Anordnung** der Ionen im Salzkristall (Ionengitter)

Atombindung

Definition · unpolar/polar · Bindigkeit · gerichtete Bindungskräfte · Molekülbildung

Definition
- **Atombindung** = kovalente Bindung, bei der zwei **Nichtmetalle** durch ein oder mehrere **gemeinsame Elektronenpaare** verknüpft sind.
- Jedes Atom steuert ein oder mehrere Elektronen für das Erreichen der gemeinsamen **Edelgaskonfiguration** bei.
- Beide Bindungspartner erreichen die Edelgaskonfiguration, da jeder zeitweise die Elektronen des Partners besitzt.
- Ein Atom kann auch gleichzeitig mit mehreren Partnern verbunden sein und größere Moleküle bilden.

unplar/polar
- **unpolare kovalente Bindung** liegt bei gleicher EN der beteiligten Atome vor.
- **polare kovalente Bindung** liegt bei unterschiedlicher EN vor, wobei das gemeinsame Elektronenpaar etwas mehr zu dem stärker elektronegativen Partner hingezogen wird.

Bindigkeit
- Anzahl der Bindungen, die ein Atom eingehen kann (abhängig von der Anzahl der Valenzelektronen).
- Dabei werden die bindenden Elektronenpaare zu den freien Elektronenpaaren, jeweils als 2 Elektronen, gezählt.
- Freie Elektronenpaare sind die **Valenzelektronen,** die keine Bindung eingehen.

> Da sich auf der äußeren Schale eines Atoms nie mehr als 8 Elektronen (Oktettregel) befinden können, kann jedes Atom **maximal 4 bindende Elektronenpaare** (4 x 2 = 8) ausbilden!

Beispiel

Methan (CH$_4$):
- Wasserstoff kann maximal eine Bindung ausbilden und erreicht dadurch die Edelgaskonfiguration von Helium mit 2 Elektronen auf der äußersten Schale.
- Kohlenstoff hat mit 4 bindenden Elektronenpaaren die Edelgaskonfiguration von Neon erreicht.

gerichtete Bindungkräfte

Die Bindungskräfte zwischen den Atomen eines Moleküls wirken gerichtet, also auf ein ganz bestimmtes Nachbaratom.

2 Aufbau und Erscheinungsformen der Materie

> **Die Atombindung:**
> - Bindungstyp der **Nichtmetalle**
> - Bildung von **unpolaren** und **polaren kovalenten Bindungen**
> - **gerichtete Bindung**
> - Bildung von **Molekülen**

2.2.3 Schwache Bindungen (Nebenvalenzen)

Definition · Wasserstoffbrückenbindung · permanente Dipole · Folgen · van-der-Waals-Kräfte · flüchtige Dipole

Definition

Nebenvalenzen sind schwache Wechselwirkungen (= zwischenmolekulare Kräfte = Assoziationskräfte) zwischen den Molekülen, die auch innerhalb großer Moleküle auftreten (DNA, Eiweiße). Trotz ihrer Schwäche
- sind sie verantwortlich für die **Struktur von Makromolekülen,**
- beeinflussen die festen und flüssigen **Zustandsformen der Materie** und
- bedingen damit auch die Höhe von **Schmelz- und Siedepunkten.**

Man unterscheidet zwei Arten solcher Kräfte:
- Wasserstoffbrückenbindungen
- van-der-Waals-Kräfte

Wasserstoff-brückenbindung

- Voraussetzung für eine Wasserstoffbrückenbindung ist eine polare kovalente Bindung.
- Sie gehen von **OH-, NH-** und **SH-Gruppen** aus und entstehen aufgrund des **Dipolcharakters** (s. Elektronegativität) zwischen dem O-, N- oder S-Atom und dem H-Atom.
- Der Sauerstoff, der Stickstoff und der Schwefel ziehen aufgrund ihrer höheren Elektronegativität das Bindungselektronenpaar zu sich heran, bekommen negative Teilladungen (δ^-), während die Wasserstoffatome dadurch positive Teilladungen (δ^+) erhalten.

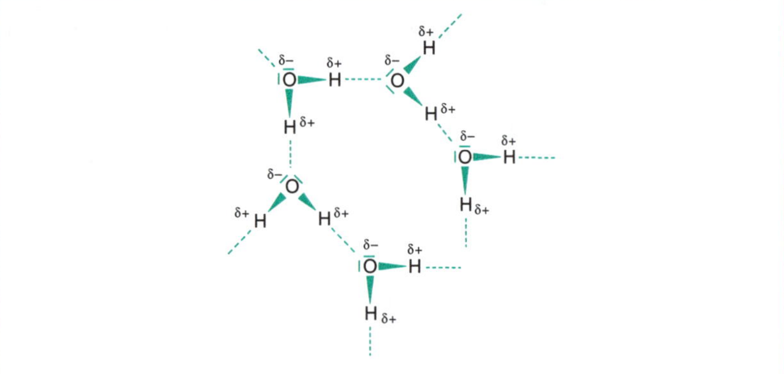

Abb. 2.5: Wasserstoffbrückenbindungen am Beispiel von H_2O

permanente Dipole

Aufgrund der unterschiedlichen Elektronegativität der im Molekül, z. B. H_2O, enthaltenen Atome bestehen die Dipole permanent. Moleküle mit einem solchen

permanenten Dipolcharakter richten sich gegenseitig so aus, dass jeweils positive und negative Teilladungen sich gegenüberliegen.

Folgen

Folgen der Wasserstoffbrückenbindungen sind:
- **hohe Schmelz- und Siedepunkte** von Wasser, aber auch von Ammoniak, Alkoholen und Carbonsäuren bei geringer Molekülmasse, verglichen mit gleich schweren Kohlenwasserstoffen
- **hoher Härtegrad der Kristalle** von Wasser und Zuckern verglichen mit Paraffinen oder Wachsen

van-der-Waals-Kräfte

- sind schwache Kräfte, die zwischen primär nicht polarisierten Verbindungen auftreten
- Auch die van-der-Waals-Kräfte beruhen auf der elektrostatischen Anziehung zwischen elektrischen Dipolen. Im Gegensatz zur Wasserstoffbrückenbindung erfolgt diese Anziehung aber nicht zwischen permanenten, sondern zwischen **flüchtigen Dipolen**.
- Während permanente Dipole auf Grund der unterschiedlichen Elektronegativität der im Molekül (z. B. H_2O) enthaltenen Atome permanent bestehen, ist die **Elektronenverteilung** in den hier betrachteten Atomen oder Molekülen **zunächst ausgeglichen**.

flüchtige Dipole

- entstehen aufgrund der ständigen Elektronenbewegung oder unter dem Einfluss eines elektrischen Feldes, wobei der Ladungsschwerpunkt der Elektronenwolke gegenüber dem der positiven Kernladungen verschoben wird. Ein polarisierendes elektrisches Feld kann z. B. von einem polarisierten Nachbarmolekül ausgehen.
- Diese induzierten elektrischen Dipole richten sich gegenseitig aus und üben dadurch eine Anziehungskraft aufeinander aus. Diese Wechselwirkungen werden als van-der-Waals-Kräfte bezeichnet.
- Der Zusammenhalt aufgrund dieser Kräfte ist aber wesentlich schwächer als die gegenseitige Anziehung zwischen permanten Dipolen (Wasserstoffbrücken).

> ! Mit **steigender Molekülgröße** können sich die van-der-Waals-Kräfte derart stark summieren, dass sie die Bindungskräfte der Atombindungen übersteigen und bei höheren Temperaturen eine Zersetzung bewirken, bevor der Stoff verdampfen kann (z. B. Wachse).

Beispiele

- **Zellmembran** = zweimolekulare Lipidschicht (Bilayer):
  - Die hydrophilen Köpfe zeigen nach außen zur wässrigen Umgebung.
  - Die lipophilen (hydrophoben) Schwänze der Fettsäuren (durch van-der-Waals-Kräfte zusammengehalten) lagern sich nach innen parallel aneinander.
- Haupttriebkraft bei der **Proteinfaltung**

2.2.4 Metallkomplexe

> Definition · koordinative Bindung · Koordinationszahl · räumliche Anordnung · Chelatkomplexe · Metallvergiftungen

Definition

Verbindungen, bei denen ein Metallatom oder -ion (Zentralatom oder -ion) durch eine **koordinative (gerichtete) Bindung** mit unterschiedlich vielen Ligan-

2 Aufbau und Erscheinungsformen der Materie

den in einer bestimmten räumlichen Anordnung komplex gebunden ist. Es entstehen größere Einheiten, meist Ionen.

koordinative Bindung
entsteht durch Wechselwirkung zwischen den Liganden mit den freien Elektronenpaaren und dem meist positiv geladenen Zentralion, das dadurch angezogen wird

Koordinationszahl
- ist die **Anzahl der Liganden**, die um das Metallion angeordnet sind, und kann alle Werte zwischen 2 und 8 haben (4 und 6 ist am häufigsten)
- bedingt die **räumliche Anordnung** von Komplexen

Beispiele
Molekülanordnung:
- 2: in einer Geraden
- 3: in einem Dreieck
- 4: in einem Quadrat oder Tetraeder usw.

Chelatkomplex
- bezeichnet einen Komplex mit **mehrzähnigen Liganden (Chelatbildner**; griech.: chele = Krebsschere), die um ein Zentralatom (Metallatom/-ion) angeordnet sind
- Chelatbildner sind meist organische Verbindungen mit zwei oder mehr freien Elektronenpaaren.

Beispiele
in der Natur vorkommende Chelatkomplexe:
- Blutfarbstoff **Häm** (Zentralion: Fe^{2+})
- Pflanzenfarbstoff **Chlorophyll** (Zentralatom: Mg)
- Vitamin B_{12} = **Cobalamin** (Zentralion: Co^+)

 Pharmakologisch werden Chelatbildner als Antidote (Gegengifte) bei **Metallvergiftungen** angewendet:
- **Deferoxamin:** v. a. Eisenvergiftungen (Fe)
- **Dimercaptopropan** (BAL, British Anti-Lewisite): v. a. Arsen-(As-), Quecksilber-(Hg-), Gold-(Au-) und Chrom-(Cr-)Vergiftungen
- **EDTA** (Ethylendiamintetraessigsäure): v. a. Bleivergiftung (Pb); auch in Blutentnahmeröhrchen enthalten, da es Calcium bindet und damit das Blut an der Gerinnung hindert
- **Penicillamin:** v. a. Quecksilber-(Hg-), Blei-(Pb-), Zink-(Zn-), Cobalt-(Co-) und Kupfer-(Cu-)Vergiftungen

2.3 Kohlenwasserstoffe

Kohlenwasserstoffe sind azyklische (= aliphatische bzw. kettenförmige) oder zyklische (= ringförmige) Verbindungen aus Kohlenstoff- und Wasserstoffatomen.

2.3.1 Azyklische Kohlenwasserstoffe

> Definition · gesättigt · ungesättigt · Bindungen · Einfachbindung · Zweifachbindung · Dreifachbindung · Alkane · Alkene · Alkine

Definition
- Azyklische Kohlenwasserstoffe kommen **gesättigt als Alkane** und **ungesättigt als Alkene** und **Alkine** vor.

2.3 Kohlenwasserstoffe

- Kohlenstoff (C) ist vierbindig (14. Hauptgruppe) und erreicht durch 4 bindende Elektronenpaare die Edelgaskonfiguration (s. Kap. 2.2.1):
  - gesättigte Kohlenwasserstoffe: 4 Einfachbindungen
  - ungesättigte Kohlenwasserstoffe: auch Doppel- und Dreifachbindungen möglich

Bindungen
Einfachbindung (C – C)

Für Verbindungen zwischen Kohlenstoffatomen gilt:
- 1 σ-Bindung
- dreidimensionale Anordnung der Bindungspartner
- Rotation möglich
- Beispiel: Methan (CH_4): 4 H-Atome liegen in den Ecken eines Tetraeders und das C-Atom im Zentrum (s. Abb. 2.6a)

Doppelbindung (C = C)
- σ-Bindung und 1 π-Bindung
- Bindungspartner liegen in einer Ebene (s. Abb. 2.6b)
- keine Rotation möglich

Dreifachbindung (C ≡ C)
- 1 σ-Bindung und 2 π-Bindungen
- Bindungspartner liegen auf einer Geraden (s. Abb. 2.6c)
- keine Rotation möglich

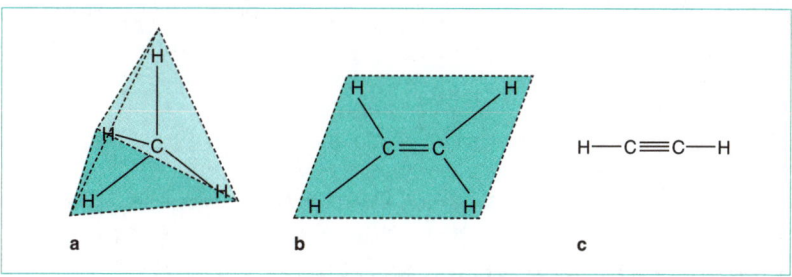

Abb. 2.6: Räumliche Darstellung von Einfachbindungen (a), einer Doppelbindung (b) und einer Dreifachbindung (c)

Alkane
- gesättigte Kohlenwasserstoffe, enthalten nur **Einfachbindungen**
- Summenformel C_nH_{2n+2}
- Endung auf „-an": Methan (CH_4), Ethan (C_2H_6), Propan (C_3H_8) usw. (s. Abb. 2.7)

Alkene
- ungesättigte Kohlenwasserstoffe, mindestens eine **Doppelbindung**
- Summenformel: C_nH_{2n} bei einer Doppelbindung
- Endung auf „-en": Ethen (C_2H_4), Propen (C_3H_6) usw. (s. Abb. 2.7)

Alkine
- ungesättigte Kohlenwasserstoffe, mindestens eine **Dreifachbindung**
- Summenformel: C_nH_{2n-2} bei einer Dreifachbindung
- Endung auf „-in": Ethin (C_2H_2), Propin (C_3H_4) usw. (s. Abb. 2.7).

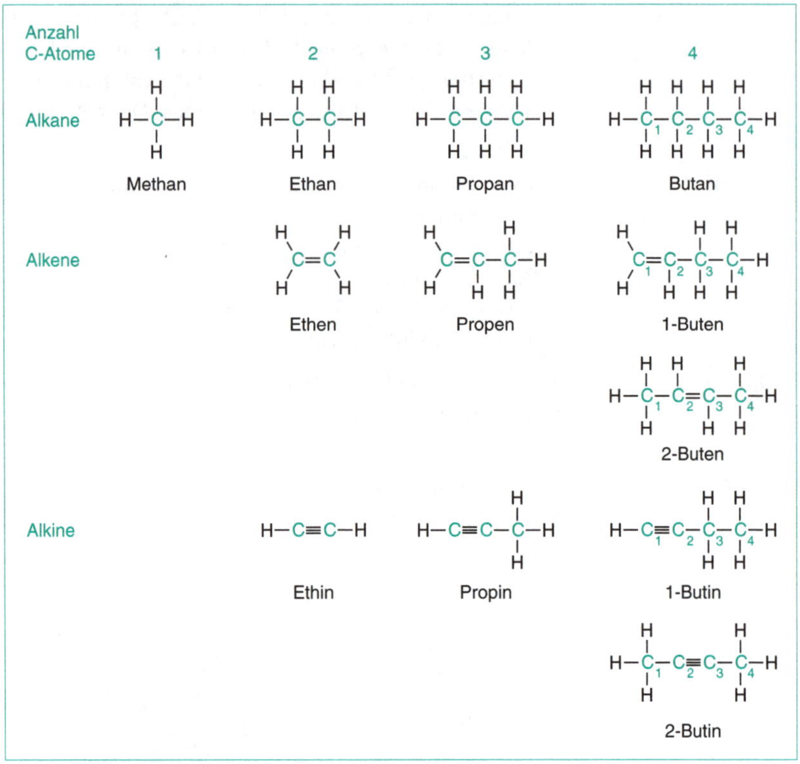

2 Aufbau und Erscheinungsformen der Materie

Abb. 2.7: Alkane, Alkene und Alkine (Darstellung bis zur Anzahl von 4 C-Atomen)

2.3.2 Zyklische Kohlenwasserstoffe

> Carbozyklen · nicht-aromatische Ringe · Einfachbindungen · aromatische Ringe · konjugierte Doppelbindungen · Heterozyklen · andere Atome

Carbozyklen sind zyklische Kohlenstoffverbindungen (aromatische oder nicht-aromatische Ringe) mit meist 5–6 ringförmig miteinander verbundenen Kohlenstoffatomen

nicht-aromatische Ringe bestehen aus Kohlenstoffatomen, die über **Einfachbindungen** (σ-Bindungen) miteinander verbunden sind (z. B. Cyclopentan,-hexan)

aromatische Ringe zeichnen sich durch **konjugierte Doppelbindungen** aus (Einfach- und Doppelbindungen wechseln sich ab) und kommen nur bei 6er-Ringen vor. Die Kohlenstoffatome liegen planar in einer Ebene und die π-Elektronen der Doppelbindungen sind disloziert (= gleichmäßig auf alle Kohlenstoffatome verteilt; in der Abbildung als Ring eingezeichnet; Bsp.: Benzol).

2.3 Kohlenwasserstoffe

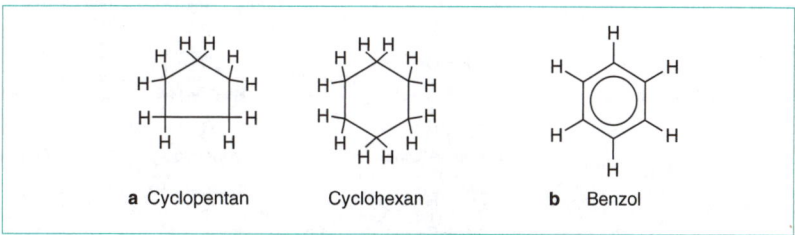

Abb. 2.8: Nicht-aromatische (a) und aromatische (b) zyklische Kohlenstoffverbindungen

Heterozyklen sind Verbindungen, bei denen die Kohlenstoffatome durch **andere Atome** wie Sauerstoffatome (O), Stickstoffatome (N) oder Schwefelatome (S) ersetzt sind.

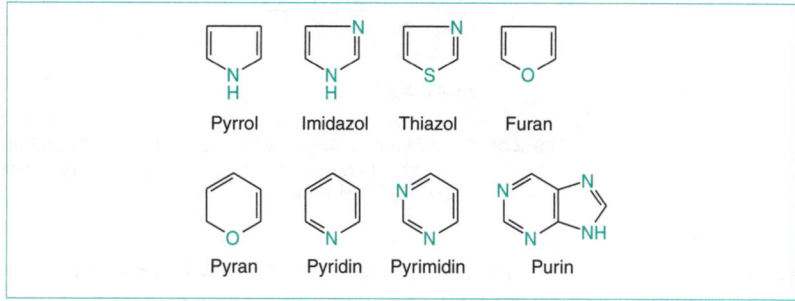

Abb. 2.9: Heterozyklische Verbindungen

2.3.3 Funktionelle Gruppen

> Alkohole · Aldehyde · Ketone · Carbonsäuren · Ether · Ester · Säureanhydrid · Disulfid · Thioether · Thioester

Alkohole
- funktionelle Gruppe: **OH-Gruppe** (= **Hydroxy-Gruppe**)
- Entstehung: **Oxidation** eines **Kohlenwasserstoffs**
- Einteilung:
  - **primärer, sekundärer** und **tertiärer Alkohol**: Beim primären Alkohol hat das C-Atom mit der OH-Gruppe nur 1 weiteres C-Atom als Nachbarn, beim sekundären hat es 2 und beim tertiären Alkohol hat es 3 weitere C-Atome als Nachbarn.
  - **einwertiger, zweiwertiger, dreiwertiger** usw. **Alkohol**: Die Wertigkeit eines Alkohols entspricht der Anzahl der OH-Gruppen in einem Molekül.

Aldehyde
- funktionelle Gruppe: **CHO-Gruppe** (= **Aldehyd-Gruppe**)
- Entstehung: **Oxidation** eines **primären Alkohols**

Ketone
- funktionelle Gruppe: **CO-Gruppe** (= **Carbonyl-Gruppe**)
- Entstehung: **Oxidation** eines **sekundären Alkohols**

Carbonsäuren
- funktionelle Gruppe: **COOH-Gruppe** (= **Carboxy-Gruppe**)
- Entstehung: **Oxidation** eines **Aldehyds**

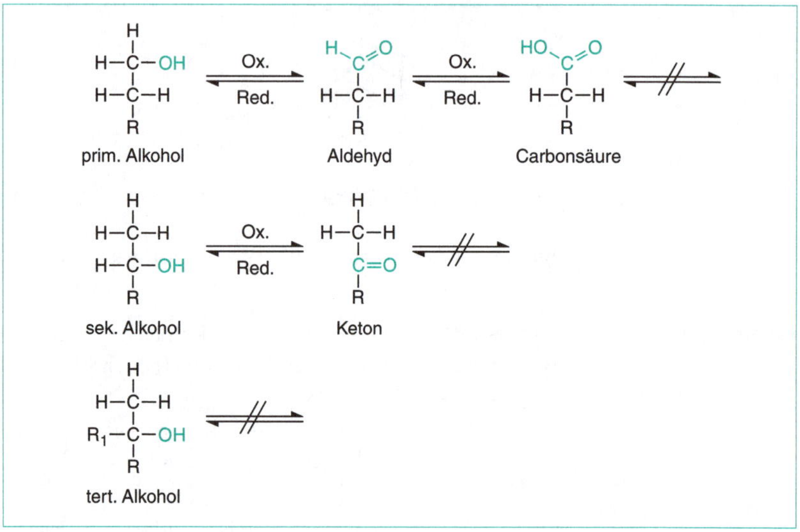

2 Aufbau und Erscheinungsformen der Materie

Abb. 2.10: Oxidationsreihen primärer, sekundärer und tertiärer Alkohole. Carbonsäuren, Ketone und tertiäre Alkohole sind nur unter Zersetzung des Moleküls zu CO_2 und Wasser H_2O oxidierbar.

Ether
- funktionelle Gruppe: **COC-Gruppe** (= **Ether-Gruppe**)
- Entstehung: **Reaktion zweier Alkohole**

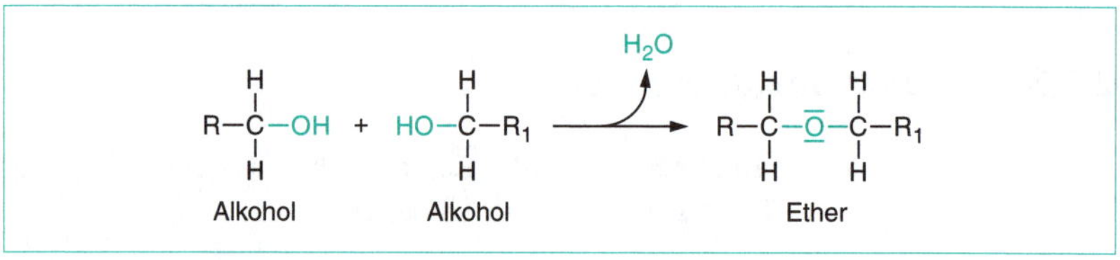

Abb. 2.11: Etherbildung

Ester
- funktionelle Gruppe: **COOC-Gruppe** (= **Ester-Gruppe**)
- Entstehung: **Reaktion** zwischen **Alkohol** und **Säure**

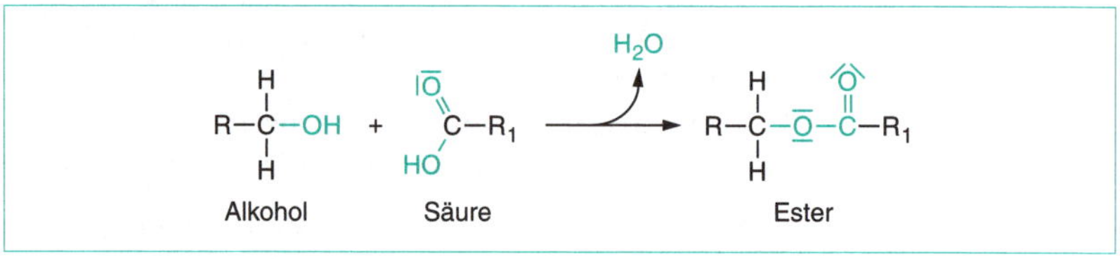

Abb. 2.12: Esterbildung

Säureanhydrid
- funktionelle Gruppe: **COOOC-Gruppe** (= **Säureanhydrid-Gruppe**)
- Entstehung: **Reaktion** zwischen **zwei Säuren**

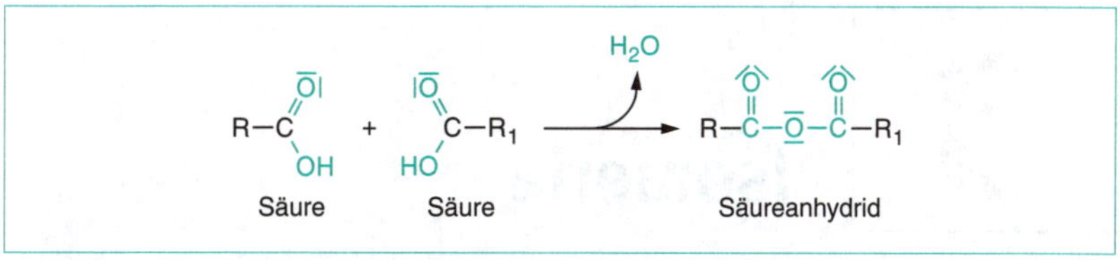

Abb. 2.13: Säureanhydridbildung

Disulfid
- funktionelle Gruppe: **SS-Gruppe** (= **Disulfid-Gruppe**)
- Entstehung: **Reaktion** zwischen **zwei Thiolen (SH-Gruppen)**

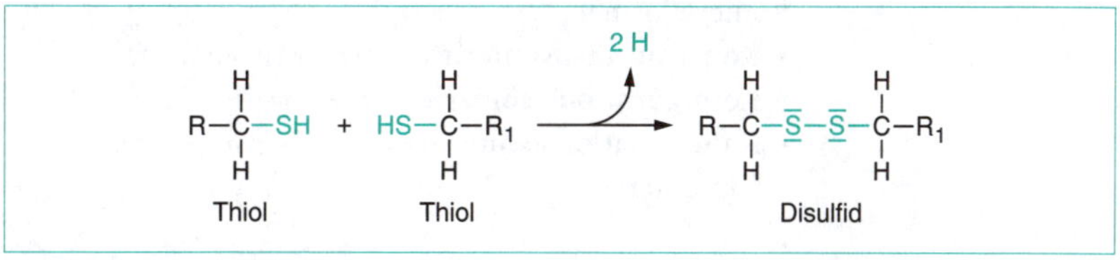

Abb. 2.14: Disulfidbildung

Thioether
- funktionelle Gruppe: **CSC-Gruppe** (= **Thioether-Gruppe**)
- Entstehung: **Reaktion** zwischen **Thiol** und **Alkohol**

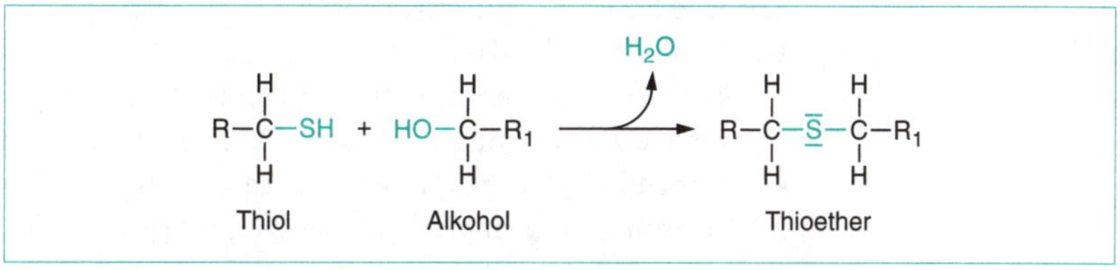

Abb. 2.15: Thioetherbildung

Thioester
- funktionelle Gruppe: **COSC-Gruppe** (= **Thioester-Gruppe**)
- Entstehung: **Reaktion** zwischen **Thiol** und **Säure**

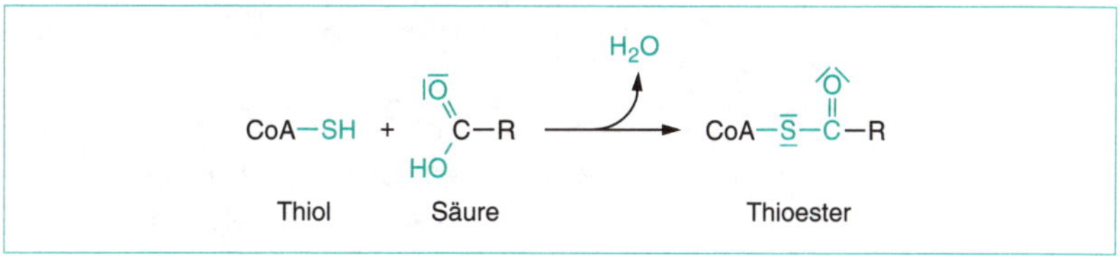

Abb. 2.16: Thioesterbildung

3 Isomerie

Isomere Moleküle besitzen die **gleiche Anzahl an Atomen** (Summenformel), sind aber in **unterschiedlicher Form** (Strukturformel) zusammengesetzt. Der unterschiedliche Molekülaufbau führt meist zu **verschiedenen chemischen und physikalischen Eigenschaften** der einzelnen Isomere.
Isomerieformen:
- **Konstitutionsisomerie** (= Strukturisomerie)
- **Konfigurationsisomerie** (= Stereoisomerie)
- **Konformationsisomerie** (= Rotationsisomerie)
- Tautomerie

3.1 Konstitutionsisomerie = Strukturisomerie

Definition

Strukturisomere Moleküle weisen bei **gleicher Summenformel unterschiedliche Strukturformeln** (Konstitution) auf.
Beispiele für Konstitutionsisomerie:
- Summenformel C_4H_{10}:
  – kettenförmige Verbindung: n-Butan (n = normal)
  – verzweigte Verbindung: i-Butan (i = iso) oder 2-Methyl-Propan
- Summenformel $C_3H_6O_3$: Je nach Anordnung der Atome handelt es sich um Milchsäure, Glycerinaldehyd oder Dihydroxyaceton (s. Abb. 3.1).

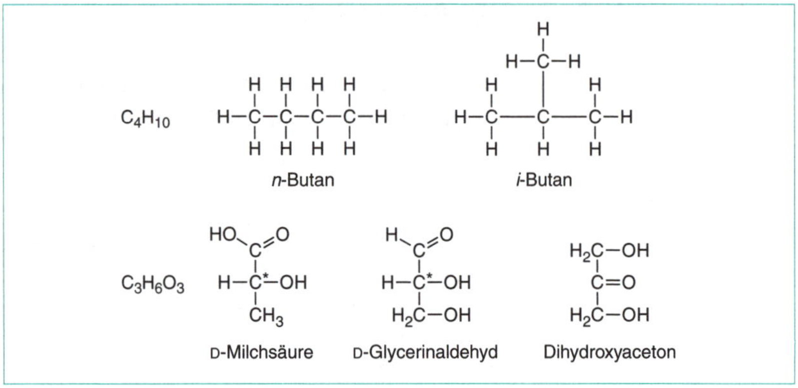

Abb. 3.1: Konstitutionsisomere der Summenformeln C_4H_{10} und $C_3H_6O_3$ (mit * gekennzeichnete Kohlenstoffatome sind asymmetrisch)

3.2 Konfigurationsisomerie = Stereoisomerie

Definition

Konfigurationsisomere Moleküle besitzen die **gleiche Summen- und Strukturformel,** können aber in **verschiedenen räumlichen Anordnungen** (Konfiguration) vorkommen.
Konfigurationsisomerie-Formen:
- **cis-trans-Isomerie**
- **optische Isomerie:** Enantiomerie, Diastereomerie, Epimerie, Anomerie

3.2.1 Cis-trans-Isomerie

> Doppelbindung · Ringstruktur · cis-Form · trans-Form

- Voraussetzung: **Aufhebung der freien Drehbarkeit** zwischen 2 Kohlenstoffatomen durch eine **Doppelbindung** oder eine **Ringstruktur**
- Besitzen beide C-Atome unterschiedliche Substituenten, so können diese auf der **gleichen Seite (cis-Form)** oder der **entgegengesetzten Seite (trans-Form)** stehen (s. Abb. 3.2).
- trans-Form: energetisch günstiger, daher häufiger eingenommen
- In der Ringstruktur müssen die Substituenten nicht zwangsweise am C_1- und C_2-Atom sein, sie können auch in 1,3- oder 1,4-Stellung vorkommen.

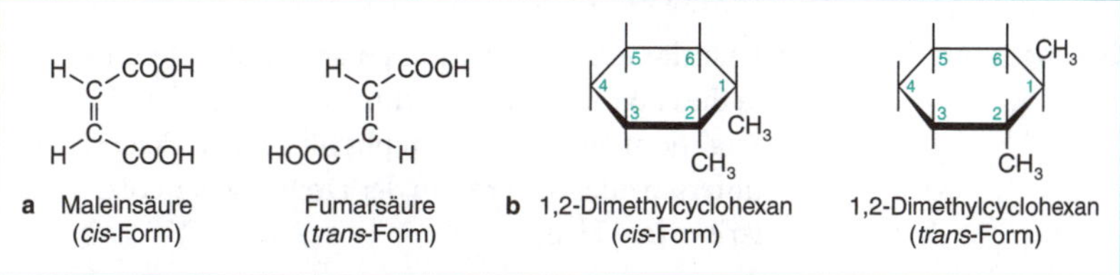

a Maleinsäure (*cis*-Form)   Fumarsäure (*trans*-Form)   **b** 1,2-Dimethylcyclohexan (*cis*-Form)   1,2-Dimethylcyclohexan (*trans*-Form)

Abb. 3.2: Cis-trans-Isomerie bei Doppelbindung (a) und in einer Ringstruktur (b). Fumarat ist Teil des Citratzyklus (s. Kap. 12.5).

3.2.2 Optische Isomerie

> Definition · Chiralität · optische Aktivität · Kennzeichnung

Definition

- Alle Moleküle, bei denen **mindestens 1 asymmetrisches Kohlenstoffatom** vorkommt, sind optisch isomer.
- Ein asymmetrisches C-Atom hat immer **vier verschiedene Substituenten** oder Bindungspartner.
- Dabei kommt es nicht nur auf das unmittelbar benachbarte Atom an, sondern auf die gesamte restliche Molekülkette.

Chiralität

- Jedes Molekül mit asymmetrischem C-Atom kommt in **2 verschiedenen räumlichen Anordnungen** vor (Händigkeit; gr. cheir = Hand).
- Moleküle sind nicht so planar, wie sie in der Strukturformel abgebildet werden, (z. B. Abb. 3.3) und nicht durch bloßes Umdrehen ineinander überführbar.

> Die beiden räumlichen Anordnungen der Atome verhalten sich wie die rechte und linke Hand: **Sie sehen gleich aus, sind aber nicht zur Deckung zu bringen.**

Beispiel

Milchsäure (s. Abb. 3.3): Die 4 verschiedenen Substituenten zeigen in die Ecken eines Tetraeders, sie sind nicht ineinander überführbar, ohne Verbindungen aufzubrechen.

optische Aktivität

- Moleküle mit chiralen Zentren sind **optisch aktiv**, sie drehen die Polarisationsrichtung von linear polarisiertem Licht.
- Drehrichtung und Betrag, um den das Licht gedreht wird, ist für jedes chirale Molekül nur experimentell bestimmbar.

Kennzeichnung

- Asymmetrische C-Atome werden mit einem Sternchen (*) gekennzeichnet.

Enantiomerie

> Definition · nur ein Chiralitätszentrum/ mehrere, nur spiegelbildliche Chiralitätszentren · Drehrichtung · D- und L-Reihe · Racemat

Definition

- Moleküle mit **einem** Chiralitätszentrum verhalten sich wie **Bild und Spiegelbild** (z. B. D- und L-Milchsäure, s. Abb. 3.3).
- Sind **mehrere** chirale Atome in einem Molekül, spricht man nur dann von Enantiomeren, wenn **alle Chiralitätszentren spiegelbildlich** orientiert sind (z. B. D-Glucose und L-Glucose, s. Abb. 3.3).

Drehrichtung

- Enantiomere drehen linear polarisiertes Licht um den gleichen Betrag, nur jeweils in die entgegengesetzte Richtung: rechtsdrehend = (+), linksdrehend = (-).
- Enantiomere sind in ihren physikalischen Eigenschaften praktisch identisch. Sie unterscheiden sich **nur** in der Drehung der Polarisationsrichtung von linear polarisiertem Licht.

> Von der Bezeichnung D- bzw. L- darf nicht auf die Drehrichtung geschlossen werden! Diese muss bei jedem Molekül **photometrisch bestimmt** werden.

Zugehörigkeit zur D- und L-Reihe

Je nach Stoffgruppe wurden willkürlich folgende asymmetrische Kohlenstoffatome gewählt:
- Kohlenhydrate:
  - Entscheidend ist das am weitesten von der Aldehyd- bzw. Ketogruppe entfernte asymmetrische C-Atom.
  - **Fischer-Projektion:** das **unterste asymmetrische C-Atom** (bei Glucose das 5. Kohlenstoffatom, s. Abb. 3.3)
  - **D-Form: Hydroxy-Gruppe** dieses C-Atoms steht **rechts**
  - **L-Form: Hydroxy-Gruppe** steht **links**
- Aminosäuren:
  - Entscheidend ist das asymmetrische α-C-Atom.
  - **Fischer-Projektion:** Bei der **D-Form** steht die **Amino-Gruppe** dieses C-Atoms **rechts**, bei der **L-Form links** (s. Abb. 5.1).

3.2 Konfigurationsisomerie = Stereoisomerie

Racemat — **optisch inaktives Gemisch**, das sich zu **gleichen Teilen** (1:1-Gemisch) aus der D- und L-Form eines Enantiomers zusammensetzt. Die Drehung der Polarisationsrichtung hebt sich dadurch gegenseitig auf.

Diastereomerie

Definition · Chiralitätszentren nur z. T. spiegelbildlich · Epimere · Anomere

Definition
- Diastereomere Moleküle besitzen **mehrere chirale C-Atome**, die **nur zum Teil spiegelbildlich** ausgerichtet sind (z. B. L-Glucose und D-Mannose, s. Abb. 3.3).
- Aufgrund der unterschiedlichen Anordnung der Asymmetriezentren wird das linear polarisierte Licht um verschiedene Beträge in die gleiche oder die entgegengesetzte Richtung gedreht.
- Sonderformen der Diastereomerie: Epimere und Anomere

! Diastereomere unterscheiden sich auch in allen anderen physikalischen Eigenschaften (z. B. Schmelzpunkt, Löslichkeit).

Epimere
- Die Stellung der OH-Gruppe **eines** C-Atoms ist unterschiedlich (z. B. D-Mannose und D-Glucose sind Epimere am 2. C-Atom, s. Abb. 3.3).
- Epimere liefern bei allen Reaktionen, die mit einer Aufhebung des Asymmetriezentrums an diesem C-Atom verbunden sind, gleiche Reaktionsprodukte.

Anomere
- kommen nur bei Zuckern vor, die eine Ringstruktur ausbilden können (z. B. Glucose, s. Abb. 5.2)
- **Die Ringbildung** findet zwischen der funktionellen Gruppe des Monosaccharids (also Aldehyd- oder Ketogruppe) und einer Hydroxy-Gruppe (OH-Gruppe) statt. Dabei entsteht ein weiteres asymmetrisches C-Atom, welches als **anomeres C-Atom** bezeichnet wird.
- α-Konfiguration: Die OH-Gruppe liegt **unterhalb** der Ringebene.
- β-Konfiguration: Die OH-Gruppe liegt **oberhalb** der Ringebene.

Beispiel
- **α-D-Glucose:** Die OH-Gruppe steht am C1-Atom auf der gleichen Seite der Ringebene wie die OH-Gruppe am C_2-Atom (= **cis-Stellung**).
- **β-D-Glucose:** Die OH-Gruppe steht am anomeren C-Atom oberhalb der Ringebene und damit in der energetisch günstigeren **trans-Stellung** bezogen auf die OH-Gruppe am 2. C-Atom.
- Beim Ringschluss der D-Glucose ist die Bildung der **β-D-Glucose** begünstigt (s. Kap. 5.1, Mutarotation).

Stoffgruppen mit chiralen C-Atomen

- **Kohlenhydrate:** Jedes Monosaccharid, mit Ausnahme des Dihydroxyacetons, hat mindestens ein asymmetrisches Kohlenstoffatom (s. Kap. 5.1).
- **Aminosäuren:** Mit Ausnahme von Glycin ist das **α-C-Atom** immer ein asymmetrisches Kohlenstoffatom (s. Kap. 6.1).
- **α-Hydroxysäuren:** Das **α-C-Atom** (2. C-Atom) weist ein chirales Zentrum auf (z. B. Milchsäure, s. Abb. 3.1).
- in vielen **Ringstrukturen** kommen asymmetrische C-Atome vor.

3 Isomerie

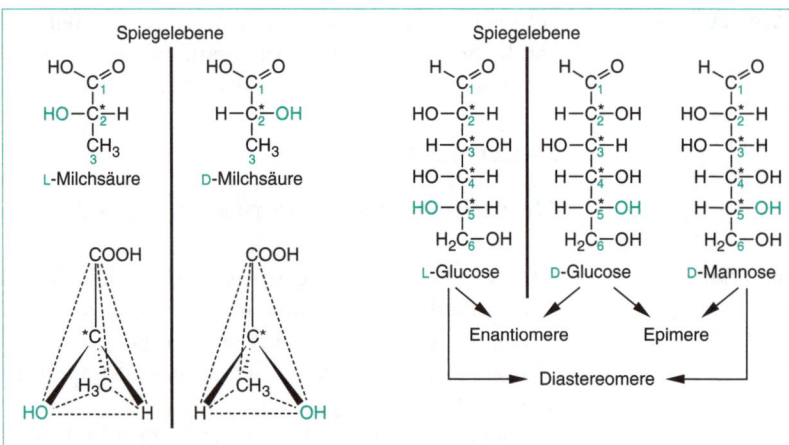

Abb. 3.3: Optische Isomerie: Enantiomere und Diastereomere. Erstes und letztes C-Atom sind absichtlich nicht spiegelbildlich abgebildet, um die freie Rotationsmöglichkeit von nicht chiralen Kohlenstoffatomen zu verdeutlichen; anhand der grün markierten OH-Gruppe erfolgt in der Fischer-Projektion die Einteilung in D- bzw. L-Reihe

3.3 Konformationsisomerie = Rotationsisomerie

Definition · aliphatische Kohlenstoffverbindungen · zyklische Kohlenstoffverbindungen

Definition
- Konformationsisomere können ohne Aufbrechen von Bindungen allein durch **Änderung des Energiezustands** ineinander überführt werden.
- Kohlenstoffatome sind über Einfachbindungen miteinander verknüpft und können zwischen den verschiedenen räumlichen Anordnungen wechseln.
- Die energetisch günstigere Anordnung wird bevorzugt eingenommen.
- Vorkommen: bei **kettenförmigen (aliphatischen)** und **ringförmigen (zyklischen) Kohlenstoffverbindungen** (s. Abb. 3.4)

aliphatische Kohlenstoffverbindungen
- **staggered anti** (gestaffelt, gegenüber): energetisch günstigste Form
- **staggered gauche** (gestaffelt, links): energetische Zwischenform
- **eclipsed** (verdeckt): energetisch ungünstigste Form

Beispiel Butan

zyklische Kohlenstoffverbindungen
- **Sesselform:** energetisch günstigere Form
- **Wannenfrom** (= Bootform): energetisch ungünstigere Form

Beispiel Cyclohexan

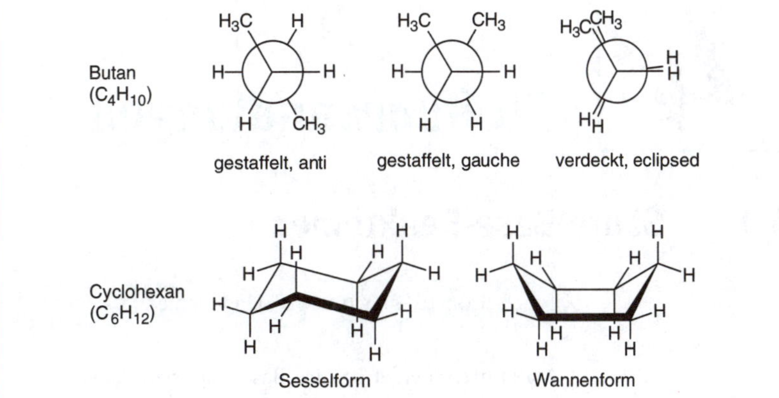

Abb. 3.4: Konformationsisomerie: Butan und Cyclohexan in ihren verschiedenen Energiestufen

3.4 Tautomerie

> Definition · Keto-Enol-Tautomerie · Lactam-Lactim-Tautomerie

Definition
- Sonderform der Isomerie, bei der **von einer bestimmten Summenformel mindestens zwei Strukturformeln** vorkommen, die im Gleichgewicht stehen und ineinander umlagerbar sind.
- Es handelt sich um eine intramolekulare (innerhalb des Moleküls) Umlagerung meist eines Wasserstoffatoms.

Keto-Enol-Tautomerie
Das H-Atom wandert vom Kohlenstoffatom zum Sauerstoffatom (s. Abb. 3.5).

Lactam-Lactim-Tautomerie
Umlagerung des H-Atoms bei Purinen und Pyrimidinen innerhalb des Ringes.

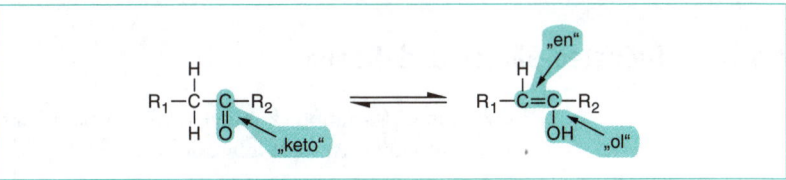

Abb. 3.5: Keto-Enol-Tautomerie

4 Stoffumwandlungen

4.1 Säure-Base-Reaktionen

> nach Brönsted · nach Lewis · Unterschied

Man unterscheidet 2 Säure-Base-Theorien:

Brönsted Am gebräuchlichsten ist die Säure-Base-Theorie nach Brönsted:
- **Säuren = Protonendonatoren** (Stoffe, die Protonen abgeben können)
- **Basen = Protonenakzeptoren** (Stoffe, die Protonen aufnehmen können)

Lewis Die Säure-Base-Theorie nach Lewis wird seltener verwendet:
- **Säuren = Elektronenpaarakzeptoren** (Stoffe mit einer Elektronenpaarlücke)
- **Basen = Elektronenpaardonatoren** (Stoffe mit mindestens 1 freien Elektronenpaar)

Unterschied Beide Definitionen sind in sich konsistent, lassen sich aber nur teilweise auf die jeweils andere Definition übertragen:
- **Basendefinitionen** stimmen überein: Jeder Protonenakzeptor muss auch ein Elektronenpaardonator sein.
- **Säuredefinitionen** unterschiedlich:
  – Brönsted-Säuren müssen Wasserstoffatome enthalten.
  – Lewis-Säuren (Elektronenpaarakzeptoren) müssen keinen Wasserstoff besitzen.

Beispiel
$$CO_2 + H_2O \leftrightarrow H_2CO_3$$
Lewis-Säure   Brönsted-Säure

4.1.1 Brönsted-Säuren und -Basen

> Dissoziation · Assoziation · konjugierte Säure-Base-Paare · mehrprotonige Säuren · Ampholyt · Autoprotolyse des Wassers

Dissoziation
- = Protonenabgabe von **Brönsted-Säuren** in Lösungsmitteln, z. B. Wasser
- Im Gegensatz zum Lösen von Salzen werden bei der Dissoziation von Säuren kovalente Bindungen aufgespalten (s. Kap. 2.2.1).

Beispiel Salzsäure (HCl)
$$HCl + H_2O \leftrightarrow Cl^- + H_3O^+$$

! Vereinfachend wird eine Säure-Reaktion oftmals ohne das Wassermolekül geschrieben und anstatt H_3O^+ (**Hydronium-Ion**) nur H^+ erwähnt.

4.1 Säure-Base-Reaktionen

Assoziation	= Protonenaufnahme von **Brönsted-Basen.** In Wasser bilden sich dabei OH$^-$-Ionen (**Hydroxyd-Ionen**).
Beispiel	Ammoniak (NH$_3$)

$$NH_3 + H_2O \leftrightarrow NH_4^+ + OH^-$$

konjugierte Säure-Base-Paare	= verbundene (conjungere (lat.) = verbinden) Säure-Base-Paare • Protonen kommen nicht in freier Form vor, sondern verbinden sich sofort mit einem anderen Stoff. Der Stoff, der das dissoziierte Proton einer Säure aufnimmt, wird dadurch zur Base. • Säure-Base-Reaktionen sind also **Protonenübertragungs-Reaktionen** (= Protolyse-Reaktionen).
Beispiel	Salpetersäure (HNO$_3$)

$$HNO_3 + H_2O \leftrightarrow NO_3^- + H_3O^+$$
Säure A   Base B   Base A   Säure B

- Salpetersäure (Säure A) überträgt ein Proton auf Wasser (Base B). Dabei entsteht Nitrat (NO$_3^-$ = Base A) und ein Hydronium-Ion (H$_3$O$^+$ = Säure B)
- HNO$_3$/NO$_3^-$: Nitrat ist die zu Salpetersäure gehörende (= konjugierte) Base.
- H$_2$O/H$_3$O$^+$: Das Hydronium-Ion ist die mit Wasser korrespondierende (= konjugierte) Säure.

mehrprotonige Säuren	= Säuren mit mehreren Wasserstoffatomen: • **zweiprotonige Säuren:** Schwefelsäure (H$_2$SO$_4$), Kohlensäure (H$_2$CO$_3$) • **dreiprotonige Säuren:** Phosphorsäure (H$_3$PO$_4$) Mehrprotonige Säuren besitzen mehrere Dissoziationsstufen, die nacheinander formuliert werden:

$$H_2SO_4 + H_2O \leftrightarrow HSO_4^- + H_3O^+$$
Säure A   Base B   Base A   Säure B

$$HSO_4^- + H_2O \leftrightarrow SO_4^{2-} + H_3O^+$$
Säure A   Base B   Base A   Säure B

Die zweiprotonige Schwefelsäure dissoziiert zu seiner korrespondierenden Base **Hydrogensulfat (HSO$_4^-$)**. Hydrogensulfat kann seinerseits wiederum ein Proton abgeben und reagiert als Säure zu Sulfat (SO$_4^{2-}$) → Hydrogensulfat kann sowohl ein Proton aufnehmen als auch abgeben → es ist ein **Ampholyt**.

Ampholyt	= Stoff, der abhängig vom pH-Wert als Säure oder Base reagieren kann
Beispiele	• H$_2$O, HSO$_4^-$, HCO$_3^-$, H$_2$PO$_4^-$, HPO$_4^{2-}$ • Aminosäuren (besondere Gruppe amphoterer Verbindungen), die innerhalb ihres Moleküls eine saure (COOH-) und eine basische (NH$_2$-)Gruppe enthalten • wässrige Lösung: Die Carboxy-Gruppe überträgt ihr Proton auf die Amino-Gruppe und bildet das **Zwitter-Ion** (eigentlicher Ampholyt, s. Kap. 6.1).
Autoprotolyse des Wassers	= Eigendissoziation, bedingt die geringe Leitfähigkeit von reinem Wasser: Wasser ist ein Ampholyt, der in geringem Umfang mit sich selbst reagiert:

$$H_2O + H_2O \leftrightarrow H_3O^+ + OH^-$$

Gleichgewichts-konstante K	nach dem Massenwirkungsgesetz (MWG):

$$K = \frac{[H_3O^+] \cdot [OH^-]}{[H_2O]^2}$$

[ ] = Konzentration des jeweiligen Stoffes in mol/l

4 Stoffumwandlungen

Da bei dieser Reaktion Wasser im Überschuss vorliegt, bleibt diese Konzentration praktisch konstant. Deshalb bezieht man diesen Wert in die Gleichgewichtskonstante ein, die dann das Suffix „W" erhält:

$$K_W = [H_3O^+] \cdot [OH^-] = 10^{-14} \text{ mol}^2/\text{l}^2$$

K_W = **Ionenprodukt** des Wassers bei einer bestimmten Temperatur (bei 25 °C: 10^{-14} mol²/l²)

In neutraler Lösung entsteht pro H_3O^+-Ion ein OH^--Ion → beide Konzentrationen sind gleich groß:

$$[OH^-] = [H_3O^+] = \sqrt{K_W} = 10^{-7} \text{ mol/l}$$

Die Konzentration an H_3O^+- und OH^--Ionen in wässriger Lösung ist ein Maß für die **Azidität** bzw. **Basizität** einer Lösung.

4.1.2 pH-Wert

> Definition · pOH-Wert

Definition
- Der Begriff **pH-Wert** wurde von S. Arrhenius eingeführt und stellt ein Maß für den sauren oder basischen Charakter einer Lösung dar.
- pH ist eine Abkürzung des lateinischen Begriffs „**p**otentia **H**ydrogenii", den man mit „Kraft des Wasserstoffs" übersetzen kann.
- S. Sorensen definierte den pH-Wert als **negativen dekadischen Logarithmus** (= Zehner-Logarithmus = $\log_{10}$ = lg) der H_3O^+-Konzentration:

$$pH = -\lg[H_3O^+]$$

pOH-Wert lässt sich in analoger Weise berechnen. Er spiegelt die **Konzentration der OH^--Ionen** wider:

$$pOH = -\lg[OH^-]$$

In wässrigen Lösungen gilt für den pOH- und pH-Wert folgender Zusammenhang (s. Tab. 4.1):

$$pH + pOH = 14$$

	pH-Bereich	H_3O^+-Konzentration [mol/l]	pOH-Bereich	OH^--Konzentration [mol/l]
sauer	pH < 7 (0–7)	1 (= 10^0)–10^{-7}	pOH > 7 (7–14)	10^{-7}–10^{-14}
neutral	pH = 7	10^{-7}	pOH = 7	10^{-7}
basisch = alkalisch	pH > 7 (7–14)	10^{-7}–10^{-14}	pOH < 7 (0–7)	1 (= 10^0)–10^{-7}

Tab. 4.1: pH- und pOH-Bereiche sowie die Konzentration der Hydronium- und Hydroxyd-Ionen

4.1.3 Stärke von Säuren und Basen

> Säurenstärke: Dissoziationsgrad · Basenstärke: aufgenommene Protonen · pK_S-/pK_B-Wert

- **Säurenstärke:** korreliert mit dem **Dissoziationsgrad** (Menge abgegebener Protonen in einer wässrigen Lösung):

4.1 Säure-Base-Reaktionen

- starke Säure: gibt viele Protonen ab
- schwache Säure: dissoziiert kaum
- **Basenstärke:** hängt von der Anzahl aufgenommener Protonen ab

Massenwirkungsgesetz
- Mit Hilfe des Massenwirkungsgesetzes (MWG) lässt sich die Stärke einer **Säure (HA)** oder **Base (B)** definieren:

$$HA + H_2O \leftrightarrow A^- + H_3O^+ \qquad B + H_2O \leftrightarrow HB^+ + OH^-$$

$$K = \frac{[H_3O^+] \cdot [A^-]}{[HA] \cdot [H_2O]} \qquad K = \frac{[HB] \cdot [OH^-]}{[B] \cdot [H_2O]}$$

Da sich die Konzentration von H_2O kaum verändert, wird sie in die Gleichgewichts-Konstante K einbezogen:
- K_S: Konstante der Säurereaktion erhält das Suffix „S"
- K_B: Konstante der Basereaktion erhält das Suffix „B":

$$K_S = \frac{[H_3O^+] \cdot [A^-]}{[HA]} \qquad K_B = \frac{[HB] \cdot [OH^-]}{[B]}$$

starke Säure
Die **Säurekonstante K_S** hat einen **großen Wert**, das Gleichgewicht der Reaktion liegt weit auf der rechten Seite, also auf der Produktseite ($A^- + H_3O^+$).

schwache Säure
Bei einer **schwachen Säure** ist die Konzentration von [HA] größer und daher der Wert von **K_S kleiner**.

pK_S/pK_B-Wert
- = negativer dekadischer Logarithmus der Säurekonstante K_S/Basenkonstante K_B:

$$pK_S = -\lg K_S \qquad pK_B = -\lg K_B$$

- Maß für die Stärke einer Säure/Base:
  - starke Säuren: kleine oder negative pK_S-Werte
  - schwache Säuren: große pK_S-Werte
  - entsprechendes gilt für Basen

Für den **pK_S-Wert** einer Säure und den **pK_B-Wert** ihrer konjugierten Base gilt in wässriger Lösung folgender Zusammenhang:

$$pK_S + pK_B = 14$$

4.1.4 Berechnung des pH-Wertes

starke Säure · starke Base · schwache Säure · schwache Base · Puffer

starke Säure
- liegt in wässriger Lösung praktisch **vollständig dissoziiert** vor
- Fast alle Säuremoleküle haben ihr Proton abgegeben und auf ein H_2O-Molekül übertragen.
- Daher entspricht die Konzentration der H_3O^+-Ionen der ursprünglichen Konzentration der Säure: $[H_3O^+] = [$Säure$]$.

$$pH = -\lg[\text{Säure}]$$

starke Base
Die anfängliche Konzentration der Base entspricht der Konzentration der Hydroxyd-Ionen: $[OH^-] = [$Base$]$.

$$pOH = -\lg[\text{Base}] \Rightarrow pH = 14 + \lg[\text{Base}]$$

schwache Säure
- dissoziiert kaum in Wasser
- Im Reaktionsgleichgewicht überwiegt der **undissoziierte Anteil** der Säure.

4 Stoffumwandlungen

- Daher bilden sich weniger H_3O^+-Ionen und der pH-Wert ist größer als bei einer starken Säure. Der pH-Wert wird über folgende Formel berechnet:

$$pH = \frac{1}{2}(pK_S - \lg[\text{Säure}])$$

schwache Base   Der pH-Wert schwacher Basen berechnet sich dementsprechend:

$$pH = 14 - pOH = \frac{1}{2}(pK_B - \lg[\text{Base}])$$

Puffer = Gemisch einer **schwachen Säure** und ihrer **korrespondierenden Base** (= und eines ihrer Salze)

pH-Wert   Der pH-Wert von Puffern lässt sich mit der Henderson-Hasselbalch-Gleichung berechnen (s. Kap. 16.1):

$$pH = pK_S + \lg \frac{[\text{konjugierte Base}]}{[\text{Säure}]}$$

Die verschiedenen Puffersysteme des Blutes werden detailliert in Kap. 16.1 erläutert.

4.2 Redox-Reaktionen

> Oxidation · Reduktion · Redoxreaktion · Umkehrbarkeit · Nernst-Gleichung · Vergleich Redox-/Säure-Base-Reaktion

Oxidation   Als Oxidation (lat. oxygenium = Sauerstoff) bezeichnete man ursprünglich einen Prozess, bei dem eine Substanz mit Sauerstoff reagiert.

Beispiel   Verbrennungsvorgänge, z.B. Verbrennen von Magnesium zu Magnesiumoxid (MgO):

$$2\,Mg + O_2 \rightarrow 2\,MgO$$

Reduktion   Die Umkehr der Oxidation nannte man Reduktion (lat. reducere = zurückführen).

Beispiel   Freisetzen des Metalls beim Erhitzen eines Metalloxids:

$$2\,CuO \rightarrow 2\,Cu + O_2$$

Später erkannte man, dass solche Reaktionen auf **Elektronenübertragungen** basieren und es viele ähnliche Reaktionen gibt, bei denen gar kein Sauerstoff beteiligt ist, z.B. bei der Kochsalz-Bildung (s.u.).

- **Oxidation** = Abgabe von Elektronen
- **Reduktion** = Aufnahme von Elektronen

Redoxreaktion   Eine Oxidation oder Reduktion findet niemals allein statt, sondern läuft nur in Anwesenheit eines Partners ab, der die Elektronen aufnimmt oder abgibt. Aufgrund dieser Kopplung werden Elektronenübertragungen als **Redoxreaktionen** bezeichnet.

Beispiel   Redoxreaktion mit Sauerstoff
Zerlegung der Verbrennung von Magnesium in zwei Teilreaktionen:

4.2 Redox-Reaktionen

Teilreaktion Oxidation: $2\,Mg \rightarrow 2\,Mg^{2+} + 4\,e^-$
Teilreaktion Reduktion: $O_2 + 4\,e^- \rightarrow 2\,O^{2-}$

Gesamtreaktion Redoxreaktion: $2\,Mg + O_2 \rightarrow 2\,MgO$

- Magnesium gibt Elektronen ab (**Reduktionsmittel = Elektronendonator**) und wird zum Magnsium-Ion (Mg^{2+}) **oxidiert**.
- Sauerstoff nimmt Elektronen auf (**Oxidationsmittel = Elektronenakzeptor**) und wird zum Sauerstoff-Ion (O^{2-}) **reduziert**.
- Zu jeder Redoxreaktion gehören **korrespondierende Redoxpaare:** hier: Mg/Mg^{2+} und O_2/O^{2-}.

> - **Oxidationsmittel** oxidieren andere Substanzen und werden selbst reduziert.
> - **Reduktionsmittel** reduzieren andere Substanzen und werden selbst oxidiert.

Beispiel

Redoxreaktion ohne Sauerstoff
Bildung von Kochsalz aus dem Metall Natrium und Chlorgas:
Teilreaktion Oxidation: $2\,Na \rightarrow 2\,Na^+ + 2\,e^-$
Teilreaktion Reduktion: $Cl_2 + 2\,e^- \rightarrow 2\,Cl^-$

Gesamtreaktion Redoxreaktion: $2\,Na + Cl_2 \rightarrow 2\,NaCl$
Na = Reduktionsmittel, Cl_2 = Oxidationsmittel

Umkehrbarkeit von Redoxreaktionen

- Jede Redoxreaktion ist umkehrbar.
- Die Richtung, in die eine Reaktion freiwillig abläuft, hängt von der **Oxidations-/Reduktionskraft** des Reaktionspartners ab.

Beispiel

Knallgasreaktion:
Teilreaktion Oxidation: $2\,H_2 \rightarrow 2\,H^+ + 4\,e^-$
Teilreaktion Reduktion: $O_2 + 4\,e^- \rightarrow 2\,O^{2-}$

Gesamtreaktion Redoxreaktion: $2\,H_2 + O_2 \rightarrow 2\,H_2O$

- Wasserstoff und Sauerstoff verbrennen nach Überwindung der Aktivierungsenergie, z. B. durch eine Flamme, von allein zu Wasser.
- Die Umkehrreaktion läuft nicht von allein ab: Man muss ständig Strom durch Wasser leiten, um Wasserstoff und Sauerstoff zu generieren:
$$2\,H_2O \rightarrow 2\,H_2 + O_2$$

> Im Menschen läuft die energieliefernde Knallgasreaktion stufenweise in der **Atmungskette** ab (s. Kap. 12.6).

Nernst-Gleichung

- zur Berechnung des Potentials (E) eines Redoxpaares
- Potential abhängig von der Konzentration des Stoffes in oxidierter (Ox) und reduzierter Form (Red):

$$E = E^0 + \frac{R \cdot T}{z \cdot F} \ln \frac{[Ox]}{[Red]}$$

E^0 = Standardpotential
R = Gaskonstante: $8{,}314\ J*K^{-1}*mol^{-1}$
T = absolute Temperatur [K]
F = Faraday-Konstante: $96500\ C*mol^{-1}$
z = Anzahl der übertragenen Elektronen

Um diese Gleichung zu standardisieren und zu vereinfachen, legte man die Temperatur auf 298 K (= 25° C) fest. Wird zusätzlich der natürliche (ln) in den dekadischen Logarithmus (lg = $\log_{10}$) umgewandelt, erhält man den Faktor 0,06:

$$E = E^0 + \frac{0,06}{z} \ln \frac{[Ox]}{[Red]}$$

Vergleich Redox-/Säure-Base-Reaktion

Redoxreaktionen und **Säure-Base-Reaktionen** weisen viele Parallelen auf (s. Tab. 4.2):
- Übertragung von Elementarteilchen (**Elektronen/Protonen**)
- Umordnungen in ihrer **Elektronenhülle (Prinzip chemischer Verbindungen)**:
  - **Redoxreaktion**: Elektronen entstammen den Valenzelektronen (s. Kap. 2.1) des Reduktionsmittels und werden in die Valenzschale (äußerste Elektronenschale) des Oxidationsmittels aufgenommen.
  - **Säure-Base-Reaktion**: Ein Proton hinterlässt die bindenden Elektronen in der Valenzschale des Protonendonators und lagert sich an ein Valenzelektronenpaar des Protonenakzeptors an.

	Redoxreaktion	**Säure-Base-Reaktion**
übertragene Elementarteilchen	Elektronen (e^-)	Protonen (H^+)
Donator	Reduktionsmittel	Säure
Akzeptor	Oxidationsmittel	Base
Donatorstärke	E, E^0	pH, pK_S
Konzentrationsabhängigkeit der Donatorstärke	$E = E^0 + \frac{0,06}{z} \lg \frac{[Ox]}{[Red]}$ (Nernst-Gleichung)	$pH = pK_S + \lg \frac{[Base]}{[Säure]}$ (Puffer-Gleichung)

Tab. 4.2: Vergleich zwischen Redox- und Säure-Base-Reaktionen

5 Kohlenhydrate (Saccharide)

Definition · Einteilung · Funktion

Definition Kohlenhydrate sind **Aldehyde** und **Ketone** mit mehreren Hydroxygruppen.

Einteilung
- **Monosaccharide**
- **Disaccharide**
- **Oligo-** und **Polysaccharide**

Funktion
- **Energiebereitstellung** (Kohlenhydratabbau über Glykolyse, Citratzyklus)
- **Energiereserven** (Zusammensetzung zu Glykogen)
- **Bausteine** für:
  - **DNA** (Nukleotide)
  - **Extrazellularmatrix** (Proteoglykane)
  - **Zellen** (Membranproteine, Glykoproteine)
  - **Blut** (Transportproteine)

5.1 Monosaccharide

Monosaccharide sind die kleinste Einheit der Kohlenhydrate.

5.1.1 Struktur der Monosaccharide

Anzahl der C-Atome · funktionelle Gruppen · Ringstruktur · Hydroxygruppe · Aminogruppe

Anzahl der Kohlenstoffatome Je nach Zahl der C-Atome (s. Tab. 5.1) unterscheidet man z. B.:
- **Triosen** (3 C-Atome)
- **Tetrosen** (4 C-Atome)
- **Pentosen** (5 C-Atome)
- **Hexosen** (6 C-Atome)

funktionelle Gruppe s. Tab. 5.1 bzw. Abb. 5.2 (funktionelle Gruppe grün)
- **Aldosen** (z. B. Glucose): Das Monosaccharid liegt in der offenkettigen Form als Aldehyd (CHO) vor.
- **Ketosen** (z. B. Fructose): enthalten eine Ketogruppe (C=O)

Ringstruktur
- **Furanose:** Ringstruktur mit 5 Atomen (4 C-, 1 O-Atom)
- **Pyranose:** Ringstruktur mit 6 Atomen (5 C-, 1 O-Atom)

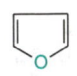
Furan

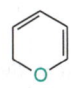
Pyran

Abb. 5.1

5 Kohlenhydrate (Saccharide)

Hydroxy-Gruppe = OH-Gruppe:
- **primäre OH-Gruppe:** liegt an einem endständigen C-Atom (z. B. OH-Gruppe am C_6-Atom der Glucose, s. Abb. 5.1)
- **sekundäre OH-Gruppe:** befindet sich an einem C-Atom, dem 2 weitere Kohlenstoffatome benachbart sind (Glucose: die Alkohol-Gruppen vom C_2- bis zum C_5-Atom).
- **„Desoxy"** (z. B. Desoxyribose): Die OH-Gruppe ist durch ein H-Atom ersetzt.

Aminogruppe = NH_2-Gruppe:
- **Aminozucker:** Hydroxy-Gruppe ist durch eine NH_2-Gruppe ersetzt
- **N-Acetyl-Aminozucker** (z. B. N-Acetyl-Glucosamin): An die Aminogruppe wird eine Acetyl-Gruppe gehängt.

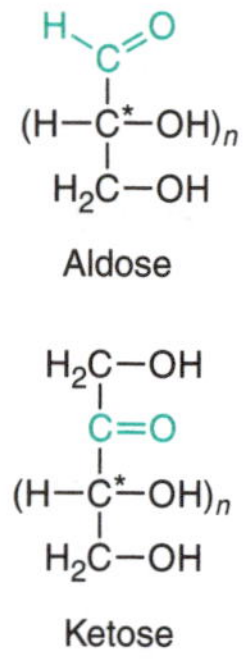

Anzahl der C-Atome	Aldosen	Ketosen
n = 3	Glycerinaldehyd	Dihydroxyaceton
n = 4	Erythrose	Erythrulose
n = 5	Ribose Xylose	Ribulose Xylulose
n = 6	Glucose Galaktose Mannose	Fructose
n = 7		Sedoheptulose

Abb. 5.2

Tab. 5.1: Wichtige Monosaccharide

5.1.2 Darstellung der Monosaccharide

Fischer-Projektion · Haworth-Formel · Sessel-/Wannenform-Schreibweise

Für die Darstellung von Kohlenhydraten gibt es 3 Schreibweisen:

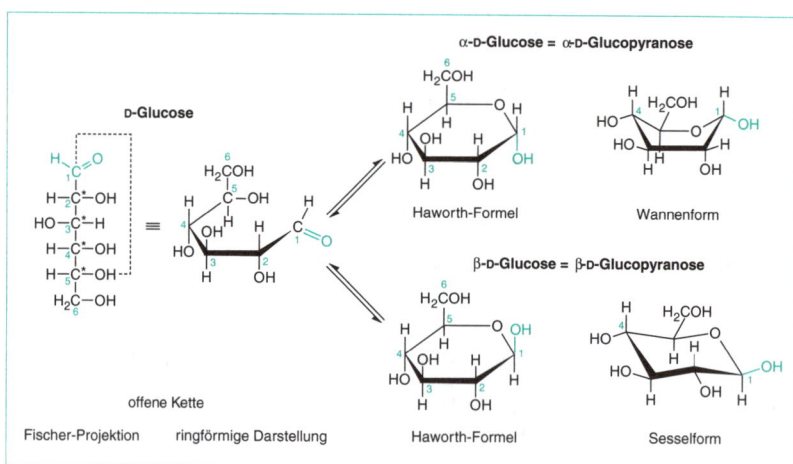

Abb. 5.3: Darstellungsmöglichkeiten der D-Glucose: Fischer-Projektion bzw. ringförmige Darstellung der offenen Kette (links) und Haworth-Formel (Mitte) bzw. Wannen- und Sesselform (rechts) der Ringformel (α- und β-D-Glucose können in der Sessel- und Wannenform vorkommen, asymmetrische C-Atome sind mit * gekennzeichnet)

Fischer-Projektion	Darstellung des Zuckers in der offenen Kette, günstig für die Unterscheidung zwischen D- und L-Form eines Monosaccharids (s. Abb. 5.3)
Haworth-Formel	Darstellung des Saccharids als planare Ringstruktur, übersichtlich, häufig gewählt
Sessel-/Wannenform-Schreibweise	Darstellung als Ring mit räumlichen Verhältnissen. Es existiert neben der energetisch begünstigten Sesselform die energetisch ungünstige Wannen-(Boot-)Form.

5.1.3 Stereochemie der Monosaccharide

siehe Kapitel 3.2

5.1.4 Reaktionen der Monosaccharide

> Grundlagen · Mutarotation · Oxidation · Fehling-Probe · Reduktion · Acetalbildung · Aminbildung

Grundlagen
- Die offene Kette der D-Glucose steht im Gleichgewicht mit den beiden Ringstrukturen (= Halbacetale, s.u.) der α- und β-D-Glucose (s. Abb. 5.3).
- **Mutarotation:** Löst man reine α-D-Glucose in Wasser, geht der anfangs gemessene Drehwinkel von +109° auf +52° zurück.
- Sobald α-D-Glucose gelöst wird, stellt sich über die offene Kette ein Gleichgewicht mit der β-D-Glucose (Drehwinkel: +19°) ein.
- Im Gleichgewicht liegt α-D-Glucose zu 38 %, β-D-Glucose zu 62 % (energetisch günstigere trans-Stellung!) und nur ein sehr kleiner Teil als offene Kette in Aldehydform (0,1 %) vor, nur bei der offenen Kette ist eine Oxidation oder Reduktion an der Aldehyd-Gruppe möglich (s.u.)!

Oxidation
- Für die reduzierenden Eigenschaften ist die **Aldehyd-Gruppe (HCO-Gruppe)** der Monosaccharide verantwortlich.
- Das Monosaccharid wird dabei zur entsprechenden **Carbonsäure** (z. B. Glucose → Gluconsäure) oxidiert (s. Abb. 5.4).

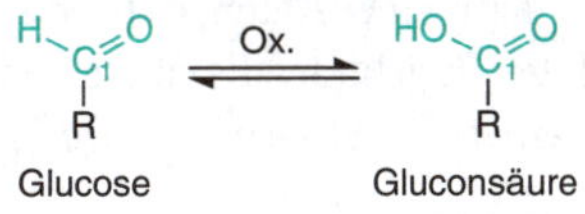

Abb. 5.4: Oxidation der Glucose zu Gluconsäure

Fehling-Probe

Die Fehling-Probe ist ein Nachweis-Verfahren für die reduzierenden Eigenschaften der Aldehyd-Gruppe der Saccharide:
- Blaue, zweiwertige Kupfer-Ionen (Cu^{2+}) werden zu ziegelrotem Kupfer(I)oxid ($Cu_2O\downarrow$) reduziert, das ausfällt.
- Allerdings reduzieren die **Ketosen** ebenfalls andere Substanzen. Dies liegt an der **Keto-Enol-Tautomerie** (s. Kap. 3.4), bei der eine Umlagerung der Doppelbindung vom Sauerstoffatom über eine Alkenverbindung zur Aldehyd-Gruppe stattfindet.

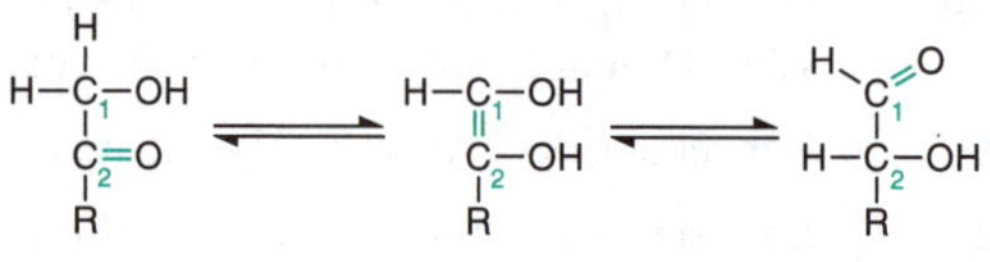

5 Kohlenhydrate (Saccharide)

Abb. 5.5: Umlagerung der C=O-Doppelbindung bei der Keto-Enol-Tautomerie

Wird die **primäre Alkoholgruppe (H_2C-OH-Gruppe)** oxidiert, entstehen **Uronsäuren**. Oxidiert man bei der Glucose die OH-Gruppe am C_6-Atom, entsteht Glucuronsäure (s. Abb. 5.6).

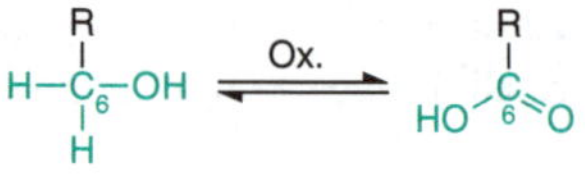

Abb. 5.6: Oxidation der primären Alkoholgruppe

Reduktion

Durch Reduktion der Aldehydgruppe entsteht eine weitere Alkoholgruppe (**Zuckeralkohole**). Aus Glucose wird so Sorbit (= Sorbitol; s. Abb. 5.7).

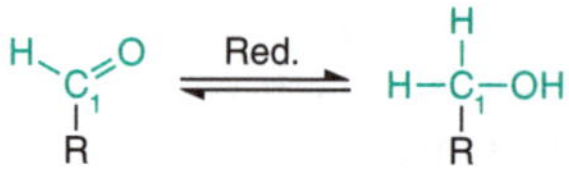

Abb. 5.7: Reduktion der Aldehydgruppe

Acetalbildung

Halbacetal

Wird aus einer Aldehyd- bzw. Ketogruppe mit einer Hydroxy-Gruppe des gleichen Moleküls gebildet. Es entsteht eine Ringstruktur, bei der die C=O-Doppelbindung zu einer C-OH-Gruppe wird (s. Haworth-Formel der Glucose in Abb. 5.3).

Vollacetal

- O-Glykosid:
  - entsteht durch Reaktion der OH-Gruppe des Halbacetals mit einer Alkohol-Gruppe (OH-Gruppe) eines anderen Moleküls
  - Beispiel: Maltose (Disaccharid): Verbindung der OH-Gruppe am C_1-Atom eines Glucosemoleküls mit der OH-Gruppe am C_4-Atom eines anderen Glucosemoleküls (s. Haworth-Formel der Maltose in Abb. 5.9)
- N-Glykosid:
  - entsteht durch Reaktion einer OH-Gruppe mit einer Amino-Gruppe (NH_2-Gruppe)
  - Beispiel: Nukleotide: OH-Gruppe der Ribose ist mit einer Amino-Gruppe einer Purin- oder Pyrimidinbase verbunden (s. Abb. 8.2).

Aminbildung

Aminozucker entstehen, wenn eine Hydroxy-Gruppe durch eine Amino-Gruppe (NH$_2$-Gruppe) ersetzt wird (z. B. Glucose → Glucosamin)

N-Acetyl-Aminozucker Werden Aminozucker acetyliert, bilden sich **N-Acetyl-Aminozucker** (z. B. N-Acetyl-Glucosamin, s. Abb. 5.8).

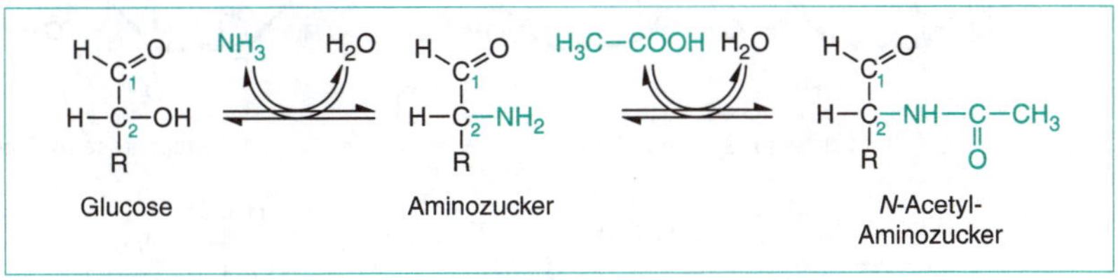

Abb. 5.8: Aminbildung

5.2 Disaccharide

5.2.1 Struktur der Disaccharide

> glykosidische Bindung · 1,2-, 1,4-, 1,6-Verknüpfung · Lactose · Saccharose · Maltose · Isomaltose

glykosidische Bindung verknüpft 2 Monosaccharide miteinander, es entsteht ein Disaccarid
- O-glykosidische Bindung: Verknüpfung über 1 Sauerstoffatom (z. B. Disaccharide, s. Abb. 5.9)
- N-glykosidische Bindung: Verküpfung über 1 Stickstoffatom (z. B. Ribose in Nukleotiden, s. Abb. 8.2)
- α-, β-glykosidische Bindung: wird je nach Stellung der Hydroxy-Gruppe am C$_1$-Atom des Monosaccharids unterschieden

1,2-, 1,4-,1,6-Verknüpfung Die an der Sauerstoffbindung beteiligten Kohlenstoffatome entscheiden, ob es sich um eine **1,2-, 1,4-** oder **1,6-Verknüpfung** handelt.

Beispiele
- **Lactose (Milchzucker):** Galaktose und Glucose sind β-1,4-glykosidisch verbunden.
- **Saccharose (Rohrzucker = Haushaltszucker):** Glucose und Fructose sind α-1,2-glykosidisch verbunden.
- **Maltose (Malzzucker):** Zwei Moleküle Glucose sind α-1,4-glykosidisch verbunden.
- **Isomaltose:** Zwei Moleküle Glucose sind α-1,6-glykosidisch verbunden: verantwortlich für die Verzweigungen der Stärke und des Glykogens.

5.2.2 Darstellung der Disaccharide

> Haworth-Formel · Sessel-/Wannenform-Schreibweise

Haworth-Formel bevorzugte Darstellung der Di-, Oligo- und Polysaccharide

5 Kohlenhydrate (Saccharide)

Sessel-/Wannen-form-Schreibweise   reellere Darstellung räumlicher Verhältnisse

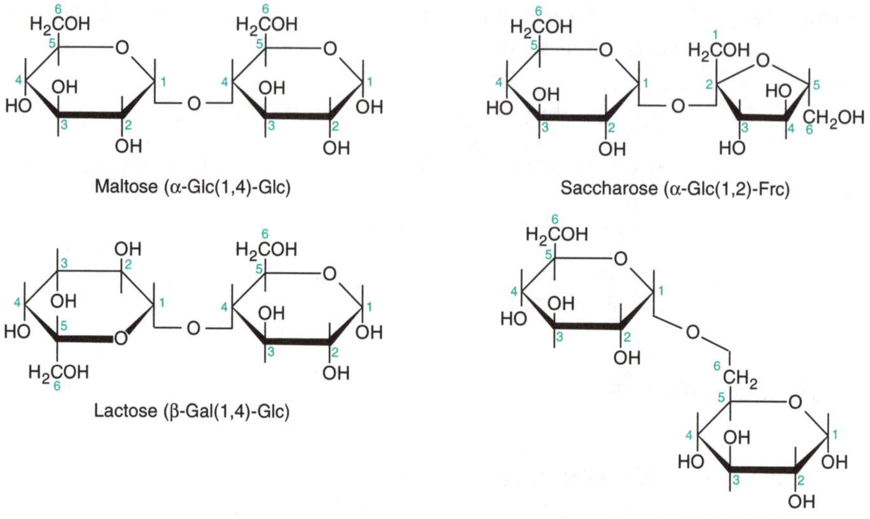

Abb. 5.9: Moleküldarstellung der am häufigsten vorkommenden Disaccharide in der Haworth-Formel

5.2.3 Reaktionen der Disaccharide

> Kondensation · Hydrolyse · Reduktion

Kondensation   Reagieren zwei Monosaccharide miteinander und verbinden sich, wird ein Molekül Wasser frei

Hydrolyse   = hydrolytische Spaltung

> ! Die Spaltung eines Disaccharids kann durch **Enzyme** oder mit Hilfe von **Säuren** erfolgen. Bei dieser Reaktion wird 1 Molekül Wasser eingebaut.

Reduktion
- Alle Disaccharide, die in Lösung auch in der offenkettigen Form vorkommen, haben die gleichen reduzierenden Eigenschaften wie die Monosaccharide (Fehling-Probe, s. Kap. 5.1).
- **Ausnahme Saccharose** (Rohrzucker = Haushaltszucker): Die α-D-Glucose und die β-D-Fructose sind jeweils über ihre glykosidische Hydroxygruppe miteinander verknüpft. Beide reduzierend wirkenden Gruppen sind blockiert!

 Beim Menschen spielen kohlenhydratspaltende Enzyme eine entscheidende Rolle bei der **Verdauung**. Solche Enzyme kommen im Speichel, im Pankreassekret und im Darmepithel vor. Der Name eines Enzyms setzt sich aus dem Substratnamen und der Endung -ase zusammen. So zerlegt z.B. das Enzym **Maltase**, welches sich an den oberflächlichen Mucosazellen des Dünndarms befindet, das Disaccharid Maltose in zwei Moleküle Glucose (s. Kap. 22.2).

5.3 Oligo- und Polysaccharide

Aufbau · Homo-/Heteroglykane · linearer Aufbau · helikaler Aufbau · Stärke · Glykogen · Cellulose

Aufbau

- **Oligosaccharide:** 3–9 Monosaccharid-Bausteine
- **Polysaccharide:** ≥ 10 Monosaccharid-Bausteine

Polysaccharide sind über **glykosidische Bindungen** verknüpft und können **linear** (Hauptkette) oder **verzweigt** (Nebenketten) sein:
- **Hauptkette:** 1,4-glykosidisch verknüpfte Monosaccharide
- **Nebenketten:** entstehen durch 1,6-glykosidische Verbindungen mit der Hauptkette

Homo-/Heteroglykane

- **Homoglykane** sind durchweg aus dem gleichen Monosaccharid aufgebaut.
- **Heteroglykane** bestehen aus verschiedenen Bausteinen.

Beispiele

- **Stärke** (Energiespeicher der Pflanzen): setzt sich zusammen aus linearer, helikal gewundener **Amylose** und baumartig verzweigtem **Amylopektin**:
  – Amylose: **α-1,4**-glykosidische Verbindungen
  – Amylopektin: **α-1,4-** und **-1,6**-glykosidische Verbindungen
- **Glykogen** (menschliches Korrelat der Stärke): kann durch seine noch häufigeren Aufzweigungen rasch auf- und abgebaut werden (s. Kap. 12.1 und 13.1): **α-1,4-** und **-1,6**-glykosidische Verbindungen
- **Cellulose** (Gerüstsubstanz der Pflanzen): lineares Molekül, das zu den **Ballaststoffen** gehört, da die Verdauungsenzyme des Menschen β-glykosidische Bindungen (Ausnahme: Lactose) nicht spalten können: **β-1,4**-glykosidische Verbindungen

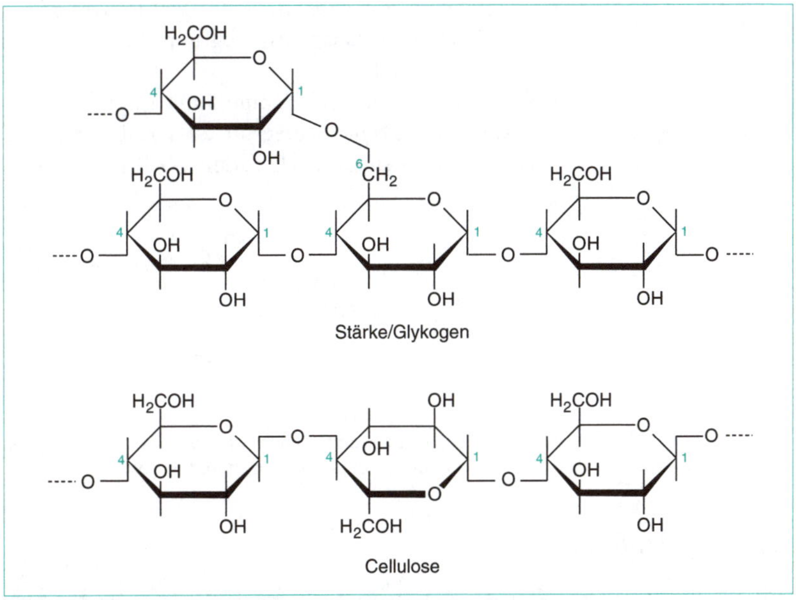

Abb. 5.10: Ausschnitt aus den Polysacchariden Stärke, Glykogen und Cellulose

6 Aminosäuren, Peptide und Proteine

Aminosäuren sind die Bausteine der Peptide und Proteine. Aus den **21** verschiedenen **proteinogenen Aminosäuren** werden im Körper sehr differenzierte Peptide und Proteine gebildet.

Je nach Anzahl der Aminosäuren unterscheidet man:
- **Peptide:** ≤ 100 Aminosäuren,
- **Proteine:** > 100 Aminosäuren.

Funktion der **Aminosäuren:**
- sind **Stoffwechselprodukte**
- werden als **Lieferanten funktioneller Gruppen** benötigt
- haben verschiedene **Stoffwechselfunktionen** (v. a. nicht-proteinogene Aminosäuren)

Funktion der **Peptide** und **Proteine:**
- dienen als **Katalysatoren**
- bilden **Strukturelemente**
- vermitteln Phänomene wie **Hormonwirkungen**, **Motilität**, **Zell-Zell-** oder **Fremd-Selbst-Erkennung**

6.1 Aminosäuren

- Aminosäuren sind aliphatische (kettenförmige) oder aromatische Carbonsäuren, die mindestens eine Aminogruppe besitzen. Sie sind die Grundbausteine der Peptide und Proteine.
- Natürlich vorkommende Aminosäuren tragen die Aminogruppe meist am Kohlenstoffatom, das der Säuregruppe benachbart ist (α-C-Atom, s. Abb. 6.1), seltener an weiter entfernten C-Atomen (z. B. β-Alanin, γ-Aminobuttersäure, s. u.).

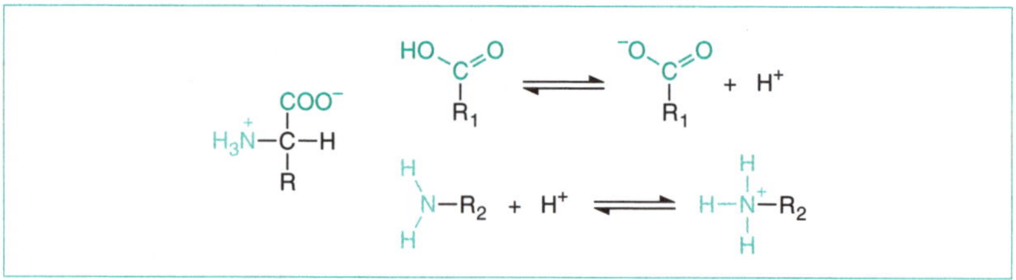

Abb. 6.1: Allgemeine Aminosäurenstruktur (Grüntöne: Reaktionen der Carboxy- und Aminogruppe bei physiologischem pH-Wert)

6.1.1 Struktur

α-C-Atom · Aminogruppe · Carboxygruppe · Seitenkette

α-C-Atom	Kohlenstoffatom, das für die Eigenschaften der Aminosäuren durch folgende Gruppen (s. Abb 6.1) verantwortlich ist: • **Aminogruppe:** liegt bei physiologischem pH-Wert protoniert in Form eines Kations (**-NH$_3^+$**) vor • **Carboxygruppe:** liegt bei physiologischem pH-Wert deprotoniert in Form eines Anions (**-COO$^-$**) vor
Seitenkette	bestimmt die spezifischen Eigenschaften der Aminosäuren. Entsprechend der chemischen Eigenschaft unterteilt man in: • **aromatische Seitenketten (hydrophob):** Phenylalanin, Tyrosin, Tryptophan • **unpolar aliphatische Seitenketten (hydrophob):** Glycin (Ausnahme, nicht hydrophob!), Alanin, Valin, Leucin, Isoleucin, Prolin • **polare, ungeladene Seitenketten (Zwischenstellung):** Serin, Threonin, Cystein, Methionin, Asparagin, Glutamin • **positiv geladene Seitenketten (hydrophil):** Lysin, Arginin, Histidin • **negativ geladene Seitenketten (hydrophil):** Aspartat, Glutamat

6.1.2 Eigenschaften

> proteinogene AS · nicht-proteinogene AS · essentielle AS · semi-essentielle AS · nicht-essentielle AS · Chiralität · D-/L-Reihe · Ampholyte · pH-Wert · isoelektrischer Punkt

proteinogene AS	Die 21 proteinogenen Aminosäuren (AS) benötigt der Körper für die Herstellung von Proteinen (s. hintere Umschlaginnenseite).
nicht-proteinogene AS	haben wichtige Stoffwechselfunktionen: • **Ornithin, Citrullin:** entstehen bei der Biosynthese von Harnstoff (s. Kap. 21.2) • **5-Hydroxy-Tryptophan:** Vorstufe bei der Bildung von Serotonin (5-Hydroxy-Tryptamin, s. Kap. 18.1.7) • **3,4-Dihydroxy-Phenylalanin (DOPA):** Vorstufe der Catecholamin-Synthese (s. Kap. 18.1.2)
essentielle AS	kann der Körper nicht selbst herstellen (s. hintere Umschlaginnenseite und Kap. 22.1)
semi-essentielle AS	sind nur für Kinder essentiell (Histidin, Arginin)
nicht-essentielle AS	kann der Körper aus Ketonkörpern, Zwischenprodukten des Citratzyklus oder essentiellen Aminosäuren produzieren (s. Kap. 13.3)
Chiralität	Bei jeder Aminosäure (Ausnahme: Glycin) ist das α-C-Atom ein **asymmetrisches Kohlenstoffatom**. Dieses C-Atom hat 4 verschiedene Substituenten oder Bindungspartner und kommt in 2 verschiedenen räumlichen Anordnungen vor (Chiralität, s.Kap. 3.2). Moleküle mit chiralen Zentren sind **optisch aktiv** (sie drehen linear polarisiertes Licht).
D-/L-Reihe	Für die Zugehörigkeit zur D- bzw. L-Reihe einer Aminosäure ist das asymmetrische α-**C-Atom** entscheidend. In der **Fischer-Projektion** ist dies das **2. C-Atom:** • **D-Form:** Amino-Gruppe dieses C-Atoms steht **rechts** • **L-Form:** Amino-Gruppe steht **links** (s. Abb. 6.1)

6 Aminosäuren, Peptide und Proteine

> Alle 21 proteinogenen Aminosäuren und die meistens im menschlichen Körper vorkommenden nicht-proteinogenen Aminosäuren **gehören der L-Reihe an.**

Ampholyte

Ampholyte sind Substanzen, die durch ihre Amino- und Carboxygruppen sowohl Protonen abgeben als auch aufnehmen können und sich dadurch wie Säuren und Basen verhalten:
- **Aminogruppen** können protoniert werden (R-NH_2 + H^+ ↔ R-NH_3^+). Reaktionsgleichgewicht im basischen Milieu (pH = 9–10) → bei physiologischem pH (pH = 7,4) liegen die Aminogruppen protoniert als R-NH_3^+ vor.
- **Carboxygruppen** können deprotoniert werden (R-COOH ↔ R-COO^- + H^+). Reaktionsgleichgewicht im sauren Milieu (pH = 1,7–2,4) → bei physiologischem pH kommen die Carboxygruppen deprotoniert als R-COO^- vor.
- **Seitenketten** können auch zur Ampholytnatur der Aminosäuren beitragen und ihrer Struktur entsprechend Protonen aufnehmen oder abgeben (z. B. Histidin-Reste, s. Abb. 16.1).

pH-Wert

- **niedriger pH-Wert** (z. B.: pH = 1): Alle funktionellen Gruppen sind protoniert, Aminosäure **positiv geladen** (NH_3^+-Gruppe). Im elektrischen Feld wandert sie zur Kathode (Minus-Pol).
- **hoher pH-Wert** (z. B.: pH = 12): Alle funktionellen Gruppen sind deprotoniert, Aminosäure **negativ geladen** (R-COO^--Gruppe). Im elektrischen Feld bewegt sie sich in Richtung Anode (Plus-Pol).

isoelektrischer Punkt

ist der Mittelwert der pK-Werte (s. Kap. 4.1) der Amino- und Carboxygruppe einer Aminosäure ohne weitere basische oder saure Gruppen in der Seitenkette

saure Aminosären

haben zwei Carboxygruppen (Glutamat, Aspartat). Ihr isoelektrischer Punkt liegt im sauren pH-Bereich und entspricht dem Mittelwert der beiden pK-Werte der Carboxygruppen.

basische Aminosäuren

besitzen zwei Aminogruppen (Lysin, Arginin). Der isoelektrische Punkt verschiebt sich ins Alkalische und berechnet sich aus dem Mittelwert der beiden pK-Werte der Aminogruppen.

> Am isoelektrischen Punkt herrscht ein pH-Wert (pH), an dem sich die Ladungen aller ionisierbaren Gruppen aufheben. Die Aminosäure ist **nach außen hin ungeladen** (sog. Zwitterion) und bewegt sich nicht im elektrischen Feld.

6.1.3 Reaktionen

Iminbildung · Schiff-Basen · Amidbildung · Decarboxylierung · Disulfidbildung

Iminbildung

- Imine = Schiff-Basen sind instabile Zwischenprodukte, die unter Wasserabspaltung bei der Reaktion von **primären Aminen (NH_2-Gruppen)** mit Aldehyden und Ketonen entstehen. Sie reagieren weiter mit Wasser (s. Abb. 6.2).
- Im Stoffwechsel entstehen Schiff-Basen vor allem aus Aminogruppen von Aminosäuren und Proteinen sowie Aldehydgruppen von Coenzymen oder Cofaktoren.

Beispiele

- die durch Vitamin B_6 (Pyridoxalphosphat) katalysierte **Transaminierung von Aminosäuren** (s. Kap. 9.2)

- die nicht-enzymatische Anlagerung von Glucose (Glykosylierung) an Hämoglobin zu **HBA$_{1c}$** (s. Kap. 14.6)

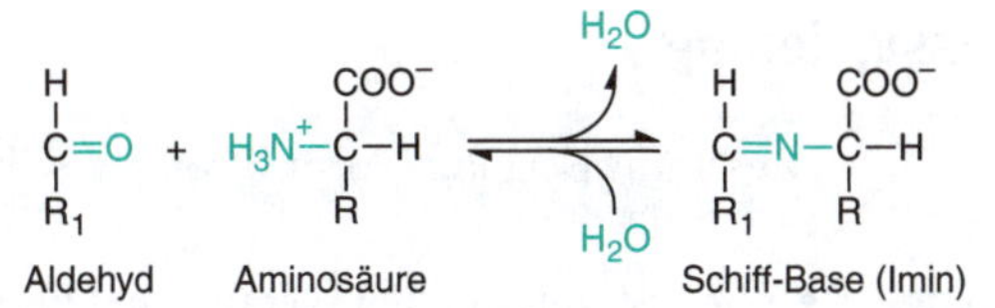

Abb. 6.2: Bildung von Schiff-Basen (= Iminen)

Amidbildung

Wird die **Hydroxy-Gruppe (OH-Gruppe)** der Carboxy-Gruppe (COOH) durch eine **Aminogruppe** ersetzt, entsteht ein **Amid**. Das wichtigste Säureamid ist das Diamid der Kohlensäure = **Harnstoff** (H$_2$N-CO-NH$_2$).

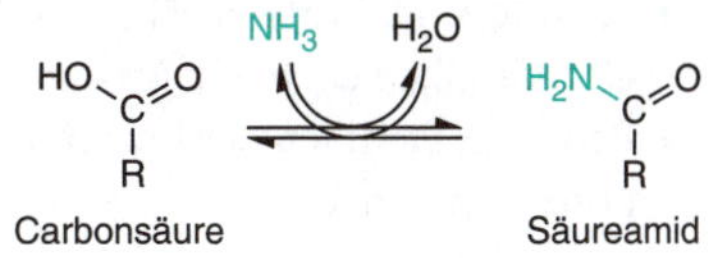

Abb. 6.3: Amidbildung

Decarboxylierung

Die Carboxy-Gruppe (COOH) wird unter **Abspaltung von Kohlendioxid (CO$_2$)** formal durch ein H-Atom ersetzt. Aus Aminosäuren entstehen auf diese Weise im Körper enzymkatalysiert (Coenzym: Pyridoxalphosphat = Vit. B$_6$) **biogene Amine**, die verschiedene Reaktionen vermitteln:
- Histidin → **Histamin** (Mediator der Allergien, s. Kap. 18.1.7)
- Tyrosin → **Dopamin** (→ Noradrenalin → Adrenalin, s. Kap. 18.1.2)
- Glutaminsäure → **GABA** (= γ-Aminobuttersäure; Neurotransmitter s. Kap. 27.4)

Disulfidbildung

Zwei Moleküle Cystein können über die Schwefelwasserstoff-Gruppen (SH-Gruppen) **Disulfidbrücken** (R-S-S-R) ausbilden. Sie dienen der Stabilisierung des strukturellen Aufbaus großer Proteine (**Insulin, Antikörper**).

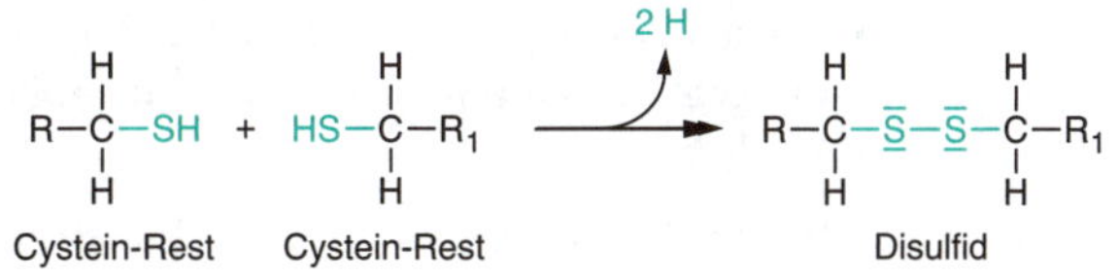

Abb. 6.4: Disulfidbildung

6.2 Peptide und Proteine

Peptide und Proteine sind unverzweigte Ketten aus mehreren Aminosäuren, die jeweils über eine Peptidbindung miteinander verbunden sind:
- **Dipeptide:** 2 Aminosäuren
- **Oligopeptide:** 3 – 9 Aminosäuren

- **Polypeptide:** 10 – 100 Aminosäuren
- **Proteine:** > 100 Aminosäuren

6.2.1 Klassifizierung

Zusammensetzung · Form · Proteinfamilien

Zusammensetzung
- nur aus Aminosäuren (Peptide und Proteine)
- mit zusätzlichem Nichtprotein-Anteil, wie Kohlenhydrate (Glykoproteine), Lipide (Lipoproteine), Metalle (Metalloproteine)

Form
- **globuläre** (kugelförmige) Proteine (Plasmaproteine, Hämoglobin, viele Enzyme), sind meist gut wasserlöslich
- **fibrilläre** (faserförmige) Proteine (Kollagene, Elastine), sind häufig nicht in Wasser löslich

Proteinfamilien
- Peptide und Proteine ähnlicher Aminosäuresequenzen werden in Familien/Großfamilien eingeteilt (Strukturaufklärung).
- Beispiele: Familien der Immunglobuline oder Cytochrom P_{450}-abhängigen Monooxygenasen

6.2.2 Struktur

Primärstruktur · Sekundärstruktur · Tertiärstruktur · Quartärstruktur

Primärstruktur
Sequenz der aneinandergereihten Aminosäuren

Sekundärstruktur
wird durch **Wasserstoffbrücken** zwischen den C=O- und NH_2-Gruppen stabilisiert. Man unterteilt zwei Formen:
- α-Helix
- β-Faltblattstruktur

Tertiärstruktur
- beruht auf Wechselwirkungen zwischen den Aminosäureseitenketten
- beschreibt die **räumliche Anordnung** der Abschnitte des Proteins, bestehend aus α-Helices und β-Faltblattstrukturen mit den dazwischen liegenden Schleifen und anderen Strukturelementen
- Bei den Bindungen zwischen den Seitenketten stehen **Wasserstoffbrückenbindungen**, **van-der-Waals-Kräfte**, **Ionenbindungen** und **Disulfidbrücken** im Vordergrund.

Quartärstruktur
- beschreibt die Anordnung eines Proteins, das aus **mehreren Untereinheiten** aufgebaut ist
- Die Quartärstruktur ermöglicht oft erst die volle Funktion eines Proteins. Beispiele im menschlichen Körper:
  - **dimere Proteine** (Creatinkinase (CK), s. Kap. 25);
  - **tetramere Proteine** (Hämoglobin (Hb), s. Kap 20.1, Lactatdehydrogenase (LDH), s. Kap. 12.1.2).

6.2.3 Reaktionen

> Synthese · Hydrolyse · Denaturierung

Synthese

Peptide und Proteine bestehen aus **unverzweigten, kettenförmigen Molekülen**, in denen die 21 proteinogenen Aminosäuren über **planare, mesomeriestabilisierte Peptidbindungen** miteinander verknüpft sind (Abb. 6.5):
- Kondensation der Carboxy-Gruppe des α-C-Atoms einer Aminosäure mit der Aminogruppe des α-C-Atoms einer anderen Aminosäure. So können beliebig viele Aminosäuren miteinander verbunden werden.
- Die 4 Atome dieser Peptidbindung sind mesomeriestabilisiert und daher nicht frei beweglich. Sie liegen in einer **Ebene** und haben den Charakter einer **partiellen Doppelbindung**.

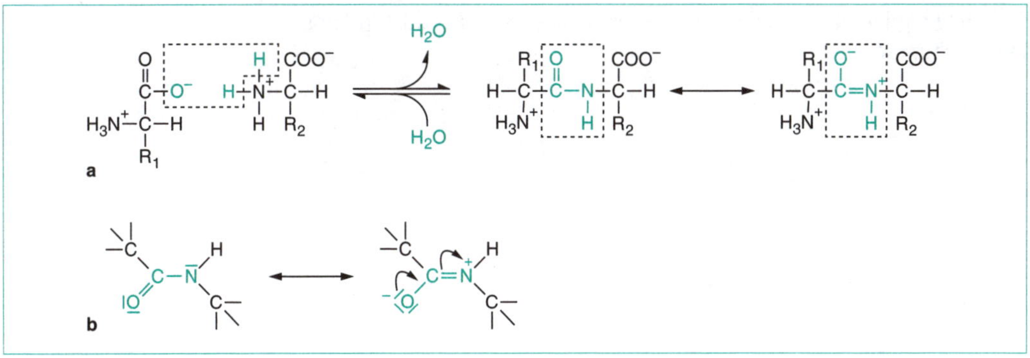

Abb. 6.5: Bildung der Peptidbindung (a) und beide mesomeren Grenzstrukturen (b)

Hydrolyse

Unter dem Einfluss starker Säuren oder Basen können **Peptidbindungen hydrolytisch gespalten** und so Aminosäure für Aminosäure vom Peptid oder Protein abgetrennt werden. Auf diese Weise kann die Aminosäurezusammensetzung von Proteinen ermittelt werden (s. Kap. 6.2.4).

Denaturierung

Entfaltung des Proteins/Peptids, indem die für die Proteinstruktur wichtigen nicht-kovalenten Bindungen gespalten werden, z. B. durch Erhitzen, Säure- oder Laugenzugabe

> Im Körper können Proteine durch zu hohe **Harnstoff-Konzentrationen** bei **Niereninsuffizienz** denaturiert werden. Reduziert man die zu hohe Harnstoffmenge mittels **Dialyse**, können diese Proteine teilweise renaturiert werden.

6.2.4 Strukturaufklärung

> Isolierung · Chromatographie · Zusammensetzung · Edman-Methode · SDS-Polyacrylamid-Elektrophorese

Zur Charakterisierung von Proteinen ist die **Isolierung** und **Sequenzaufklärung** notwendig.

6 Aminosäuren, Peptide und Proteine

Isolierung

Zur Trennung (= Isolierung) von Aminosäuren, Peptiden und Proteinen macht man sich die unterschiedlichen Eigenschaften der Seitenketten der Aminosäuren zunutze. Dazu werden verschiedene Verfahren verwendet:
- **Ionenaustausch-Chromatographie**
- **Gel-Chromatographie**
- **Affinitäts-Chromatographie**
- **Umkehrphasen-Chromatographie**

Zusammensetzung

Um die **Aminosäure-Zusammensetzung** eines Proteins zu bestimmen, wird das Protein mittels Säure hydrolysiert. Das Aminosäure-Gemisch kann anschließend mittels chromatographischer Verfahren analysiert werden.

Edman-Methode

In jedem Schritt wird die **N-terminale Aminosäure** mit Phenyl-Isothiocyanat umgesetzt und danach abgespalten, man erhält Informationen über die **Aminosäuresequenz**.

SDS-Polyacrylamid-Elektrophorese

Bestimmung der **Molmasse** eines Peptids/Proteins.

7 Fettsäuren und Lipide

7.1 Allgemeines

> Einteilung · Lipophilie/Hydrophilie · amphiphile Stoffe · Lipide im Organismus

Einteilung
- **Lipide mit Esterbindung:** bestehen aus Fettsäuren und bestimmten Alkoholen. Beispiele für solche Alkohole: Glycerin, Sphingosin
- **Lipide ohne Esterbindung:** gut fettlösliche (lipophile) Substanzen (z. B. Steroide, langkettige Alkohole, Fettsäurederivate)

Lipophilie/Hydrophilie
- **Fettlöslichkeit** = Lipophilie, **Wasserlöslichkeit** = Hydrophilie
- Lipide besitzen zahlreiche lipophile (= hydrophobe) Gruppen:
  - lösen sich gut in lipophilen Substanzen (z. B. Äther, Benzol)
  - lösen sich schlecht in hydrophilen Stoffen (z. B. Wasser)
- Für die Fettlöslichkeit sind unpolare, für die Wasserlöslichkeit dagegen polare, also geladene, Substituenten verantwortlich.

amphiphile Stoffe
- Substanzen, die **hydrophobe und hydrophile Gruppen** enthalten (Lecithin, Sphingomyelin, Seifen)
- Synonyme: Emulgatoren, Detergenzien

Lipide im Organismus
- sind am **Membranaufbau** beteiligt (z. B. Phospholipide, Sphingolipide)
- sind **Energiespeicher** in Fettzellen (Triacylglycerine)
- Zu den vom Isopren abgeleiteten Lipiden gehören das Cholesterin und die damit verwandten Steroidhormone, das Vitamin D sowie die Gallensäuren.

7.2 Fettsäuren

Bei Fettsäuren handelt es sich um unverzweigte Kohlenstoffketten mit einer Säuregruppe (COOH-Gruppe).
Vorkommen im Organismus:
- **in freier Form**
- **verestert** in Acylglycerinen, Phosphoglycerinen, Sphingolipiden und Cholesterinestern

7.2.1 Klassifizierung

> C-Atome · C-Anzahl · C-Zählung · Doppelbindungen · Doppelbindungsanzahl · Doppelbindungszählung · Doppelbindungseigenschaften · cis-Stellung · essentielle Fettsäuren · nicht-essentielle Fettsäuren · Carboxygruppe

7 Fettsäuren und Lipide

C-Atome

Anzahl der C-Atome
- **gerade Anzahl:** bedingt durch die **Biosynthese aus Acetyl-CoA-Molekülen** (C_2-Einheiten) (häufiger)
- **ungerade Anzahl:** bedingt durch Biosynthese aus einem **Propionyl-CoA-Molekül** (C_3-Einheit) und **Acetyl-CoA-Molekülen** (seltener)

Zählung der C-Atome
- C-Atom der Carboxygruppe: **1. C-Atom**
- das der Carboxygruppe benachbarte C-Atom: α-**C-Atom** (= 2. C-Atom), das nächste als β-**C-Atom** (= 3. C-Atom) usw.
- endständiges C-Atom der Methylgruppe: ω-**C-Atom** (omega)

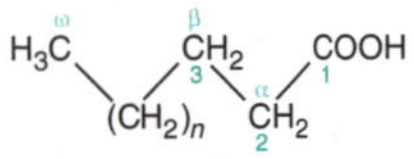

Abb. 7.1

Doppelbindungen

Anzahl der Doppelbindungen
- **keine Doppelbindung:** gesättigte Fettsäuren
- **eine Doppelbindung:** einfach ungesättigte Fettsäuren
- **mehrere Doppelbindungen:** mehrfach ungesättigte Fettsäuren

Zählung der Doppelbindungen

aufgrund der Heterogenität der Lipide gibt es verschiedene Nomenklaturen:
- **Stellen der Doppelbindungen** (Δ): Δ^5 = Doppelbindung zwischen dem 5. und 6. C-Atom
- **Zählung der Doppelbildungen bezogen auf das endständige ω-C-Atom der Methylgruppe (CH_3-Gruppe):** ω-3-Fettsäure = Doppelbindung zwischen dem 3. und 4. Kohlenstoffatom, von der Methylgruppe aus gezählt.

Eigenschaften der Doppelbindungen

Fast alle Doppelbindungen der ungesättigten Fettsäuren liegen in **cis-Stellung** vor (s. auch Kap. 3.2). Räumlich betrachtet entsteht dadurch ein Knick in der Kohlenstoffkette.

essentielle Fettsäuren

= Fettsäuren mit Doppelbindungen, die sich mehr als 9 Kohlenstoffatome von der Carboxy-Gruppe entfernt befinden

Beispiele
Linolsäure, Linolensäure (s. Tab. 7.1)

> Essentielle (= lebensnotwendige) Fettsäuren **können nicht** vom menschlichen Körper **synthetisiert werden.** Solche Fettsäuren müssen mit der Nahrung zugeführt werden, man bezeichnet sie daher auch als **Vitamin F.**

nicht-essentielle Fettsäuren

können aus Acetyl-Einheiten oder den essentiellen Fettsäuren produziert werden

Beispiele
- Buttersäure, Palmitinsäure, Stearinsäure (s. Tab. 7.1)
- Synthese von Arachidonsäure aus Linolensäure

Carboxy-Gruppe (COOH-Gruppe)

kommt bei allen Fettsäuren vor und kann z. B. mit einer OH-Gruppe eines Alkohols zu einem Ester reagieren (s.u.)

Trivialname	Chemischer Name	Summenformel	Formel
Buttersäure	Butansäure	$C_4H_8O_2$	H_3C-$(CH_2)_2$-COOH
Palmitinsäure	Hexadecansäure	$C_{16}H_{32}O_2$	H_3C-$(CH_2)_{14}$-COOH
Stearinsäure	Octadecansäure	$C_{18}H_{36}O_2$	H_3C-$(CH_2)_{16}$-COOH

7.2 Fettsäuren

Trivialname	Chemischer Name	Summenformel	Formel
Linolsäure*	$\Delta^{9,12}$-Octadecandiensäure	$C_{18}H_{32}O_2$	$H_3C\text{-}(CH_2)_4\text{-}(CH=CH\text{-}CH_2)_2\text{-}(CH_2)_6\text{-}COOH$
Linolensäure*	$\Delta^{9,12,15}$-Octadecantriensäure	$C_{18}H_{30}O_2$	$H_3C\text{-}CH_2\text{-}(CH=CH\text{-}CH_2)_3\text{-}(CH_2)_6\text{-}COOH$
Arachidonsäure	$\Delta^{5,8,11,14}$-Eicosatetraensäure	$C_{20}H_{32}O_2$	$H_3C\text{-}(CH_2)_4\text{-}(CH=CH\text{-}CH_2)_4\text{-}(CH_2)_3\text{-}COOH$

Tab. 7.1: Einteilung einiger wichtiger Fettsäuren (essentielle Fettsäuren sind mit einem * gekennzeichnet)

7.2.2 Eigenschaften

Dichte · Löslichkeit · Schmelzpunkt · Oberflächenspannung · Mizellen

Dichte
Alle Fette besitzen eine geringere Dichte als Wasser und schwimmen daher auf der Wasseroberfläche.

Löslichkeit
- **gut löslich** in lipophilen Substanzen wie Äther, Benzol, Chloroform aufgrund der langen, unverzweigten Kohlenstoffkette
- **schlecht löslich** in hydrophilen Substanzen wie Wasser

Schmelzpunkt
- Ungesättigte Fettsäuren besitzen einen niedrigeren Schmelzpunkt als gesättigte Fettsäuren der gleichen Länge.
- **Doppelbindungen** führen zu einem Knick der Kohlenstoffkette und erschweren dadurch das Zusammenlagern der ungesättigten Fettsäuren.

Beispiele
- Olivenöl (viele ungesättigte Fettsäuren): flüssig bei Raumtemperatur
- Butter (hoher Anteil gesättigter Fettsäuren): fest bei Raumtemperatur

Oberflächenspannung
- Löst man Alkalisalze der Fettsäuren in Wasser, werden nur die hydrophilen COO^--Enden hydratisiert.
- Die hydrophoben Reste der Fettsäuren ragen aus dem Wasser.
- An der Wasseroberfläche bildet sich eine monomolekulare Schicht von Fettsäureanionen. Dadurch wird die Oberflächenspannung stark reduziert.

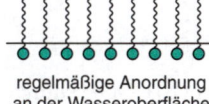

regelmäßige Anordnung an der Wasseroberfläche

Abb. 7.2 a

Mizellen
- Lagern sich die Salze der Fettsäuren unter der Wasseroberfläche zusammen, kommt es zur Mizellbildung.
- In anorganischen Lösungsmitteln wie Wasser zeigen die hydrophoben Reste zur Mitte und die hydrophilen Köpfe nach außen.
- So werden bei der Reinigung fettlösliche Schmutzpartikel in Wasser gelöst.
- Ein entsprechend umgekehrtes Verhalten wird in organischen Lösungsmitteln beobachtet.

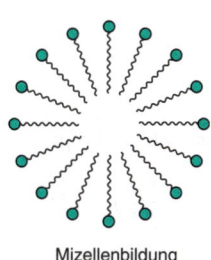

Mizellenbildung im Wasser

Abb. 7.2 b

7.2.3 Reaktionen

Esterbildung · Verseifung · Amidbildung · Doppelbindungen

Esterbildung
- Ester entstehen unter Wasserabspaltung aus einer **Carboxy-Gruppe** (COOH) der Fettsäuren und der **OH-Gruppe** eines Alkohols.
- Es entstehen **Lipide** aus Fettsäuren und den mehrwertigen Alkoholen **Glycerin** (→ Acylglycerine, s. Kap. 7.3) und **Sphingosin** (→ Sphingolipide, s. Kap. 7.4).

Beispiel
- Allgemein: Fettsäuren + mehrwertiger Alkohol → Lipid
- Fettsäuren + Glycerin → Acylglycerine
- Fettsäuren + Sphingosin → Sphingolipide

Wachse
Ester aus einem einwertigen Alkohol und einer langkettigen Fettsäure

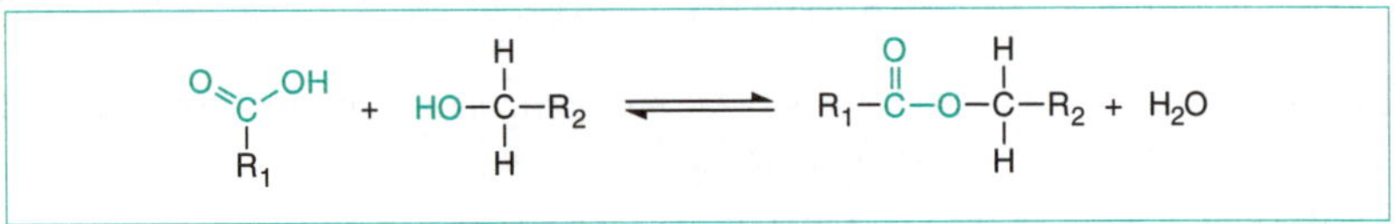

Abb. 7.3: Esterbildung

Verseifung
- Wirken Alkali-Laugen (z.B. NaOH, KOH) auf Lipide ein, bricht die Esterbindung auseinander und sie **verseifen**.
- Es entstehen Alkohole (z.B. Glycerin, Sphingosin) und **Alkalisalze der Fettsäuren** (= Seifen).
- Aus Alkalisalzen werden neben Seifen auch **Waschmittel** hergestellt.

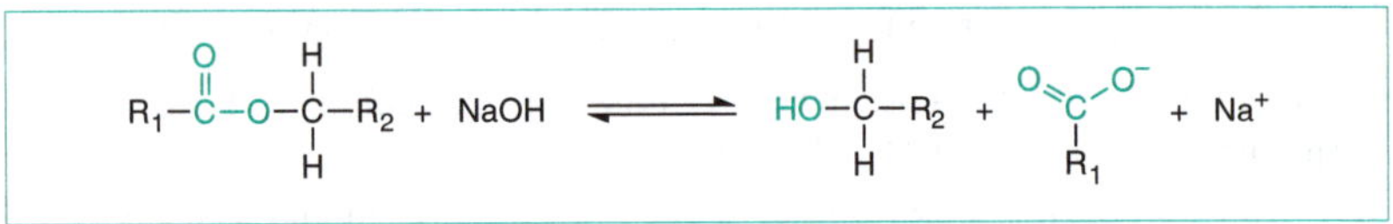

Abb. 7.4: Verseifung

Amidbildung
Ersatz der **Hydroxy-Gruppe (OH-Gruppe)** der Carboxy-Gruppe (COOH) durch eine **Aminogruppe**

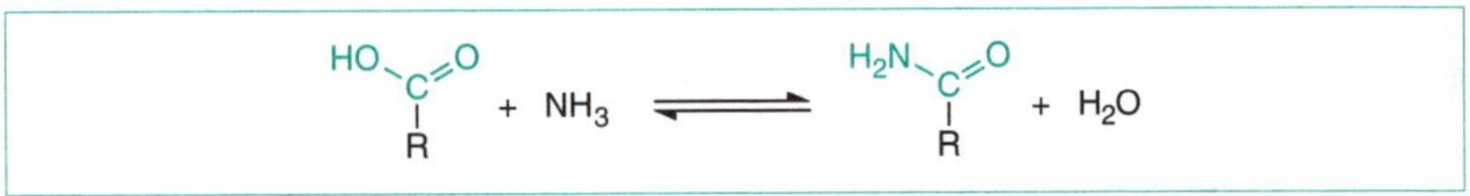

Abb. 7.5: Amidbildung

Doppelbindungen
- sind sehr reaktionsfreudig und liegen bei den ungesättigten Fettsäuren in verschiedener Anzahl vor
- Ort der **Additionsreaktionen** (z.B. -CH=CH- + H_2 → -CH_2-CH_2-), die zu gesättigten Fettsäuren führen

„ranziges Fett"
Schon unter Lufteinwirkung tritt eine Oxidation auf, die die Qualität der ungesättigten Fettsäuren stark mindert.

7.3 Triacylglycerine

Acylglycerine sind Esterverbindungen aus dem dreiwertigen Alkohol Glycerin und Fettsäuren. Abhängig von der Anzahl der veresterten Fettsäuren werden Mono-, Di- und Triacylglycerine unterschieden (s. Abb 7.6).

7.3.1 Klassifizierung

Acylglycerine · Phosphoglycerine

Acylglycerine
- sind der Hauptbestandteil des **Depotfetts** im menschlichen Körper, aber nicht am Aufbau von Membranen beteiligt
- Wird umgangssprachlich von **Fett** gesprochen, so handelt es sich um Triacylglycerine. Sie werden auch als Triglyceride oder, da sie ungeladen sind, als Neutralfette bezeichnet.
- Öle sind grundsätzlich genauso aufgebaut, enthalten jedoch einen größeren Anteil ungesättigter Fettsäuren und sind daher flüssig.

Phosphoglycerine
- **Phosphatidsäure** (s. Abb. 7.6) = Glycerin verestert mit 2 Fettsäuren und 1 Molekül Phosphorsäure (H_3PO_4)
- Asymmetriezentrum am mittleren C-Atom des Glycerins
- Der Phosphorsäurerest kann mit den Alkoholen Serin, Ethanolamin, Cholin und Inositol verestert werden zu:
  - Phosphatidsäure + Serin = **Kephalin** = **Phosphatidylserin**
  - Phosphatidsäure + Ethanolamin = **Ethanolamin-Kephalin** = **Phosphatidylethanolamin**
  - Phosphatidsäure + Cholin = **Lecithin** = **Phosphatidylcholin**
  - Phosphatidsäure + Inositol = **Inositphosphatid** = **Phosphatidylinositol**

7.3.2 Eigenschaften

Dichte/Schmelzpunkt · Löslichkeit · Mizellen · Lipiddoppelschicht · Signaltransduktion

Dichte/Schmelzpunkt
s. Kap. 7.2.2, Eigenschaften von Fettsäuren

Löslichkeit
- Phospholipide sind **amphiphile** Verbindungen, da sie neben den hydrophoben Fettsäureresten auch hydrophile Anteile, wie z.B. Phosphatreste, Serin, Cholin besitzen.
- Solche Stoffe sind sowohl gut wasser- als auch gut fettlöslich und werden als Emulgatoren oder Detergenzien bezeichnet.

Mizellen
s. Kap. 7.2.2

Lipiddoppelschicht
- Aufgrund der amphiphilen Eigenschaften können Phospholipide im Wasser auch **Lipiddoppelschichten** ausbilden, die die Grundstruktur aller biologischen Membranen darstellen (s. Kap. 15.1).
- Phospholipide stellen einen Hauptbestandteil der Membranlipide dar.

7 Fettsäuren und Lipide

Signaltransduktion — Phospholipide werden durch verschiedene Phospholipasen bei der Übertragung von Signalen in die Zelle gespalten.

Beispiel — **Phosphatidylinositoldiphosphat (PIP$_2$)** wird in die Produkte **Inositoltriphosphat (IP$_3$)** und **Diacylglycerin (DAG)** gespalten (wichtige Rolle als Transmitter, s. Kap. 18.1.1).

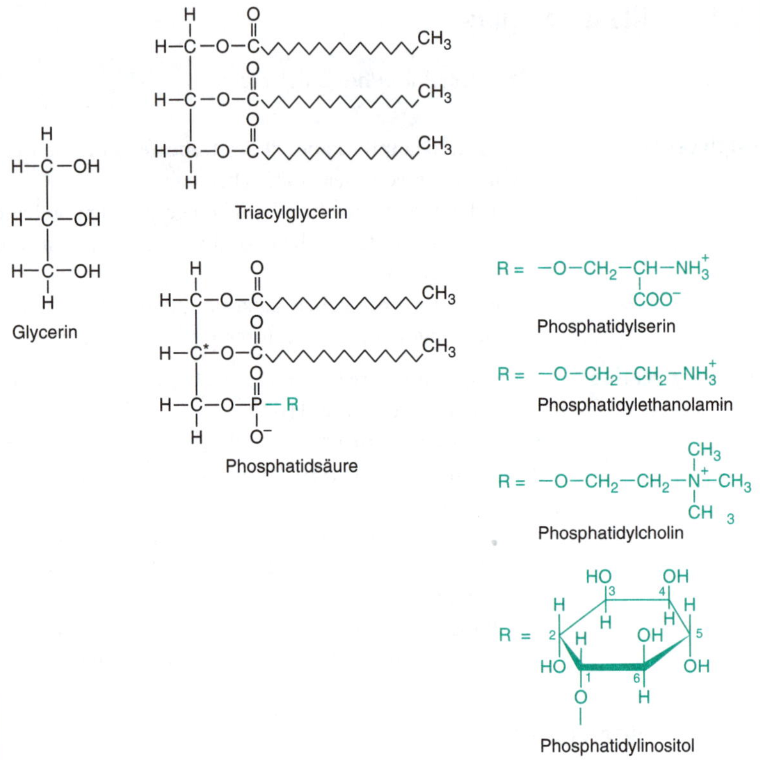

Abb. 7.6: Aufbau von Triacylglycerinen und Phosphoglycerinen

7.4 Sphingolipide

Sphingolipide: enthalten als Grundstruktur den Aminodialkohol Sphingosin. Dieser Alkohol kann durch unterschiedliche Reaktionen modifiziert werden.

7.4.1 Klassifizierung

> Ceramid · Sphingomyelin · Cerebrosid · Sulfatid · Gangliosid · Glykolipide · Glykosphingolipide

Ceramid
- besteht aus **Sphingosin + Fettsäure**
- Verknüpfung einer meist ungesättigten Fettsäure mit der Aminogruppe des Sphingosins (s. Abb 7.7)

7.4 Sphingolipide

Sphingomyelin
- besteht aus **Ceramid + Phosphorylcholin**
- Verbindung von Phosphorylcholin (Phophat + Cholin) mit der endständigen OH-Gruppe des Ceramids (s. Abb 7.7)
- Vorkommen: Myelinscheiden der Neurone

Cerebrosid
- besteht aus **Ceramid + Monosaccharid**
- Verknüpfung der endständigen Hydroxy-Gruppe des Ceramids mit Monosacchariden (meist Galaktose) (s. Abb 7.7)
- Vorkommen: Membran der ZNS-Neurone

Sulfatid
- besteht aus **Ceramid + Sulfomonosaccharid**
- Zuckeranteil verestert mit Schwefelsäure (meist Sulfogalaktose)

Gangliosid
- besteht aus **Ceramid + komplexem Kohlenhydratanteil**
- Komplexer Kohlenhydratanteil (Glucose, Galaktose, N-Acetyl-Galaktosamin) ist an die endständige OH-Gruppe des Ceramids geheftet.

Glykolipide/Glykosphingolipide

Bezeichnung der Cerebroside, Sulfatide und Ganglioside aufgrund ihres Kohlenhydratanteils

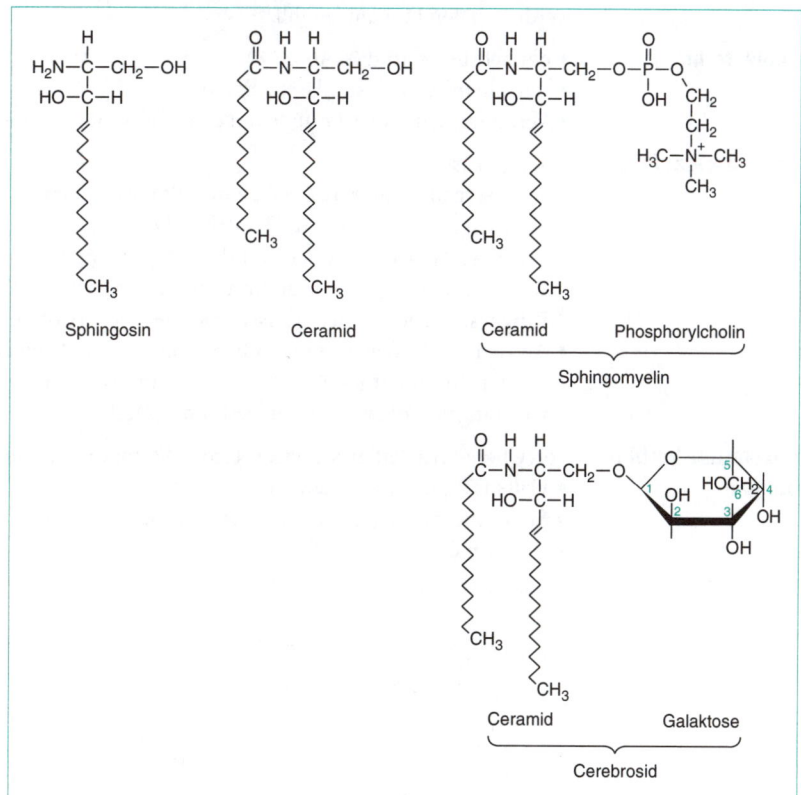

Abb. 7.7: Struktur einiger Sphingolipide

7.4.2 Eigenschaften

Lipiddoppelschicht · Signaltransduktion

Lipiddoppelschicht Sphingolipide sind ebenso wie Phospholipide, Glykolipide und Cholesterin aufgrund der amphiphilen Eigenschaften für den Aufbau der **Lipiddoppelschicht** aller tierischen Membranen verantwortlich (s. Kap. 15.1).

Signaltransduktion Sphingolipide sind auch an der **Signaltransduktion** von Hormonen und Zytokinen in die Zelle beteiligt (s. Kap. 18.1.1).

7.5 Steroide

Definition · Cholesterin · Cholesterinaufbau · abgeleitete Verbindungen

Definition Steroide sind aufgrund ihrer großen lipophilen Ringstruktur gut fettlöslich und werden zu den Lipiden gezählt.

Cholesterin
- einfachstes Steroid (s. Abb. 7.8)
- rein chemisch = sekundärer Alkohol
- Veresterung der OH-Gruppe mit einer Fettsäure = **Cholesterinester**

Cholesterinaufbau Grundgerüst:
- **Gonan** (früher: **Steran,** Cyclopentao-Perhydrophenanthren): Verbindung aus 3 Sechsringen (A, B, C) und 1 Fünfring (D)
- Aus **3 Acetyl-CoA** synthetisiert der Körper **Isopren-Einheiten** (2-Methyl-1,3-Butadien), die zu Gonan zusammengesetzt werden (s. Kap. 21.2)
- **Ringsystem:** gesättigter zyklischer Kohlenwasserstoff, **nicht (!) aromatisch**
- An den C-Atomen 10 und 13 hängt meist 1 Methylgruppe (teils nur als senkrechter Strich dargestellt), die eine Aromatisierung des Ringsystems mit Entwicklung zu Kokarzinogenen verhindern soll.

abgeleitete Verbindungen Von Cholesterin leiten sich viele Steroid-Verbindungen ab:
- Gallensäuren (s. Kap. 22.2.1)
- Steroidhormone (z. B. Testosteron, Östrogen, s. Kap. 18.1.3)
- Vitamin D (s. Kap. 9.1.2)

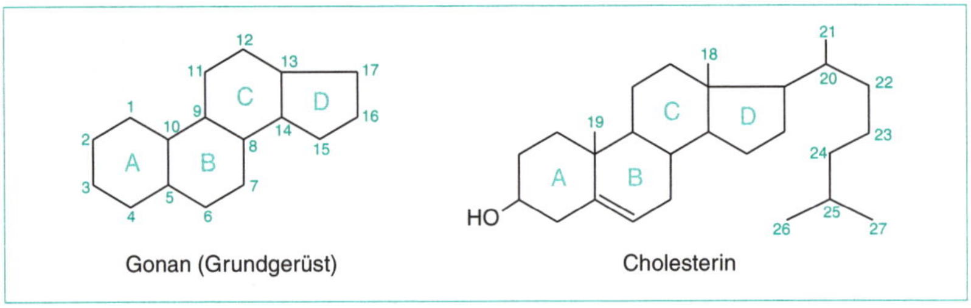

Abb. 7.8: Gonangerüst und Cholesterin

8 Nukleotide, Nukleinsäuren und Chromatin

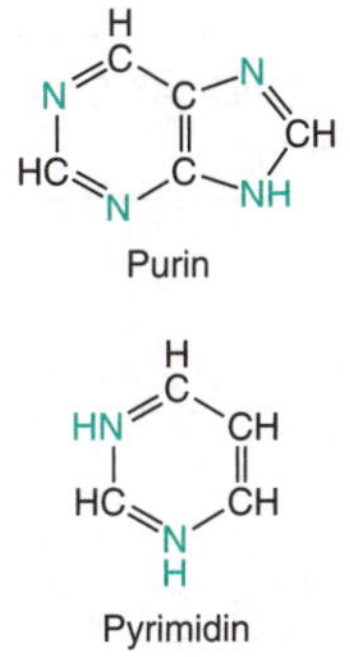

Nukleosidaufbau (s. Abb. 8.1): N-glykosidische Bindung zwischen einer heterozyklischen **Purin-** bzw. **Pyrimidinbase** und einem C_5-Zucker (**Ribose** bzw. **2'-Desoxyribose**

Nukleotidaufbau (s. Abb. 8.1): Nukleosid mit zusätzlich 1–3 **Phosphat-Gruppen**, die mit dem Zucker am 3'- oder 5'-Kohlenstoffatom verestert sind (Schreibweise: Markierung der C-Atome des Zuckers mit einem Apostroph)

- 1 Phosphatgruppe: „Mono-" (z. B. AMP)
- 2 Phosphatgruppen: „Di-" (z. B. ADP)
- 3 Phosphatgruppen: „Tri-"Phosphate (z. B. ATP = Energielieferant, in der Zelle, beteiligt an vielen Stoffwechselfunktionen, Überträger von Phosphatresten und anderen Gruppen)

Abb. 8.1

8.1 Nukleotide

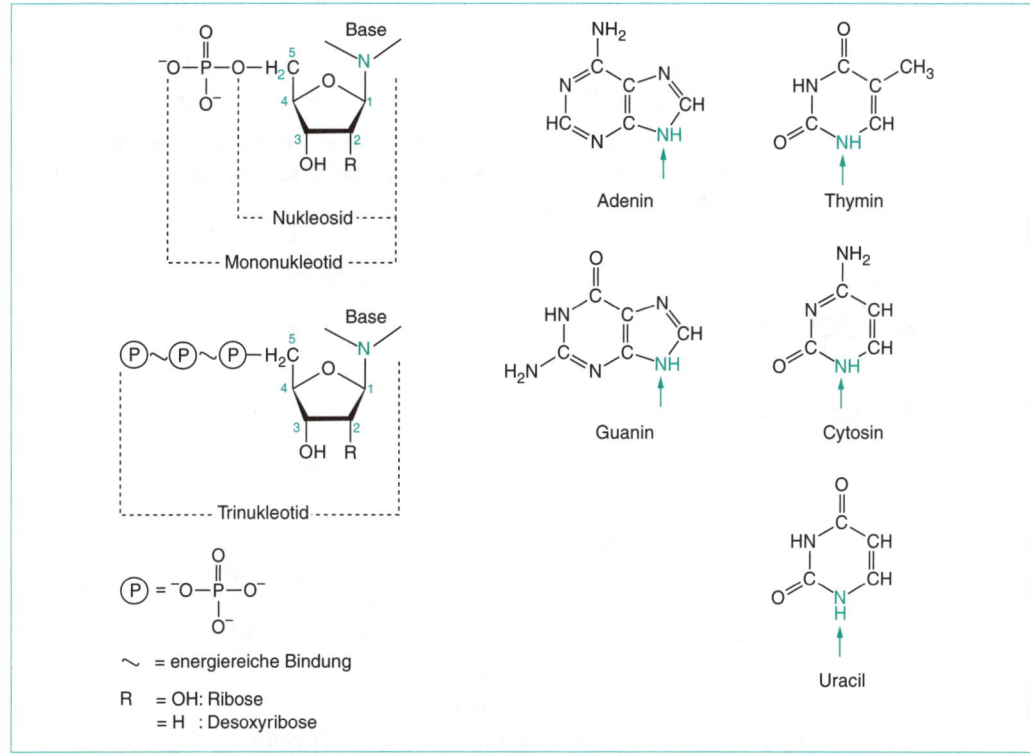

Abb. 8.2: Links: Nukleosid- bzw. Nukleotidaufbau, rechts: Purin- bzw. Pyrimidinbasenstruktur (grüner Pfeil: N-Atom der Base bindet an C1-Atom der Ribose)

8 Nukleotide, Nukleinsäuren und Chromatin

8.1.1 Funktionen

> Methyl-Überträger · Durchblutungsregulation · Nukleinsäurebausteine · Übertragung

Methyl-Überträger — durch **S-Adenosyl-Methionin (SAM)** für die Bildung von Adrenalin, Cholin, Creatin, Methylierung von DNA-Basen, u. a.

Durchblutungsregulation

 Durch **Adenosin** wirken Nukleotide als extrazelluläre Signalmoleküle gefäßerweiternd und auf das Herz vagoton (parasympathomimetisch).

Nukleinsäurebausteine — Mononukleotide: AMP, GMP, CMP, TMP

Übertragung
- **Gruppenübertragung** (z. B. UDP-Glucose, CDP-Cholin)
- **Energieübertragung** (z. B. ATP)
- **Signalübertragung** (z. B. 3',5'-cyclo-AMP = cAMP)

8.1.2 Reaktionen

> Esterbildung · Säureanhydridbildung · Hydrolyse

Esterbildung — Wird das Nukleosid am C_5-Atom der Ribose mit Phosphorsäure verestert, entsteht ein Nukleotid (Adenosin + H_3PO_4 ↔ AMP + H_2O).

Säureanhydrid — Durch Anlagerung weiterer Phosphatreste entsteht eine **energiereiche Säureanhydridbindung:** Nukleosidmonophosphat → -diphosphat → -triphosphat

Hydrolyse — **ATP** kann durch Hydrolyse seiner 2 energiereichen Bindungen (2 Säureanhydrid-Bindungen) viele Reaktionen im Zellstoffwechsel katalysieren (ATP ↔ ADP + PO_4^{3-}; ADP ↔ AMP + PO_4^{3-}).

8.2 Nukleinsäuren

8.2.1 Klassifizierung

> Definition · DNA · RNA

Definition
- Makromoleküle aus vielen Nukleotiden
- lange Kette: Verknüpfung über eine **Phosphodiesterbindung** zwischen dem 3'-C-Atom des einen und dem 5'-C-Atom des anderen Nukleotids
- Abhängig vom Kohlenhydratanteil unterscheidet man **DNA** und **RNA.**

DNA
= **DNS** = **D**esoxyribo**n**ukleinsäure
- Kohlenhydrat: 2'-Desoxyribose
- Basen: Adenin, Guanin, Cytosin, **Thymin**

8.2 Nukleinsäuren

	• Aufbau: α-Doppelhelix, um Histonkomplexe gewunden
	• Basenpaarung: Adenin – Thymin (2 Wasserstoffbrücken)
	Cytosin – Guanin (3 Wasserstoffbrücken)
	• Funktion: Träger der genetischen Information
Doppelstrang	• Die DNA aller Organismen ist **doppelsträngig**. Dabei verlaufen die beiden Einzelstränge in Form einer Doppelhelix antiparallel.
	• Jede Base im Doppelstrang bedingt eindeutig ihre gegenüberliegende, **komplementäre Base**.
	• Auf diesem Prinzip der Basenpaarung beruht die exakte, **identische Replikation** der genetischen Information.
RNA	= **RNS** = **R**ibo**n**ukleins**ä**ure
	• Kohlenhydrat: **Ribose**
	• Basen: Adenin, Guanin, Cytosin, **Uracil**
	• Aufbau: **Einzelstrang** (→ keine Basenpaarung)
	• Funktion: Proteinbiosynthese
	• Einteilung: mRNA, tRNA, rRNA, snRNA und hnRNA
hnRNA	= Heterogen nuclear RNA (heterogene nukleäre RNA)
	• **primäres Transkriptionsprodukt** nach Ablesung eines Gens aus der DNA (s. Kap. 14.4), bestehend aus Exons und Introns
	• **Exons:** codierende Einheiten
	• **Introns:** nicht kodierende Einheiten, die beim **Spleißen** (s.u.) entfernt werden → man erhält m-RNA
snRNA	= Small nuclear RNA (kleine nukleäre RNA), ist am Spleißen der hnRNA als Bestandteil des sog. **Spleißosoms** beteiligt
mRNA	= Messenger RNA (Boten-RNA)
	• entsteht aus hnRNA durch das Spleißen, dient als Matrize bei der Proteinbiosynthese
	• kodiert in Form von **Basentripletts** die Aminosäuresequenz eines bestimmten Proteins (s. Kap. 14.5)
tRNA	= transfer-RNA
	• dient als **Übersetzer** der mRNA-Basensequenz in die Aminosäuresequenz von Proteinen und transportiert die jeweils erforderliche Aminosäure zu den Ribosomen
	• Für jede der 21 Aminosäuren gibt es mindestens eine spezifische tRNA (s. Kap. 14.5).
	• Durch intramolekulare Zusammenlagerung des tRNA-Einzelstranges entstehen die typischen **kleeblattartigen Strukturen** (s. Abb. 14.9).
rRNA	= ribosomale RNA, ist neben Proteinen **Baubestandteil der Ribosomen** (s. Kap. 14.5).

8.3 Chromatin

8.3.1 Struktur

DNA-Aufbau · Chromatin · Histone · Core-Partikel · Nukleosomen · Nukleosomenfaser · Nicht-Histon-Proteine

DNA-Aufbau	❗ Würde die DNA als lineares Makromolekül vorliegen, hätte sie eine Länge von etwa 1,8 m! Damit sie in den winzigen Zellkern passt, wird sie aufwendig zusammengelagert und aufgerollt (= kondensiert).
Chromatin	kondensierte Form der DNA im Zellkern **eukaryonter** Zellen
Histone	• basische Proteine, um die die DNA in Form einer Doppelhelix gewunden ist • In **prokaryonten** Zellen (z. B. Bakterium) gibt es keinen Zellkern. Die DNA schwimmt frei im Zytoplasma (s. Kap. 15).
Core-Partikel	Je 2 der Histone H2a, H2b, H3 und H4 bilden einen oktameren, scheibenförmigen **Histonkomplex**, der auch **Core-Partikel** genannt wird.
Nukleosom	• Über eine Länge von etwa 146–148 Basenpaaren wickelt sich der DNA-Strang mit etwa 1,8 Windungen um ein Core-Partikel und bildet ein **Nukleosom**. • Zwischen diesen Nukleosomen befinden sich **freie DNA-Abschnitte** (etwa 50–60 Basenpaare), die mit dem **Histon H1** assoziiert sind.
Nukleosomenfaser	spulenförmig aufgewickelte Nukleosomenkette
Nicht-Histon-proteine	Durch Bindung an sog. **Nicht-Histonproteine** kann sich eine Nukleosomenfaser zu vielen komplexen Schleifen falten.

9 Vitamine

- Die ersten Vitamine, die man entdeckte, waren (auch chemisch gesehen) Amine. Als lebensnotwendige Nahrungsbestandteile nannte man die Substanzen **Vit-Amine**, also **„Lebens-Amine"**.
- Die 13 Vitamine gehören zu den essentiellen Nahrungsbestandteilen, da der menschliche Organismus sie nicht synthetisieren kann.
- Ausnahme: **Vitamin D** und **Nicotinsäure:**
  - **Vitamin D** wird aus **Cholesterin** durch UV-Bestrahlung der Haut und durch Hydroxylierungen in Niere und Leber gebildet.
  - **Nicotinsäure** kann in mehreren Reaktionsschritten aus der Aminosäure **Tryptophan** synthetisiert werden.
  - Zur Deckung des Tagesbedarfs müssen beide Vitamine zusätzlich mit der Nahrung aufgenommen werden.

 Vitamine sind **instabile Moleküle,** die sich bei längerer Lagerung oder starkem Erhitzen zersetzen. Frisches Obst und rohes Gemüse sollten deshalb zur täglichen Nahrung gehören.

9.1 Biochemischer Mechanismus

Vitamine übernehmen als **Coenzyme** oder **Cofaktoren** wichtige Funktionen (s. Tab. 9.1). Sie werden unterteilt in:
- **fettlösliche Vitamine**
- **wasserlösliche Vitamine**

 „EDEKA": Merkhilfe für die **fettlöslichen Vitamine A, D, E** und **K.**

 ADEK-Falk® Ampullen enthalten die fettlöslichen Vitamine.

9.1.1 Fettlösliche Vitamine

Retinol (Vitamin A)

Form/Vorkommen · Reaktionen · Funktionen · Mangel · Überdosierung

Form/Vorkommen	• **biologisch aktive Formen:** Retinol, Retinal, Retinoat • **Nahrungsbestandteil** in Gemüse, Lebertran, Milchprodukten
Reaktionen	katalysierte **Reaktionen:** keine

9 Vitamine

Funktionen	
Retinal	Bestandteil des Rhodopsins (Sehpigment der Stäbchen) und der Sehpigmente der Zapfen (s. Kap. 28)
Retinol	erhält die Integrität von Epithelzellen der Haut und Schleimhäute
Retinoat	• beeinflusst Embyrogenese, Wachstum, Differenzierung und Fertilität des Menschen • Cofaktor für die Wirkung von Schilddrüsenhormonen und Vitamin D
Mangel	• **Nachtblindheit, Xerophthalmie, Hornhautdefekte,** Hornhauttrübungen, bis zum Endstadium der Erblindung (s. Kap. 28) • Atrophie von Haut- und Schleimhäuten
Überdosierung	trockene Haut und Schleimhäute, Blutungen, Haarausfall, teratogene Wirkung

 Vitamin-A-Präparate (= Retinoide) werden bei verschiedenen **Hauterkrankungen** wie Acne vulgaris, Psoriasis und Lichen ruber planus topisch und/oder systemisch verabreicht. In Einzelfällen sind **teratogene Schäden** wie geistige Behinderung, Herzfehler und Gesichtsdysmorphien beschrieben worden. Unter und noch einige Monate nach einer Retinoid-Therapie muss eine sichere Kontrazeption (= Schwangerschaftsverhütung) gewährleistet sein.

Calciferol (Vitamin D)

Form/Vorkommen · Reaktionen · Funktionen · Mangel · Überdosierung

Form/Vorkommen	• **biologisch aktive Form:** 1,25-Dihydroxycholecalciferol • **Nahrungsbestandteil** in Lebertran, Fisch, Milchprodukten
Reaktionen	katalysierte **Reaktionen:** keine
Funktionen	
Calciumhaushalt	Regulation durch (s. Kap. 18.1.6): • Steigerung der intestinalen Calcium-Resorption • Steigerung der renalen Calcium- und Phosphat-Rückresorption in Anwesenheit von Parathormon (PTH) • Aufbau der Knochenmatrix und deren Kalzifizierung
biologische Vorgänge	Beeinflussung von: • Wachstum/Differenzierung epidermaler Zellen • Differenzierung hämatopoetischer Zellen • Immunmodulation

 Da der menschliche Organismus Vitamin D aus **Cholesterin** unter **UV-Licht-Einwirkung** synthetisieren kann (s. Kap. 18.6), treten Mangelerscheinungen v.a. in **kühlen Klimazonen** mit langen Wintern auf (→ wenig Sonnenlicht, viel Haut bedeckende Kleidung).

Mangel	
Kinder	**Rachitis,** andere Skelettdeformationen, Krämpfe, Muskelhypotonie

 Rachitis: Auftreibungen der Knorpel-Knochen-Grenze (an den Rippen: sog. rachitischer Rosenkranz)

9.1 Biochemischer Mechanismus

Erwachsene	**Osteomalazie** (= Rachitis des Erwachsenen)

 Die **Osteoporose** ist eine Erkrankung vieler alter Menschen. Sie hat zunächst nichts mit einem Vitamin-D-Mangel zu tun. Dennoch wird bei sehr vielen alten Menschen mit **Osteoporose** auch ein Vitamin-D-Mangel festgestellt. Daher **Standardtherapie** der Osteoporose: **Calcium + Vitamin D**.

Überdosierung	Hypercalcämie, Polyurie, Kalkablagerungen in Gefäßen, Herz, Lunge

Tocopherol (Vitamin E)

Form/Vorkommen · Reaktionen · Funktionen · Mangel · Überdosierung

Form/Vorkommen	• **biologisch aktive Formen:** α-, β- und γ-Tocopherol • **Nahrungsbestandteil** in pflanzlichen Ölen, Nüssen, Vollkornprodukten, Eiern
Reaktionen	katalysierte **Reaktionen:** keine
Funktionen Antioxidans	• schützt ungesättigte Fettsäuren, Vitamin A, Thiolgruppen u.a. vor Oxidation • Tocopherol wird dabei selbst oxidiert.
biologische Vorgänge	Beeinflussung von: • Funktion der Keimdrüsen • Funktionstüchtigkeit von Nerven und Muskulatur
Mangel	**unspezifische Symptome:** Störungen von Muskulatur, Nervensystem, Gehirn, Leber, kardiovaskulärem System, Erythrozyten
Überdosierung	

 Vitamin-E-Hypervitaminosen sind nur bei Patienten unter antikoagulatorischer Therapie (Vit.-K-Antagonisten) und Frühgeborenen mit parenteraler Vit.-E-Applikation beschrieben.

Phyllochinon (Vitamin K)

Form/Vorkommen · Reaktionen · Funktionen · Mangel · Überdosierung

Form/Vorkommen	• **biologisch aktive Form:** Difarnesyl-Naphthochinon • **Nahrungsbestandteil** in Blattgemüse, Milchprodukten, Vollkornprodukten
Reaktionen/ Funktionen	katalysierte **Reaktionen:** • γ-Carboxylierung v. Glutamylresten der Gerinnungsfaktoren II, VII, IX und X.

 „1972": Merkzahl für die Vitamin-K-abhängig gebildeten Gerinnungsfaktoren. Erst die Carboxylierungen ermöglichen es den Gerinnungsfaktoren, die für den Gerinnungsvorgang notwendigen **Ca^{2+}-Ionen** und **Phospholipide** zu binden (s. Kap. 20.3).

9 Vitamine

Mangel

Ein nutritiver Mangel ist extrem selten, da die Bakterien der Darmflora ausreichend Vitamin K produzieren, kann aber auftreten bei:
- schwerer Form von **entzündlichen Darmerkrankungen** mit Malabsorption von Vitamin K,
- fortgeschrittener Lebererkrankung, besonders **Leberzirrhose**, wenn nur noch wenig Vitamin K in der Leber gespeichert werden kann und
- Einnahme von **Vitamin-K-Antagonisten**, sog. Cumarinen (s.u.).

 Bei **Neugeborenen** ist die Darmflora noch nicht ausreichend funktionstüchtig. Sie bekommen daher nach der Geburt eine Vitamin-K-Prophylaxe.

Überdosierung

Hämolyse, Porphyrinurie, Thrombosen

 Vitamin-K-Antagonisten (Cumarin-Derivate) hemmen die Bildung der Vit-K-abhängigen Gerinnungsfaktoren (II, VII, IX, X) in der Leber. Sie werden bei **Krankheiten,** die mit einem **hohen Risiko von Embolien** und **Thrombosen** verknüpft sind, verordnet:
- Patienten mit **mechanischen Herzklappen**
- Patienten mit **Vorhofflimmern** und der Gefahr eines kardio-embolischen Schlaganfalls
- Patienten mit **Beinvenenthrombosen** und dem Risiko von Lungenembolien

Klinisch sehr bedeutsam sind die **Überdosierungen** oder **Intoxikationen** mit **Vitamin-K-Antagonisten**. Bei diesen Patienten fällt die Gerinnung mehr oder weniger komplett aus. Es kommt zu lebensbedrohlichen spontanen Blutungen aus allen Schleimhäuten, in die Weichteile, in die Harnwege (= Hämaturie), in die Gelenkhöhlen (= Hämarthros) u. a.

Abk.	Name	Biologisch aktive Form	Wichtige katalysierte Reaktion	Coenzym der	Reichlich enthalten in	Empfohlene Tagesdosis in mg*
Fettlösliche Vitamine						
A	Retinol	Retinol, Retinal, Retinoat	---	---	Gemüse, Lebertran, Milchprodukte	0,8–1,0
D	Calciferol	1,25-Dihydroxy-Cholecalciferol	---	---	Lebertran, Fisch, Milchprodukte	0,005–0,006
E	Tocopherol	α-, β-, γ-Tocopherol	---	---	Pflanzliche Öle, Nüsse, Vollkornprodukte, Eier	12–15
K	Phyllochinon	Difarnesyl-Naphthochinon	γ-Carboxylierung von Glutamylresten der Gerinnungsfaktoren II, VII, IX und X	Carboxylase	Blattgemüse, Milchprodukte, Vollkornprodukte	0,06–0,08

9.1 Biochemischer Mechanismus

Abk.	Name	Biologisch aktive Form	Wichtige katalysierte Reaktion	Coenzym der	Reichlich enthalten in	Empfohlene Tagesdosis in mg*
Wasserlösliche Vitamine						
B_1	Thiamin	Thiaminpyrophosphat (Thiamin-P-P)	Pyruvat → Acetyl-CoA	Pyruvat-Dehydrogenase	Hülsenfrüchte, Hefe, Kartoffel	1,1–1,3
			α-Ketoglutarat-Succinyl-CoA	α-Ketoglutarat-Dehydrogenase		
			Pentosephosphat-Weg	Transketolase		
B_2	Riboflavin	Flavin-Mono-Nucleotid (FMN), Flavin-Adenin-Denucleotid (FAD)	1) $FMNH_2$ ↔ FMN	Atmungskette	Milchprodukte, Eier, Fisch, Fleisch	1,2–1,5
			2) $FADH_2$ ↔ FAD als Coenzym bei:			
			Succinat → Fumarat	Succinat-Dehydrogenase		
			Glycerin-3-Phosphat → DHAP	Glycerin-3-P-Dehydrogenase		
			Acyl-CoA → Enoyl-CoA	Acyl-CoA-Dehydrogenase		
(B_3)	Nicotinsäure	Nicotinamid-Adenin-Denucleotid/-Phosphat (NAD^+/$NADP^+$)	$NADH + H^+$ ↔ NAD^+		Vollkornprodukte, Fisch, Innereien	13–17
			GAP → 1,3-Biphosphoglycerat	GAP-Dehydrogenase		
			Pyruvat → Lactat	Lactat-Dehydrogenase (LDH)		
			Pyruvat → Acetyl CoA	Pyruvat-Dehydrogenase		
			Isocitrat → α-Ketoglutarat	Isocitrat-Dehydrogenase		
			α-Ketoglutarat → Succinyl-CoA	α-Ketoglutarat-Dehydrogenase		
			Malat → Oxalacetat	Malat-Dehydrogenase		
			Fructose → Sorbit(ol)	Sorbit(ol)-Dehydrogenase		
			$NADPH+H^+$ ↔ $NADP^+$			
			Glucose-6-P → 6-P-Gluconolacton	Glucose-6-P-Dehydrogenase		
			6-P-Gluconat → 3-Keto-6-P-Gluconat	6-P-Gluconat-Dehydrogenase		
			Sorbit(ol) → Glucose	Reduktase		
			HMG-CoA → Mevalonsäure	HMG-CoA-Reduktase		
(B_5)	Pantothensäure	Coenzym A (CoA)	Alle CoA-abhängigen Reaktionen mit Verbindungen wie Acetyl-CoA, Propionyl-CoA, Malonyl-CoA, HMG-CoA, Succinyl-CoA u.v.m.	je nach Reaktion	Hefe, Eigelb, Vollkornprodukte	6
B_6	Pyridoxin	Pyridoxalphosphat	Succinyl-CoA+Glycin → δ-Aminolaevulinsäure	δ-Aminolaevulinsäure-Synthetase	Vollkornprodukte, Bananen, Soja	1,2–1,6
			Aminosäure → biogenes Amin	Aminosäure-Decarboxylase		
			Aminosäure → α-Ketosäure	Aminosäure-Transaminase		

9 Vitamine

Abk.	Name	Biologisch aktive Form	Wichtige katalysierte Reaktion	Coenzym der	Reichlich enthalten in	Empfohlene Tagesdosis in mg*
B$_{12}$	Cobalamin	5-Desoxy-Adenosyl-Cobalamin	Methyl-Malonyl-CoA → Succinyl-CoA	Methyl-Malonyl-CoA-Isomerase	Fisch, Fleisch, Innereien	0,003
			Homocystein → Methionin	Methionin-Synthase		
C	Ascorbinsäure	Ascorbinsäure	Hydroxylierung von Prolin- und Lysin-Resten im Kollagen	Lysin- und Prolin-Hydroxylasen	Obst, Gemüse, Soja	100
			Dopamin → Noradrenalin	Dopamin-β-Hydroxylase		
			Tryptophan → 5-Hydroxy-Tryptophan	Tryptophan-Hydroxylase		
			Folsäure → Tetrahydrofolat (THF)	Folatreduktase		
(H)	Biotin	Carboxybiotin	Propionyl-CoA → Methyl-Malonyl-CoA	Propionyl-CoA-Carboxylase	Nüsse, Hefe, Gemüse	30–60
			Acetyl-CoA → Malonyl-CoA	Acetyl-CoA-Carboxylase		
			Pyruvat → Oxalacetat	Pyruvat-Carboxylase		
(M)	Folsäure	Tetrahydrofolsäure (THF)	Noradrenalin → Adrenalin	Phenylethanolamin-N-Methyltransferase	Blattgemüse, Hefe, Innereien	0,4
			Guanidinoacetat → Creatin	Guanidinoacetat-Transmethylase		
			Homocystein → Methionin	Methionin-Synthase		
			Ethanolamin → Cholin	Methyl-Transferase		
			Glycin → Serin	Serin-Hydroxymethyl-Transferase		
			dUMP → dTMP	Thymidylat-Synthase		

Tab. 9.1: Einteilung der Vitamine nach Löslichkeit; *Empfohlene Tagesdosis gilt für gesunde Jugendliche und Erwachsene zwischen dem 15. und 65. Lebensjahr (nach Deutscher Gesellschaft für Ernährung e.V. 2000). Säuglinge und Kinder benötigen meist geringere, Schwangere und Stillende höhere Vitaminmengen.

9.1.2 Wasserlösliche Vitamine

Wasserlösliche Vitamine können nutritiv praktisch nicht überdosiert werden, da sie der Körper über die Nieren rasch wieder ausscheiden kann.

Thiamin (Vitamin B$_1$)

Form/Vorkommen · Reaktionen · Funktionen · Mangel

Form/Vorkommen
- **biologisch aktive Form:** Thiaminpyrophosphat (= Thiamin-P-P)
- **Nahrungsbestandteil** in Hülsenfrüchten, Hefe, Kartoffeln

Reaktionen/ Funktionen
- katalysierte **Reaktionen:**
- Coenzym **dehydrierender Decarboxylasen** von α-Ketosäuren:
  - Pyruvat → Acetyl-CoA
  - α-Ketoglutarat → Succinyl-CoA
- Coenzym der **Transketolase** des Pentose-Phosphat-Wegs:
  - Xylulose-5-P + Ribose-5-P ↔ Sedoheptulose-7-P + GAP
  - Xylulose-5-P + Erythrose-4-P ↔ Fructose-6-P + GAP

(Anmerkung: GAP = Glycerinaldehyd-3-P)

9.1 Biochemischer Mechanismus

Mangel

 Wernicke-Enzephalopathie:
- schwerste Alkohol-Folgekrankheit
- Klinisch manifestiert sich diese Erkrankung durch Verwirrtheit, Gedächtnisschwäche, Konfabulieren und das Unvermögen, neue Gedächtnisinhalte zu produzieren. Sie äußert sich weiter im Verkennen von Personen, Situationen, Desorientiertheit und durch Augenbewegungsstörungen mit Nystagmus, zereballärer Ataxie u.a.

Beri-Beri-Krankheit:
Ödeme, periphere Nervenlähmungen, Herzinsuffizienz, Muskelschwäche und -lähmungen, psychische Veränderungen

Riboflavin (Vitamin B$_2$)

Form/Vorkommen · Reaktionen · Funktionen · Mangel

Form/Vorkommen
- **biologisch aktive Form:**
  - Flavin-Mono-Nucleotid (FMN)
  - Flavin-Adenin-Denucleotid (FAD)
- **Nahrungsbestandteil** in Milchprodukten, Eiern, Fisch, Fleisch

Reaktionen/Funktionen

katalysierte **Reaktionen:**
- FMN als Coenzym der **Atmungskette:**
  - FMNH$_2$ ↔ FMN + 2 H$^+$ + 2 e$^-$
- FAD-abhängige Reaktionen (FADH$_2$ ↔ FAD + 2 H$^+$ + 2 e$^-$):
  - Succinat → Fumarat
  - Glycerin-3-Phosphat → Dihydroxyaceton-Phosphat (DHAP)
  - Acyl-CoA → Enoyl-CoA

Mangel

Wachstumsstörungen, entzündliche Veränderungen, Mundwinkelrhagaden

Nicotinsäure (Vitamin B$_3$)

Form/Vorkommen · Reaktionen · Funktionen · Mangel

Form/Vorkommen
- **biologisch aktive Form:**
  - Nicotinamid-Adenin-Denucleotid (NAD$^+$)
  - Nicotinamid-Adenin-Denucleotid-Phophat (NADP$^+$)

 Niacin = Sammelbezeichnung für Nicotinsäure, Nicotinamid, NAD$^+$, NADP$^+$.

- **Nahrungsbestandteil** in Vollkornprodukten, Fisch, Innereien, geröstetem Kaffee

Reaktionen/Funktionen

katalysierte **Reaktionen:**
- NAD$^+$-abhängige Reaktionen (NADH/H$^+$ ↔ NAD$^+$ + 2 H$^+$ + 2 e$^-$):
  - GAP → 1,3-Biphosphoglycerat
  - Pyruvat → Lactat
  - Pyruvat → Acetyl-CoA
  - Isocitrat → α-Ketoglutarat

- α-Ketoglutarat → Succinyl-CoA
- Malat → Oxalacetat
- Fructose → Sorbit(ol)
- Ethanol → Acetaldehyd
- Acetaldehyd → Acetat
• NADP⁺-abhängige Reaktionen (NADPH/H⁺ ↔ NADP⁺ + 2 H⁺ + 2 e⁻):
- 6-P-Gluconat → 3-Keto-6-P-Gluconat
- Sorbit(ol) → Glucose
- HMG-CoA → Mevalonsäure
- oxidiertes Glutathion → reduziertes Glutathion

Mangel

 Pellagra (3xD: Dermatitis, Diarrhoe, Demenz): Diese Mangelerscheinungen treten vor allem bei Tryptophan-armer Diät wie reiner Maisernährung auf, da der menschliche Organismus NAD⁺ aus der Aminosäure Tryptophan synthetisieren kann. Allerdings werden **60 mg Tryptophan** benötigt, um **1 mg NAD⁺** zu produzieren. Tryptophan gehört zu den selteneren Aminosäuren, und der tägliche NAD⁺-Bedarf liegt bei rund 15 mg. Daher muss das Vitamin zusätzlich über die Nahrung aufgenommen werden.

Pantothensäure (Vitamin B₅)

Form/Vorkommen · Reaktionen · Funktionen · Mangel

Form/Vorkommen
- **biologisch aktive Form:** Coenzym A (CoA)
- **Nahrungsbestandteil** in Hefe, Eigelb, Vollkornprodukten

Reaktionen/ Funktionen

katalysierte **Reaktionen:**
- alle **CoA-abhängigen Reaktionen** mit Verbindungen wie Acetyl-CoA, Propionyl-CoA, Malonyl-CoA, HMG-CoA, Succinyl-CoA, Acyl-CoA

Coenzym A aktiviert viele Substanzen, indem es mit Ihnen eine **energiereiche Thioesterbindung** ausbildet. Diese Reaktionen katalysiert eine Thiokinase, z. B.:
- Acetat + CoA → **Acetyl-CoA** (aktivierte Essigsäure)
- Fettsäure + CoA → **Acyl-CoA** (aktivierte Fettsäure)

 Die SH-Gruppe des **Coenzyms A** ist entscheidend für dessen Funktion. Es wird daher oft als **CoA-SH** abgekürzt.

Mangel

 Burning-feet-Syndrom (Parästhesien = Gefühlsstörungen an den Füßen mit brennendem Charakter)

Pyridoxin (Vitamin B₆)

Form/Vorkommen · Reaktionen · Funktionen · Mangel

Form/Vorkommen
- **biologisch aktive Form:** Pyridoxal-Phosphat (PALP)
- **Nahrungsbestandteil** in Vollkornprodukten, Bananen, Soja

9.1 Biochemischer Mechanismus

Reaktionen/ Funktionen	katalysierte **Reaktionen**: • Succinyl-CoA + Glycin → δ-Aminolaevulinsäure • Aminosäure → biogenes Amin • Aminosäure → α-Ketosäure
Mangel	**Dermatitis** (= Hautentzündung), Entzündungen im Mund und an den Lippen

Hypochrome, mikrozytäre Anämie:
- Blutarmut mit verkleinerten, wenig Hämoglobin enthaltenden Erythrozyten
- Ursache: gehemmte Hämoglobin-Synthese, da die δ-Aminolaevulinsäure-Synthese Vitamin B_6-abhängig ist (s. Kap. 20.1)

Cobalamin (Vitamin B_{12})

Form/Vorkommen · Reaktionen · Funktionen · Mangel

Form/Vorkommen	• **biologisch aktive Form**: 5-Desoxy-Adenosyl-Cobalamin • **Nahrungsbestandteil** in Fisch, Fleisch, Innereien
Reaktionen/ Funktionen	katalysierte **Reaktionen**: • Methyl-Malonyl-CoA → Succinyl-CoA • Homocystein → Methionin
Mangel	

Da die **Leber** Vitamin B_{12} speichern kann und der Organismus nur sehr geringe Mengen benötigt, werden Mangelerscheinungen oft erst nach Monaten bis Jahren klinisch bemerkt. Beispiele für Mangelerscheinungen:

Zustand nach Billroth-II-Operation:
- **Cobalamin** (=„extrinsic factor") wird an den **intrinsic factor** (Glykoprotein aus den Belegzellen des Magens) gebunden im Ileum resorbiert.
- Patienten bilden nach einer Billroth-II-Operation (**2/3-Resektion des Magens**) nicht mehr genügend intrinsic factor, um Cobalamin zu resorbieren. Sie sollten regelmäßig durch intramuskuläre Injektionen von Cobalamin substituiert werden.

Perniziöse Anämie:
- lat. perniciosus = Verderben bringend; vor der Entdeckung von Vitamin B_{12} nicht heilbar
- schwere Reifestörung der Erythropoese; zusätzlich Leuko- und Thrombopenie

Funikuläre Myelose:
Degenerierung der Hinter- und Seitenstränge des Rückenmarks durch Störung des Nervenzellstoffwechsels

Ascorbinsäure (Vitamin C)

Form/Vorkommen · Reaktionen · Funktionen · Mangel

Form/Vorkommen	• **biologisch aktive Form**: Ascorbinsäure • **Nahrungsbestandteil** in Obst, Gemüse, Soja

Reaktionen/ Funktionen	katalysierte **Reaktionen:**
• Hydroxylierung von Prolin- und Lysin-Resten im Kollagen (s. Kap. 26)
• Dopamin → Noradrenalin
• Tryptophan → 5-Hydroxy-Tryptophan
• Folsäure → Tetrahydrofolat (THF)
stark reduzierende Wirkung: schützt Hämoglobin, verschiedene Enzyme und Coenzyme vor Oxidationsschäden
Mangel	**Vitamin C** reduziert das in der Nahrung enthaltene dreiwertige Eisen in das besser resorbierfähige Fe^{2+}-Ion. Dadurch ist ein Mangel an Vitamin C häufig auch mit einem Eisenmangel verbunden. Beispiele für Vitamin-C-Mangelerscheinungen:
Möller-Barlow-Erkrankung (Kinder):
starke Berührungsempfindlichkeit, Blutungen an Zahnfleisch, Haut und Muskulatur, Auftreibung der Knochen-Knorpel-Grenzen
Skorbut (Erwachsene):
gestörte Bindegewebssynthese (s. Kap. 26) → allgemeine Blutungsneigung (durch instabile Blutgefäße), Zahnausfall, verzögerte Wundheilung

Biotin (Vitamin H)

Form/Vorkommen · Reaktionen · Funktionen · Mangel

Form/Vorkommen	• **biologisch aktive Form:** Carboxybiotin
• **Nahrungsbestandteil** in Nüssen, Hefe, Gemüse
Reaktionen/ Funktionen	katalysierte **Reaktionen:** Coenzym aller Carboxylierungs-Reaktionen (CO_2-Übertragungen):
• Propionyl-CoA → Methyl-Malonyl-CoA
• Acetyl-CoA → Malonyl-CoA
• Pyruvat → Oxalacetat
Mangel	Dermatitis (= Hautentzündung), Haarausfall, psychische Störungen
	Da Biotin in ausreichender Menge von den **Darmbakterien** gebildet wird, sind Mangelerscheinungen sehr selten. Eine **Hypovitaminose** entsteht z.B. duch eine antibiotikainduzierte Zerstörung der Darmflora.
Bei **Bodybuildern**, die oft große Menge rohen Eiklars verzehren, bildet **Avidin** (Protein des Eiklars) einen Komplex mit Biotin und verhindert dessen Resorption.

Folsäure (Vitamin M)

Form/Vorkommen · Reaktionen · Funktionen · Mangel

Form/Vorkommen	• **biologisch aktive Form:** Tetrahydrofolsäure (THF)
• **Nahrungsbestandteil** in Blattgemüse, Hefe, Innereien
Reaktionen/ Funktionen	katalysierte **Reaktionen:** Coenzym bei **Übertragungen von C_1-Resten**, wie Methyl-, Methylen-, Hydroxymethylen-, Formyl- und Formiat-Resten:

- Noradrenalin → Adrenalin
- Guanidinoacetat → Creatin
- Homocystein → Methionin
- Ethanolamin → Cholin
- Glycin → Serin
- dUMP → dTMP

Mangel

- **Megaloblastäre Anämie** (Blutarmut mit vergrößerten Erythrozyten-Vorstufen); zusätzlich Leuko- und Thrombopenie
- neurologische Veränderungen

9.1.3 Veraltete Vitaminbezeichnungen

- **Vitamin B_4:** Adenin und Cholin
- **Vitamin B_7:** Biotin
- **Vitamin B_8:** Adenosinphosphat
- **Vitamin B_9:** Folsäure
- **Vitamin F:** essentielle Fettsäuren
- **Vitamin G:** Riboflavin = Vitamin B_2
- **Vitamin P:** Sammelbegriff für Flavonoide (= Phytoöstrogene; z. B. aus der Ginkgopflanze oder Mariendistel gewonnene Stoffe zur Behandlung von Durchblutungsstörungen)
- **Vitamin Q:** Synonym für Ubichinon oder Coenzym Q (= Wasserstoff-Überträger in der Atmungskette)
- **Vitamin T:** Carnitin (= Carrier aktivierter Fettsäuren durch die Mitochondrenmembran beim Fettsäureabbau)

9.2 Pathobiochemie der Vitaminstörungen

Vitaminmangel · Vitaminüberdosierung · Krankheitsbilder · Therapie

Vitaminmangel

- **Hypovitaminose:** leichter Vitaminmangel
- **Avitaminose:** schwerer Vitaminmangel

Ursachen

- **ungenügende/falsche Ernährung:** Entwicklungsländer, schwerer Alkoholismus, Veganer
- **ungenügende intestinale Resorption:** Zerstörung der Darmflora durch Antibiotika, chronisch entzündliche Darmerkrankungen, Malabsorption, perniziöse Anämie
- **erhöhter Bedarf:** Schwangerschaft, Stillperiode
- **Einnahme von Vitamin-Antagonisten:** Vit-K-Antagonisten (z. B. Cumarine, s. Kap. 20.3), Folsäure-Antagonisten (z. B. Methotrexat, Antiepileptika, Zytostatika)
- **Leberschaden:** Störung des Stoffwechsels, verminderte Vitamindepots in der Leber

9 Vitamine

Vitaminüberdosierung

Hypervitaminose: Vitaminüberdosierung

 Hypervitaminosen über die Nahrungsaufnahme sind nur bei fettlöslichen Vitaminen bekannt, da sie im Körper gespeichert werden und sich in bestimmten Organen (Leber) anreichern.

Ursachen
- **einseitige/falsche Ernährung:** extrem selten, bekannt bei Eskimos, die sich einseitig von Robben, Walen und Lebertran ernähren
- **Überdosierung von Vitaminpräparaten:** praktisch bedeutsam nur bei den fettlöslichen Vitaminen A, D, (E) und K (s. Tab. 9.2)

Krankheitsbilder

Abk.	Name	Hypovitaminose	Hypervitaminose
fettlösliche Vitamine			
A	Retinol	**Nachtblindheit, Xerophthalmie u. a.** (s. Kap. 28), Atrophie von Schleimhäuten und -drüsen, Störung der Knochenbildung	trockene Haut/Schleimhäute, Blutungen, Haarausfall, teratogene Wirkung
D	Calciferol	Mineralisationsstörung des Knochens: **Rachitis** (Kinder), **Osteomalazie** (Erwachsene)	Hyperkalzämie, Polyurie, Kalkablagerungen in Gefäßen, Herz, Lunge, u. a.
E	Tocopherol	Störungen von Nervensystem, Gehirn, Leber, roten Blutkörperchen	---
K	Phyllochinon	**Verlängerung der Blutgerinnungszeit**, Blutungen, Morbus haemorrhagicus neonatorum	Hämolyse, Porphyrinurie, Thrombosen
wasserlösliche Vitamine			
B_1	Thiamin	Muskelschwäche, -lähmungen, psychische Veränderungen, **Wernicke-Enzephalopathie, Beri-Beri-Krankheit**	---
B_2	Riboflavin	Wachstumsstörungen, entzündliche Veränderungen, Mundwinkelrhagaden	---
(B_3)	Nicotinsäure	**Pellagra** (3xD: **D**ermatitis, **D**iarrhoe, **D**emenz)	---
(B_5)	Pantothensäure	**Burning-feet-syndrom** (Dermatitis und Parästhesien der Füße)	---
B_6	Pyridoxin	**Hypochrome, mikrozytäre Anämie**, Dermatitis, Entzündungen im Mund und an den Lippen	---
B_{12}	Cobalamin	**Perniziöse Anämie** (häufigste Form der megaloblastären Anämie), Leuko- u. Thrombopenie, **funikuläre Myelose** (Degeneration der Hinter- u. Seitenstränge des Rückenmarks)	---
C	Ascorbinsäure	**Skorbut** (Erwachsene), **Möller-Barlow-Krankheit** (Säuglinge)	---
(H)	Biotin	Dermatitis, Haarausfall, Anorexie, psychische Störungen	---
(M)	Folsäure	**Megaloblastäre Anämie**, Leuko- u. Thrombopenie, Resorptionsstörungen, neurologische Veränderungen	---

Tab. 9.2: Vitaminassoziierte Krankheiten und ihre klinischen Folgen

Therapie
- **Vitaminmangel:** Substitution des entsprechenden Vitamins
- **Überdosierung:** Umstellung der Ernährung bzw. Absetzen von Vitaminpräparaten

10 Grundlagen der Thermodynamik und Kinetik chemischer Reaktionen

10.1 Thermodynamik

- Chemische Reaktionen sind Stoffumwandlungen, bei denen nicht nur die Eigenschaft der Stoffe, sondern auch deren Energie verändert wird.
- Die Energiebilanz einer Reaktion steht gleichwertig neben ihrer Materiebilanz.
- Eine Reaktion läuft „freiwillig" nur unter Energieabgabe ab.

> Energie geht nie verloren, sie wird entweder an die Umgebung abgegeben (Wärme, Licht, elektrischer Strom) oder im Produkt gespeichert.

10.1.1 Reaktionsenthalpie (= Reaktionswärme)

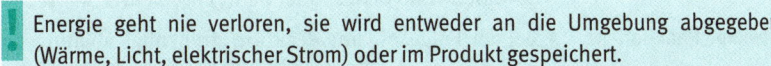

Enthalpie · Reaktionsenthalpie · exotherme Reaktion · endotherme Reaktion

Enthalpie (H)
- Energiegehalt einer chemischen Verbindung, der in kJ/mol angegeben wird
- Jede chemische Verbindung besitzt unter bestimmten Bedingungen einen konstanten Energiegehalt.
- Damit diese Werte reproduzierbar sind, wurden **Standardbedingungen** festgelegt:
  - konstante Temperatur (**isotherm**) von 25 °C (298 K)
  - konstanter Druck (**isobar**) von 1 bar (1013 hPa)

Reaktionsenthalpie
- = Reaktionswärme = ΔH (Differenz der Enthalpien der reagierenden Stoffe)
- Ist bei einer chemischen Reaktion der Energiegehalt der Ausgangsstoffe (Edukte) größer als der der Endstoffe (Produkte), so wird eine bestimmte Energie frei.

exotherme Reaktion ($\Delta H < 0$)
- Energiedifferenz wird in Form von Wärme abgegeben
- Beispiele: Verbrennungsvorgänge, die Wärmeenergie liefern
- Reaktionswärme = Wärmemenge, die **abgeführt** wird, um die Temperatur auf 25°C zu halten

endotherme Reaktion ($\Delta H > 0$)
- Produkte sind energiereicher als Edukte, es wird Wärmeenergie von außen zugeführt
- Beispiele: Sublimation von Trockeneis (= gefrorenes CO_2, s. Kap. 1), Lösen eines Salzes
- Reaktionswärme = Wärmemenge, die **zugeführt** werden muss, um die Temperatur von 25°C zu halten

> - **Exotherme Reaktion:** $\Delta H < 0$ (ΔH ist negativ → Wärmeabgabe)
> - **Keine Reaktion:** $\Delta H = 0$
> - **Endotherme Reaktion:** $\Delta H > 0$ (ΔH ist positiv → Wärmeaufnahme)

> **ΔH⁰:** Reaktionsenthalpie unter Standardbedingungen (298 K und 1 bar) bei der vollständigen Umsetzung von der Stoffmenge 1 Mol einer bestimmten Substanz.

10.1.2 Reaktionsentropie (S)

Entropie · freiwillige Reaktion · Reaktionsentropie

Entropie (S)
Maß für die **Unordnung** eines chemischen Stoffes:
- Feststoffe: haben geringste Unordnung (höchste Ordnung)
- Flüssigkeiten: weisen mittlere Entropie auf
- Gase: besitzen die größte Entropie
- Zunahme der Unordnung beim Übergang vom festen in den flüssigen (z. B. Schmelzen von Eis) und vom flüssigen in den gasförmigen Zustand (z. B. Verdampfen von Wasser) oder beim Lösen eines Salzes

freiwillige Reaktionen
- Bei der Frage, ob eine Reaktion „freiwillig" abläuft, spielt neben der Reaktionswärme auch das **Streben** der Teilchen **nach Unordnung** (= Zunahme der Entropie) eine große Rolle.
- Das erklärt freiwillige, endotherme Reaktionen, wie das Verdunsten von Wasser (flüssig → gasförmig) oder das Lösen eines Salzes (fest → gelöst).

Reaktionsentropie (ΔS)
- Änderung der Entropie im Verlauf einer Reaktion
- tritt bei jeder Reaktion auf

> **ΔS⁰:** Reaktionsentropie unter Standardbedingungen (298 K und 1 bar) bei der vollständigen Umsetzung von der Stoffmenge 1 Mol einer bestimmten Substanz

10.1.3 Gibbs' freie Energie (= freie Reaktionsenthalpie)

Gibbs´ freie Energie · Gibbs-Helmholtz-Gleichung · exergonische Reaktion · endergonische Reaktion · Gleichgewichtszustand · ΔG und chemisches Gleichgewicht · Massenwirkungsgesetz

Gibbs´ freie Energie (ΔG)
- Maß für die Triebkraft einer Reaktion
- gibt die Arbeit an, die bei einer Reaktion geleistet werden kann bzw. aufgewendet werden muss, damit die Reaktion abläuft
- wird begünstigt durch:
  – Abnahme der Enthalpie (ΔH < 0)
  – Zunahme der Entropie (ΔS > 0)
- bezieht sich auf beliebige Konzentrationen

> Es gibt dennoch Reaktionen, die Wärme verbrauchen (ΔH > 0), aber aufgrund der starken Entropiezunahme freiwillig ablaufen: z. B. Beim Lösen von Salzen in Wasser kühlt sich die Lösung stark ab und entzieht der Flüssigkeit Energie.

10.1 Thermodynamik

Standardbedingungen
- isotherm (298 K = 25 °C) und isobar (1 bar) durchgeführte Reaktion innerhalb eines **geschlossenen Systems** (die Gefäßwand ist nur für Energie durchlässig, nicht aber für die Edukte oder Produkte)
- Abweichend von der Chemie beinhalten die Standardbedingungen der Biochemie meist einen pH-Wert von 7, und der entsprechende Wert wird als $\Delta G^{0'}$ angegeben.

ΔG^0: Freie Standardenthalpie unter Standardbedingungen (298 K und 1 bar) bei der vollständigen Umsetzung von der Stoffmenge 1 Mol einer bestimmten Substanz
$\Delta G^{0'}$: Freie Standardenthalpie bei pH = 7

Gibbs-Helmholtz-Gleichung

Beurteilung der Gesamtenergie:
$$\Delta G = \Delta H - T \cdot \Delta S$$
ΔG = Gibbs' freie Energie [kJ · mol^{-1}]
ΔH = Reaktionsenthalpie [kJ · mol^{-1}]
T = absolute Temperatur in Kelvin [K]
ΔS = Reaktionsentropie [kJ · K^{-1} · mol^{-1}]

Gibbs' freie Energie (ΔG) ist ein Maß für die Triebkraft einer Reaktion:
ΔG: Arbeit, die bei einer Reaktion geleistet werden kann bzw. aufgewendet werden muss, damit die Reaktion abläuft

exergon(isch)e Reaktion
$\Delta G < 0$: läuft freiwillig ab, leistet Arbeit

endergon(isch)e Reaktion
$\Delta G > 0$: läuft nicht freiwillig ab, Arbeit muss aufgewendet werden

Gleichgewichtszustand
$\Delta G = 0$: Es erfolgt keine Reaktion mehr.

- **Exergone Reaktion:** $\Delta G < 0$ (ΔG ist negativ → freiwillige Reaktion)
- **Gleichgewichtszustand:** $\Delta G = 0$ (**keine Reaktion** → $\Delta H = 0$)
- **Endergone Reaktion:** $\Delta G > 0$ (G ist positiv → nicht freiwillige Reaktion)

ΔG und chemisches Gleichgewicht

Gibbs' freie Energie einer bestimmten Reaktion steht mit der Gleichgewichtskonstante des Massenwirkungsgesetzes in engem Zusammenhang.

Massenwirkungsgesetz

Gleichgewichtskonstante (K)
Für die Reaktion aA + bB ↔ cC + dD ist die Gleichgewichtskonstante (K) nach dem Massenwirkungsgesetz:

$$K = \frac{[C]^c \cdot [D]^d}{[A]^a \cdot [B]^b}$$

Die Großbuchstaben (A-D) stehen für die jeweilige Substanz, die Kleinbuchstaben (a-d) für deren relative Anzahl.
Die eckigen Klammern geben die Konzentration des jeweiligen Stoffs in mol/l an. [C] bedeutet z. B. die Konzentration der Substanz C im Gleichgewichtszustand der Reaktion.

ΔG	ΔG hängt von der Konzentration der an der Reaktion beteiligten Stoffe ab:

$$\Delta G = \Delta G^0 + R \cdot T \cdot \ln \frac{[C]^c \cdot [D]^d}{[A]^a \cdot [B]^b}$$

R = Gaskonstante : 8, 314 J · K^{-1} · mol^{-1}
T = absolute Temperatur [K]
lnK = natürlicher Logarithmus der Gleichgewichtskonstante |
| ΔG^0 | Im Gleichgewichtszustand, wenn ΔG = 0, leitet sich daraus ΔG^0 ab:
$$\Delta G^0 = -R \cdot T \cdot \ln K$$ |

> ❗ **ΔG^0** kann für jede Reaktion aus der Gleichgewichtskonstante K und einer Temperatur von 298 K (Standardbedingungen) bestimmt werden = charakteristische **Konstante** für jede Reaktion:
> ΔG^0 < 0 = Gleichgewicht mehr auf der Seite der Produkte
> ΔG^0 > 0 = Gleichgewicht mehr auf der Seite der Edukte

10.1.4 Elektromotorische Kraft (EMK)

> galvanisches Element · Potentialdifferenz · Redoxreaktion

In einem galvanischen Element (z. B. Batterie) wird Arbeit in Form von elektrischem Strom geleistet:
- **Potentialdifferenz E = Spannung** zwischen der Anode und der Kathode = **elektromotorische Kraft (EMK)**
- Die maximale Arbeit, die sich aus der ablaufenden Redoxreaktion (s. Kap. 4.2) gewinnen lässt, ist ein Maß für die Änderung von Gibbs' freier Energie:
$$\Delta G = -z \cdot F \cdot \Delta E$$
z = Zahl der übertragenen Elektronen
F = Faraday-Konstante: 96487 C*mol^{-1}
ΔE = EMK bzw. Klemmspannung eines galvanischen Elements [V]

> ❗ Damit die Reaktion spontan ablaufen kann (ΔG < 0), muss die Potentialdifferenz E positiv sein.

10.1.5 Aktivierungsenergie

> Energiezufuhr · metastabile Systeme

- **Aktivierungsenergie (ΔG$^\#$)** = Energiemenge, die überwunden werden muss, damit eine Reaktion ablaufen kann (s. Abb. 10.1).
- **metastabile (gehemmte) Systeme:** Viele exergonische Reaktionen laufen zunächst nicht von selbst ab. Erst nach Zufuhr einer bestimmten Energiemenge wird die sog. **Aktivierungsenergie (ΔG$^\#$)** überwunden und die Reaktion kann ablaufen (s. Abb. 10.1).

Beispiele
- Ein Wasserstoff-Sauerstoff-Gemisch explodiert erst nach Zündung durch eine Flamme.

- Zündhölzer brennen erst, wenn sie durch genügend Reibungswärme zur Reaktion gebracht werden.

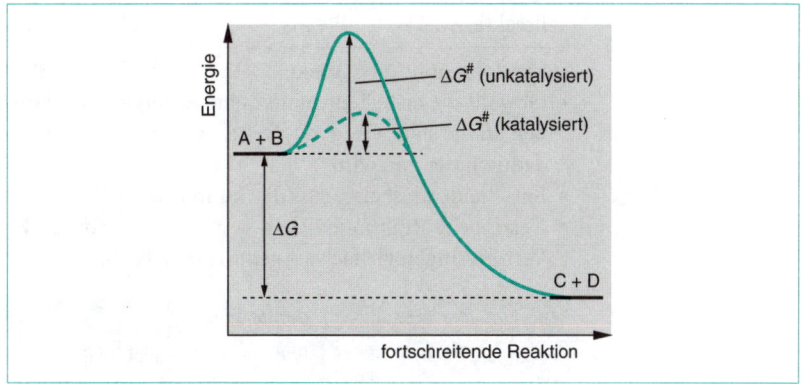

Abb. 10.1: Energieprofil einer Reaktion mit Reduzierung der Aktivierungsenergie durch einen Katalysator (gestrichelte Linie)

10.1.6 Katalysatoren

Eigenschaften · Enzyme

- Ein Katalysator ist eine Substanz, die eine Reaktion beschleunigt, ohne dabei selbst verbraucht zu werden.
- Ein Katalysator kann nur **exergonische Reaktionen** ermöglichen
- **Endergonische Reaktionen** laufen mit Hilfe eines Katalysators nur dann ab, wenn sie an eine oder mehrere weitere Reaktionen gekoppelt sind, die so stark exergonisch sind, dass die Energiebilanz wieder negativ wird (s. 10.1.7).

Eigenschaften
- Senkung der Aktivierungsenergie ($\Delta G^{\#}$, s. Abb. 10.1)
- Beschleunigung der Reaktion
- Schnellere Einstellung der Gleichgewichtslage

unverändert bleiben:
- Gibbs' freie Energie (ΔG)
- Gleichgewichtslage
- der Katalysator selbst

Enzyme
= Biokatalysatoren: katalytisch wirksame organische Moleküle. Sie bestehen meist aus Proteinen, seltener aus Ribonukleinsäuren (s. Kap. 11.1).

10.1.7 Gekoppelte Reaktionen

Zwischenschritte · intermediäre Zwischenprodukte · Hydrolyse

Gekoppelte Reaktionen laufen über einen oder mehrere Zwischenschritte ab, wobei die **Zwischenprodukte** nur intermediär auftreten.

Beispiel
Das Edukt A reagiert über das Zwischenprodukt B zum Produkt C.

Die thermodynamischen Größen G^0 der Teilreaktionen verhalten sich dabei additiv:

Teilreaktion 1: $\quad$ A $\leftrightarrow$ B $\quad\quad$ $\Delta G^0 = + 10$ kJ/mol
Teilreaktion 2: $\quad$ B $\leftrightarrow$ C $\quad\quad$ $\Delta G^0 = - 25$ kJ/mol

Gesamtreaktion: $\quad$ A $\leftrightarrow$ C $\quad\quad$ $\Delta G^0 = - 15$ kJ/mol

- Obwohl die erste Teilreaktion eine endergone Reaktion ist, kann diese, gekoppelt an die stark exergone zweite Teilreaktion, ablaufen, da die Gesamtreaktion dadurch exergon wird.
- Entscheidend ist also, dass die Summe der ΔG^0-Werte negativ wird.
- Gekoppelte Reaktionen werden in der Natur durch **Hydrolyse energiereicher Verbindungen** vielfach ausgenutzt (s. Tab. 10.1).

Energiereiche Bindung	Vorkommen	Energiegehalt	Kapitel
Enolphosphate	Phosphoenolpyruvat (PEP)	~ 62 kJ/mol	12.1.2
Carbonsäure-Phosphorsäureanhydride	1,3-Biphosphoglycerat (BPG)	~ 49 kJ/mol	12.1.2
Thioester	Acyl-CoA, Acetyl-CoA etc.	~ 43 kJ/mol	13.2
Phosphoguanidine	Creatinphosphat (CP)	~ 43 kJ/mol	25
Phosphorsäureanhydride	Nukleosiddi- und triphosphate, wie ADP, ATP etc.	~ 31 kJ/mol	8.1

Tab. 10.1: Vorkommen und Energiegehalt energiereicher Verbindungen

! Nukleosidmonophosphate (z. B. AMP) haben eine **energiearme Phosphorsäure-ester-Bindung,** im Gegensatz zu den Nukleosiddi- und -triphosphaten (z. B. ADP bzw. ATP), die eine bzw. zwei **energiereiche Phosphorsäureanhydrid-Bindungen** besitzen.

10.1.8 Fließgleichgewichte

geschlossenes System · offenes System · Fließgleichgewicht

geschlossenes System
- Grundvoraussetzung für das Massenwirkungsgesetz (s. u.) und die Gibbs-Helmholtz-Gleichung (s. o.).
- Es stellt einen gedachten Idealzustand dar, bei dem **kein Stoffaustausch mit der Umgebung** möglich ist.
- Sobald sich das Gleichgewicht einer Reaktion (A + B $\leftrightarrow$ C +D) eingestellt hat ($\Delta G = 0$), findet keine Energieänderung mehr statt.
- In der Natur bedeutet die statische Gleichgewichtseinstellung den **Tod eines Lebewesens.**

offenes System
- In der Natur existieren fast nur **offene Systeme,** in denen Reaktionen auf komplexe Weise gekoppelt sind und ein **Stoff- und Energieaustausch** mit der Umgebung stattfindet.
- Die Edukte (z. B. Nährstoffe, wie Kohlenhydrate) werden über viele Teilreaktionen in Produkte (z. B. H_2O, CO_2) umgewandelt.

Fließgleichgewicht
- = dynamisches Gleichgewicht
- Da die Produkte ständig eliminiert werden (z. B. CO_2 über Atmung), findet praktisch nur die Hinreaktion statt. Das System „fließt" also permanent der Gleichgewichtslage entgegen, die es niemals erreicht.
- Für die Konzentrationen der Zwischenprodukte wird dabei ein stationärer Zustand erreicht, auch **steady state** genannt.
- kann Arbeit leisten und ist regulierbar

10.2 Kinetik

Lehre der Reaktionsgeschwindigkeit chemischer Reaktionen. Sie erfasst, in welcher Zeit sich die Konzentration der Edukte/Produkte ändert.

10.2.1 Reaktionsgeschwindigkeit (RG)

- ist abhängig von der Größe der Aktivierungsenergie ($\Delta G^{\#}$)
- lässt sich aus der Abnahme der Eduktkonzentrationen pro Zeiteinheit (Minus vor dem Bruch!) oder der Zunahme der Produktkonzentrationen pro Zeiteinheit errechnen
- Je nach Anzahl der Edukte und ihrer Reaktionsgeschwindigkeit werden verschiedene Reaktionsordnungen (s. u.) unterschieden.

Beispiel

Für den Reaktionstyp $A + B \rightarrow AB$ wird die Reaktionsgeschwindigkeit (RG) angegeben als:

$$RG = -\frac{d[A]}{dt} = -\frac{d[B]}{dt} = \frac{d[AB]}{dt}$$

d[A] bzw. d[B] : Änderung der Konzentration des Eduktes A/B
d[AB]   : Änderung der Konzentration des Produktes AB
dt   : Zeiteinheit

Die mathematischen Gesetzmäßigkeiten gelten für den Beginn beliebiger Reaktionen (Konzentrationen der Produkte sind noch zu vernachlässigen). Die Reaktionsgeschwindigkeit hängt dann nur von den Konzentrationen der Ausgangsstoffe ab.

10.2.2 Reaktionsordnungen

> Reaktion 0. Ordnung · Reaktion 1. Ordnung · Reaktion 2. Ordnung · geschwindigkeitsbestimmende Teilschritte

Die Reaktionsordnung kann nicht aus der stöchiometrischen Gleichung der betreffenden Reaktion vorausgesagt werden. Sie muss für jede Reaktion experimentell bestimmt werden.

Reaktion 0. Ordnung

RG ist konzentrationsunabhängig, d. h. die RG bleibt **konstant**.

Beispiel	Alkoholabbau im Blut (Ethanol liegt in großem Überschuss zur konstanten Enzymkonzentration vor; die Enzymkonzentration bestimmt die Reaktionsgeschwindigkeit, d.h. die abgebaute Alkoholmenge pro Stunde.) $$RG = k$$
Reaktion 1. Ordnung	**RG ist abhängig von der Konzentration eines Reaktionspartners.**
Beispiel	radioaktiver Zerfall, monomolekulare Reaktionen (A → B) $$RG = -\frac{d[A]}{dt} = k \cdot [A]$$
Reaktion 2. Ordnung	**RG ist abhängig von der Konzentration zweier Reaktionspartner.**
Beispiel	bimolekulare Reaktionen (A + B → AB) bei etwa gleicher Konzentration beider Substanzen $$RG = -\frac{d[A]}{dt} = -\frac{d[B]}{dt} = k \cdot [A] \cdot [B]$$ k = Geschwindigkeitskonstante einer Reaktion. Ihr Wert hängt von den jeweiligen Reaktionspartnern ab.
Teilschritte	Viele Reaktionen erfolgen in mehreren Teilschritten: $$A + B \rightarrow C \rightarrow D + E \ldots$$ Die Geschwindigkeit wird durch die langsamste Reaktion (**geschwindigkeitsbestimmender Teilschritt**) limitiert.
1. Beispiel	Je nach Konzentration der Reaktionspartner kann eine Reaktion in unterschiedlichen Reaktionsordnungen ablaufen: Ethanolabbau durch die Alkoholdehydrogenase (s. Kap. 21.6): • Beim Ethanolabbau durch die Alkoholdehydrogenase besteht in den meisten Fällen ein großer Substratüberschuss und alle Enzymmoleküle sind mit Substrat gesättigt (= Reaktion 0. Ordnung). • Wenn fast der gesamte Alkohol abgebaut ist, verschiebt sich jedoch das Verhältnis von Enzym zu Substrat. • Jetzt wird die Reaktion abhängig von der Ethanolkonzentration (= Reaktion 1. Ordnung).
2. Beispiel	• Die Reaktion A + B → C ist bei annähernd gleicher Konzentration beider Reaktionspartner eine Reaktion 2. Ordnung. • Die Wahrscheinlichkeit, dass die Substrate A und B zusammentreffen, ist proportional zum Produkt von [A] und [B]. • Ist die Konzentration des Substrats A dagegen wesentlich höher als die von B, kann [A] als konstant angesehen werden. In diesem Fall wirken sich Konzentrationsänderungen vor allem auf die in deutlich geringerer Konzentration vorliegende Substanz B aus. • Die Reaktionsgeschwindigkeit hängt nur noch von [B] ab. Es handelt sich nun um eine Reaktion 1. Ordnung.

10.3 Massenwirkungsgesetz

Gleichgewichtskonstante (K)
- = Quotient des Produktes der Konzentrationen der Endstoffe (Produkte) und des Produktes der Konzentrationen der Ausgangsstoffe (Edukte) im Gleichgewicht einer Reaktion
- = Quotient aus den Geschwindigkeitskonstanten der Hinreaktion (k_{Hin}) und der Rückreaktion ($k_{Rück}$)

Für die Reaktion:

$$aA + bB \underset{k_{Rück}}{\overset{k_{Hin}}{\longleftrightarrow}} cC + dD$$

ist die Gleichgewichtskonstante (K) nach dem Massenwirkungsgesetz:

$$K = \frac{k_{Hin}}{k_{Rück}} = \frac{[C]^c \cdot [D]^d}{[A]^a \cdot [B]^b}$$

- [ ] = Konzentration des jeweiligen Stoffs in mol/l ; [C] = Konzentration der Substanz C im Gleichgewichtszustand der Reaktion.
- Die Exponenten stehen für die Anzahl der reagierenden Moleküle in einer Reaktion. $[A]^2$ = Reaktion von 2 Molekülen der Substanz A.

11 Enzyme und Enzymkinetik

11.1 Enzyme

11.1.1 Einteilung

> Definition · reaktionsspezifische Katalysatoren · Nomenklatur · Aufbau

Definition
Enzyme = Biokatalysatoren = meist **Proteine** mit spezifischen katalytischen Funktionen
- setzen die Aktivierungsenergie herab
- ermöglichen chemische Reaktionen bei Körpertemperatur, ohne die Gleichgewichtslage zu verschieben (s. Abb. 10.1)
- gehen unverändert aus der Reaktion hervor

 Im Gegensatz zu vielen in der Chemie verwendeten Katalysatoren sind Enzyme regulierbar und sie katalysieren meist nur eine oder wenige Reaktionen. Man spricht auch von **reaktionsspezifischen Katalysatoren**.

Nomenklatur
- **umgesetztes Substrat** und Endung „-ase": Lipase, Glucosidase, Protease
- **katalysierte Reaktion** und Endung „-ase": Oxidase, Dehydrogenase, Decarboxylase

Aufbau
Enzyme setzen sich folgendermaßen zusammen:
- **Apoenzym:** Enzymprotein ohne niedermolekulare Gruppe
- **Holoenzym:** Apoenzym mit niedermolekularer Gruppe
- **Coenzym (Cosubstrat):** niedermolekulare Gruppe
- **prosthetische Gruppe:** Die niedermolekulare Gruppe ist kovalent (feste Bindung) an das Enzym gebunden.

11.1.2 Spezifität

> Wirkungsspezifität · Substratspezifität · Stereospezifität

Die hochdifferenzierte Raumstruktur des aktiven Zentrums (s.u.) bewirkt eine hohe Spezifität der Enzyme.

Wirkungsspezifität
Nur eine bestimmte chemische Gruppe wird von dem Enzym umgesetzt. Die meisten Enzyme weisen diese Spezifität auf.

Substratspezifität
Nur ein bestimmtes Substrat (oder ein sehr ähnliches Substrat) kann umgesetzt werden.

| Stereospezifität | Nur eine Form von chiralen Molekülen (Molekül mit asymmetrischem C-Atom, s. Kap. 3) kann umgesetzt werden, also entweder D- oder L-Form. Diese absolute Spezifität kommt sehr selten vor. |

11.1.3 Coenzyme und Cofaktoren

> Coenzyme · Cofaktoren

Coenzyme
- Reaktionen, bei denen Elektronen, Ionen oder Molekülgruppen vom Substrat abgespalten oder angelagert werden, benötigen zusätzlich niedermolekulare Nichtprotein-Moleküle, sog. **Coenzyme** (= **Cosubstrate**), die diese Gruppen aufnehmen oder abgeben.
- Häufig leiten sich diese Coenzyme von Vitaminen ab.

Cofaktoren
- Manche Enzyme benötigen zusätzlich **Cofaktoren,** damit sie katalytisch wirksam sind. Dies sind meist Metallionen:
  - ATPase wird durch Mg^{2+} aktiviert.
  - Peptidasen benötigen Mn^{2+}-, Zn^{2+}- oder Co^{2+}-Ionen (s. Kap. 16.3).
- Coenzyme und Cofaktoren werden, wie die Enzyme, selbst nicht verbraucht.

11.1.4 Aktives Zentrum

- Teil des Enzyms oder Coenzyms, an dem die Reaktion stattfindet
- Die Struktur des Substrates ist genau komplementär zu der des aktiven Zentrums = **Schlüssel-Schloss-Prinzip.**

11.1.5 Hauptklassen

> Oxidoreduktasen · Transferasen · Hydrolasen · Lyasen · Ligasen · Isomerasen

Enzyme werden in 6 Hauptklassen eingeteilt und entsprechend ihrer chemischen Funktion bezeichnet:

Oxidoreduktasen
- katalysieren **Oxidationen** und **Reduktionen** (s. Kap. 4.2)
- Enzym ist häufig an ein sog. **wasserstoffübertragendes Coenzym** (z. B. $NADH/H^+$, $FADH_2$) gebunden

Beispiele
- Dehydrogenasen
- Oxidasen
- Reduktasen
- Peroxidasen
- Monooxygenasen

Transferasen
- **gruppenspezifische Enzyme**, die z. B. Methyl-, Amino-, Acetyl-Gruppen übertragen
- Eine besondere Gruppe innerhalb der Transferasen bilden die **Kinasen**, die Phosphatgruppen von ATP auf bestimmte Substrate übertragen.

Beispiele
- C1-Transferasen (übertragen z. B. Methyl- oder Formyl-Gruppen)
- Aminotransferasen
- Glykosyl-Transferasen
- Kinasen

11 Enzyme und Enzymkinetik

Hydrolasen	spalten chemische Bindungen, z.B. Peptid-, Ester-, Glykosid-, Säureanhydrid-, P-N- und C=C-Bindungen unter Einbau eines H$_2$O-Moleküls
Beispiele	• Peptidasen • Esterasen • Glykosidasen • Amidasen
Lyasen	nicht-hydrolytische Abspaltung von Gruppen unter Bildung von Doppelbindungen oder Anlagerung von Gruppen an Doppelbindungen
Beispiele	• Transketolase (s. Kap. 12.1.3) • Aldolase (s. Kap. 12.1.2) • Fumarase (s. Kap. 12.6)
Ligasen	= **Synthetasen**, katalysieren die Verknüpfung zweier Substanzen unter gleichzeitiger Spaltung energiereicher Verbindungen, z.B. ATP
Beispiele	• Pyruvat-Carboxylase (s. Kap. 13.1.2) • Carbamylphosphat-Synthetase (s. Kap. 12.4.3) • Acyl-CoA-Synthetase (s. Kap. 12.2)
Isomerasen	katalysieren die Umwandlung isomerer Verbindungen, z.B. D-Form in L-Form eines Enantiomers (s. Kap. 3)
Beispiele	• Racemasen • Epimerasen • Cis-trans-Isomerasen

11.1.6 Isoenzyme

- Enzyme mit **unterschiedlicher Proteinstruktur**, die jedoch die **gleiche Reaktion katalysieren**
- Der Unterschied besteht in einer **veränderten Aminosäuresequenz** (Primärstruktur).
- Dadurch können sich folgende physikalische Eigenschaften ändern:
  - Substrataffinität und Enzymaktivität (s. Kap. 11.2)
  - Isoelektrischer Punkt (s. Kap. 6.1.2)
  - Wanderungsgeschwindigkeit in der Elektrophorese

 Die unterschiedliche Wanderungsgeschwindigkeit der Enzyme in der Elektrophorese wird in der **Enzymdiagnostik** ausgenützt, um mehrere Isoenzyme voneinander zu trennen. Da verschiedene Isoenzyme häufig bestimmten Organen zugeordnet werden können, ist ein labordiagnostischer Nachweis einer Organschädigung möglich:
Creatinkinase (CK):
- **CK-BB** (CK-I): Gehirn; erhöhte Werte nach Schlaganfall
- **CK-MB** (CK-II): Herzmuskel; erhöhte Werte nach Herzinfarkt
- **CK-MM** (CK-III): Skelettmuskel; erhöhte Werte bei Muskelerkrankungen

Merkhilfe: **B** wie **b**rain (engl. = Gehirn), **M** wie **m**uscle (engl. = Muskel)

> **Lactatdehydrogenase (LDH):**
> - **LDH$_1$, LDH$_2$**: Herz, Erythrozyten (= rote Blutkörperchen); erhöhte Werte nach Herzinfarkt, bei Hämolyse
> - **LDH$_4$, LDH$_5$**: Leber, Skelettmuskel; erhöhte Werte bei Leber- oder Muskelerkrankungen

11.2 Enzymkinetik

11.2.1 Enzymatische Reaktion

Michaelis-Konstante · Michaelis-Menton-Gleichung · Lineweaver-Burk-Diagramm

- E + S $\xleftrightarrow{1)}$ ES $\xrightarrow{2)}$ E + P
  - 1) Das Substrat (S) bindet an das aktive Zentrum des Enzyms (E) und bildet den Enzym-Substrat-Komplex (ES).
  - 2) Das Substrat reagiert zum Produkt (P) und löst sich vom Enzym.
- Für diese Reaktion gilt das Massenwirkungsgesetz. Folgende Voraussetzungen müssen erfüllt sein, um die Reaktionsgeschwindigkeit graphisch darzustellen:
  - Erhöht man bei einer **konstanten Enzymmenge** langsam die Substratkonzentration, wird immer mehr Enzym in den Enzym-Substrat-Komplex (ES) überführt.
  - Die Reaktionsgeschwindigkeit wird immer größer und nähert sich asymptotisch der maximalen Reaktionsgeschwindigkeit (V_{Max}), bei der die gesamte Enzymmenge als ES vorliegt (s. Michaelis-Menton-Gleichung, Abb. 11.1).
  - In der Praxis wird dieser Zustand allerdings nie ganz erreicht.

Michaelis-Konstante K_M
- ist definiert als Substratkonzentration [S] bei halbmaximaler Reaktionsgeschwindigkeit (½ V_{Max})
- charakterisiert die **Substrataffinität** eines Enzyms
- Einheit: [Mol/l]
- ist unabhängig von der Enzymkonzentration
- stellt die Substratkonzentration dar, bei der ein bestimmtes Enzym zur Hälfte mit Substrat gesättigt ist (sog. Halbsättigung):
  - K_M-Wert ↑: hohe Substratkonzentration zur Halbsättigung des Enzyms notwendig → kleine Substrataffinität
  - K_M-Wert ↓: geringe Substratkonzentration zur Halbsättigung des Enzyms notwendig → große Substrataffinität
- Um die Affinitätskonstante (K_M) und die katalytische Kapazität (V_{Max}) eines Enzyms zu bestimmen, wird die Reaktionsgeschwindigkeit (V) bei verschiedenen Substratkonzentrationen gemessen.

Michaelis-Menton-Gleichung beschreibt den Zusammenhang zwischen der Reaktionsgeschwindigkeit eines Enzyms (V) und den beiden Konstanten K_M und V_{Max} (s. Abb. 11.1):

$$V = V_{Max} \frac{[S]}{K_M + [S]}$$

11 Enzyme und Enzymkinetik

Lineweaver-Burk-Diagramm

Umformung der Michaelis-Menton-Gleichung, um diese Graphik als **Gerade** (y = a * x + b) darzustellen (s. Abb. 11.1):

$$\frac{1}{V} = \frac{K_M}{V_{Max}} * \frac{1}{[S]} + \frac{1}{V_{Max}} = \frac{K_M + [S]}{V_{Max} * [S]}$$

K_M und V_{Max} können direkt aus der Kurve abgelesen werden.

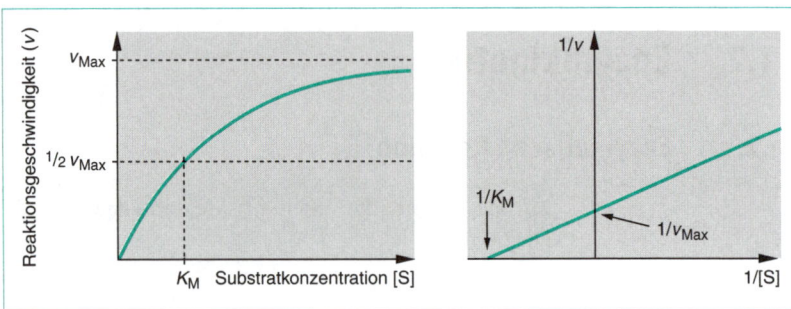

Abb. 11.1: Michaelis-Menton-Funktion (links) und die Umformung zu einer Geraden im Lineweaver-Burk-Diagramm (rechts)

11.2.2 Beeinflussung der Enzymaktivität

kompetitive Hemmung · nicht-kompetitive Hemmung

kompetitive Hemmung
- K_M wird größer; V_{Max} bleibt gleich
- katalytische Kapazität V_{Max} bleibt gleich: Der Inhibitor wird durch sehr viel Substrat wieder verdrängt.
- K_M wird größer: Es wird eine **höhere Substratkonzentration** benötigt, um die Hälfte der Maximalgeschwindigkeit zu erreichen.

kompetitiver Hemmstoff
- strukturell dem Substrat sehr ähnlich
- kann sich an das aktive Zentrum anlagern
- wird meist **nicht umgesetzt**
- konkurriert mit dem Substrat um das aktive Zentrum und setzt die **Reaktionsgeschwindigkeit** des Enzyms herab (s. Abb. 11.2)

 Kompetitive Hemmstoffe werden in der Medizin eingesetzt, z. B. in Form von **β-Blockern**. Aufgrund ihrer ähnlichen Struktur zu den Catecholaminen Adrenalin und Noradrenalin konkurrieren sie mit diesen an den sog. β-Rezeptoren und reduzieren (blockieren) deren Wirkung.

nicht-kompetitive Hemmung
- K_M bleibt gleich; V_{Max} wird kleiner.
- Ein Überschuss an Substrat kann den Inhibitor **nicht** vom Enzym verdrängen → V_{Max} wird nie erreicht.
- Die Affinität K_M des Substrats zum Enzym ändert sich nicht (s. Abb. 11.2).

nicht-kompetitiver Hemmstoff
- lagert sich außerhalb des aktiven Zentrums an das Enzym
- verringert die Reaktionsgeschwindigkeit

Viele Pharmaka und Giftstoffe sind nicht-kompetitive Hemmstoffe:
- **Acetylsalicylsäure (ASS, Aspirin®):** hemmt irreversibel die Cyclooxygenase (COX, s. Kap. 18.1.7) und bewirkt unter anderem eine Hemmung der Thrombozytenaggregation (→ verlängerte Blutungszeit, s. Kap. 20.3.2)
- **Allopurinol:** hemmt die Xanthinoxidase und reduziert damit den Harnsäurespiegel (s. Kap. 21.1.2)
- **ACE-Hemmer:** hemmen das Angiotensin-Converting-Enzym (ACE) und senken dadurch den Blutdruck (s. Kap. 18.1.5)
- **Schwermetalle:** können Salze mit SH-Gruppen bilden und dadurch Enzyme nicht-kompetitiv hemmen

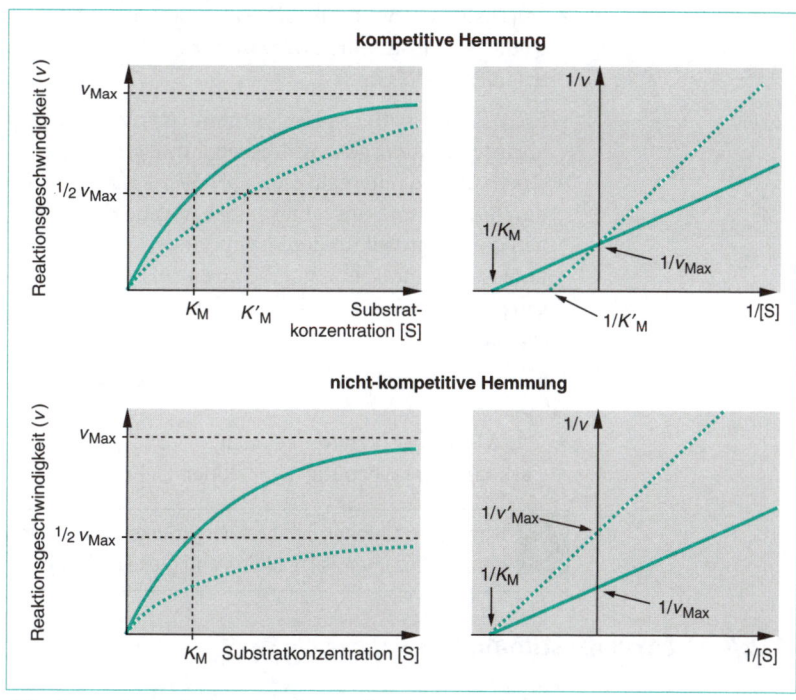

Abb. 11.2: Michaelis-Menton-Funktion (links) und Lineweaver-Burk-Diagramm (rechts) bei kompetitiver und nicht-kompetitiver Enzymhemmung

11.2.3 Enzymaktivität

Enzymeinheiten · katalytische Kapazität · Einfluss äußerer Faktoren

Enzymeinheiten

Unit: $1\,U = 1\,\mu mol/min = 1{,}67 \cdot 10^{-8}\,kat$: 1 Unit ist die Enzymmenge, die 1 µmol Substrat unter Standardbedingungen (konstante Temperatur, pH-Optimum, Substratsättigung) in einer 1 Minute umsetzt.

Katal: $1\,kat = 1\,mol/s = 6 \cdot 10^{7}\,U$: 1 Katal ist die Enzymmenge, welche die Umwandlung von 1 Mol Substrat pro Sekunde unter Standardbedingungen katalysiert.

11 Enzyme und Enzymkinetik

katalytische Kapazität	• entspricht der maximalen Reaktionsgeschwindigkeit (V_{Max}) • **Wechselzahl (WZ)** eines Enzyms = $V_{Max}/[E]$; besagt, wie viele Moleküle Substrat ein einziges Enzymmolekül pro Minute umsetzt • Es gibt schnelle (z. B. Carboanhydrase (CA)) und langsame (z. B. Tryptophan-Synthetase) Enzyme.
Einfluss äußerer Faktoren	Die Aktivität von Enzymen wird durch chemische und physikalische Faktoren beeinflusst:
Temperatur	• Wird die Temperatur (im physiologischen Bereich) erhöht, so steigt die Reaktionsgeschwindigkeit eines Enzyms. • Dabei gilt die Faustregel, dass eine Temperaturerhöhung um 10°C etwa eine Verdopplung (= 100 % Anstieg) der Reaktionsgeschwindigkeit bewirkt. • Oberhalb des jeweiligen Temperaturoptimums fällt die Enzymaktivität steil ab, da die Proteinstukturen der Enzyme zu denaturieren beginnen (meist ab Werten über 40–45°C).
pH-Wert	• Jedes Enzym hat ein pH-Optimum (meist zwischen pH 5–9), bei dem es die höchste Reaktionsgeschwindigkeit aufweist. • Oberhalb und unterhalb dieses pH-Wertes fällt die Aktivität deutlich ab, da sich durch Aufnahme (im sauren) oder Abgabe (im basischen Bereich) von H^+-Ionen die Raumstruktur der Enzyme ändert. • Eine Ausnahme stellt z. B. das Pepsin (pH-Optimum 1–2) dar, welches im Magen produziert wird und mit der Nahrung aufgenommene Proteine und Peptide spaltet.
Ionen	Einige Enzyme benötigen Metallionen als **Cofaktoren** (s.o.) für eine optimale Katalyse: • Jede ATPase benötigt Mg^{2+}-Ionen. • Carboanhydrase benötigt Zn^{2+}-Ionen (s. Kap. 16.3).

 Schwermetall-Ionen können Vergiftungen auslösen, indem sie mit SH-Gruppen von Enzymen Salze bilden und diese inaktivieren.

11.2.4 Enzymbestimmung

photometrische Methoden · Indikatorreaktion · Tests

Da Enzyme nur in sehr geringen Mengen vorkommen und sie kaum Unterschiede zu den vielen nicht-katalytisch wirksamen Proteinen aufweisen, ist eine direkte Bestimmung der Enzymmenge schwierig.

photometrische Methoden	Enzyme werden mittels photometrischer Methoden indirekt anhand ihrer katalytischen Aktivität (= Enzymaktivität) bestimmt. Allerdings unterscheiden sich Substrat und Produkt häufig nicht bezüglich ihrer photometrischen Absorption.
Indikatorreaktion	zeigt den Umsatz einer Enzymreaktion an

 Wichtig: Bei einem Enzymtest müssen alle Hilfsreagentien (Substrate, Enzym, Coenzym der Indikatorreaktion) im Überschuss vorliegen.
Die **Messreaktion** (Reaktion des untersuchten Enzyms) bleibt der geschwindigkeitsbestimmende Schritt.

Tests

einfacher optischer Test
- Substrate und Produkte unterscheiden sich in ihrer Licht-/UV-Absorption → Indikatorreaktion = Messreaktion
- Reaktionen, bei denen die Coenzyme (NAD^+, $NADP^+$) als Reaktionspartner dienen. NAD(P)H hat ein Absortionsmaximum bei 340 nm, $NAD(P)^+$ absorbiert kein UV-Licht in diesem Bereich:

Beispiel
$$\text{Pyruvat} + \text{NADH} + H^+ \xrightarrow{\text{LDH}} \text{Lactat} + NAD^+$$

Die Extinktionsabnahme bei 340 nm ist proportional zur umgesetzten NADH-Menge. Damit lässt sich die vorhandene Lactat-Dehydrogenase-(LDH-)Menge berechnen.

zusammengesetzter optischer Test
Substrate und Produkte (Reaktion 1) unterscheiden sich nicht in ihrer Licht-/UV-Absorption → erst durch die Indikatorreaktion (Reaktion 2) ist ein Rückschluss auf die Enzymmenge möglich:

Beispiel
- (Reaktion 1) $\text{Alanin} + \alpha\text{-Ketoglutarat} \xrightarrow{\text{GPT}} \text{Pyruvat} + \text{Glutamat}$
- (Reaktion 2) $\text{Pyruvat} + \text{NADH} + H^+ \xrightarrow{\text{LDH}} \text{Lactat} + NAD^+$

11.3 Prinzipien der Stoffwechselregulation

11.3.1 Substratkonzentration

Definition · Substratkonzentration

Definition
- Die Michealis-Konstante K_M (s.o.) vieler Enzyme liegt im Bereich der physiologischen Substratkonzentration.
- Durch eine Erhöhung der **Substratkonzentration** kann die **Reaktionsgeschwindigkeit** deutlich gesteigert werden.

Beispiel
- Michaelis-Konstante K_M der Glucokinase (Enzym für Glucose) = 0,01 Mol/l (= Blutglucosekonzentration von 180 mg/100 ml; Normbereich: 70–110 mg/100 ml). Der K_M-Wert liegt also deutlich oberhalb des Normbereichs.
- Steigt der Blutzuckerspiegel, kann die Reaktionsgeschwindigkeit der Glucokinase deutlich gesteigert und vermehrt Glucose-6-Phosphat gebildet werden.

11.3.2 Schrittmacherenzyme

Definition · Substratsättigung · Regulation

Definition
- regulierte Enzyme des Stoffwechsels
- stehen am Anfang von Stoffwechselwegen oder an wichtigen Schnittpunkten des Stoffwechsels
- arbeiten meist bei **Substratsättigung**
- werden nur über eine Änderung der Enzymaktivität beeinflusst

| Regulation | • Rückkopplung (s.u.)
• allosterische Regulation (s.u.)
• Interkonversion (chemische Modifikation von Enzymen) (s.u.)
• Induktion und Repression der Enzymsynthese (s.u.)
• limitierte Proteolyse (s.u.) |

11.3.3 Rückkopplung

Definition · positive Rückkopplung · negative Rückkopplung

| Definition | • beschreibt die physiologischen Selbstregulationsmechanismen
• setzt einen intakten Regelkreis voraus
• erfolgt meist über eine allosterische Regulation eines Enzyms oder Induktion bzw. Repression einer Enzymsynthese (s.u.) |
| positive Rückkopplung | • selten
• Die (End-)Produkte verstärken ihren eigenen Stoffwechselweg.
• Beispiel: Phosphoribosyl-Pyrophosphat (PRPP) verstärkt seine eigene Bildung (s. Kap. 14.1.1). |
| negative Rückkopplung | • meistens
• Die (End-)Produkte eines Stoffwechselweges hemmen ihre eigenen Syntheseschritte.
• Beispiel: Glucose-6-P hemmt die Hexokinase in der Glykolyse (s. Tab. 12.2). |

11.3.4 Allosterische Regulation

allosterische Enzyme · Regulation vom V-Typ · Regulation vom K-Typ

| allosterische Enzyme | • sind aus **mehreren Untereinheiten** aufgebaut und weisen daher eine Quartärstruktur auf (s. Kap. 6.2.2) |

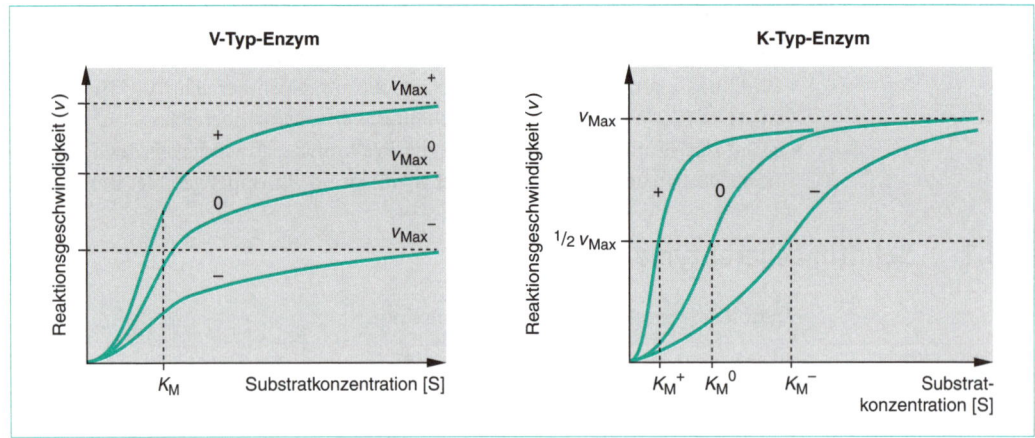

Abb. 11.3: Schrittmacherenzyme in Anwesenheit positiver und negativer Modulatoren. Die linke Graphik zeigt ein Enzym vom V-Typ, die rechte stellt ein Enzym vom K-Typ dar.

- besitzen neben dem aktiven Zentrum meist ein **allosterisches Zentrum**:
  Die Bindung eines Modulators an das allosterische Zentrum bewirkt eine Konformationsänderung des aktiven Zentrums und beeinflusst dadurch die Enzymaktivität positiv oder negativ.
- zeigen einen **sigmoiden** (= **S-förmigen**) **Verlauf** (s. Abb. 11.3).

Regulation vom V-Typ führt zu einer Veränderung der katalytischen Kapazität (V_{Max}-**Wert**) (z.B. Phosphofructokinase, s. Abb. 11.3)

Regulation vom K-Typ führt zu einer Veränderung der Substrataffinität (K_M-**Wert**) (z.B. Pyruvat-Carboxylase, s. Abb. 11.3)

11.3.5 Interkonversion/Interkonvertierung

Definition · Phosphorylierung · Dephosphorylierung

Definition
- Viele Schlüsselenzyme können „an- und abgeschaltet" werden, indem sie mit einer bestimmten Gruppe (meist einem Phophatrest) verbunden oder wieder von dieser gelöst werden.
- Am häufigsten findet die Interkonversion als **ATP-abhängige Phosphorylierung** der OH-Gruppe eines Serylrestes des Enzyms (seltener auch eines Threonyl- oder Tyrosylrestes) statt.
- Für das Anhängen der Phosphatgruppe wird eine **Proteinkinase** benötigt.
- Um den Phosphatrest wieder zu entfernen (**Dephosphorylierung**), bedarf es einer **Phosphoprotein-Phosphatase**.

Beispiel Die Phosphorylierung aktiviert die Glykogenphosphorylase (s. Kap. 12.2) und inaktiviert das Enzym der entsprechenden Gegenreaktion (Glykogensynthase, s. Kap. 13.1 und Abb. 12.2).

11.3.6 Induktion und Repression

Induktion · Repression

Induktion
- Obwohl die DNA jeder Zelle die genetische Information aller Enzyme enthält, werden viele Enzyme erst durch Induktion gebildet.
- Die Enzyminduktion wird auf der Ebene der **Transkription** (Bildung von mRNA) oder der **Translation** (Proteinbiosynthese) reguliert.

Repression Das Substrat des entsprechenden Enzyms (**Eigeninduktion**) oder andere Verbindungen, Hormone bzw. Pharmaka (**Fremdinduktion**) binden an Regulatorproteine und induzieren oder reprimieren die Enzymsynthese.

Beispiele
- Insulin:
  - induziert die Enzyme der Glykolyse und Glykogensynthese
  - reprimiert die Enzyme der Gluconeogenese und Glykogenolyse
- Glucagon, Adrenalin und Noradrenalin: wirken über einen intrazellulären cAMP-Anstieg und haben einen gegenteiligen Effekt (s. Tab. 11.1)

11 Enzyme und Enzymkinetik

> In der **Leber** werden viele Medikamente abgebaut und zu ausscheidungsfähigen Substanzen umgewandelt. Dabei sind vor allem Monooxygenasen (= Hydroxylasen) beteiligt, die Cytochrom P_{450} (Derivat des Häm) als Coenzym benötigen. Sie oxidieren Substanzen durch Einführung von O-Atomen unter Bildung von H_2O (s. Kap. 21.5). Diese **Cytochrom-P_{450}-abhängigen Monooxygenasen** werden u. a. **induziert** durch:
> - **Antiepileptika** (Mittel gegen epileptische Anfälle) wie Phenytoin, Carbamazepin oder Phenobarbital
> - **Johanniskraut** (pflanzliches Mittel gegen leichte Depressionen)
> - **Nikotin**
> - **Alkohol**
>
> Einige Arzneimittel, wie orale Kontrazeptiva (die „Pille"!) oder Antibiotika (z. B. Erythromycin) werden dadurch schneller abgebaut und verlieren einen Teil ihrer Wirkung!

11.3.7 Limitierte Proteolyse

inaktive Proenzyme · proteolytische Abspaltung

inaktive Proenzyme

Viele Enzyme werden als **inaktive Proenzyme** hergestellt. Das dient:
- der Speicherung
- dem Schutz von Organen (z. B. Schutz vor Selbstverdauung bei Proteasen im Magen-Darm-Trakt)
- der kontrollierten Aktivierung im Bedarfsfall (z. B. Aktivierung von Gerinnungsfaktoren bei einer Blutung)

proteolytische Abspaltung

- eines Peptidteils führt zur **Aktivierung** des Enzyms
- häufig **autokatalytische Aktivierung**: Ein bereits aktiviertes Enzym spaltet den Peptidteil vom inaktiven Proenzym ab (z. B. Pepsin aktiviert Pepsinogen).

Beispiele

Inaktives Proenzym	Aktivierung durch	aktives Enzym
Pepsinogen	H^+, Pepsin $\longrightarrow$	Pepsin
Trypsinogen	Enteropeptidase, Trypsin $\longrightarrow$	Trypsin
Prothrombin (II)	Ca^{2+}, Thrombokinase $\longrightarrow$	Thrombin (IIa)

> Werden Proenzyme schon innerhalb eines Organs aktiviert, kommt es zu pathologischen Veränderungen. Am besten bekannt ist die Aktivierung von Enzymen in der Bauchspeicheldrüse, die eine Selbstverdauung des Organs verursachen und zu einer **akuten Pankreatitis** (Entzündung der Bauchspeicheldrüse) führen.

12 Kataboler Stoffwechsel und Energiegewinnung

- **kataboler Stoffwechsel** = Abbau von Energieträgern (Kohlenhydraten, Lipiden, Proteinen) zu CO_2, H_2O, Lactat, Harnstoff u.a.
- Lieferung von Energie in Form von ATP
- anaboler Stoffwechsel: Aufbau von Energieträgern (s. Kap. 13)

12.1 Kohlenhydratabbau

Der menschliche Organismus gewinnt einen Teil seiner benötigten Energie aus dem Glucoseabbau. Dabei stammt die Glucose aus:
- gespeichertem **Glykogen**
- mit der Nahrung aufgenommener **Glucose**
- mit der Nahrung aufgenommener **Fructose, Galaktose, Sorbit(ol)** u.a. (s. Kap. 21.1)

12.1.1 Glykogenolyse

Glykogen · Reaktionsablauf · Regulation

Glykogen
- **Speicherform der Glucose**
- kommt außer in den Erythrozyten (= rote Blutkörperchen) in jeder menschlichen Zelle vor

 Rund 95% des Gesamtglykogens werden in folgenden Organen gespeichert:
Leber: ~ 150 g (bis zu 10 % des Organgewichts)
Muskulatur: ~ 250 g (bis zu 1 % des Gesamtgewichts)

Glucose-6-Phosphatase
- wandelt Glucose-6-P in Glucose um und ermöglicht die Bereitstellung von Glucose für andere Organe und Gewebe
- kommt nur in Leber und Nieren in größeren Mengen vor
- fehlt in der Muskulatur → das gespeicherte Glykogen kann nur zur eigenen Energieversorgung verwertet werden

 Nervengewebe, Erythrozyten und Nierenmark sind besonders auf eine kontinuierliche Glucosezufuhr angewiesen.

Reaktionsablauf

Phosphorylase a
- spaltet phosphorolytisch vom Kettenende her **1,4-glykosidische Bindungen** des Glykogens und bildet dabei **Glucose-1-P**
- kann aufgrund ihrer Größe die letzten 4 Glucosemoleküle vor einer 1,6-glykosidischen Verzweigung nicht abspalten. Hier greift das kleinere Enzym **Transgly-**

12 Kataboler Stoffwechsel und Energiegewinnung

Amylo-1,6-Glucosidase	kosylase an, das 3 Glucoseeinheiten (Trisaccharid) auf ein anderes Kettenende überträgt. Dadurch wird die Verzweigungsstelle freigelegt. • = „Debranching enzyme" • spaltet hydrolytisch den 1,6-glykosidisch verknüpften Glucoserest und bildet 1 Molekül **Glucose**
Phosphoglucomutase	wandelt Glucose-1-P in Glucose-6-P um
Glucose-6-Phosphatase	• Hepatozyten und Nierenzellen des proximalen Tubulus, die dieses Enzym besitzen, können Glucose aus Glucose-6-P bilden. Sie sind an der Regulation des **Blutglucose-Spiegels** beteiligt. • Alle anderen Zellen bauen Glucose-6-Phosphat anaerob zu **Lactat** und aerob zu CO_2 und H_2O ab.

> • **Hydrolytische Spaltung:** Einbau eines Wassermoleküls (H_2O)
> • **Phosphorolytische Spaltung:** Einbau eines anorganischen Phosphats (PO_4^{3-}=P)

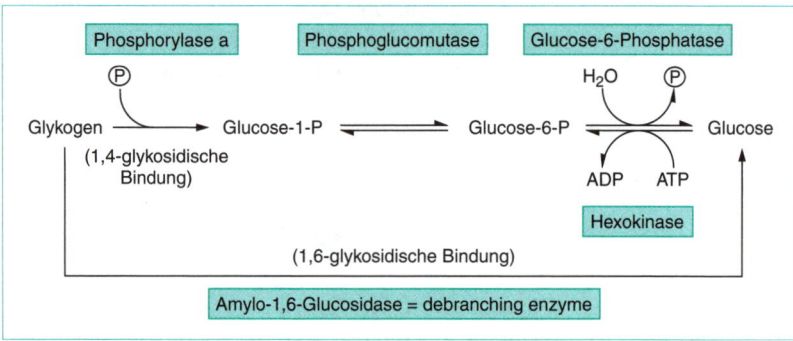

Abb. 12.1: Glykogenolyse

Regulation	Glykogen wird ständig auf- und abgebaut: • **anaboler Stoffwechsel:** Synthese von Glykogen während und nach der Nahrungsaufnahme • **kataboler Stoffwechsel:** Bei Nahrungskarenz und körperlichen Belastungen baut der Körper Glykogen zur Energiegewinnung ab.
cAMP	• = 3',5'-cyclo-AMP • wichtigster Regulator des Glykogenstoffwechsels
– cAMP-Erhöhung	Glucagon (nur in der Leber), Adrenalin, Noradrenalin und Glucocorticoide aktivieren eine Adenylatcyclase, die ATP in cAMP umwandelt. Das cAMP aktiviert die Proteinkinase A, welche eine Reihe von Schrittmacherenzymen phosphoryliert. • Glykogen-Phosphorylase aktiv (phosphoryliert) • Glykogen-Synthase inaktiv (phosphoryliert) • → **Glykogenabbau**
– cAMP-Erniedrigung (durch Insulin):	Insulin hemmt die Adenylatcyclase und aktiviert eine Phosphodiesterase, die cAMP zu AMP abbaut. Zusätzlich aktiviert Insulin eine Phosphatase, welche Enzyme dephosphoryliert (s. Abb. 12.2). Diese Phosphatase wird auch durch hohe intrazelluläre Glucosespiegel aktiviert.

12.1 Kohlenhydratabbau

- Glykogen-Phosphorylase inaktiv (dephosphoryliert)
- Glykogen-Synthase aktiv (dephosphoryliert)
- → **Glykogenaufbau**

> Faustregel: **katabole Enzyme** werden durch **Phosphorylierung aktiviert, anabole Enzyme** dagegen **inaktiviert**.

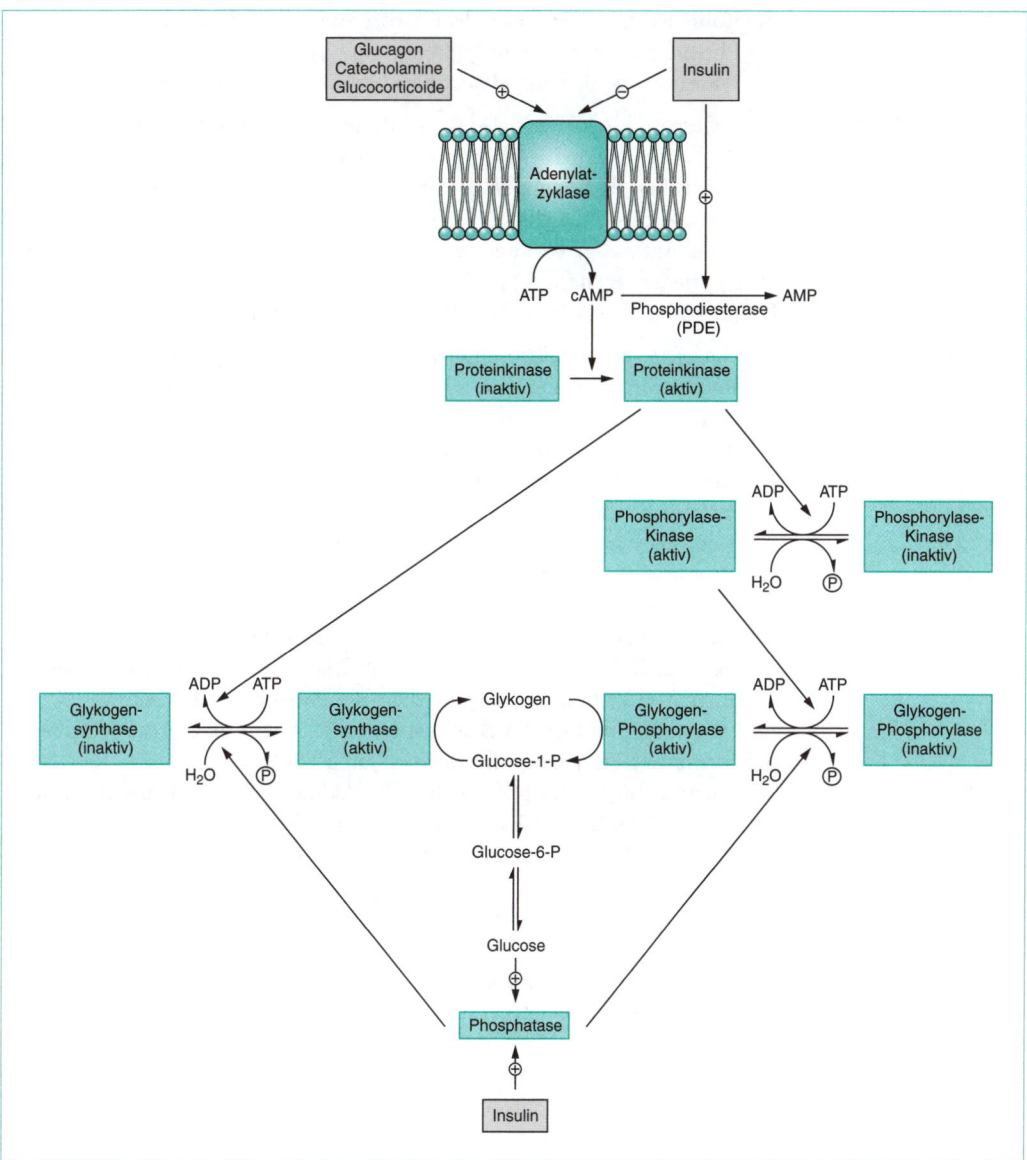

Abb. 12.2: Regulation des Glykogenstoffwechsels

12 Kataboler Stoffwechsel und Energiegewinnung

12.1.2 Glykolyse

Gesamtgleichung · Reaktionsablauf · Substratkettenphosphorylierung · Atmungskettenphosphorylierung · Regulation

Die Glykolyse läuft im Zytosol aller tierischen Zellen ab. Dabei finden 3 Arten chemischer Umwandlungen statt: die **Reaktionen**
- der **Kohlenstoffatome:** Abbau der Glucose zu Pyruvat (bzw. Lactat)
- des **Phosphats:** Verbrauch und Bildung von ATP
- der **Wasserstoffatome** und **Elektronen:** Verbrauch und Bildung von NADH/H$^+$

Gesamtgleichung

Glucose + 2 ADP + 2 NAD$^+$ → 2 Pyruvat + 2 ATP + 2 NADH/H$^+$

Diese Reaktion findet bei aerober und anaerober Stoffwechsellage statt.
- Unter **aeroben Bedingungen** baut die Zelle Pyruvat zu Acetyl-CoA ab, das in den Citratzyklus eingeschleust wird (s. Abb. 12.3).
- Während **anaerober Bedingungen** wird Pyruvat zu Lactat umgewandelt und NAD$^+$ wieder regeneriert (s. Abb. 12.3). Die Glykolyse stellt unter anaeroben Bedingungen die einzige Möglichkeit der ATP-Gewinnung dar.

Reaktionsablauf

Erste Phase: Aus einem Glucosemolekül entstehen 2 Triosephosphate.
- ① Glucose wird ATP-abhängig zu **Glucose-6-P** phosphoryliert. Diese Reaktion können 2 Enzyme katalysieren:
  - **Hexokinase:** phosphoryliert **alle Hexosen** (= Zucker mit 6 C-Atomen). Sie weist eine hohe Substrataffinität auf und hat daher eine niedrige Michaeliskonstante K_M (s. Kap. 11.2).
  - **Glucokinase:** bindet **nur Glucose** und kommt vor allem in der Leber vor. Ihre Synthese wird durch Insulin induziert. Sie hat eine niedrige Substrataffinität (→ hohe K_M) und gewährleistet dadurch die Umsetzung von Glucose in Abhängigkeit von der Glucosekonzentration im Pfortaderblut.
- ② Die Phosphohexose-Isomerase wandelt Glucose-6-P in **Fructose-6-P** um.
- ③ Unter ATP-Verbrauch phosphoryliert die **Phosphofructokinase (PFK)** das C_1-Atom zur **Fructose-1,6-Bisphosphat**. Sie ist ein allosterisch reguliertes **Schrittmacher-Enzym** der Glykolyse (s. Tab. 12.2).
- ④ Fructose-1,6-Bisphosphat spaltet die Aldolase A in **Dihydroxy-Aceton-Phosphat (DHAP)** und **Glycerinaldehyd-Phosphat (GAP)**.
- ⑤ DHAP und GAP sind durch die Triose-Phosphat-Isomerase ineinander überführbar.

Zweite Phase: Die Triosephosphate werden unter ATP-Gewinn zu Pyruvat abgebaut.
- ⑥ GAP wird NAD$^+$-abhängig mittels 3-Phospho-Glycerinaldehyd-Dehydrogenase in **1,3-Bisphosphoglycerat** oxidiert. Dabei wird ein anorganisches Phosphat in einer energiereichen Säureanhydrid-Bindung fixiert.
- ⑦ Die 3-Phosphoglycerat-Kinase überträgt den energiereichen Phosphatrest am C_1-Atom auf ADP (Substratkettenphosphorylierung, s.u.). Es entsteht **ATP** und **3-Phosphoglycerat**.
- Bevor der Phosphatrest der energiearmen Phosphorsäureester-Bindung am C_3-Atom auf ADP übertragen werden kann, muss dieser noch aktiviert werden:
  - ⑧ Die Phosphoglycerat-Mutase überträgt den Phosphatrest auf das C_2-Atom zum **2-Phosphoglycerat**.

– ⑨ Eine Enolase spaltet Wasser ab und bildet **Phosphoenol-Pyruvat (PEP)** mit der sehr energiereichen Enolphosphat-Bindung (s. Tab. 10.1).

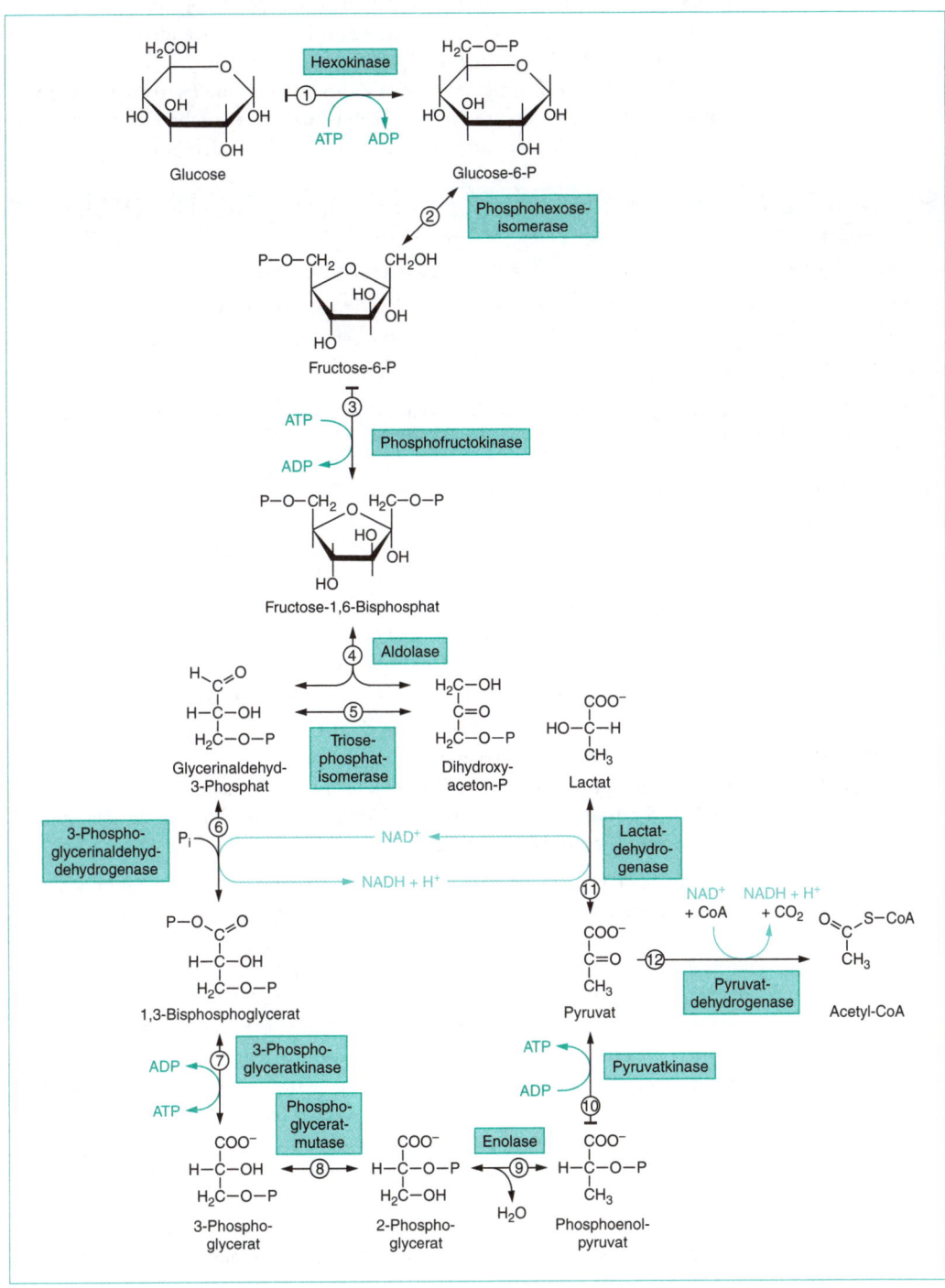

Abb. 12.3: Reaktionsablauf der Glykolyse [2]

- ⑩ Die Pyruvatkinase katalysiert die **ATP-bildende Umwandlung** von PEP in **Pyruvat**.
- ⑪ Um NAD⁺ zu regenerieren, wandelt die **Lactatdehydrogenase (LDH)** Pyruvat in Lactat um. Dadurch kann Glucose auch unter vollständiger Abwesenheit von Sauerstoff weiter abgebaut und ATP gebildet werden.
- ⑫ Unter aeroben Bedingungen wird Pyruvat durch die **Pyruvat-Dehydrogenase** in Acetyl-CoA decarboxyliert. **Acetyl-CoA** kann anschließend in den Citratzyklus eingeschleust und weiter verstoffwechselt werden (s. Kap. 12.5).

Enzym	Reaktion	ATP-Bilanz
Hexokinase/Glucokinase	Glucose + ATP → Glucose-6-P + ADP	−1 ATP
Phosphofructokinase (PFK)	Fructose-6-P + ATP → Fructose-1,6-Bisphosphat + ADP	−1 ATP
3-Phosphoglycerat-Kinase	1,3-Bisphosphoglycerat + ADP → 3-Phosphoglycerat + ATP	+2 ATP
Pyruvat-Kinase	Phosphoenolpyruvat + ADP → Pyruvat + ATP	+2 ATP
Gesamt		+2 ATP

Tab. 12.1: Energiebilanz der Glykolyse: Unter anaeroben Bedingungen können maximal 2 ATP gewonnen werden, während der aerobe Glucoseabbau zu CO_2 und H_2O maximal 38 ATP liefert (s. Kap. 12.6).

Substratkettenphosphorylierung
- = Bildung der energiereichen Phosphatverbindungen **ATP** und **GTP** in der Glykolyse und im Citratzyklus.
- Dabei werden anorganische Phosphatreste an Substrate gebunden, in energiereiche Bindungen umgewandelt und auf ADP oder GDP übertragen:
  - **3-Phosphoglycerat-Kinase-Reaktion** (Glykolyse)
  - **Pyruvat-Kinase-Reaktion** (Glykolyse)
  - **Succinyl-CoA-Synthetase-Reaktion** (Citratzyklus)

  GTP kann in ATP durch folgende Reaktion umgewandelt werden:
  $$GTP + ADP \leftrightarrow ATP + GDP$$

Atmungskettenphosphorylierung
- = **oxidative Phosphorylierung**
- Dazu wird in der **Atmungskette** (s. Kap. 12.6) ATP aus ADP und anorganischem Phosphat durch sauerstoffabhängige Redoxreaktionen an der inneren Mitochondrienmembran gebildet.

Regulation

Glykolyse und Gluconeogenese laufen im Zytosol der Hepatozyten sehr präzise reguliert nebeneinander ab. Auch in extrahepatischen Geweben wird der Glucoseverbrauch an das Vorhandensein anderer Energieträger, wie Ketonkörper und Fettsäuren, angepasst. Die Enzyme der Glykolyse und Gluconeogenese können allosterisch reguliert, aber auch induziert und reprimiert werden (s. Tab. 12.2).
- **Insulin:** induziert die Enzyme der Glykolyse und Glykogensynthese und reprimiert die Enzyme der Gluconeogenese und Glykogenolyse.
- **Glucagon, Adrenalin** und **Noradrenalin:** wirken über einen intrazellulären cAMP-Anstieg und haben einen gegenteiligen Effekt.
- **Fructose-2,6-Bisphosphat:** stärkster allosterischer Aktivator der Phosphofructokinase und damit der Glykolyse in der Leber, der auch die Fructose-1,6-Bisphosphatase hemmt. Fructose-2,6-Bisphosphat wird ATP-abhängig durch die Phosphofructokinase 2 (= Fructose-6-P-2-Kinase) aus Fructose-6-P gebildet. Erhöhte cAMP-Spiegel stimulieren die Phosphofructokinase 2, während Insulin dieses Enzym hemmt.

12.1 Kohlenhydratabbau

Enzym	Induktor	Repressor	Aktivator	Inhibitor
Glucokinase	Insulin	cAMP	Glucose	---
Hexokinase	---	---	---	Glucose-6-P
Phosphofructo-kinase (PFK)	Insulin, Glucose	cAMP	Fructose-2,6-Bisphosphat (Leber), ADP, AMP	ATP, Citrat
Pyruvatkinase	Insulin, Glucose	cAMP	Fructose-1,6-Bisphosphat	Alanin
Glucose-6-Phosphatase	Glucocorticoide	Insulin	---	---
Fructose-1,6-Bis-phosphatase	Glucocorticoide	Insulin	AMP	Fructose-2,6-Bisphosphat (Leber)
PEP-Carboxylase	Glucocorticoide, cAMP	Insulin	---	---
Pyruvat-Carboxylase	---	Insulin	Acetyl-CoA	---

Tab. 12.2: Regulation der Schlüsselenzyme der Glykolyse (dunkelgrün) und Gluconeogenese (hellgrün)

12.1.3 Pentosephosphatweg

Gesamtgleichung · NADPH/H$^+$ · Ribose · Reaktionsablauf · Regulation

- = Pentosephosphat-Zyklus = Hexose-Monophosphat-Shunt
- läuft im Zytoplasma vieler Zellen ab
- ermöglicht dem menschlichen Organsimus, verschiedene Zucker mit einer Länge von 3–7 C-Atomen zu synthetisieren
- hat 2 wichtige Aufgaben:
  - Gewinnung der **Reduktionsäquivalente NADPH/H$^+$**: NADPH/H$^+$ wird v. a. in Leber, Nebenniere, Milchdrüse und Fettgewebe zur **Synthese** von **Fettsäuren** (s. Kap. 13.2.1) und **Steroiden** (s. Kap. 21.2) und in Erythrozyten zur **Reduktion** von **Glutathiondisulfid** benötigt (s. Kap. 20.1).
  - Synthese von Pentosen, v. a. **Ribose,** für die Synthese von **Nukleinsäuren**

Gesamtgleichung 6 Glucose-6-P + 6 H$_2$O + 12 NADP$^+$ → 5 Glucose-6-P + 12 NADPH/H$^+$ + 6 CO$_2$ + P

Reaktionsablauf
- ① Glucose-6-P wird mittels Glucose-6-P-Dehydrogenase unter NADPH/H$^+$-Bildung in **6-Phospho-Gluconolacton** umgewandelt.
- ② Die Gluconolacton-Hydrolase hydrolysiert das Lacton zu **6-Phosphogluconat.**
- ③ In einer weiteren NADP$^+$-abhängigen Oxidation entsteht das instabile Zwischenprodukt **3-Keto-6-Phosphogluconat.**
- ④ 3-Keto-6-Phosphogluconat zerfällt spontan unter CO$_2$-Abspaltung zu **Ribulose-5-P.**
- ⑤ Ribulose-5-P wandelt eine Isomerase in **Ribose-5-P** um.
- ⑥ Die OH-Gruppe am 3. C-Atom der Ribulose-5-P wird durch eine Epimerase umgelagert und **Xylulose-5-P** gebildet.

12 Kataboler Stoffwechsel und Energiegewinnung

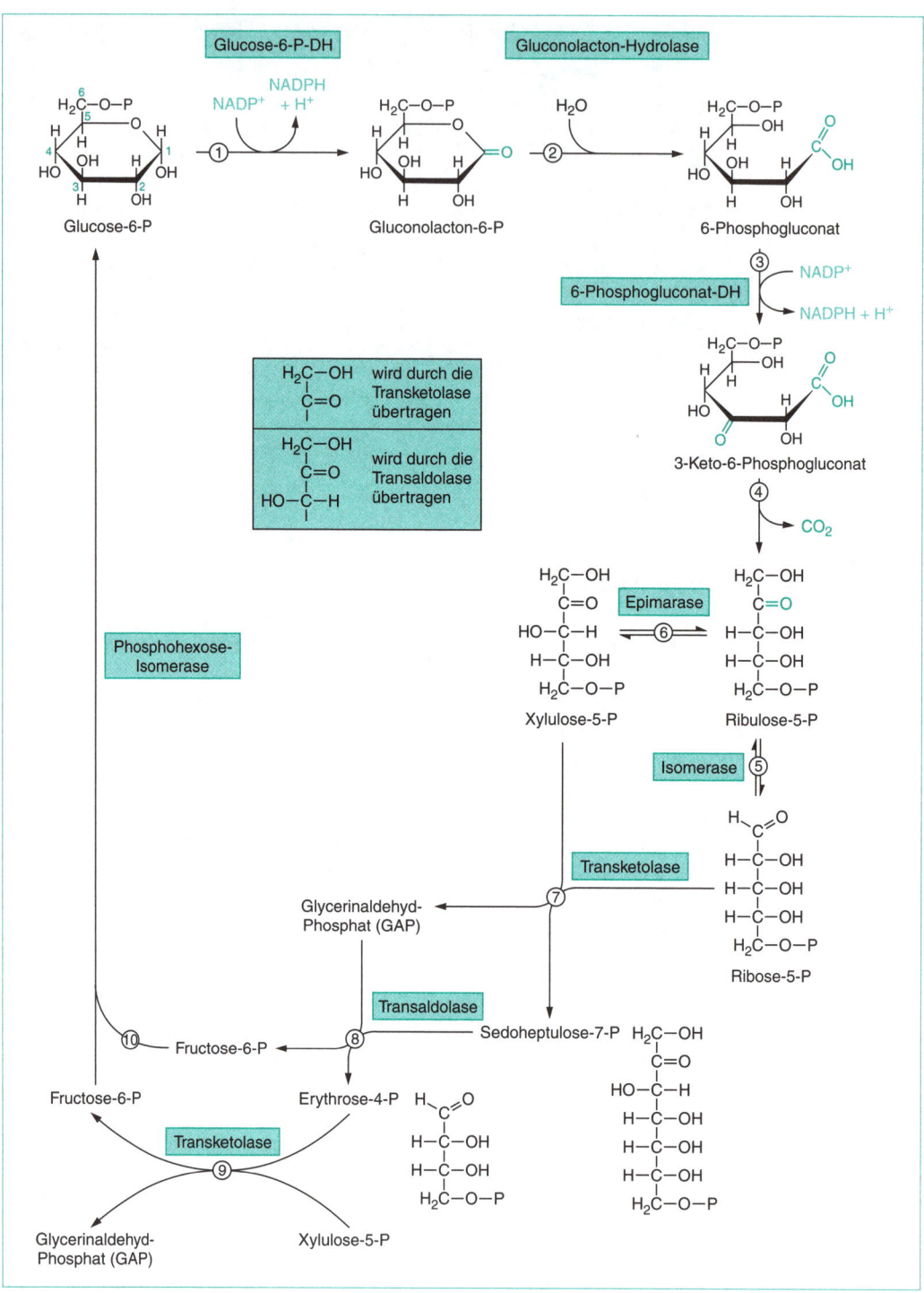

Abb. 12.4: Pentosephosphatweg

- ⑦ Die Vit.-B$_2$-abhängige **Transketolase** überträgt die C-Atome 1 und 2 des Xylulose-5-P auf Ribose-5-P. Dabei entstehen Glycerinaldehyd-3-P (GAP) und Sedoheptulose-7-P.
- ⑧ Die ersten drei C-Atome des Sedoheptulose-7-P überträgt eine **Transaldolase** auf GAP und bildet Erythrose-4-P und Fructose-6-P.
- ⑨ Aus einem weiteren Molekül Xylulose-5-P überträgt die **Transketolase** einen C$_2$-Körper auf Eryhrose-4-P und synthetisiert GAP und Fructose-6-P.
- ⑩ Die in den letzten beiden Reaktionen entstehende Fructose-6-P wandelt die Phosphohexose-Isomerase wieder in Glucose-6-P um (s. Abb. 12.4).

Regulation

Die Einschleusung von Glucose-6-P in den Pentosephosphatweg wird dem zellulären Bedarf an NADPH/H$^+$ angepasst. Reguliert werden dabei die Glucose-6-P-DH und die 6-Phosphogluconat-DH:
- **Aktivierung:** Insulin ↑, NADPH/H$^+$-Verbrauch ↑
- **Hemmung:** Insulin ↓, NADPH/H$^+$-Spiegel ↑, Fettsäure-Spiegel ↑, Acyl-CoA ↑

12.2 Triacylglycerin- und Fettsäureabbau

Lipasen · Glycerin · Fettsäuren · β-Oxidation der FS · Abbau ungeradzahliger FS · Abbau ungesättigter FS · FS-Abbau in Peroxisomen

Damit Triacylglycerine durch zelluläre Membranen transportiert werden können, müssen sie durch Lipasen gespalten werden. Dabei unterscheidet man 3 verschiedene Typen von Lipasen:

Lipasen

= fettspaltende Enzyme
- **intestinale Lipasen:** ermöglichen die Resoprtion von Triacylglycerinen und anderen Fetten (s. Kap. 22.2.2)
- **Lipoproteinlipase (LPL):** spaltet Triacylglycerine aus Lipoproteinen heraus (s. Kap. 21.4)
- **intrazelluläre Lipasen:** spalten intrazelluläre Lipide (s.u.); wichtigste Vertreter: **hormonsensitive Lipasen,** die v.a. im Fettgewebe (s. Kap. 23), Skelett- und Herzmuskel vorkommen

hormonsensitive Lipasen

Intrazellulär werden Triacylglycerine hauptsächlich durch **cAMP-regulierte Lipasen,** sog. **hormonsensitive Lipasen,** zu Glycerin und Fettsäuren hydrolysiert.
- cAMP-Spiegel ↑ (Lipsase aktiviert): Catecholamine, Glucagon, andere Hormone
- cAMP-Spiegel ↓ (Lipase gehemmt): Insulin (s. Kap. 23)

Glycerin

wird in der Leber zu Dihydroxyaceton-Phosphat (DHAP) phosphoryliert und in die **Gluconeogenese** eingeschleust (s. Kap. 13.1.2).

Fettsäuren

können im menschlichen Körper **nicht** in Glucose umgewandelt werden. Sie werden durch Abspaltung von C$_2$-Körpern in der **β-Oxidation** zu Acetyl-CoA abgebaut. **Acetyl-CoA** wird im Citratzyklus und der Atmungskette zu CO$_2$ und H$_2$O oxidiert oder in der Leber zur **Ketonkörpersynthese** verwendet.

Aktivierung

- Fettsäuren sind relativ reaktionsträge Verbindungen. Damit Fettsäuren im Organismus mit anderen Substanzen reagieren, müssen sie mit **Coenzym A (= CoA)** zum energiereichen Acyl-CoA aktiviert werden (s. Abb. 12.5):

12 Kataboler Stoffwechsel und Energiegewinnung

- **Fettsäuren** reagieren mit ATP unter Abspaltung von Pyrophosphat (P-P) zu einer **Acyl-Adenylat-Verbindung** (energiereiche Säureanhydrid-Bindung zwischen AMP und der Säuregruppe [COOH] der Fettsäure).
- In einer 2. Reaktion ersetzt **Coenzym A** den AMP-Rest, wobei eine energiereiche Thioesterbindung entsteht.
• Beide Reaktionen werden durch die **Acyl-CoA-Synthetase** (= **Thiokinase**) katalysiert, die als Cofaktor Mg^{2+}-Ionen benötigt.

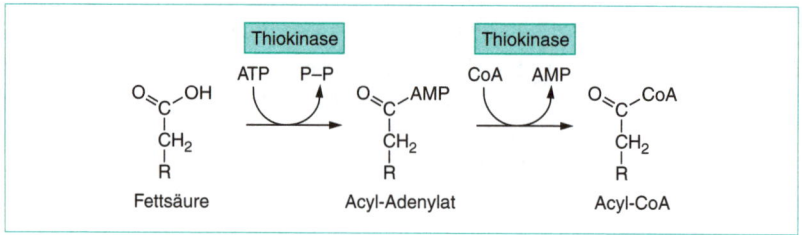

Abb. 12.5: Aktivierung von Fettsäuren

β-Oxidation der Fettsäuren

Bedeutung   Fettsäuren werden schrittweise abgebaut und in Acetyl-CoA-Einheiten gespalten. 2 verschiedene Enzyme oxidieren jeweils das β-C-Atom einer Fettsäure über das β-Hydroxy-Acyl-CoA zum β-Keto-Acyl-CoA (= **β-Oxidation**).

Ort der β-Oxidation   • Die β-Oxidation findet in der mitochondrialen Matrix statt.
Die Acyl-CoA-Synthetase, die Fettsäuren aktiviert, befindet sich im Zytosol. Da die innere Mitochondrienmembran für Fettsäuren undurchlässig ist, müssen diese mittels des Carnitin-Carriers in die mitochondriale Matrix transportiert werden. Dazu werden Acyl-CoA-Einheiten mit Carnitin verestert (s. Abb. 12.6):
• **Carnitin-Acyltransferase I** (an der Außenseite der inneren Mitochondrienmembran lokalisiert) überträgt einen Acyl-Rest auf Carnitin → Acyl-Carnitin.
• Acyl-Carnitin wird im Austausch mit Carnitin mittels des **Carnitin-Acylcarnitin-Antiporters** (= **Translokase**) durch die innere Mitochondrienmembran transportiert.
• Im Matrixraum verbindet die **Carnitin-Acyltransferase II** den Acyl-Rest wieder mit Coenzym A.

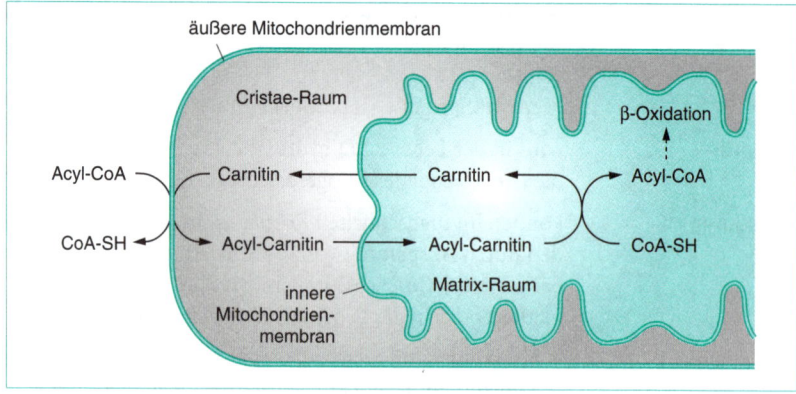

Abb. 12.6: Fettsäuretransfer in die Mitochondrien [2]

12.2 Triacylglycerin- und Fettsäureabbau

Zyklus der β-Oxidation

- ① Die **Acyl-Co-Dehydrogenase** oxidiert FAD-abhängig Acyl-CoA zu einer α,β-ungesättigten Fettsäure, die als **Enoyl-CoA** bezeichnet wird.
- ② Die Wasseranlagerung zum **L-β-Hydroxyacyl-CoA** katalysiert die **Enoyl-CoA-Hydratase**.
- ③ Die β-Hydroxy-Gruppe wird NAD$^+$-abhängig durch die **L-β-Hydroxyacyl-CoA-Dehydrogenase** zum **β-Ketoacyl-CoA** oxidiert.
- ④ Die **Thiolase** spaltet das **β-Ketoacyl-CoA** in **Acetyl-CoA** und eine um 2 C-Atome verkürzte Fettsäure (C_{n-2}) (s. Abb. 12.7).

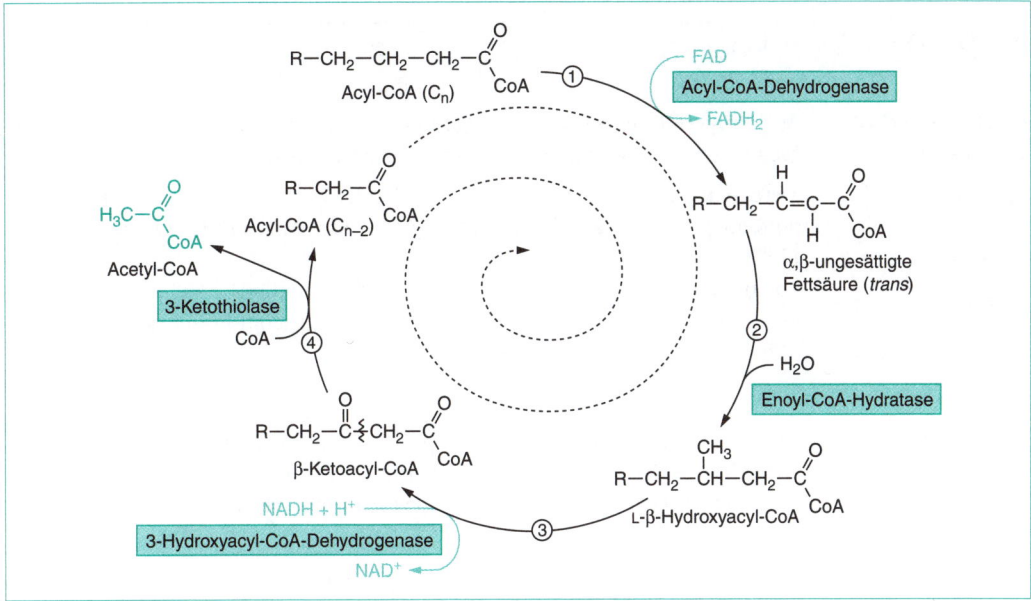

Abb. 12.7: Zyklus der β-Oxidation von aktivierten Fettsäuren [2]

Die um 2 C-Atome verkürzte Fettsäure durchläuft den Zyklus erneut. **Geradzahlige Fettsäuren** können so vollständig in Acetyl-CoA-Einheiten zerlegt werden.

Abbau ungeradzahliger Fettsäuren

Bei **ungeradzahligen Fettsäuren** bleibt am Ende der β-Oxidation ein C3-Körper (**Propionyl-CoA**) übrig, welcher über Succinyl-CoA in den Citratzyklus eingeschleust wird (s. Abb. 12.8):

- Die **Propionyl-CoA-Carboxylase** carboxyliert Biotin-abhängig (= Vit. H) Propionyl-CoA zu **D-Methyl-Malonyl-CoA**.
- D-Methyl-Malonyl-CoA wird durch eine **Racemase** in die L-Form umgewandelt, die weiter im Stoffwechsel verarbeitet werden kann.
- Cobalamin-abhängig (= Vit. B_{12}) katalysiert die **L-Methyl-Malonyl-CoA-Isomerase** die intramolekulare Umlagerung zu **Succinyl-CoA**.

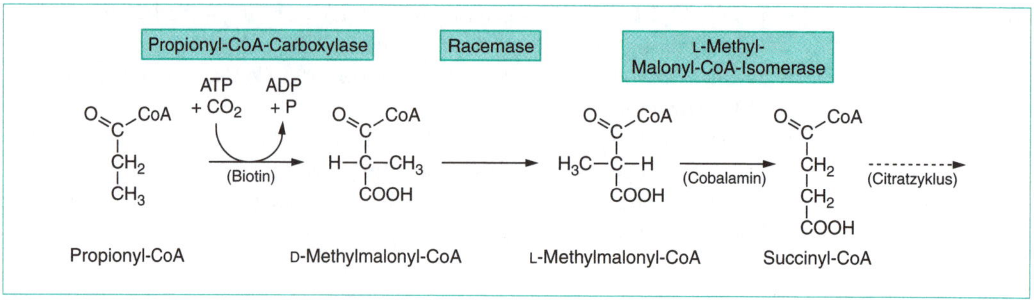

12 Kataboler Stoffwechsel und Energiegewinnung

Abb. 12.8: Abbau ungeradzahliger Fettsäuren

Abbau ungesättigter Fettsäuren

Auch **ungesättigte Fettsäuren** (allg.: **Enoyl-CoA**) werden in der β-Oxidation abgebaut. Je nach Lage der Doppelbindungen unterscheidet man:

α-β-ungesättigte Fettsäuren

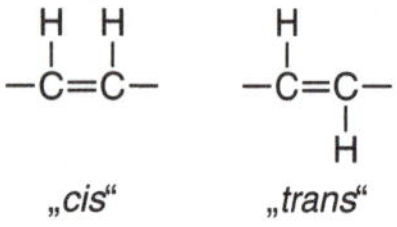

werden unter Umgehung der $FADH_2$-bildenden Acyl-CoA-Dehydrogenase-Reaktion entsprechend der Konformation der Doppelbindung hydratisiert (s. Abb. 12.9):
- **trans-Form** zu **L-3-Hydroxy-Acyl-CoA** (s. β-Oxidation)
- **cis-Form** zu **D-3-Hydroxy-Acyl-CoA**, das durch eine **Epimerase** in L-3-Hydroxy-Acyl-CoA umgewandelt wird

Abb. 12.9

β-γ-ungesättigte Fettsäuren

Die D^3-D^2-**Isomerase** lagert die Doppelbindung in die α-β-Stellung um und überführt sie gleichzeitig in die trans-Form (s. Abb. 12.9). Diese α-β-ungesättigte Fettsäure wird dann zu L-3-Hydroxy-Acyl-CoA umgesetzt.

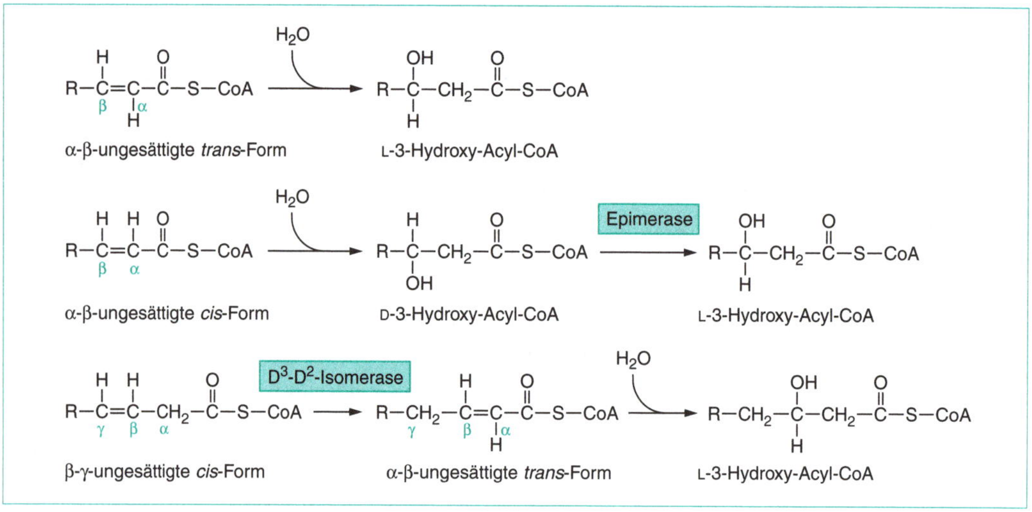

Abb. 12.10: Abbau ungesättigter Fettsäuren

Fettsäureabbau in Peroxisomen

Die Fettsäureoxidation in **Peroxisomen** unterscheidet sich von der β-Oxidation in Mitochondrien:
- Bei der Einführung einer Doppelbindung werden die Wasserstoffmoleküle nicht auf FAD, sondern auf O_2 übertragen. Es entsteht **Wasserstoffperoxid**

12.3 Ketonkörpersynthese und -abbau

(= H_2O_2), das die Peroxidasen für Abbauprozesse und Entgiftungsreaktionen benötigen (s. Kap. 15.2).
- Fettsäuren werden in Peroxisomen nur bis zu einer **Länge von 8 Kohlenstoffatomen** abgebaut. Der vollständige Abbau erfolgt anschließend in Mitochondrien.

12.3 Ketonkörpersynthese und -abbau

Ketonkörper In der Leber werden folgende 3 Ketonkörper gebildet:
- Acetoacetat
- β-Hydroxybutyrat
- Aceton

> Der geschichtlich bedingte Begriff „Ketonkörper" ist unglücklich gewählt: Der anteilsmäßig überwiegende Ketonköper β-Hydroxybutyrat enthält gar keine Keto-Gruppe (C=O) und Aceton spielt als Stoffwechselendprodukt metabolisch keine Rolle.

12.3.1 Ketogenese

Definition · Leber · Reaktionsablauf · Ketoazidose

Definition
- = Synthese der Ketonkörper = **Lynen-Zyklus** (Entdecker F. Lynen)
- findet ausschließlich in den **Mitochondrien der Leberzellen** statt
- Die Leber kann die Ketonkörper nicht selbst verwerten und gibt sie an die Blutbahn ab.

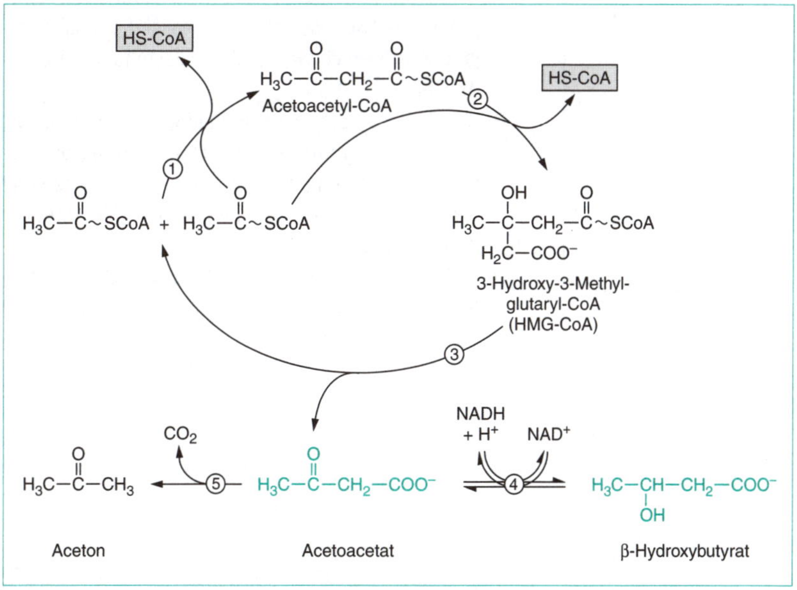

Abb. 12.11: Synthese der Ketonkörper im Lynen-Zyklus [3]

12 Kataboler Stoffwechsel und Energiegewinnung

Reaktionsablauf

- ① Aus 2 Molekülen **Acetyl-CoA** synthetisiert die Thiolase unter Abspaltung von Coenzym A ein Molekül **Acetoacetyl-CoA**.
- ② Die β-HMG-CoA-Synthetase hängt ein weiteres Molekül Acetyl-CoA an und bildet **β-Hydroxy-β-Methyl-Glutaryl-CoA (HMG-CoA)**.
- ③ **Acetoacetat** entsteht durch Abspaltung von Acetyl-CoA durch die β-HMG-CoA-Lyase.

Acetoacetat kann in 2 Reaktionen weiterreagieren:

- ④ reversible Reduktion zu **β-Hydroxybutyrat** durch die β-Hydroxybutyrat-Dehydrogenase
- ⑤ spontane Decarboxylierung zu **Aceton** (Aceton kann nicht verstoffwechselt werden und wird zum größten Teil mit der Atemluft abgeatmet)

Bei **verminderter Kohlenhydratverwertung** und **gesteigerter Lipolyse** bildet die Leber vermehrt Ketonkörper.

Ursache: relativer oder absoluter Insulinmangel, z.B. bei **Diabetes mellitus**, während des **Fastens**

Pathogenese:
- Insulin fördert die Glucoseaufnahme in die Fettzellen und hemmt als einziges Hormon die Lipolyse.
- Fehlt Insulin, werden vermehrt Fettsäuren freigesetzt, die zu Acetyl-CoA abgebaut werden.
- Das Überangebot an Acetyl-CoA kann nicht vollständig im Citratzyklus verwertet werden und führt zu einer verstärkten **Ketonkörperbildung** in der Leber.
- Während des Fastens führt die hepatische Gluconeogenese zusätzlich zu einem Mangel an Oxalacetat, das für die Einschleusung von Acetyl-CoA in den Citratzyklus erforderlich ist.

Klinik:
- Eine erhöhte Ketogenese führt zur vermehrten Bildung von **Aceton**, das zum größten Teil abgeatmet wird. Dies ist die Ursache für den typischen **obstartigen Mundgeruch** während des Fastens und bei schlecht eingestellten Diabetikern.
- Bei physiologischem pH-Wert liegen die beiden Ketonkörper Acetessigsäure und β-Hydroxybuttersäure fast vollständig dissoziiert vor. Obwohl sie nur schwache Säuren sind, führen größere Mengen dieser Ketonkörper zu einer verstärkten Protonenbildung. Der pH-Wert sinkt, und man spricht von einer **Ketoazidose**.
- Im Extremfall kann es zum **ketoazidotischen Koma** kommen. Diese Bewusstlosigkeit ist durch den Acetongeruch und die kompensatorischen, tiefen Atemzüge (sog. Kussmaul-Atmung) charakterisiert.

12.3 Ketonkörpersynthese und -abbau

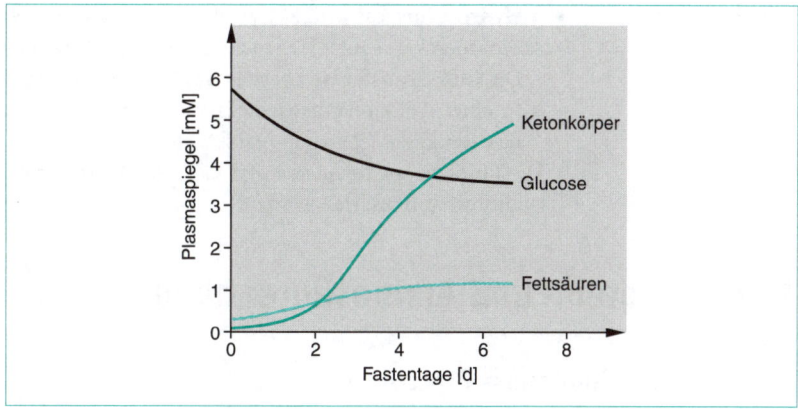

Abb. 12.12: Umstellung des Stoffwechsels auf Ketonkörper während einer Hungerperiode [3]

 Diabetes mellitus/Fasten → Insulin ↓ → Fettsäuren ↑ → Ketonkörper ↑

12.3.2 Ketonkörperabbau

Funktion · extrahepatische Gewebe · Reaktionsablauf

Funktion — Die in der Leber gebildeten Ketonkörper dienen vielen **extrahepatischen Geweben** als wichtiger Energieträger. Das **Nervengewebe** kann nach etwa 3 Fastentagen den Energiebedarf zu rund ⅔ aus Ketonkörpern decken. Die Verwertung der Ketonkörper läuft in 3 Reaktionen ab:

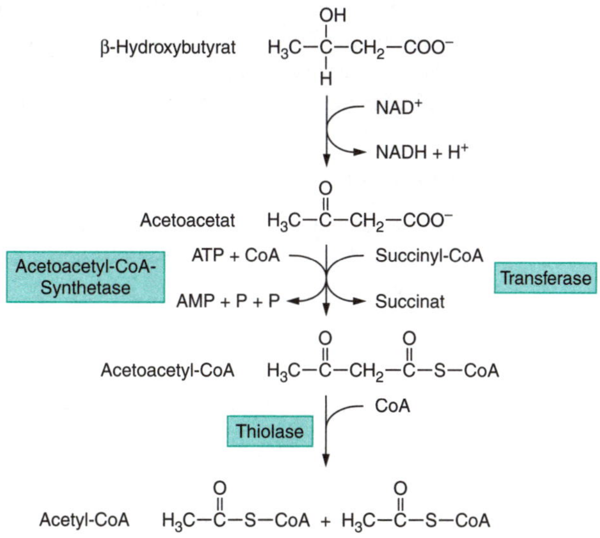

Abb. 12.13: Ketonköperabbau

12 Kataboler Stoffwechsel und Energiegewinnung

Reaktionsablauf
- β-**Hydroxybutyrat** wird NAD$^+$-abhängig zu **Acetoacetat** oxidiert.
- Acetoacetat kann auf 2 Wegen zu **Acetoacetyl-CoA** aktiviert werden:
  - Die **CoA-Transferase** übertägt das Coenzym A von Succinyl-CoA.
  - In einer ATP-abhängigen Reaktion überträgt die **Acetoacetyl-CoA-Synthetase** direkt das Coenzym A auf Acetoacetat.
- Die **Thiolase** spaltet Acetoacetyl-CoA in 2 Moleküle **Acetyl-CoA**, die im Citratzyklus verstoffwechselt werden.

12.4 Protein- und Aminosäureabbau

12.4.1 Proteinabbau = Proteolyse

> Proteasen · Endoproteasen · Exoproteasen · extrazelluläre Proteolyse · intrazelluläre Proteolyse

Proteasen
= proteinabbauende Enzyme
- Abhängig vom Aufbau des aktiven Zentrums werden Serin-, Cystein-, Aspartat- und Metalloproteasen unterschieden.
- abhängig vom Angriffspunkt differenziert man:
  - **Endoproteasen** (spalten die Peptidbindungen innerhalb eines Proteins)
  - **Exoproteasen** (spalten die Aminosäuren vom C- oder N-terminalen Ende eines Proteins ab)

extrazelluläre Proteolyse
- intestinale Proteinverdauung (s. Kap. 22.2.2)
- Blutgerinnungssystem und Fibrinolyse (s. Kap. 20.3)
- Komplementsystem (s. Kap. 19.2.2)
- Renin-Angiotensin-Aldosteron-System (s. Kap. 18.1.5)

intrazelluläre Proteolyse
- Proteinabbau in Lysosomen und im Zytosol durch das Proteasom (s. Kap. 15.2)
- Reifung von Proteinen und Hormonen durch Abspaltung von Signal-, Prä- oder Propeptidstrukturen (s. Kap. 14.6)
- Aktivierung von Caspasen, die zur Apoptose führen

12.4.2 Aminosäureabbau

Auf die Abbauwege der einzelnen Aminosäuren wird nicht detailliert eingegangen, da sie nicht Teil des Gegenstand-Katalogs sind und im Physikum bisher nicht abgefragt wurden.

Mechanismen

> Transaminierung · Desaminierung · Decarboxylierung

Die Leber stellt das zentrale Organ des Aminosäurestoffwechsels dar. Beim Aminosäureabbau spielen 3 Mechanismen eine große Rolle:
- Transaminierung
- oxidative und eliminierende Desaminierung
- Decarboxylierung

12.4 Protein- und Aminosäureabbau

Transaminierung ist häufig der erste Abbauschritt einer Aminosäure:
- Die **Aminogruppe** wird auf eine α-Ketosäure (meist α-Ketoglutarat) übertragen, wobei **Glutamat** entsteht.
- Die beiden wichtigsten Transaminasen im menschlichen Organismus sind:
  - Aspartat-Amino-Transferase (ASAT) = Glutamat-Oxalacetat-Transaminase (GOT)
  - Alanin-Amino-Transferase (ALAT) = Glutamat-Pyruvat-Transaminase (GPT)

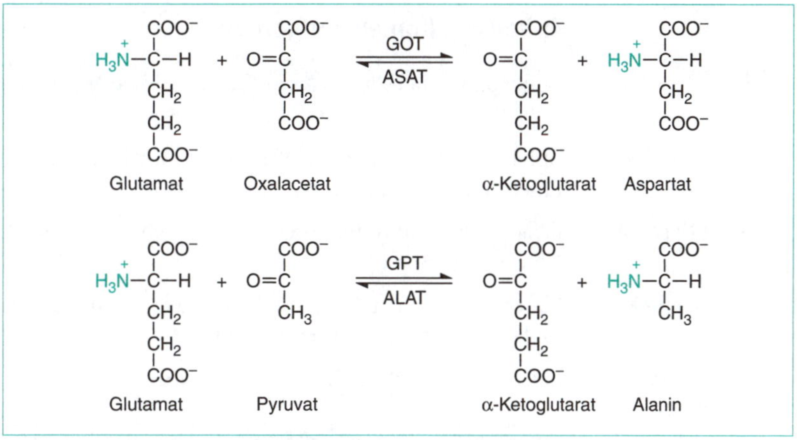

$$\begin{array}{c} COO^- \\ H_3\overset{+}{N}-C-H \\ CH_2 \\ CH_2 \\ COO^- \end{array} + \begin{array}{c} COO^- \\ O=C \\ CH_2 \\ COO^- \end{array} \underset{ASAT}{\overset{GOT}{\rightleftharpoons}} \begin{array}{c} COO^- \\ O=C \\ CH_2 \\ CH_2 \\ COO^- \end{array} + \begin{array}{c} COO^- \\ H_3\overset{+}{N}-C-H \\ CH_2 \\ COO^- \end{array}$$

Glutamat   Oxalacetat   α-Ketoglutarat   Aspartat

$$\begin{array}{c} COO^- \\ H_3\overset{+}{N}-C-H \\ CH_2 \\ CH_2 \\ COO^- \end{array} + \begin{array}{c} COO^- \\ O=C \\ CH_3 \end{array} \underset{ALAT}{\overset{GPT}{\rightleftharpoons}} \begin{array}{c} COO^- \\ O=C \\ CH_2 \\ CH_2 \\ COO^- \end{array} + \begin{array}{c} COO^- \\ H_3\overset{+}{N}-C-H \\ CH_3 \end{array}$$

Glutamat   Pyruvat   α-Ketoglutarat   Alanin

Abb. 12.14: Transaminierung am Beispiel von Aspartat und Alanin

Alle Transaminasen benötigen als Coenzym **Pyridoxalphosphat (PALP)** = aktive Form von Vitamin B$_6$ (s. Kap. 9.1).

 Die Enzyme **GOT** (= ASAT) und **GPT** (= ALAT) werden zur Beurteilung und Verlaufskontrolle von **Organschäden** herangezogen. Die GPT ist überwiegend in der Leber, die GOT in Leber, Herz und Skelettmuskulatur lokalisiert. Während die GPT hauptsächlich im Zytosol vorkommt, ist die GOT auch in den Mitochondrien lokalisiert. Das **Verhältnis von GOT/GPT**, der **de-Ritis-Quotient**, steigt bei zunehmender Zellschädigung, da vermehrt mitochondrial gebundenes GOT freigesetzt wird.

Desaminierung ist neben der Transaminierung die zweite Möglichkeit, eine Aminosäure in eine α-Ketosäure umzuwandeln. Dabei werden 2 Prinzipien unterschieden:

oxidative Desaminierung
- 1. Oxidation (= Dehydrierung) der Aminosäure zu einer Iminosäure
- 2. Hydrolyse der Iminsäure zu einer α-Ketosäure

Beispiel   Glutamat-Dehydrogenase (GLDH):

Glutamat + NAD$^+$ + H$_2$O $\xrightleftharpoons{\text{Glutamat-DH}}$ α-Ketoglutarat + NADH/H$^+$ + NH$_3$

NH$_3$: wird in den Harnstoffzyklus eingeleitet
NADH/H$^+$: wird in der Atmungskette zur ATP-Synthese verwendet
GLDH: hauptsächlich in der Mitochondrienmembran der Leber lokalisiert

12 Kataboler Stoffwechsel und Energiegewinnung

eliminierende Desaminierung	Dehydratasen spalten die Aminogruppe (z.B. von Serin, Threonin, Cystein, Methionin, Glycin) ab.
Beispiel	Serin-Dehydratase

$$\text{Serin} \xrightarrow{\text{Serin-Dehydratase}} \text{Pyruvat} + NH_3$$

Decarboxylierung	Wird die Carboxy-Gruppe (-COOH) einer Aminosäure abgespalten, entsteht ihr **biogenes Amin** (s. Kap. 6.1). Biogene Amine wirken als Gewebshormone und Transmitter und werden meist durch Desaminierung abgebaut.

Abbau des Kohlenstoffgerüsts

glucoplastische Aminosäuren · ketoplastische Aminosäuren

Abhängig von der Art der Aminosäure wird das verbleibende Kohlenstoffgerüst unterschiedlich verwertet (s. Abb. 12.14):

glucoplastische AS	liefern Zwischenprodukte der Gluconeogense und des Citratzyklus und werden zu Glucose umgebaut
ketoplastische AS	bilden beim Abbau Acetyl-CoA und Ketonkörper und werden im Fett- und Ketonkörperstoffwechsel weiterverarbeitet
gluco- und ketoplastische AS	liefern Zwischenprodukte des Citratzyklus und des Ketonkörperstoffwechsels

Verwertung	Aminosäure	Abbauprodukt
glucoplastisch (= glucogen)	Glutamat, Glutamin, Arginin, Prolin, Histidin	α-Ketoglutarat
	Valin, Isoleucin, Threonin, Methionin	Succinyl-CoA
	Glycin, Alanin, Serin, Cystein, Selenocystein, Tryptophan	Pyruvat
	Phenylalanin, Tyrosin	Fumarat
	Aspartat, Asparagin	Oxalacetat
ketoplastisch (= ketogen)	Isoleucin, Tryptophan, Lysin*, Leucin*	Acetyl-CoA
	Phenylalanin, Tyrosin, Lysin*, Leucin*	Acetoacetat

Tab. 12.3: Abbauprodukte der proteinogenen Aminosäuren (*: rein ketoplastisch)

Die beiden mit dem Buchstaben „L" beginnenden Aminosäuren **Lysin** und **Leucin** sind **rein ketoplastisch**.

In größerem Umfang findet die **Gluconeogenese** aus glucoplastischen Aminosäuren in folgendenen Ernährungssituationen statt:
- bei **eiweißreicher, kohlenhydratarmer Ernährung**
- während länger dauernder **Nahrungskarenz**, wenn Proteine abgebaut werden, um den Blutglucosespiegel konstant zu halten.

12.4 Protein- und Aminosäureabbau

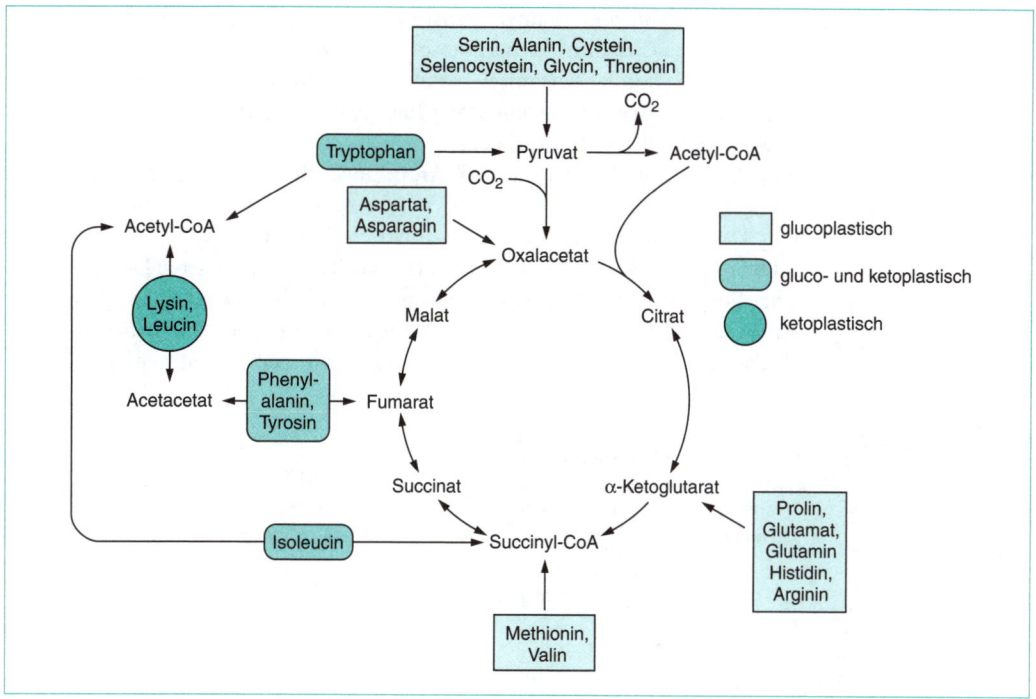

Abb. 12.15: Einmündung der Abbauprodukte proteinogener Aminosäuren in den Citratzyklus [2]

12.4.3 Harnstoffzyklus

Ammoniak · Harnstoff · Reaktionsablauf · Energiebilanz · Regulation

Ammoniak
- fällt bei verschiedenen Stoffwechselprozessen an:
  - Abbau von Proteinen, Aminosäuren, biogenen Aminen (s.o.)
  - Abbau von Pyrimidin- und Purinbasen (s. Kap. 21.1.3)
  - Bildung durch Darmbakterien (s. Kap. 22.2.3)
- wirkt schon in gering erhöhten Konzentrationen **toxisch**, insbesondere auf das Nervengewebe (= **Neurotoxizität**)

Harnstoff
- **nicht toxisch**
- ensteht in der Leber aus Ammoniak
- wird über die **Nieren** ausgeschieden
- Täglich werden etwa 20–40 g Harnstoff gebildet.

Reaktionsablauf

Der Harnstoffzyklus läuft in den Mitochondrien und im Zytosol ab (s. Abb. 12.15):

- ① Aus Bicarbonat (HCO_3^-) und Ammoniak (NH_3) bildet die **Carbamylphosphat-Synthetase I** unter Verbrauch zweier ATP-Moleküle **Carbamylphosphat.**

Die im Zytosol lokalisierte **Carbamylphosphat-Synthetase II** ist bei der Pyrimidinsynthese beteiligt und benötigt Glutamin anstelle von freiem Ammoniak (s. Kap. 14.1.1).

12 Kataboler Stoffwechsel und Energiegewinnung

- ② Die **Ornithin-Carbamyl-Transferase** verknüpft Carbamylophosphat und Ornithin zu **Citrullin**, das ins Zytosol übertritt.
- ③ Citrullin kondensiert mit Aspartat zu **Argininosuccinat**. Diese Reaktion katalysiert die **Argininosuccinat-Synthetase**, die zwei energiereiche Bindungen (ATP → AMP + P-P) verbraucht.
- ④ Argininosuccinat wird mittels **Argininosuccinase** in Fumarat und **Arginin** gespalten.
- ⑤ Das Enzym **Arginase** spaltet hydrolytisch **Harnstoff** aus Arginin. Dabei wird **Ornithin** freigesetzt, das wieder in die Mitochondrien passieren kann.

Über Fumarat ist der Harnstoffzyklus indirekt mit dem Citratzyklus verbunden: Fumarat wird über Malat zu Oxalacetat umgebaut und kann durch die Glutamat-Oxalacetat-Transferase (GOT) wieder in Aspartat umgewandelt werden.

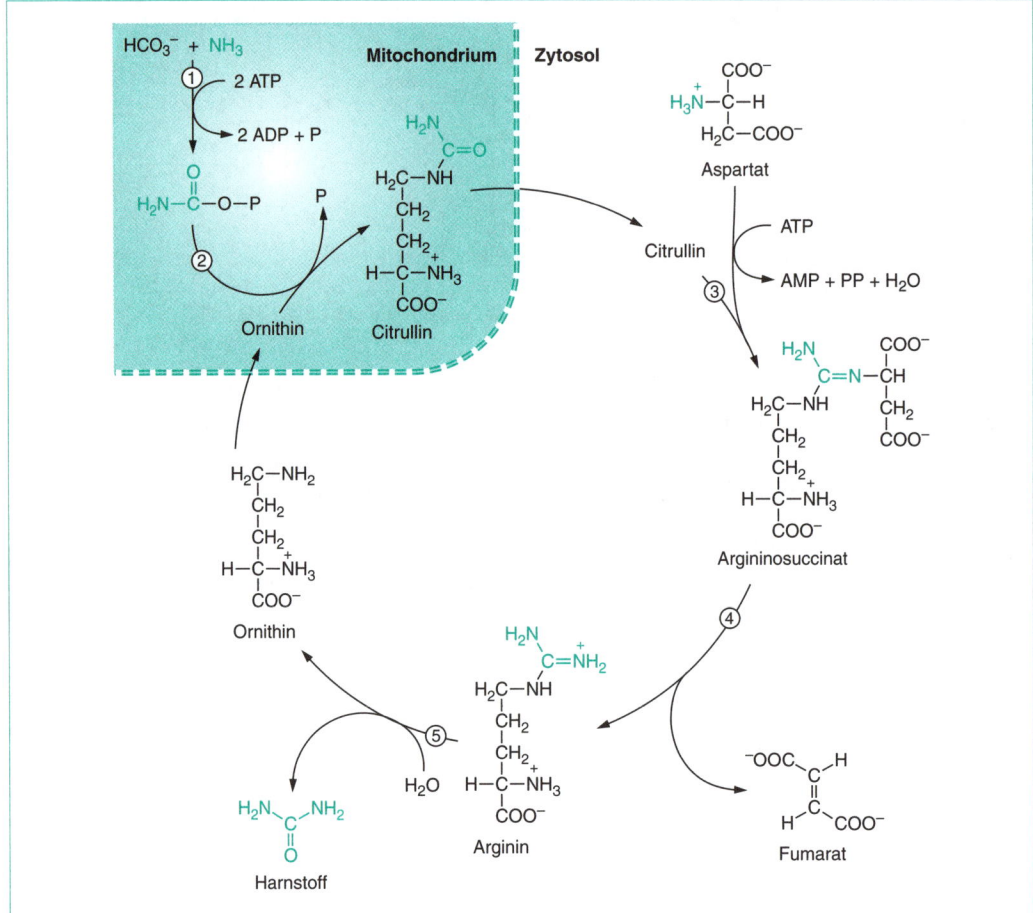

Abb. 12.16: Harnstoffzyklus [4]

Energiebilanz Um 1 Molekül NH_3 zu entgiften, müssen 4 energiereiche Bindungen (3 ATP und 1 P-P) gespalten werden (s. Tab. 12.4).

12.5 Citratzyklus

Enzym	Reaktion	ATP-Bilanz
Carbamylphosphat-Synthetase I	HCO_3^- + NH_3 + 2 ATP → Carbamylphosphat + 2 ADP + P	−2 ATP
Argininosuccinat-Synthetase	Aspartat + Citrullin + ATP → Argininosuccinat + AMP + 2 P	−2 ATP
Gesamt		−4 ATP

Tab. 12.4: Energiebilanz des Harnstoffzyklus

Regulation Der Harnstoffzyklus läuft nur ab, wenn ausreichend Arginin und Acetyl-CoA vorhanden ist:
- Die **Carbamylphosphat-Synthetase I** wird durch N-Acetyl-Glutamat allosterisch aktiviert.
- N-Acetyl-Glutamat wird aus Acetyl-CoA und Glutamat mittels **N-Acetyl-Glutamat-Synthase** synthetisiert, die **Arginin** zur Aktivierung benötigt.

12.5 Citratzyklus

Funktion · Reaktionsablauf · Energiebilanz · NADH/H$^+$ · FADH$_2$ · Regulation · Pyruvat-Dehydrogenase-Reaktion

Citratzyklus
- = **Zitronensäure-Zyklus** = **Tricarbonsäure-Zyklus** (Zitronensäure hat 3 Carbonsäure-Gruppen)
- dient allen sauerstoffverbrauchenden Lebewesen zur Energiegewinnung
- alle Enzyme des Citratzyklus sind **intramitochondrial** lokalisiert
- stellt die gemeinsame Endstrecke des Stoffwechsels bei der Oxidation von Kohlenhydraten, Fettsäuren und Proteinen dar
- liefert die Ausgangsstoffe für viele **Biosynthesen:** Hämsynthese (Succinyl-CoA), Gluconeogenese (Oxalacetat), Fettsäuresynthese (Acetyl-CoA), Aminosäuresynthese (Oxalacetat, α-Ketoglutarat)

Reaktionsablauf Die Reaktionen des Citratzyklus lassen sich in 2 Abschnitte einteilen:
- Oxalacetat und Acetyl-CoA bilden **Citrat,** das unter 2facher **Oxidation** und 2facher **Decarboxylierung** zu Succinat abgebaut wird.
- **Oxalacetat** wird durch zweifache **Oxidation** aus Succinat regeneriert.

Im Einzelnen finden folgende Reaktionen statt (s. Abb. 12.9):
- ① Das Enzym **Citratsynthase** setzt **Citrat** aus Oxalacetat und Acetyl-CoA zusammen.
- ② Die **Aconitase** isomerisiert Citrat über das enzymgebundene Zwischenprodukt cis-Aconitat (nicht eingezeichnet) zu **Isocitrat.**
- ③ Isocitrat wird unter NADH/H$^+$-Bildung durch die **Isocitrat-Dehydrogenase** zu α-**Ketoglutarat** decarboxyliert.
- ④ Aus α-Ketoglutarat entsteht durch erneute dehydrierende Decarboxylierung **Succinyl-CoA.** Diese Reaktion wird durch die NAD$^+$- und Vitamin B$_2$-abhängige α-**Ketoglutarat-Dehydrogenase** katalysiert.
- ⑤ Die **Succinyl-CoA-Synthetase** spaltet Coenzym A aus Succinyl-CoA ab und bildet **Succinat.** Die dabei frei werdende Energie wird in Form von GTP gespei-

chert. Diese Reaktion gehört zu den **Substratkettenphosphorylierungen** (s. Kap. 12.1.2). GTP steht mit ATP im Gleichgewicht über folgende Reaktion:
$$GTP + ADP \leftrightarrow GDP + ATP$$

- ⑥ Succinat oxidiert die **Succinat-Dehydrogenase** FAD-abhängig zu **Fumarat**.
- ⑦ **Malat** entsteht durch Wasseranlagerung mit Hilfe der **Fumarase**.
- ⑧ Die **Malat-Dehydrogenase** oxidiert NAD$^+$-abhängig Malat zu **Oxalacetat**.

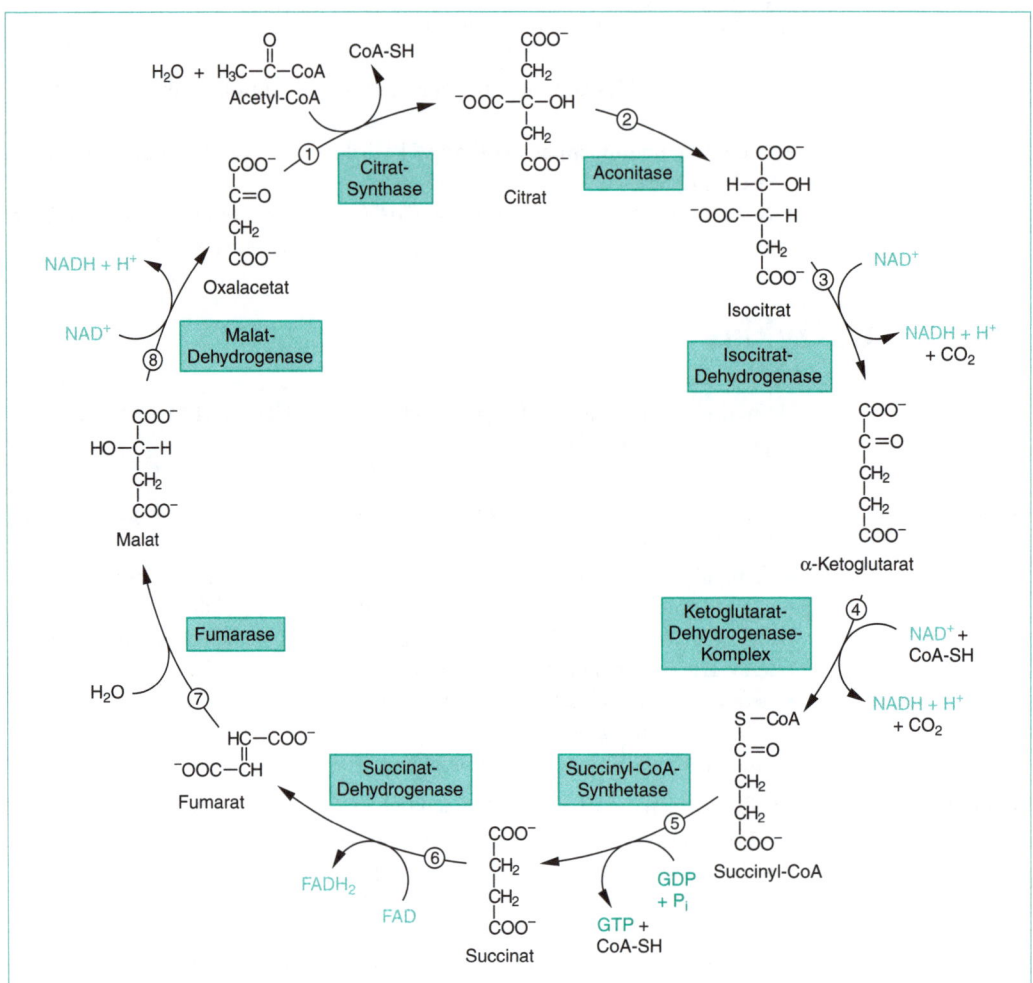

Abb. 12.17: Citratzyklus [2]

Energiebilanz

Gesamtbilanz des Citratzyklus:
Acetyl-CoA + 3 NAD$^+$ + FAD + GDP + P + 2 H$_2$O → 2 CO$_2$ + CoA + 3 NADH/H$^+$ + FADH$_2$ + GTP

Der Citratzyklus steht über die **Reduktionsäquivalente NADH/H$^+$** und **FADH$_2$** im engen Kontakt mit der Atmungskette (s. Kap. 12.6). In der Atmungskette reagieren diese reduzierten Coenzyme mit Sauerstoff und bilden Wasser und viel Energie (s. Tab. 12.5). Dabei werden die Reduktionsäquivalente oxidiert und stehen dem Citratzyklus wieder zur Verfügung.

12.5 Citratzyklus

> Die Energiegewinnung des Citratzyklus und der Atmungskette erfolgt überwiegend durch H_2O-Bildung und nicht etwa durch CO_2-Produktion.

Reaktion	Energieträger / Reduktionsäquivalent	ATP-Ausbeute
Isocitrat → α-Ketoglutarat	NADH/H$^+$	3 ATP
α-Ketoglutarat → Succinyl-CoA	NADH/H$^+$	3 ATP
Malat → Oxalacetat	NADH/H$^+$	3 ATP
Succinat → Fumarat	FADH$_2$	2 ATP
Succinyl-CoA → Succinat	GTP	1 ATP
Gesamt		**12 ATP**

Tab. 12.5: Energiebilanz des Citratzyklus unter Berücksichtigung des ATP-Gewinns der Reduktionsäquivalente in der Atmungskette

Regulation

Der **zelluläre Energiebedarf** ist der wichtigste Regulator des Citratzyklus. Hohe ATP- und NADH/H$^+$-Konzentrationen hemmen den Zyklus, während ihn hohe ADP-Spiegel aktivieren (s. Tab. 12.6).

Enzym	Aktivator	Inhibitor
Citrat-Synthase	---	ATP, NADH/H$^+$, langkettiges Acyl-CoA
Isocitrat-Dehydrogenase	ADP, Mg^{2+}, Mn^{2+}	ATP, NADH/H$^+$
Succinat-Dehydrogenase, Malat-Dehydrogenase	Succinat, Fumarat	Oxalacetat, Malat

Tab. 12.6: Regulation der Schlüsselenzyme des Citratzyklus

Pyruvat-Dehydrogenase-Reaktion

Nettoreaktion der Pyruvat-Dehydrogenase:

$$Pyruvat + CoA + NAD^+ \rightarrow Acetyl\text{-}CoA + CO_2 + NADH/H^+$$

- Um **Kohlenhydrate** in den Citratzyklus einzuschleusen, muss Pyruvat in die **aktivierte Form der Essigsäure, Acetyl-CoA**, überführt werden.
- Diese oxidative Decarboxylierung katalysiert die intramitochondrial lokalisierte **Pyruvat-Dehydrogenase** (= **Pyruvat-DH** = Mulitenzym-Komplex, bestehend aus rund 60 Polypeptidketten)
- **Cofaktoren** der Reaktion:
  - **Thiamin-Pyrophosphat** (= Thiamin-PP = Vitamin B$_2$)
  - **Coenzym A**
  - **α-Liponsäure**
  - **FAD**
  - **NAD$^+$**

Reaktionsablauf

- Nach Bindung an Thiamin-PP wird Pyruvat **decarboxyliert.**
- Der dabei entstehende **Hydroxy-Ethyl-Rest** wird zu **Acetat oxidiert** und auf Liponsäure übertragen.
- Im nächsten Schritt wird die Acetyl-Gruppe auf Coenzym A übertragen. Es entsteht **Acetyl-CoA.**
- Die reduzierte Liponsäure wird reoxidiert, indem **FAD** die beiden Wasserstoffatome aufnimmt.
- FADH$_2$ überträgt anschließend den Wasserstoff auf **NAD$^+$**.

Regulation

Der **Pyruvat-Dehydrogenase-Komplex** wird durch **Interkonversion** reguliert:
- **inaktiviert durch Phosphorylierung,** induziert durch:
  - Insulin ↓, NADH/H⁺ ↑, Acetyl-CoA ↑, ATP ↑
- **aktiviert durch Dephosphorylierung,** induziert durch:
  - Insulin ↑, NAD⁺ ↑, CoA ↑, Pyruvat ↑, ADP ↑

Aktiv ist die Pyruvat-DH, wenn in Zellen vermehrt Energie in Form von ATP benötigt wird und Acetyl-CoA aus der β-Oxidation der Fettsäuren nicht zur Verfügung steht.

> Die **oxidative Decarboxylierung** von Pyruvat in Acetyl-CoA ist eine **irreversible Reaktion!** Aus Acetyl-CoA kann der menschliche Organismus nie wieder Kohlenhydrate resynthetisieren. Daher wird dieser Reaktionsschritt sehr präzise kontrolliert.

12.6 Atmungskette

Atmungskette · Atmungskettenphosphorylierung · P/O-Quotient · Regulation · Hemmstoffe · Entkoppler · Thermogenin

In den katabolen Stoffwechselvorgängen der Glykolyse und des Citratzyklus beschränkt sich der ATP-Gewinn durch Substratkettenphosphorylierung auf wenige Reaktionen (s. Kap. 12.1.2 u. 12.5). Dagegen fallen fallen große Mengen der **reduzierten wasserstoffübertragenden Coenzyme NADH/H⁺** und **FADH$_2$** an.
Bei **aerober Stoffwechsellage** reagieren diese Coenzyme mit Sauerstoff und bilden Wasser (Redoxreaktion, s. Kap. 4.2):

$$NADH/H^+ + \frac{1}{2} O_2 \rightarrow NAD^+ + H_2O \quad G^{0'} = -218 \text{ kJ/mol}$$
$$FADH_2 + \frac{1}{2} O_2 \rightarrow FAD + H_2O \quad G^{0'} = -141 \text{ kJ/mol}$$

Atmungskette
- Die dabei stattfindende **Redoxreaktion** läuft in mehreren Schritten ab und wird **Atmungskette** oder aufgrund ihrer Lokalisation auch **mitochondrialer Elektronentransport** genannt.
- = **Multienzymkomplex** in der inneren Mitochondrienmembran, der sich aus **5 Emzymkomplexen (I–V)** zusammensetzt (s. Abb. 12.18):

Komplex I
- = NADH/H⁺-Ubichinon-Oxidoreduktase
- oxidiert **NADH/H⁺** zu **NAD⁺** (Wasserstoff wird auf das Flavoprotein FMN übertragen und **FMNH$_2$** gebildet)
- An der Redoxreaktion sind 3–5 **Eisenschwefel-Zentren (FeS)** am Elektronentransport beteiligt.
- FMNH$_2$ wird zu FMN reoxidiert, indem es den Wasserstoff auf **Ubichinon (= Coenzym Q)** unter Bildung von **Ubichinol** abgibt.

Komplex II
- = Succinat-Ubichinon-Oxidoreduktase
- oxidiert **FADH$_2$** (u.a. aus der Succinat-Reaktion des Citratzyklus) zu **FAD,** indem der Wasserstoff auf **Ubichinon** unter Bildung von **Ubichinol** weitergegeben wird
- enthält 3 **FeS-Zentren**, die für den Elektronentransport verantwortlich sind
- **Nur** der **Komplex II** besteht aus dem **Redoxpaar Ubichinol** und **Ubichinon.** Die Namen der Komplexe I und III enthalten ebenfalls dieses Redoxpaar, da sie

	die Elektronen auf Ubichinon abgeben (Komplex I) oder von Ubichinol aufnehmen (Komplex III).

$FADH_2$-bildende Reaktionen:
- Succinat → Fumarat (s. Abb. 12.17)
- α-Glycerophosphat → Dihydroxyaceton-Phosphat (s. Abb. 13.2)
- Acyl-CoA → α-β-ungesättigte Fettsäure (s. Abb. 12.7)

Komplex III	• = **Ubichinol-Cytochrom-c-Oxidoreduktase** • reoxidiert **Ubichinol** zu **Ubichinon**, indem dieser Komplex die Elektronen auf **Cytochrom c** überträgt • Als Elektronencarrier enthält dieser Komplex **Cytochrom b**, **Cytochrom c_1** und 1 **FeS-Zentrum**.
Komplex IV	= **Cytochrom-c-Oxidase** (zur besseren Übersicht sind die einzelnen Cytochrome nicht in die Abbildung 12.18 eingezeichnet) • katalysiert die Übertragung der Elektronen von **Cytochrom c** auf ½ O_2. Das dabei entstehende O_2^- reagiert mit **2 H^+** zu H_2O. • Für den Elektronentransport enthält dieser Komplex **Cytochrom a**, **Cytochrom a_3** und zwei Atome **Kupfer (Cu)**. Die **Energie der Redoxreaktionen** in **Komplex I, III und IV** ist groß genug, um Protonen (H^+) aus der mitochondrialen Matrix in den Intermembranraum zu pumpen. Der dadurch entstehende elektrochemische **Protonengradient** macht sich der Komplex V zur ATP-Synthese zunutze.
Komplex V	• = ATP-Synthase • besteht aus der **protonenleitenden Einheit F_O** und der **katalytischen Einheit F_1**. • Beim Rückfluss der H^+-Ionen in den Matrixraum bildet die katalysierende Einheit **ATP** aus ADP und Phosphat. • Pro oxidiertem **NADH/H^+** entstehen etwa **3 ATP**. • Pro oxidiertem **$FADH_2$** entstehen etwa **2 ATP** ($FADH_2$ wird erst in den Komplex II der Atmungskette eingeschleust).
Atmungsketten-phosphorylierung	= **oxidative Phosphorylierung** = Konservierung der freiwerdenden Energie in Form von ATP durch die ATP-Synthase

Energiegewinn in der Atmungskette:
- je **NADH/H^+**:   3 ATP
- je **$FADH_2$**:   2 ATP

Der Suffix von **F_O** steht nicht für Null, sondern für den Buchstaben „O". Diese Bezeichnung erfolgte durch das toxische Antibiotikum **Oligomycin**, das an diese Einheit bindet und dadurch die ATP-Synthase hemmt.

P/O-Quotient	beschreibt das Verhältnis von produziertem ATP („P") zu verbrauchtem Sauerstoff („O"): • **P/O-Quotient** von **NADH/H^+**: ca. 3 • **P/O-Quotient** von **$FADH_2$**: ca. 2

12 Kataboler Stoffwechsel und Energiegewinnung

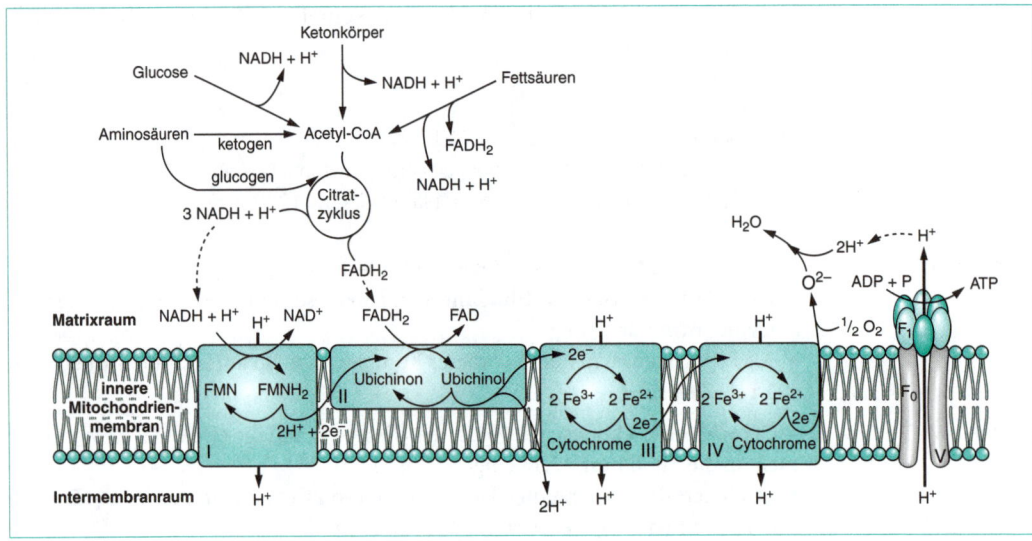

Abb. 12.18: Schematische Darstellung der Atmungskette in Zusammenhang mit den wichtigsten Sotffwechselreaktionen

Regulation
- Die oxidative Phosphorylierung erfordert die Zufuhr von **NADH/H⁺**, **FADH$_2$**, **O$_2$**, **ADP** und **Phosphat**.
- Unter physiologischen Bedingungen ist der **ADP-Spiegel** der geschwindigkeitsbestimmende Faktor:
  - Mit **zunehmendem ADP-Angebot** steigen die ATP-Produktion und der Sauerstoffverbrauch, bis die maximale Geschwindigkeit des Elektronenflusses erreicht ist.
  - Hohe Konzentrationen an **ATP** und **NAD⁺** hemmen die Atmungskette.

> Verbraucht eine Zelle viel Energie, steigt der ADP-Spiegel, wodurch die Atmungskette schneller abläuft.

Fazit: Elektronen fließen in der Atmungskette nur dann zum O$_2$, wenn ein **ATP-Bedarf** der Zelle vorliegt.

Hemmstoffe
unterbrechen den **Elektronenfluss der Atmungskette** an bestimmten Stellen. Dadurch sinken ATP-Synthese und Sauerstoffverbrauch gleichermaßen. Der P/O-Quotient bleibt gleich.

> Klinisch spielen Vergiftungen mit folgenden Substanzen ein Rolle:
> - **Einige Barbiturate:** hemmen Komplex I
> - **Antimycin A:** hemmt Komplex III
> - **Kohlenmonoxid** (CO), **Schwefelwasserstoff** (H$_2$S), **Cyanid** (CN⁻; Salz der Blausäure = HCN): hemmen Komplex IV

Entkoppler
beeinflussen die Reaktionen der Atmungskette nicht. Sie **verhindern** den **Aufbau des Protonengradienten**, indem sie für Protonen durchgängige Kanäle in der inneren Mitochondrienmembran bilden. Der Elektronenfluss der Atmungskette

wird dadurch von der ATP-Synthese entkoppelt. Die Zellatmung befindet sich in einem Leerlauf und die Energie wird in Form von Wärme frei. Da die ATP-Synthese sinkt und der Sauerstoffverbrauch gleich bleibt, sinkt der P/O-Quotient.

Vergiftungen mit folgenden Substanzen führen beim Menschen zur Entkopplung der Atmungskette:
- **2,4-Dinitrophenol (DNP)**
- **Valinomycin**

Säuglinge und **Winterschläfer** können zur Wärmeproduktion die **Atmungskette** auch **physiologisch entkoppeln**. Dazu wird das Membranprotein **Thermogenin** in die innere Mitochondrienmembran eingebaut (s. Kap. 23). Auf diese Weise können Säuglinge und Winterschläfer aus dem Fettgewebe zitterfrei Wärme gewinnen, also ohne Muskeln zu kontrahieren.

13 Bildung von Energiespeichern

Dieses Kapitel beschreibt die wichtigsten anabolen Stoffwechselwege des menschlichen Organismus. Unter **anabolem Stoffwechsel** versteht man den Aufbau von Energiespeichern und Makromolekülen wie Kohlenhydraten, Lipiden und Proteinen aus kleineren Bausteinen wie Monosacchariden, Fettsäuren und Aminosäuren. Diese Reaktionen verbrauchen Energie in Form von ATP.

13.1 Kohlenhydrate

Glucose · Glykogen · Gluconeogenese

Glucose
Die mit der Nahrung aufgenommenen Kohlenhydrate wandelt der menschliche Körper größtenteils in Glucose um.

Glykogen
- = Speicherform der Glucose (in Leber und Muskelgewebe)
- Das in der Leber gespeicherte Glykogen gewährleistet bei Nahrungskarenz für rund 12–18 Stunden eine kontinuierliche Glucoseversorgung des Organismus.

Gluconeogenese
- beginnt in der Leber, wenn das Glykogen größtenteils verbraucht ist
- notwendig, da Nervengewebe, Erythrozyten und Nierenmark ihren Energiebedarf praktisch nur über die Oxidation von Glucose decken können

13.1.1 Glykogensynthese

Leber · Muskulatur · Reaktionsablauf

Glykogen wird in größeren Mengen nur in **Leber** und **Muskulatur** synthetisiert. Für die Glykogensynthese wird aktivierte UDP-Glucose benötigt (s. Abb. 13.1).

Reaktionsablauf
① In der Leber phosphoryliert die **Hexokinase Glucose** zu **Glucose-6-P.**
② Glucose-6-P wandelt die **Phosphoglucomutase** in **Glucose-1-P** um.
③ Das Enzym **Glucose-1-P-UTP-Transferase** bildet **UDP-Glucose** (= Uridindiphosphat-Glucose) aus UTP und Glucose-1-P unter Abspaltung von Pyrophosphat.
④ Die **Glykogensynthase** verbindet das C_1-Atom der UDP-Glucose mit dem C_4-Atom des letzten Glucoserestes im Glykogen.
Allerdings benötigt dieses Enzym das Startermolekül **Glucogenin**, ein Glykoprotein mit mindestens vier Glucoseresten.
Diese Reaktionen findet so lange statt, bis die lineare Kette aus etwa 14 Glucoseeinheiten besteht.
⑤ Für die Verzweigungen des Glykogens sorgt die **Amylo-1,4-1,6-Transglycosylase,** die auch als Verzweigungsenzym oder Branching enzyme (engl.) bezeichnet

wird. Sie spaltet am Ende der Glykogenkette einen Block aus 6–7 Glucoseeinheiten ab und überträgt diesen auf das C_6-Atom eines anderen Glucorestes im Glykogen. Der Abstand zwischen zwei 1,6-glykosidischen Verzweigungen beträgt mindestens 4 Glucosemoleküle.

Der stark verzweigte Glykogenbaum wird normalerweise nur unvollständig abgebaut. Ein vollständiger Abbau bis zum Glykogenin kommt praktisch nicht vor.

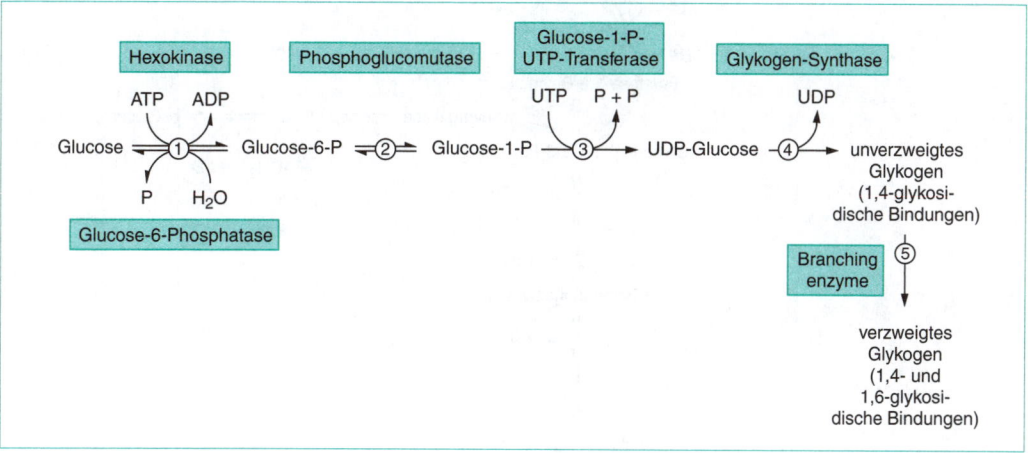

Abb. 13.1: Glykogensynthese

13.1.2 Gluconeogenese

Umgehungsreaktion · Gluconeogenese-Substrate · Energiebedarf · Regulation

Umgehungs-reaktionen

Die Gluconeogenese benötigt die gleichen Enzyme wie die Glykolyse, nur laufen die Reaktionen in entgegengesetzter Richtung ab. **Drei Reaktionen der Glykolyse** sind jedoch **irreversibel** und müssen durch **Umkehrreaktionen** umgangen werden.
- Irreversible Reaktionen der Glykolyse:
  - 1. Pyruvat-Kinase: Phosphoenolpyruvat (PEP) → Pyruvat
  - 2. Phosphofructokinase (PFK): Frc-6-P → Frc-1,6-Bisphosphat
  - 3. Hexokinase/Glucokinase: Glucose → Glucose-6-P
- Umkehrreaktionen in der Gluconeogenese:
  - zu 1: **Pyruvat-Carboxylase:** Pyruvat → Oxalacetat
    Phosphoenolpyruvat-Carboxykinase: Oxalacetat → PEP
  - zu 2: **Fructose-1,6-Bisphosphatase:** Frc-1,6-Bisphosphat → Frc-6-P
  - zu 3: **Glucose-6-Phosphatase:** Glucose-6-P → Glucose

Formal entsprechen die Umkehrreaktionen 2+3 den Reaktionen der Glykolyse. Aus thermodynamischen Gründen ist eine einfache Umkehr nicht möglich, so dass ein anderes Enzym diese Reaktionen katalysieren muss.

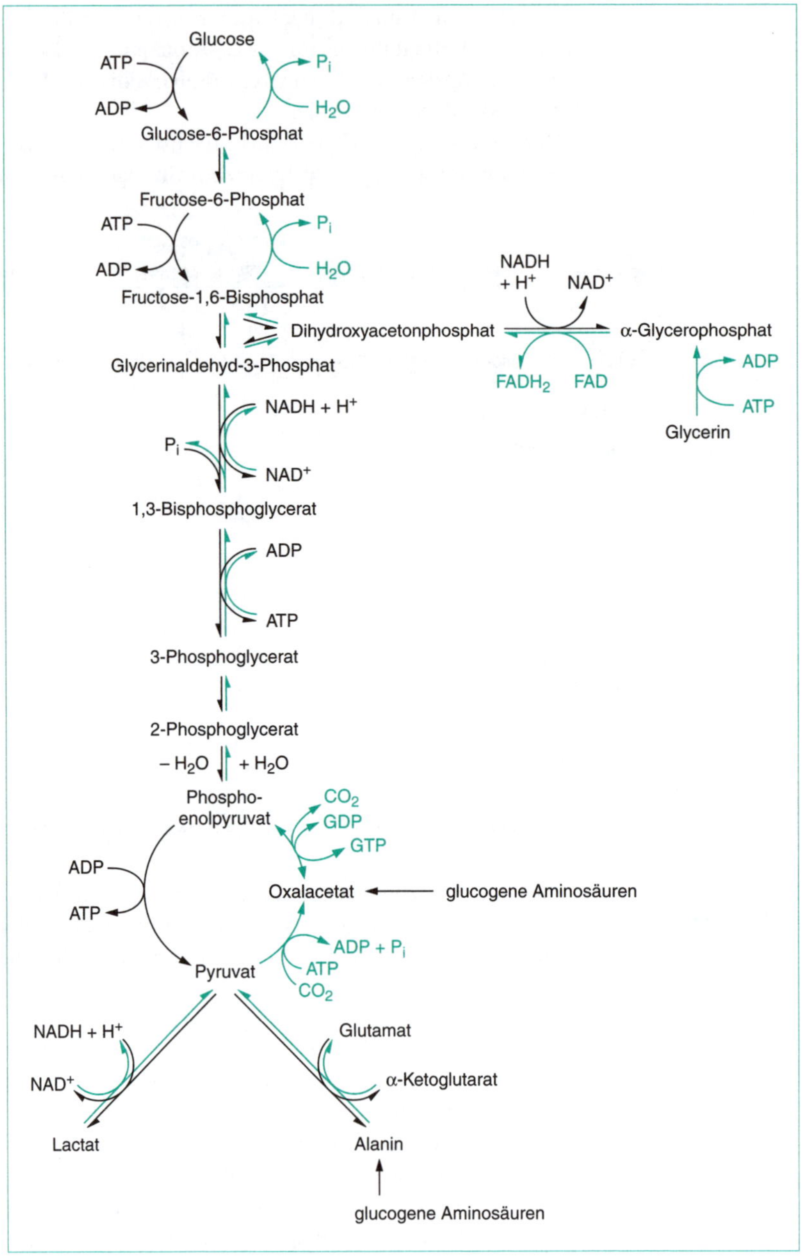

13 Bildung von Energiespeichern

Abb. 13.2: Einzelreaktionen der Glykolyse und Gluconeogenese. Die Reaktionen der Gluconeogenese sind grün hervorgehoben [5]

Substrate der Gluconeogenese

Lactat	entsteht durch den Glucoseabbau in vielen Zellen (v.a. Muskelgewebe, Erythrozyten)
Cori-Zyklus	nicht in CO_2 und H_2O oxidiertes Lactat gelangt über die Blutbahn zur Leber, die 2 Lactatmoleküle wieder zu 1 Molekül Glucose zusammensetzt. Die Leber gibt die

neu synthetisierte Glucose wieder ans Blut ab, wodurch sie erneut Glucose-verbrauchenden Geweben zur Verfügung steht.

glucogene Aminosäuren alle Aminosäuren, die zu Pyruvat oder Zwischenprodukten des Citratzyklus (z.B. Oxalacetat) abgebaut werden können (s. Tab. 12.3). Nach längerer Nahrungskarenz werden diese Aminosäuren aus vielen Geweben, insbesondere aus der Skelettmuskulatur freigesetzt.

Glycerin entsteht beim Triacylglycerinabbau im Fettgewebe. Es wird in der Leber durch die Glycerokinase in α-Glycerophosphat umgewandelt, das zu Dihydroxyaceton-Phosphat (DHAP) oxidiert werden kann (s. Abb. 13.2).

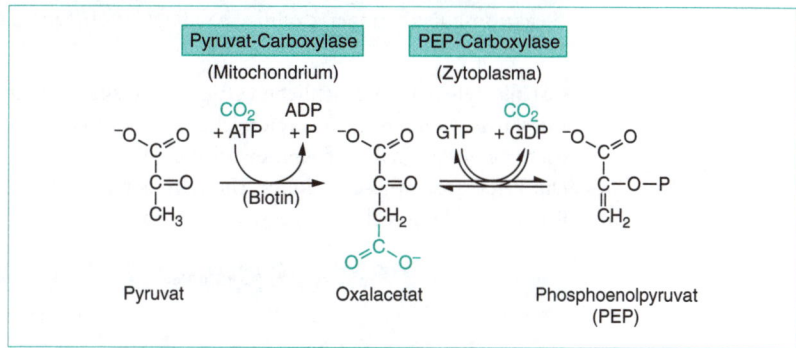

Abb. 13.3: Umwandlung von Pyruvat über Oxalacetat in Phosphoenolpyruvat (PEP)

Energiebedarf der Gluconeogenese ist hoch (s. Tab. 13.1)
Da GTP und ATP im Gleichgewicht stehen, wird das für die PEP-Carboxykinase-Reaktion benötigte GTP hier mit ATP gleichgesetzt.

Substrat	Energieverbrauchende Reaktionen	benötigtes ATP	ATP-Verbrauch pro Molekül Glucose
Lactat, Pyruvat und **AS,** deren Abbau Pyruvat liefert	Pyruvat-Carboxylase PEP-Carboxykinase Phosphoglycerat-Kinase	1 ATP 1 ATP (GTP) 1 ATP	6 ATP
Oxalacetat und **AS,** deren Abbau Oxalacetat liefert	PEP-Carboxykinase Phosphoglycerat-Kinase	1 ATP (GTP) 1 ATP	4 ATP
Glycerin	Glycerokinase	1 ATP	2 ATP

Tab. 13.1: Energiebedarf der Gluconeogenese aus verschiedenen Substraten. AS = Aminosäuren

Regulation der Gluconeogenese: s. Kap. 12.1.2, Tab. 12.2

13.2 Lipide

- Die mit der **Nahrung** aufgenommenen **Triacylglycerine** werden im Darm resorbiert und, an Lipoproteine gebunden, v.a. zum Fettgewebe und zur Leber transportiert (s. Kap. 22.2.2).

13 Bildung von Energiespeichern

- Fettsäuren und Triacylglycerine können im Körper aus **Glucose** und **Aminosäuren** synthetisiert werden. Dazu werden Glucose und Aminosäuren zu Acetyl-CoA-Einheiten abgebaut und diese anschließend zu Fettsäuren und Triacylglycerinen zusammengesetzt.
- Während der **Nahrungskarenz** werden die gespeicherten Triacylglycerine abgebaut, um Energie in Form von Acetyl-CoA und Ketonkörpern bereitzustellen.

13.2.1 Fettsäuresynthese

Acetyl-CoA-Carboxylase · Acetyl-CoA-Transporter · FS-Synthase · Reaktionsablauf · ungeradzahlige FS · Regulation · ungesättigte FS

Fast alle Zellen des menschlichen Organismus sind zur Fettsäuresynthese befähigt. **Fettsäuren** werden als energiereiche **Triacylglycerine** gespeichert und stellen wichtige Bestandteile der **Membranlipide** dar.

Die Fettsäuresynthese ist **keine Umkehr** der mitochondrialen β-Oxidation der Fettsäuren, da sie sich in folgenden Punkten unterscheiden (Tab. 13.2):

	Fettsäuresynthese	Fettsäureabbau (β-Oxidation)
Lokalisation	Zytosol	Mitochondrien (und Peroxisomen)
Enzyme	Fettsäure-Synthase (Multienzymkomplex)	Acyl-Co-Dehydrogenase Enoyl-CoA-Hydratase Hydroxyacyl-CoA-Dehydrogenase Thiolase
Substrat/Produkt	Malonyl-CoA/Fettsäure	Fettsäure/Acetyl-CoA
Reduktionsäquivalente	NADPH/H$^+$	FADH$_2$ und NADH/H$^+$

Tab. 13.2: Unterschiede zwischen Fettsäuresynthese und β-Oxidation

Acetyl-CoA-Carboxylase

- hormonell und allosterisch reguliertes **Schrittmacherenzym** der Fettsäuresynthese
- katalysiert die biotinabhängige Malonyl-CoA-Entstehung aus Acetyl-CoA (s. Abb. 13.4)

Zur Verlängerung der Fettsäurekette benötigt die Fettsäuresynthase **Malonyl-CoA**, das aktivierte Substrat der Fettsäuresynthese.

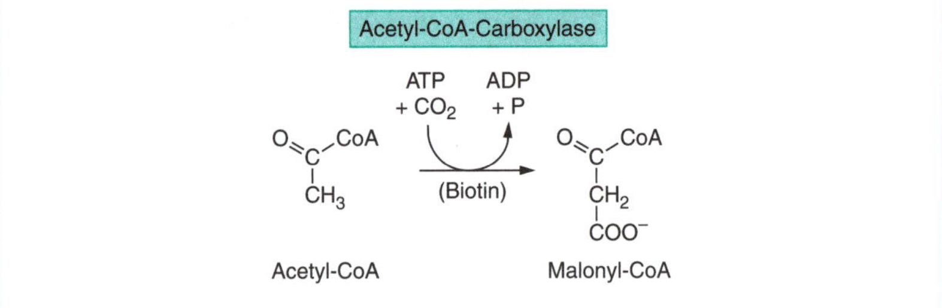

Abb. 13.4: Carboxylierung von Acetyl-CoA zu Malonyl-CoA

13.2 Lipide

Acetyl-CoA-Transfer
- Die Fettsäuresynthese benötigt als Ausgangsstoff **Acetyl-CoA.**
- Das in den **Mitochondrien** produzierte Acetyl-CoA kann jedoch die innere Mitochondrienmembran nicht passieren.
- Um ins Zytosol zu gelangen, reagiert es mit Oxalacetat zu **Citrat**, das die Membran durchdringen kann.
- Im **Zytosol** wird Citrat ATP-abhängig durch die Citrat-Lyase wieder in Oxalacetat und **Acetyl-CoA** gespalten.
- Oxalacetat wird NADH/H$^+$-abhängig zu Malat reduziert, welches anschließend unter Bildung von NADPH/H$^+$ zu **Pyruvat** decarboxyliert wird.
- Pyruvat kann die innere Mitochondrienmembran passieren und wird wieder in Oxalacetat umgewandelt (s. Abb. 13.5).

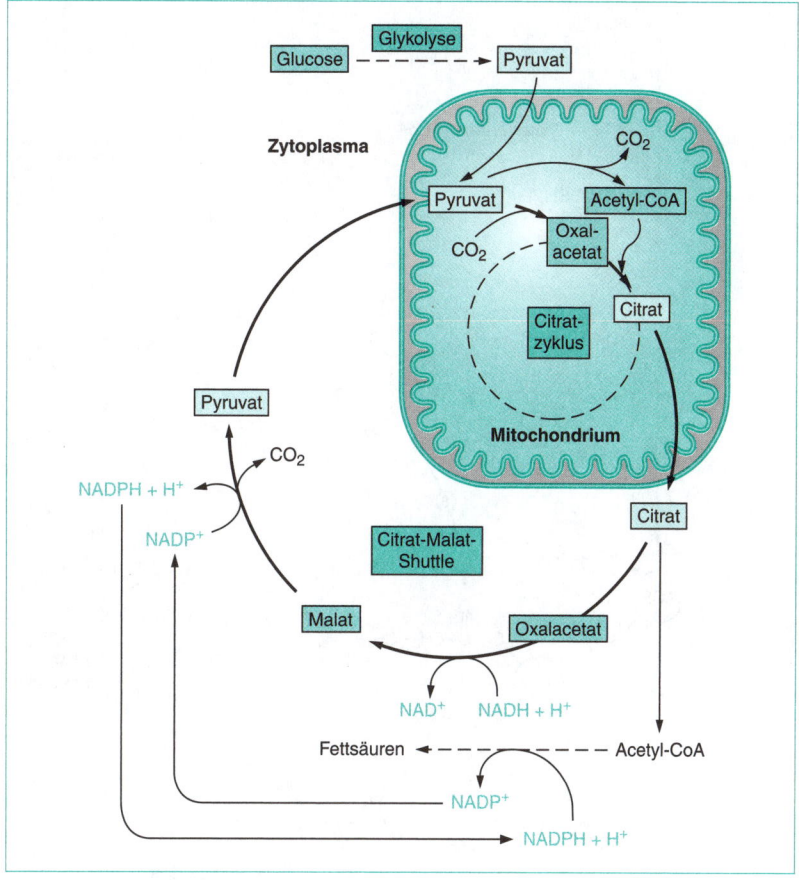

Abb. 13.5: Acetyl-CoA-Transfer aus Mitochondrien ins Zytosol [4]

Fettsäuresynthase = dimerer Multienzymkomplex mit 2 Schwefelwasserstoff-Gruppen (= SH-Gruppen), die für die Reaktionen essentiell sind:
- **zentrale SH-Gruppe** (S$_Z$H) am **Pantothen-Ende** des Trägerproteins (= Acyl-Carrier-Protein = ACP)
- **periphere SH-Gruppe** (S$_P$H) am Cystein-Rest der Fettsäuresynthase

13 Bildung von Energiespeichern

Reaktionsablauf Die Fettsäuresynthase (s. Abb. 13.6) katalysiert alle Teilreaktionen der Fettsäurebiosynthese.
- ① An die **zentrale SH-Gruppe** (S_ZH) wird ein **„Starter-Acetyl-CoA"** angehängt.
- ② Der Acetylrest wird auf die **periphere SH-Gruppe** (S_PH) übertragen.
- ③ An die freie **zentrale SH-Gruppe** lagert sich ein **Malonyl-CoA** an.
- ④ Unter Abspaltung von CO_2 kondensieren Malonyl- und Acetylrest zu einem Acetacetylrest.

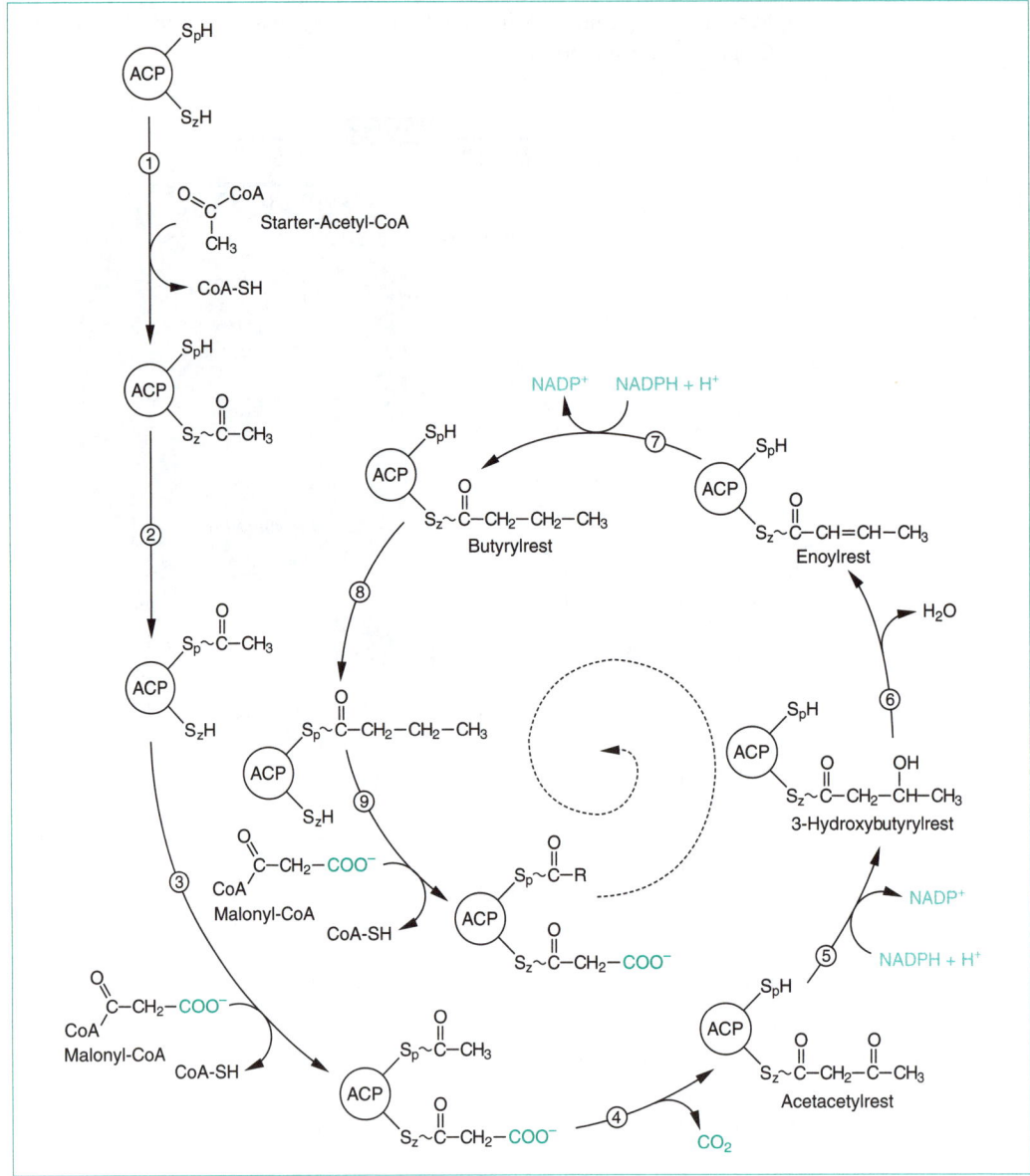

Abb. 13.6: Zyklus der Fettsäuresynthese [2]

13.2 Lipide

- ⑤ **1. Reduktion** mittels NADPH/H$^+$ unter Bildung einer OH-Gruppe
- ⑥ Durch **Dehydratation** (= H$_2$O-Abspaltung) entsteht eine Doppelbindung.
- ⑦ **2. Reduktion** mittels NADPH/H$^+$ unter Bildung einer gesättigen C$_4$-Verbindung (= Butyrylrest)
- ⑧ Der Butyrylrest wird auf die periphere SH-Gruppe übertragen.
- ⑨ Nun kann ein **Malonyl-CoA** erneut an die zentrale SH-Gruppe binden.

Bei jedem Durchlauf des Zyklus verlängert sich die Fettsäure um 2 C-Atome, die aus Malonyl-CoA stammen. Es werden vorwiegend Fettsäuren mit 16 C-Atomen (= Palmitinsäure: 1 Acetyl-CoA + 7 Malonyl-CoA) und mit 18 C-Atomen (= Stearinsäure: 1 Acetyl-CoA + 8 Malonyl-CoA) gebildet.

ungeradzahlige Fettsäuren entstehen, wenn als Starter-Molekül Propionyl-CoA (3 C-Atome) anstelle von Acetyl-CoA verwendet wird

Regulation Die Fettsäuresynthese wird der Nahrungszufuhr angepasst (s. Tab. 13.3):

Nahrungsüberschuss
- Die aufgenommene Energie wird in Form von Fettsäuren und Triacylglycerinen gespeichert. **Insulin** induziert dabei die Enzyme der Fettsäuresynthese.

Nahrungskarenz
- Der Körper baut die Fettsäuren in der β-Oxidation (s. Kap. 12.2) ab, um Energie bereitzustellen. Die **Insulin-Antagonisten** Adrenalin, Noradrenalin, Glucagon und Glucocorticoide reprimieren über eine Erhöhung des **cAMP-Spiegels** die Enzyme der Fettsäuresynthese.

Enzym	Induktor	Repressor	Aktivator	Inhibitor
Acetyl-CoA-Carboxylase	Insulin	cAMP	Citrat, ATP, NADPH/H$^+$	Acyl-CoA
Fettsäure-Synthase	Insulin	cAMP, mehrfach ungesättigte Fettsäuren		

Tab. 13.3: Regulation der Enzyme der Fettsäuresynthese

ungesättigte Fettsäuren
- = Fettsäuren, die eine oder mehrere Doppelbindungen enthalten
- synthetisiert die **Acyl-Co-Desaturase**, ein Enzym, das am endoplasmatischen Reticulum lokalisert ist

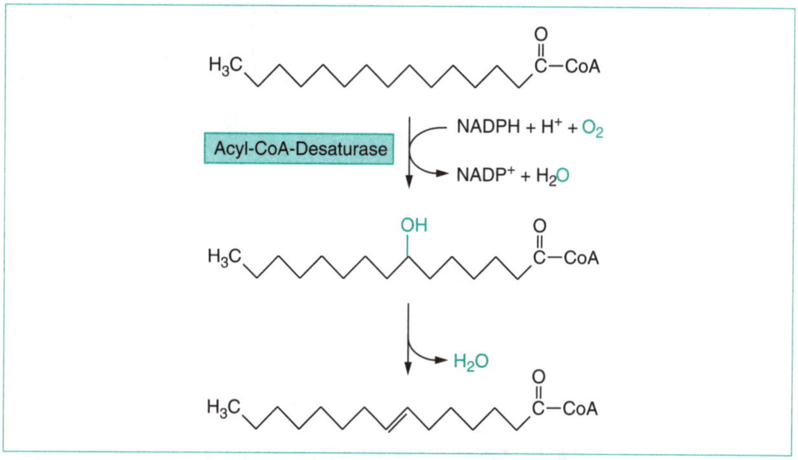

Abb. 13.7: Bildung ungesättigter Fettsäuren

13 Bildung von Energiespeichern

- Mit Hilfe von **NADPH/H⁺** und **molekularem Sauerstoff** entsteht zunächst **Hydroxyacyl-CoA**, das durch Wasserabspaltung in eine ungesättigte Fettsäure umgewandelt wird (s. Abb. 13.7).
- Der menschliche Organismus kann Doppelbindungen nur bis zum **9. C-Atom** einer Fettsäure einfügen. Somit sind **Linol- und Linolensäure** mit Doppelbindungen jenseits des C_9-Atoms **essentiell** und müssen mit der Nahrung zugeführt werden (s. Kap. 7.2.1 und 22.1.2).

13.2.2 Triacylglycerinsynthese

> Glycerin-3-P · Phosphatidsäure · Acyl-CoA · Reaktionsablauf · Phospholipide

Zur Triacylglycerinbiosynthese müssen Glycerin zu Glycerin-3-P und Fettsäuren zu Acyl-CoA aktiviert werden:
- **Glycerin** wird in **Leber** und **Niere** direkt zu Glycerin-3-P phosphoryliert.
- **Muskulatur, Fettgewebe** und die meisten anderen Gewebe reduzieren **Dihydroxyaceton-Phosphat** (DHAP) aus der Glykolyse zu Glycerin-3-P.
- **Fettsäuren** werden mittels Thiokinase in **Acyl-CoA** umgewandelt (s. Abb. 12.5).

Reaktionsablauf	Glycerin-3-P + 3 Acyl-CoA → 1 Triacylglycerin (s. Abb. 13.8)
Phosphatidsäure	entsteht durch Verknüpfung von Glycerin-3-P mit 2 Acyl-CoA-Molekülen durch die **Glycerin-3-P-Acyl-Transferase**
Diacylglycerin	entsteht durch Abspaltung des Phosphatrestes mittels der **Phosphatid-Phosphorylase** (= Phosphatase)
Triacylglycerin	entsteht durch Anhängen eines 3. Acyl-CoA mittels der **Diacylglycerin-Acyl-Transferase**

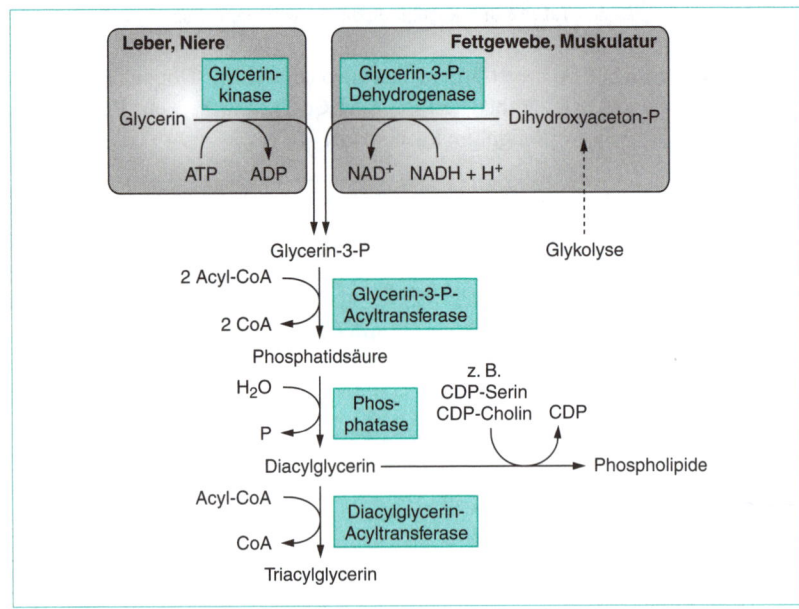

Abb. 13.8: Synthese von Triacylglycerinen [2]

Phospholipide werden aus Diacylglycerin und CDP-Cholin, CDP-Ethanolamin u.a. synthetisiert (s. Abb. 13.8 u. Kap. 7.3)

13.3 Proteine

> Proteine · essentielle Aminosäuren · nicht-essentielle Aminosäuren

- Die mit der **Nahrung** aufgenommenen **Proteine** werden in Oligopeptide und Aminosäuren gespalten, im Darm resorbiert (s. Kap. 22.2.2) und in die Blutbahn abgegeben.
- **Nicht-essentielle Aminosäuren** können aus Zwischenprodukten des Stoffwechsels gebildet werden (s. u.).
- Das Kohlenstoffgerüst der 8 **essentiellen Aminosäuren** kann im menschlichen Organismus nicht synthetisiert werden (s. Kap. 22.1.2).
- **Peptide** und **Proteine** entstehen während der **Translation**, bei der viele Aminosäuren über Peptidbindungen miteinander verknüpft werden (s. Kap. 14.5).

13.3.1 Aminosäuresynthese

> Citratzyklus · Nicht-essentielle Aminosäuren

Die nicht-essentiellen Aminosäuren können bei Bedarf aus Zwischenprodukten des Stoffwechsels (meist **Citratzyklus**) hergestellt werden:

Nicht-essentielle Aminosäure	Vorstufe	Reaktion in
Glutamat	α-Ketoglutarat	Abb. 24.1
Glutamin	Glutamat	Abb. 24.1
Prolin	Glutamat	
Arginin	Argininosuccinat	Abb. 12.16
Alanin	Pyruvat	Abb. 12.14
Aspartat	Oxalacetat	Abb. 12.14
Asparagin	Aspartat	
Serin	3-Phosphoglycerat	
Glycin	Serin	
Cystein	Serin, Homocystein	
Tyrosin	Phenylalanin	Abb. 18.3

Tab. 13.4: Synthese nicht-essentieller Aminosäuren

13.3.2 Proteinbiosynthese

Die **Proteinbiosynthese** (= **Translation** = Übersetzung der Basensequenz der mRNA in die Aminosäuresequenz der Proteine) findet an den Ribosomen statt (s. Kap. 14.5). Dabei werden Aminosäuren über Peptidbindungen miteinander verknüpft und zahllose Peptide und Proteine synthetisiert (s. Kap. 6.2).

14 Speicherung, Übertragung und Expression genetischer Informationen

14.1 Nukleotide

Zusammensetzung · Synthese · Abbau

Zusammensetzung Nukleotide, die Grundbausteine der **RNA** und **DNA**, bestehen aus Purin- und Pyrimidinbasen, dem Zucker **Ribose** bzw. **2'-Desoxy-Ribose** und 1–3 Phosphatresten (s. Kap. 8).

Synthese Der menschliche Organismus setzt Purin- und Pyrimidinbasen aus sehr einfachen Bausteinen zusammen (s. Abb. 14.1) und ist imstande, mit der Nahrung aufgenommene und im Stoffwechsel anfallende Purine und Pyrimidine **wiederzuverwerten** (s. Kap. 14.1.3).

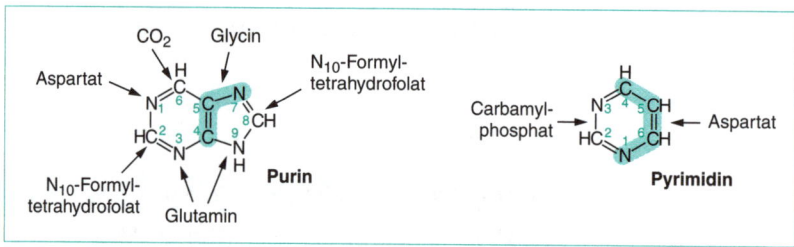

Abb. 14.1: Herkunft der Atome im Purin und Pyrimidin

Abbau
- **Pyrimidine** können im Körper **vollständig abgebaut** werden (s. Kap. 21.1.3).
- **Purine** kann die Leber nur bis zur **Harnsäure** abbauen. Dieses relativ schlecht wasserlösliche Molekül wird über die Nieren ausgeschieden (s. Kap. 21.1.3).

14.1.1 Synthese der Pyrimidin-Nukleotide

Reaktionsablauf · UMP · CTP · dTMP · Regulation

Bei der Synthese der Pyrimidin-Nukleotide wird zunächst der Pyrimidinring gebildet und anschließend Ribose angehängt (s. Abb. 14.2):

Reaktionsablauf
- Im Zytosol bildet zunächst die **Carbamylphosphat-Synthetase II** aus Bicarbonat und Glutamin **Carbamylphosphat** (die in Mitochondrien lokalisierte **Carbamylphosphat-Synthetase I** ist bei der Harnstoffsynthese beteiligt und benötigt Ammoniak anstelle von Glutamin; s. Kap. 12.4.3).
- ① Die **Aspartat-Transcarbamylase** lässt Carbamylphosphat und Aspartat unter Phosphat-Abspaltung zu **Carbamylaspartat** reagieren.

14.1 Nukleotide

- ② Den Ringschluss zum **Dihydroorotat** katalysiert die **Dihydroorotase**, indem sie Wasser abspaltet.
- ③ Dihydroorotat wird NAD$^+$-abhängig mittels **Orotat-Dehydrogenase** zu **Orotat** oxidiert (= dehydriert).
- ④ Die **Orotat-Phospho-Ribosyl-Transferase** verknüpft Orotat und **PRPP** (Phospho-Ribosyl-Pyrophosphat) über eine N-glykosidische Bindung zum **Orotidin-5-Phosphat**.

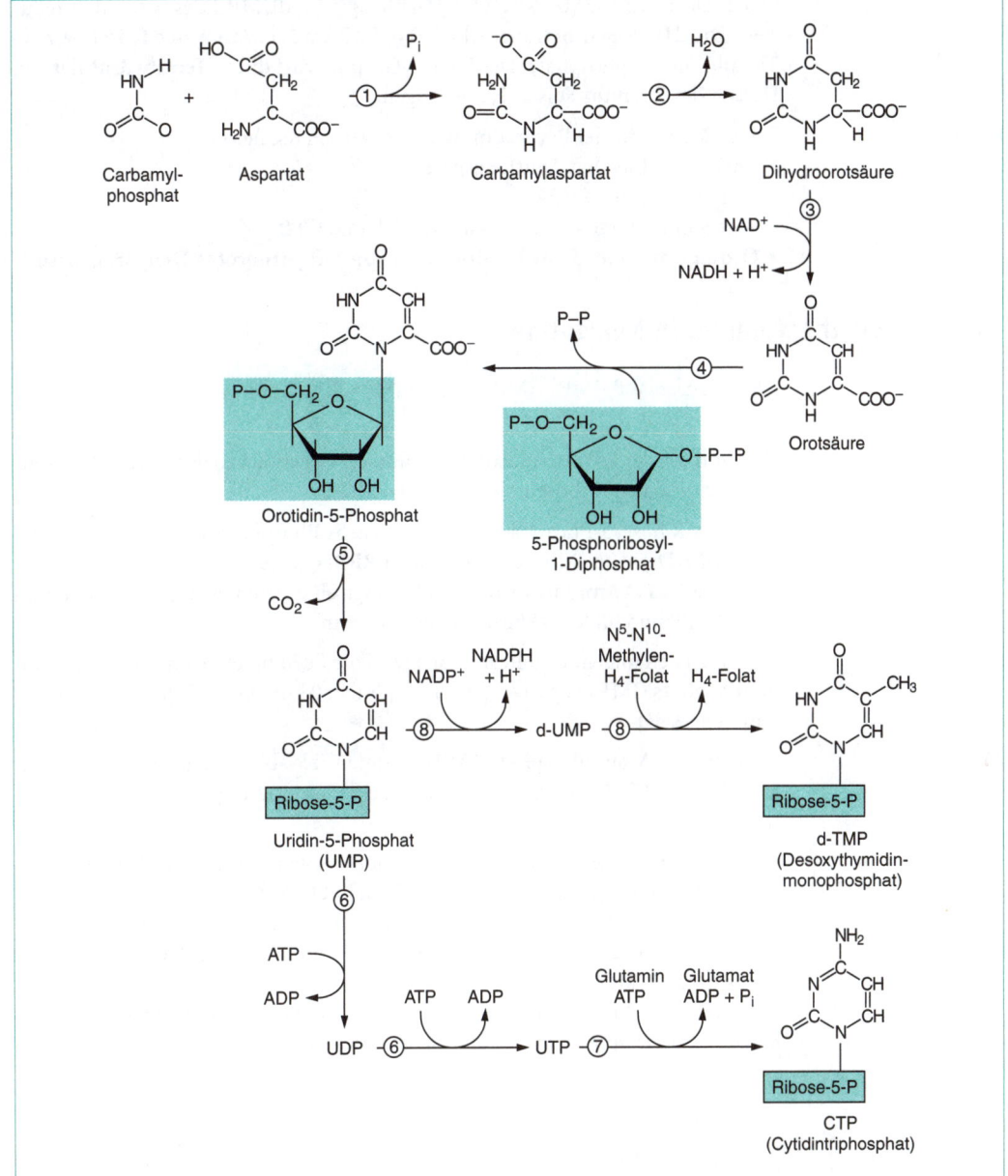

Abb. 14.2: Synthese der Pyrimidin-Nukleotide [2]

14 Speicherung, Übertragung und Expression genetischer Informationen

UMP
- ⑤ Durch CO_2-Abspaltung bildet die **Orotidin-5-P-Decarboxylase** das Pyrimidinnukleotid **Uridin-5-Phosphat (UMP)**.
- ⑥ **Nukleosidmonophosphat-** und **Nukleosiddiphosphatkinasen** wandeln UMP über **UDP** in **UTP** um.

CTP
⑦ Die **CTP-Synthase** ersetzt eine Keto-Gruppe (C=O) aus UTP durch eine Amino-Gruppe aus Glutamin und bildet **CTP** (Cytidin-Triphosphat).

dTMP
⑧ Die nur in der DNA vorkommenden **Thymidin-Derivate** werden aus UMP gebildet. Dazu wird UMP NADPH/H$^+$-abhängig zu **dUMP** (Desoxy-UMP) reduziert. Die **dTMP-Synthetase** methyliert dUMP am 5. C-Atom zu **dTMP** (Desoxy-Thymidinmonophosphat). Die Methyl-Gruppe wird durch **Tetrahydrofolat**, ein Derivat des Vitamins Folsäure, übertragen.

Regulation
Folgende Enzyme der Pyrimidin-Synthese werden reguliert:
- **Carbamylphosphat-Synthetase II:**
  - aktiviert durch **PRPP**
  - gehemmt durch die Endprodukte **UTP** und **CTP**
- **Orotat** hemmt die **Dihydroorotase** und die **Dihydroorotat-Dehydrogenase**.

14.1.2 Synthese der Purin-Nukleotide

Reaktionsablauf · IMP · AMP · XMP · GMP · Regulation

Die Synthese der Purin-Nukleotide beginnt im Gegensatz zu den Pyrimidin-Nukleotiden direkt am Ribosemolekül (s. Abb. 14.3):

Reaktionsablauf
- ① Aus Ribose-5-Phosphat und ATP entsteht **P**hospho-**R**ibosyl-**P**yro**p**hosphat (**PRPP**). Diese Reaktion katalysiert die **PRPP-Synthetase**.
- ② Die **PRPP-Amidotransferase** überträgt eine Aminogruppe aus Glutamin auf PRPP und bildet **5-Phospho-Ribosylamin**.

IMP
③ – ⑦ In den folgenden 5 Reaktionen wird die Purinbase Inosin des **Inosin-Monophosphats (IMP)** aus Glycin, Formyl-Resten, Glutamin, CO_2 und Aspartat zusammengesetzt.

AMP
⑧ **Adenosin-Monophosphat (AMP)** entsteht GTP-abhängig aus IMP, indem die Keto-Gruppe (C=O) am 6. C-Atom durch eine Aminogruppe aus Aspartat ersetzt wird.

GMP
- ⑨ Für die Synthese von Guanosin-Monophosphat (GMP) wird IMP am 2. C-Atom zunächst zu **Xanthosin-Monophosphat (XMP)** oxidiert.
- ⑩ Anschließend wird in einer ATP-abhängigen Reaktion die Aminogruppe von Glutamin auf das 2. C-Atom übertragen. Dadurch entsteht **Guanosin-Monophosphat (GMP)**.

Die Nukleosid-Monophosphate werden durch entsprechende Kinasen ATP-abhängig in Diphosphate und Triphosphate umgewandelt.

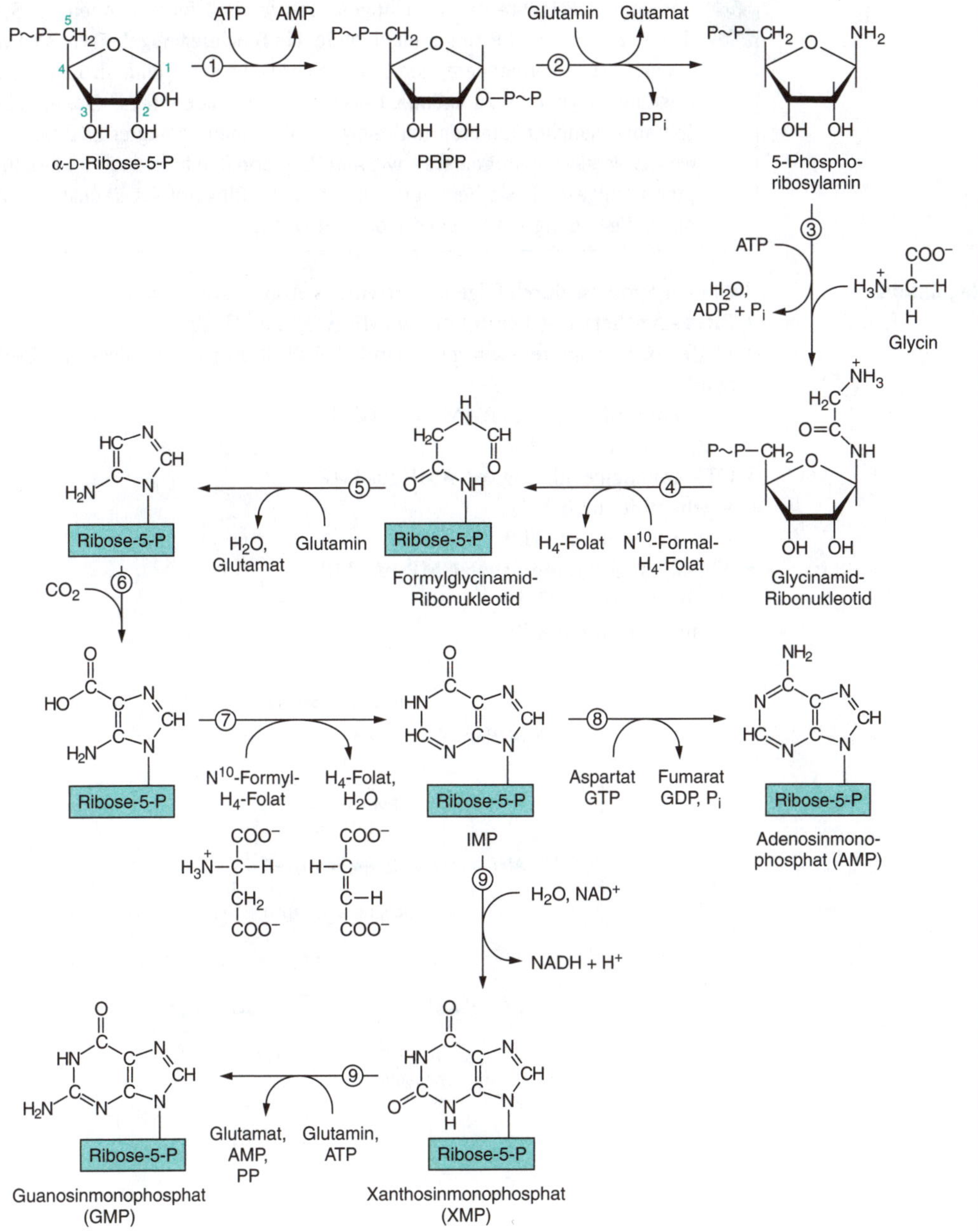

14.1 Nukleotide

Abb. 14.3: Synthese der Purin-Nukleotide [2]

Das Vitamin **Folsäure** ist ein wichtiges Coenzym in 3 Teilreaktionen der Synthese der Purin- und Pyrimidinnukleotide. Ein **Folsäuremangel** macht sich vor allem in schnell proliferierenden Geweben wie dem Knochenmark bemerkbar: Folsäuremangel führt zu **Anämie, Leuko-** und **Thrombopenie** (s. Kap. 9.2). Zur Therapie mancher Tumoren und einiger autoimmun-bedingter Erkankungen werden **Folsäure-Antagonisten**, wie **Amethopterin** (Methotrexat®) und **Aminopterin**, eingesetzt. Sie hemmen kompetitiv die **Dihydrofolat-Reduktase** und damit die Bildung von Tetrahydrofolat aus Folsäure.

Regulation der Purin-Synthese durch folgende Enzyme (s. Abb. 14.4):
- **PRPP-Synthetase:** gehemmt durch IMP, AMP und GMP
- **PRPP-Amidotransferase** = geschwindigkeitsbestimmendes Enzym der Purin-Synthese
  - gehemmmt durch: **IMP, AMP** und **GMP**
  - aktiviert durch **PRPP**
- GTP-abhängige Bildung von **AMP** aus IMP
  - gehemmt durch AMP
  - stimuliert durch **GTP**
- ATP-abhängige Bildung von **GMP** aus IMP
  - gehemmt durch GMP
  - stimuliert durch **ATP**

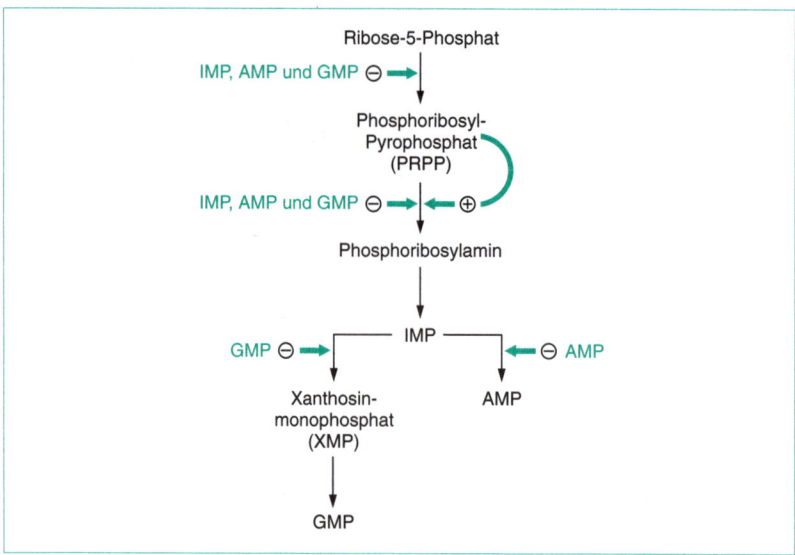

Abb. 14.4: Regulation [2]

14.1.3 Wiederverwertung von Pyrimidinen und Purinen

salvage pathway · Purinbasen · Pyrimidinnukleoside

salvage pathway • = „Recyclingweg" von Purin- und Pyrimidinnukleotiden

- Der Bedarf an Purin- und Pyrimidinnukleotiden ist sehr groß und die Synthese verbraucht enorme Energiemengen. Daher verwertet der Organismus die im Stoffwechsel anfallenden und intestinal resorbierten Purin- und Pyrimidinnukleotide in erheblichem Umfang wieder.

Purinbasen

Rund 80–90 % der bei Abbauprozessen anfallenden Purinbasen werden wiederverwertet. Daher müssen nur etwa 10–20 % des täglichen Bedarfs an Purinbasen durch Neusynthese gedeckt werden.

Die Wiederverwertung der freien Purinbasen **Adenin, Hypoxanthin** und **Guanin** zu Nukleosid-Monophosphaten ermöglichen folgende 2 Enzyme (s. Abb. 14.5):
- Die **Adenin-Phosphoribosyl-Transferase (APRT)** wandelt Adenin in einer PRPP-abhängigen Reaktion in **AMP** um.
- Die **Hypoxanthin-Guanin-Phosphoribosyl-Transferase (HGPRT)** katalysiert die Bildung von **IMP** und **GMP** aus Hypoxanthin und Guanin.

APRT und HGPRT werden durch ihre entsprechenden Reaktionsprodukte gehemmt.

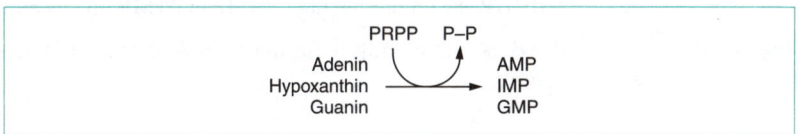

Abb. 14.5: Purinwiederverwertung

 Zwei X-chromosomalvererbte Erkrankungen beruhen auf einem **Mangel an HGPRT**:
- **Kelly-Seegmiller-Syndrom:** partieller Mangel der HGPRT (< 20%). Die Folgen sind Hyperurikämie (erhöhter Harnsäurespiegel), Nierensteine und in etwa 20% der Fälle neurologische Störungen.
- **Lesch-Nyhan-Syndrom:** vollständiger Mangel der HGPRT (< 1%). Die Folgen sind Hyperurikämie, fortschreitende Niereninsuffizienz und geistige Retardierung, wobei diese Kinder zur **Selbstverstümmelung** neigen.

Pyrimidinnukleoside

Detaillierte Reaktionen über die Wiederverwertung von Pyrimidinbasen sind noch nicht bekannt. Es konnte jedoch gezeigt werden, dass 2 Enzyme Pyrimidinnukleoside mit Hilfe von ATP wieder zu Pyrimidinnukleotiden phosphorylieren:
- Die **Uridin-Cytosin-Kinase** synthetisiert **UMP** und **CMP** aus Uridin und Cytosin.
- Die **Thymidin-Kinase** bildet **TMP** aus Thymidin.

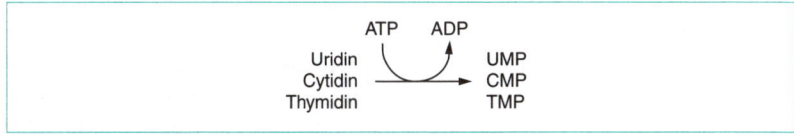

Abb. 14.6: Pyrimidinwiederverwertung

14 Speicherung, Übertragung und Expression genetischer Informationen

14.1.4 Synthese der Desoxy-Ribonukleotide

Ribonukleotid-Reduktase · Regulation

Im Rahmen der Pyrimidin- und Purinsynthese entstehen zuerst Ribonukleotide, die zur RNA-Synthese verwendet werden. Für die Synthese der DNA sind dagegen 2'-Desoxy-Ribonukleotide nötig. Dazu wird der Zucker Ribose durch die **Ribonukleotid-Reduktase** in 2'-Desoxy-Ribose reduziert (s. Abb. 14.7):

Ribonukleotid-Reduktase

- Dieses Enzym enthält das Protein **Thioredoxin**, dessen beide SH-Gruppen in die Disulfid-Form übergehen.
  - Die **Thioredoxin-Reduktase** regeneriert NADPH/H$^+$-abhängig diese 2 SH-Gruppen.
- Substrate der Ribonukleotid-Reduktase sind nur **Nukleotid-Diphosphate.**
- Die entstandenen **dADP, dGDP** und **dCDP** werden mit Hilfe von ATP zu Triphosphaten phosphoryliert.
- dUDP wird hingegen über dUMP in **dTMP** umgewandelt (s. Abb. 14.2).

Regulation

dADP ist der wichtigste **Regulator,** indem er die Ribonukleotid-Reduktase stark hemmt.

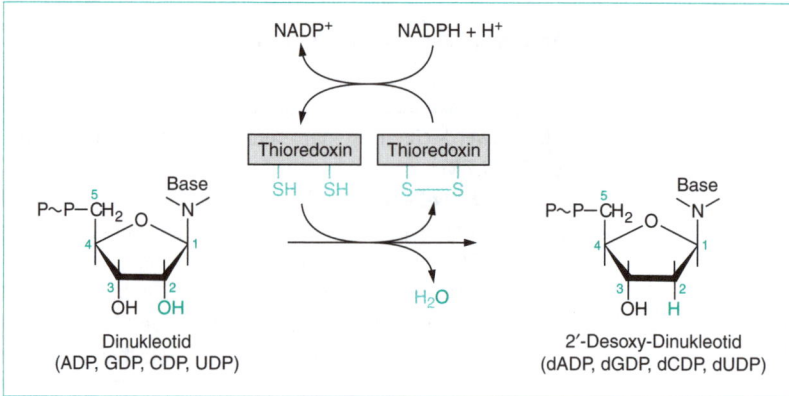

Abb. 14.7: Biosynthese der Desoxy-Ribonukleotide

14.2 DNA-Replikation

Allgemeines · Initiation · Elongation · Termination · Topoisomerasen · Telomere

Allgemeines

DNA

- = **DNS** = **Desoxyribonukleinsäure,** liegt im Zellkern jeder Zelle und enthält die genetische Information eines Menschen in Form einer Basensequenz
- = sehr langes, fadenförmiges Makromolekül, bestehend aus 2 antiparallelen Einzelsträngen, die je ein **5'-Phosphat-Ende** und ein **3'-OH-Ende** besitzen (s. Abb. 14.8)
- muss **identisch repliziert** (= verdoppelt) werden, bevor sich eine Zelle teilen kann

14.2 DNA-Replikation

DNA-Replikation	• erfolgt **semikonservativ:** zur Neusynthese wird die DNA in beide Einzelstränge aufgespalten. Diese dienen als Matrize (= Vorlage) für die Synthese eines neuen Stranges → die beiden **neuen DNA-Doppelstränge** enthalten je einen alten („**elterlichen**") Einzelstrang und einen **neu-synthetisierten** Einzelstrang. • des Genoms eukaryonter Zellen mit rund 2×10^9 Nukleotid-Basen dauert etwa 8 h. Um in dieser Zeit die DNA zu verdoppeln, erfolgt die Replikation bei Eukaryonten an vielen Stellen des Genoms (bei Prokaryonten nur von einem Startpunkt aus) gleichzeitig nach folgendem Prinzip:
Initiation	Der DNA-Doppelstrang wird durch ATP-verbrauchende **Helicasen** an Replikationsstartpunkten in beide Richtungen geöffnet. Dabei entstehen die sog. **Replikationsblasen.**
Elongation	
DNA-Polymerasen δ	• synthetisieren den neuen DNA-Strang, indem sie Nukleotid-Triphosphate (dATP, dCTP, dGTP, dTTP) mit dem **3'-OH-Ende** des letzten Nukleotids verknüpfen. Dabei wird Pyrophosphat freigesetzt • können die DNA-Kette nur in **5'→3'-Richtung** (!) verlängern • können die Replikation nicht von sich aus beginnen, sondern nur eine bestehende Kette verlängern. Sie benötigen einen **Primer**, ein kurzes RNA-Stück, das durch eine Primase (= RNA-Polymerase) gebildet wurde.
DNA-Polymerase δ	synthetisiert den **Führungsstrang** (bei Prokaryonten: **DNA-Polymerase III**) kontinuierlich in 5'→3'-Richtung (s. Abb. 14.8)
DNA-Polymerase α	bildet den **Verzögerungsstrang** (bei Prokaryonten: **DNA-Polymerase I**) in Form kurzer **Okazaki-Fragmente** ebenfalls in 5'→3'-Richtung. Die dazwischen liegenden **Primer** werden entfernt, die **Lücken** durch die DNA-Polymerase α gefüllt und mittels einer **DNA-Ligase** zu einem kontinuierlichen Strang verknüpft.
Termination	Gehen 2 Replikationsblasen ineinander über, wird die DNA-Synthese beendet.

Prokaryonten			
DNA-Polymerase	I	II	III
Funktion	Synthese des Verzögerungsstranges, entfernt Primer, füllt Lücken, vollzieht Reparatur, besitzt 5'-3'- **und** 3'-5'-Exonuklease-Aktivität	Unbekannt	Synthese des Führungsstranges
Eukaryonten					
DNA-Polymerase	α	β	γ	δ	ε
Lokalisation	Kern	Kern	Mitochondrien	Kern	Kern
Funktion	Synthese von Primer und Verzögerungsstrang	Reparatur	Replikation der mitochondrialen DNA	Synthese des Führungsstranges	Reparatur

Tab. 14.1: Einteilung und Funktion der DNA-Polymerasen bei Prokaryonten und Eukaryonten

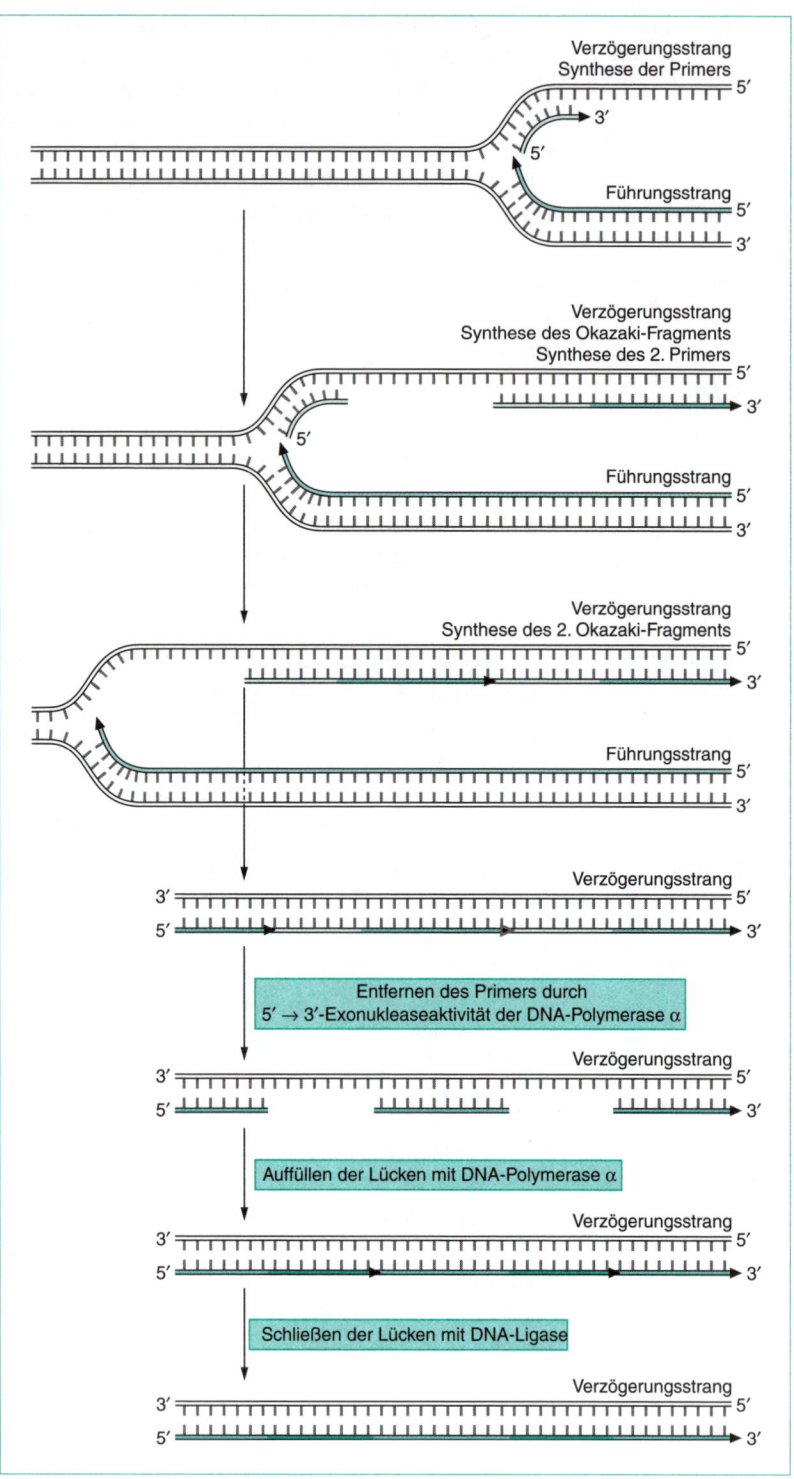

Abb. 14.8: DNA-Replikation [5]

Topoisomerasen

Bei der Replikation und Transkription (s.u.) der DNA entsteht **überspiralige DNA**. Diese als **Verdrillung** oder **Supercoils** bezeichneten Strukturen entfernen **Topoisomerasen**:
- **Topoisomerase I**: entspannt DNA, indem sie vorübergehend Einzelstrang-Brüche in die Kette einfügt
- **Topoisomerase II** (bei Prokaryonten: **DNA-Gyrase**): führt unter ATP-Verbrauch negative Superhelices in die DNA ein

 Gyrase-Hemmstoffe (= **Chinolone**, z.B. Ciprofloxacin [Ciprobay®]) blockieren die Entspannung der verdrillten DNA bei Prokaryonten und werden daher als Antibiotika eingesetzt.

Die Replikation der Enden eines DNA-Doppelstranges führt zu folgender Problematik:
- Der **Führungsstrang** kann problemlos vollständig bis zum 5'-Ende des elterlichen Stranges verdoppelt werden (s. Abb. 14.8).
- Beim **Verzögerungsstrang** wird während der Replikation am **3'-Ende** ein Primer eingefügt. Nach Entfernung des Primers hat die DNA-Polymerase keine Möglichkeit, diese Lücke zu schließen. Sie bräuchte wieder einen Primer, um Nukleotide anhängen zu können! Dies führt zu einem Verlust eines kleinen DNA-Abschnittes (von der Länge des Primers) nach jeder Verdoppelung. Um dabei einen Genverlust zu verhindern, existieren die Telomere (s.u.).

Telomere
- = Enden der DNA-Stränge mit einigen tausend **repetitiven, G-reichen Sequenzen**
- **verhindern** den **Verlust von Genen**:
  – Während jeder Zellteilung geht ein Teil dieser Sequenzen verloren, ohne dass Gen-codierende Abschnitte betroffen sind.
  – Nach etwa 30–50 Zellteilungen sind die Telomere aufgebraucht.
  – Weitere Replikationen verkürzen codierende Gene und führen zum Zelltod.
  – Diese DNA-Verkürzung wird immer wieder für das **Altern** und die begrenzte Lebenserwartung von Zellen verantwortlich gemacht.

Telomerase
- **Keimbahnzellen** des Hodens und **Stammzellen** des Knochenmarkes sowie der Haut teilen sich dagegen wesentlich häufiger.
- Um die DNA-Verkürzung zu verhindern, besitzen diese Zellen das Enzym **Telomerase**, das den Längenverlust wieder ausgleicht.
- Auch in **Tumorzellen** konnte man dieses Enzym nachweisen.

14.3 Reparatur von DNA-Schäden

DNA-Schäden · Reparaturmechanismen

DNA-Schäden entstehen **spontan** durch eine Vielzahl einwirkender **Noxen**:
- Schon bei normaler Körpertemperatur treten **thermische Spaltungen** der N-glykosidischen Bindungen zwischen Purinbasen und der Desoxy-Ribose auf.
- Häufig ist auch die **spontane Desaminierung** von **Cytosin** zu Uracil.

14 Speicherung, Übertragung und Expression genetischer Informationen

- **UV-Licht** löst eine **Dimerisierung** (= Zusammenlagerung) benachbarter **Thymidin-Reste** aus.

Reparaturmechanismen sind äußerst effektiv, so dass die meisten Schäden nicht zu bleibenden Veränderungen der DNA führen:

Basen-Exzisionsreparatur Ein fehlerhaftes Desoxy-Nukleotid wird entfernt, die Lücke mittels DNA-Polymerase aufgefüllt und durch die DNA-Ligase verschlossen.

Nukleotid-Exzisionsreparatur Im Bereich der fehlerhaften Base wird ein 10–20 Nukleotide enthaltendes Oligonukleotid entfernt und die Lücke anschließend durch DNA-Polymerase und DNA-Ligase geschlossen.

> **Xeroderma pigmentosum** ist eine autosomal-rezessiv vererbte Hauterkrankung, bei der die DNA-Reparaturenzyme unfähig sind, durch UV-Licht ausgelöste **Thymidin-Dimere** wieder zu spalten. Solche Patienten sind extrem empfindlich gegenüber Sonnenlicht, neigen zur **Atrophie** und **Keratosenbildung der Haut** und entwickeln im Laufe ihres Lebens **maligne (= bösartige) Hauttumoren**.

14.4 DNA-Transkription

Definition · RNA-Synthese · Initiation · Elongation · Termination · RNA-Processing · RNA-Polymerasen · Transkritionshemmstoffe

Definition
- Bei der **Transkription** werden **Gene** auf der DNA abgelesen und deren Information in **RNA-Moleküle** übertragen.
- Es wird immer nur ein DNA-Strang, der **Matrizenstrang** (= **Minusstrang**) abgelesen (entspricht dem Führungsstrang bei der DNA-Replikation).
- Die Basensequenz des RNA-Transkriptes entspricht der Basensequenz des zum Matrizenstrang komplementären DNA-Stranges. Dieser wird auch **codogener** oder **Nicht-Matrizenstrang** (= **Plusstrang**) genannt (entspricht dem Verzögerungsstrang bei der DNA-Replikation).

Die **RNA-Synthese** läuft bei Eukaryonten in 4 Phasen ab:

Initiation
- Die Transkription beginnt, wenn eine der 3 **RNA-Polymerasen** (I, II, III) und regulatorische **Transkriptionsfaktoren** den **Initiationskomplex** ausbilden.
- Der Initiationskomplex bindet an eine bestimmte Basensequenz der DNA, die als **Promotor** bezeichnet wird. Dieser liegt meist am 5'-Ende, also „oberhalb" des kodierenden Bereichs.
- Die Promotorsequenz enthält einen AT-reichen (= Adenosin-Thymidin) Abschnitt (= **TATA-Box**), der die Trennung der beiden DNA-Einzelstränge und damit das Ablesen der DNA-Sequenz ermöglicht.

Jede RNA-Polymerase synthetisiert unterschiedliche RNA-Moleküle (s. Abb. 14.2).

14.4 DNA-Transkription

	Transkriptionsprodukt	α-Amanitin-Wirkung
RNA-Polymerase I	**rRNA**	keine Hemmung
RNA-Polymerase II	**mRNA,** hnRNA	starke Hemmung
RNA-Polymerase III	**tRNA,** snRNA	geringe Hemmung

Tab. 14.2: Eukaryontische RNA-Polymerasen, ihre Transkriptionsprodukte und die Beeinflussung durch das Gift des grünen Knollenblätterpilzes, α-Amanitin.
rRNA = ribosomale RNA, mRNA = Messenger RNA, hnRNA = heteronukleäre RNA, tRNA = Transfer RNA, snRNA = Small nuclear RNA

Elongation

RNA-Polymerasen
- synthetisieren den neuen RNA-Strang, indem sie Nukleotid-Triphosphate (ATP, CTP, GTP, UTP) mit dem **3'-OH-Ende** des letzten Nukleotids verknüpfen. Dabei wird Pyrophosphat freigesetzt.
- können die RNA-Kette nur in **5'→3'-Richtung** verlängern (ebenso wie die DNA-Polymerase)
- Unterschiede zur DNA-Replikation:
  - Ribonukleotide anstatt Desoxyribonukleotide
  - **UTP** anstelle von dTTP

Termination der RNA-Synthese, wenn die RNA-Polymerase bestimmte **Stoppsignale** erreicht. Daneben spielen verschiedene Proteine eine wesentliche Rolle bei der Beendung der Transkription.

RNA-Processing = **posttranskriptionale Modifikation** = Nachbearbeitung des primären Transkriptionsproduktes im Zellkern: So entsteht z.B. aus **hnRNA** (hetero-nukleärer RNA) die **mRNA** (nur etwa 20% der hnRNA werden in reife mRNA umgewandelt. Der Rest wird durch Nukleasen hydrolysiert):
- An das **5'-P-Ende** wird eine **Kopfgruppe** (= **Cap-Struktur,** meist ein methyliertes GTP) angehängt, die folgende Aufgaben erfüllt:
  - **Schutz** für die RNA vor dem Abbau durch Nukleasen
  - Signal für **Transport** der mRNA durch die Kernporen
  - Wichtig für die **Anheftung an Ribosomen**
- Eine **Poly-A-Sequenz** von 100–200 Nukleotiden wird an das **3'-OH-Ende** angefügt:
  - **Schutz** der RNA vor enzymatischem Abbau
  - wichtige Rolle bei der **Halbwertszeit** der mRNA
- **Spleißen:** Die nicht-codierenden Sequenzen (**Introns**) werden entfernt und die codierenden Abschnitte (**Exons**) aneinander gefügt. Große Bedeutung beim Spleißen hat die im Kern vorkommende **snRNA** (small nuclear RNA, s. Kap. 8.2): Sie bildet lassoartige Ausstülpungen (= **Lassostrukturen**), die mit den Introns hybridisieren und deren exaktes Herausschneiden ermöglichen.
- **chemische Veränderungen:** z.B. Methylierungen von Nukleotidbasen

Auch die anderen RNA-Typen wie rRNA und tRNA werden durch verschiedene Spleißvorgänge verändert.

 Durch Fehler beim Spleißen werden veränderte Proteine gebildet. Auf diese Weise entstehen z.B. veränderte Hämoglobin-Moleküle bei einigen Formen der **Thalassämie** (s. Kap. 20.1).

Transkriptions-hemmstoffe

Verschiedene Substanzen hemmen die Transkription teilweise oder vollständig und können daher als **Antibiotika** oder **Zytostatika** (Tumortherapie) eingesetzt werden (s. Tab. 14.3).

Hemmstoff	Wirkung
Rifampicin	hemmt prokaryontische RNA-Polymerase (erst ab hohen Dosen die eukaryontische) → Antibiotikum
Actinomycin D	hemmt v. a. RNA-Polymerasen, indem es mit der DNA Komplexe ausbildet und dabei das Basenpaar Guanin-Cytosin (Interkalation) verklebt → Zytostatikum
Mitomycin	hemmt RNA- und DNA-Polymerasen, indem es kovalent an die DNA bindet (Alkylierung) → Zytostatikum
α-Aminitin	hemmt v. a. RNA-Polymerase II (in höheren Konzentrationen auch Typ III), indem es sehr fest an dieses Enzym bindet → Gift des grünen Knollenblätterpilzes (Amanita phylloides)

Tab. 14.3: Transkriptions-Hemmstoffe und ihre Wirkungen

14.5 Translation (Proteinbiosynthese)

Definition · Ribosomen · tRNA · Aminoacyl-tRNA · Initiation · Elongation · Termination · Regulation der Genexpression

Definition

Translation = Übersetzung der **Basensequenz** der Messenger-RNA (mRNA) in die **Aminosäuresequenz** der Proteine

Ribosomen

Orte der Proteinbiosynthese
- bestehen aus 2 Untereinheiten: große 60S-Einheit, kleine 40S-Einheit (s. Kap. 15.2)
- besitzen **3 RNA-Bindungsstellen**: 1 mRNA-Bindungsstelle und 2 tRNA-Bindungsstellen, die unterteilt werden in:
  – **Peptidyl-Bindungsstelle (= P-Bindungsstelle):** hält das tRNA-Molekül fest, das mit dem wachsenden Ende der Polypeptidkette verbunden ist
  – **Aminoacyl-Bindungsstelle (= A-Bindungsstelle):** nimmt die neu hinzukommende tRNA auf

tRNA

- = **Transfer-RNA**
- wirkt als Übersetzer, die für jeweils 3 codierende Basen 1 Aminosäure in das Protein einbaut
- Jede tRNA kann nur eine der 21 proteinogenen Aminosäuren binden.
- Für jede Aminosäure existiert mindestens ein, meist aber mehrere tRNA-Moleküle.

Aminoacyl-tRNA

Für die **Proteinbiosynthese** müssen alle Aminosäuren mit ATP aktiviert und an das CCA-Ende (= Cytidin-Cytidin-Adenosin-Ende) eines spezifischen tRNA-Moleküls gebunden werden (s. Abb. 14.9):
- **Aktivierung** der Aminosäure:
  – An der Carboxy-Gruppe (COOH-Gruppe) der Aminosäure entsteht eine **energiereiche Esterbindung**.

14.5 Translation (Proteinbiosynthese)

– Der Energiegehalt dieser Bindung ermöglicht es der Aminosäure, eine **Peptidbindung** mit der Aminogruppe der nächsten Aminosäure auszubilden.
- Synthese der Aminoacyl-tRNA in 2 Schritten, katalysiert durch die **Aminoacyl-tRNA-Synthetase**:
  – Aktivierung einer Aminosäure mittels ATP zu Aminoacyl-AMP:
  Aminosäure + ATP → Aminoacyl-AMP + PP
  – Übertragung des Aminoacyl-AMP auf eine tRNA:
  Aminoacyl-AMP + tRNA → Aminoacyl-tRNA + AMP
  – Die Synthese einer Aminoacyl-tRNA benötigt also 2 energiereiche Verbindungen: Pyrophosphat zerfällt in 2 einzelne Phosphatreste, und um aus AMP wieder ATP herzustellen, werden zwei ATP-Moleküle gebraucht.

Gründe der Synthese von **Aminoacyl-tRNA:**
- Die tRNA dient als **Adapter** zwischen mRNA und Proteinkette:
  – Eine Aminosäure wird an die tRNA gekoppelt, die das richtige **Anticodon** enthält.
  – Dieses Anticodon besteht aus 3 Nukleotiden und ist komplementär zu dem ebenfalls aus 3 Nukleotiden zusammengesetzten **Codon** auf der mRNA.
  – Codon und Anticodon lagern sich zusammen, wodurch jede Aminosäure dort in die wachsende Proteinkette eingebaut wird, an der es die Nukleotidsequenz der mRNA vorschreibt.

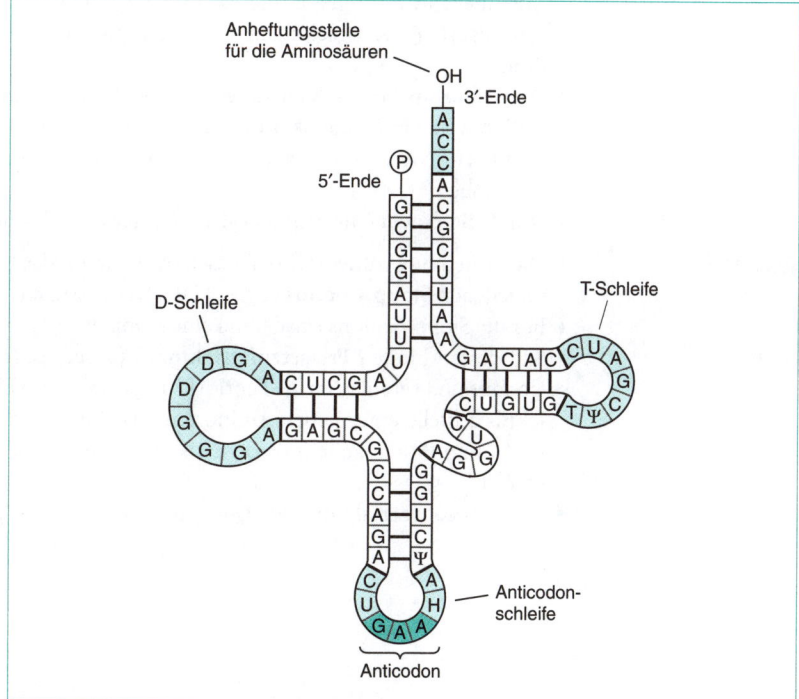

Abb. 14.9: Kleeblattstruktur einer tRNA [3]

Initiation

Während der Initiation werden der Anfang des Proteins und das Leseraster festgelegt (s. Abb. 14.10):

- Die Bildung des **80S-Initiationskomplexes** benötigt etwa 10 Initiationsfaktoren, mRNA, die beiden ribosomalen Untereinheiten und GTP (s. Abb. 14.10).
- Zunächst bindet die **Initiator-tRNA** an die kleine ribosomale Untereinheit. Die Initiator-tRNA liefert die erste Aminosäure der entstehenden Proteinkette: Bei Eukaryonten ist dies immer **Methionin**.
- Anschließend lagern sich verschiedene Initiationsfaktoren und GTP an und binden mit der Initiator-tRNA an das **5'-P-Ende** (= **Cap**) der mRNA.
- Die kleine ribosomale 40S-Einheit sucht das **Start-Codon** mit der Basensequenz **AUG** auf der mRNA auf.
- GTP wird hydrolysiert, Initiationsfaktoren abgelöst und die große 60S-Einheit lagert sich an. Die Initiator-tRNA rastet in die P-Bindungsstelle des Ribosoms ein, und nun können sich neue Aminoacyl-tRNA-Moleküle an die A-Bindungsstelle anlagern.

Elongation

Die in Abbildung 14.10 dargestellte Verlängerung der Proteinkette läuft in **3 Schritten** ab und wiederholt sich, bis ein **Stopp-Codon** erreicht wird:
- Entsprechend dem Codon auf der mRNA bindet zunächst unter GTP-Verbrauch eine neue **Aminoacyl-tRNA** an die freie **A-Bindungsstelle** des Ribosoms.
- Die **Peptidyl-Transferase** löst das Carboxy-Ende der bisher gebildeten Polypeptidkette vom tRNA-Molekül ab, das an der P-Bindungsstelle gebunden ist. Anschließend verbindet es diese Carboxy-Gruppe mit der Amino-Gruppe des Aminoacyl-tRNA-Moleküls an der A-Bindungsstelle und bildet eine **Peptidbindung**.
- Das **Ribosom** bewegt sich unter GTP-Verbrauch nun 3 Nukleotide auf der mRNA weiter (= **Translokation**) und setzt das alte tRNA-Molekül frei. Die neue Peptidyl-tRNA wird dabei von der A-Bindungsstelle in die P-Bindungsstelle verschoben.
- Nun kann erneut eine Aminoacyl-tRNA an die A-Bindungsstelle gelangen.

Termination

- Die Proteinbiosynthese wird abgeschlossen, wenn das Ribosom eines der 3 verschiedenen **Stopp-Codons** (UAA, UAG, UGA) erreicht.
- Für die Stopp-Codons existieren keine komplementären tRNAs.
- Stattdessen binden **Freisetzungsfaktoren** (= **release factors**) an diese Stopp-Codons und veranlassen die Peptidyl-Transferase zum Einbau eines **Wassermoleküls** anstelle einer neuen Aminosäure. Dadurch wird die Bindung zwischen tRNA und Proteinkette proteolytisch gespalten und die neue Proteinkette freigesetzt.
- Das Ribosom zerfällt in beide Untereinheiten und setzt die mRNA frei.

14.5 Translation (Proteinbiosynthese)

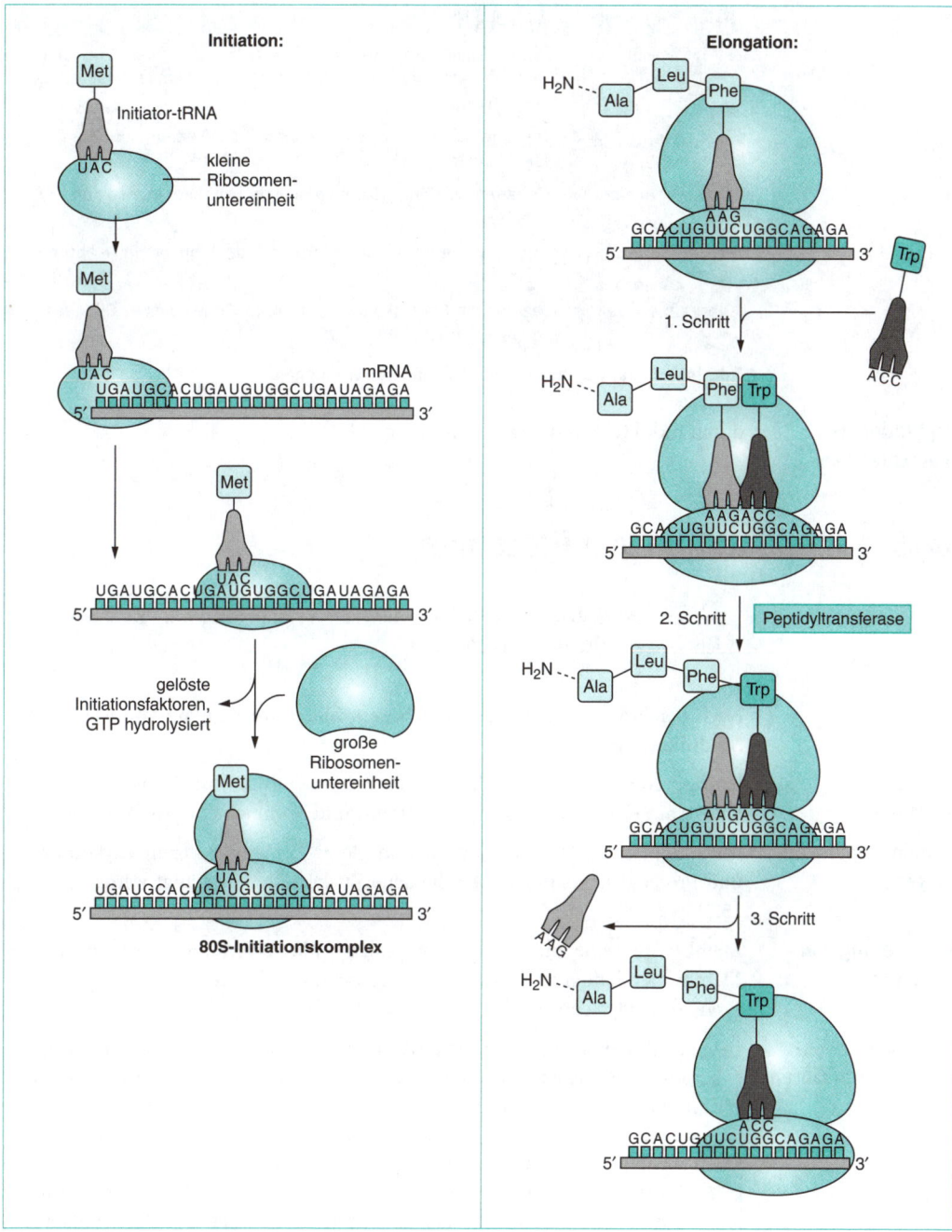

Abb. 14.10: Proteinbiosynthese [3]

14 Speicherung, Übertragung und Expression genetischer Informationen

Hemmstoff	Wirkung
Streptomycin	bindet an prokaryontische 30S-Einheit und verhindert dadurch den Übergang vom Initiationskomplex zum Elongationsprozess → Antibiotikum
Tetracycline	hemmen die Bindung von Aminoacyl-tRNA an die A-Bindungsstelle prokaryonter Ribosomen → Antibiotika
Chloramphenicol	inhibiert die Peptidyl-Transferase prokaryonter Ribosomen → Antibiotikum
Erythromycin	blockiert die Translokation prokaryonter Ribosomen → Antibiotikum
Diphtherie-Toxin	hemmt die Translokation eukaryonter Ribosomen → Gift des Corynebakterium diphtheriae

Tab. 14.4: Translations-Hemmstoffe und ihre Wirkungen

Regulation der Genexpression durch Induktion und Repression (s. Kap. 11.3)

14.6 Modifikation von Proteinen

> limitierte Proteolyse · Proteinglykosylierung · Verankerung von Proteinen · nicht-enzymatische Glykosylierung

Nach der Proteinbiosynthese am Ribosom finden folgende **posttranslationalen Modifikationen** statt:

limitierte Proteolyse — häufiger Mechanismus, um inaktive Proenzyme durch Abspaltung eines Peptidteils zu aktivieren, z. B. Gerinnungskaskade und Komplementsystem (s. Kap. 11.3)

Protein-Glykosylierungen — Im endoplasmatischen Retikulum und Golgi-Apparat enstehen Glykoproteine und Proteoglykane, indem verschiedene Zuckerreste angehängt werden (s. Kap. 15.2).

Verankerung von Proteinen — Membranproteine müssen mit lipophilen Ankern verbunden werden, um in Membranen haften zu können. Dies geschieht durch Anhängen von Fettsäuren, Prenylresten (= Cholesterin-Vorstufen) oder Phospholipiden.

Modifikation einzelner Aminosäuren — In vielen Proteinen werden einzelne Aminosäuren verändert, z. B. durch Phosphorylierung (z. B. Schrittmacherenzyme), Carboxylierung (z. B. Gerinnungsfaktoren) und Hydroxylierung (z. B. Kollagen).

 Im Körper kommt es zu **nicht-enzymatischen Glykosylierungen** verschiedener Proteine. Wichtiges Beispiel ist die Glykosylierung von Hämoglobin zu **HBA$_{1c}$**, das als Verlaufsparameter zur langfristigen Blutzucker-Kontrolle bei **Diabetes mellitus** verwendet wird.

15 Zellstrukturen

> Prokaryonten · Eukaryonten

Abhängig von der Ausprägung des Zellkerns werden beim zellulären Aufbau 2 grundlegende Formen unterschieden:

Prokaryonten
- pro (lat./griech.) = vor, karyon (griech.) = Kern → Zellen mit „Vorkern"
- Das **genetische Material** ist in Form eines Pronukleus organisiert. Dieser Pronukleus ist **nicht** durch eine Kernmembran vom Zytoplasma getrennt.
- Den Prokaryonten fehlen charakteristische Eukaryonten-Organellen wie Zellkerne, endoplasmatisches Retikulum und Mitochondrien.
- Zu den Prokaryonten werden **Bakterien, Viren, Rickettsien,** Blaualgen, u. a. gezählt.

Eukaryonten
- eu (griech.) = gut, normal, karyon (griech.) = Kern → Zellen mit „normalem" Kern
- Das genetische Material ist in Form von **Chromosomen** in einem **Zellkern** zusammengefasst und wird durch eine **Kernmembran** vom Zytoplasma abgetrennt.
- Daneben enthalten Eukaryonten weitere Organellen wie endoplasmatisches Retikulum und Mitochondrien.

15.1 Zellmembran

> Definition · Lipid-Doppelschicht · Verhältnis · Fluid mosaic model

- Zellmembran = Plasmamembran = Plasmalemm
- Jede lebende Zelle ist von einer Zellmembran umgeben.
- Diese begrenzt die intrazellulären Strukturen gegenüber dem Extrazellularraum und hält das zelluläre Milieu aufrecht.

Lipid-Doppelschicht
Die Grundstruktur jeder Zellmembran bildet eine **Lipid-Doppelschicht**, die etwa 5–10 nm dick ist.

Bausteine
- **Lipide:** Phospholipide, Sphingolipide, Cholesterin u. a.
- **Proteine:** integrale Proteine (durchdringen die Membran), periphere Proteine (liegen innerhalb einer Membranschicht oder auf der Membran)
- **Kohlenhydrate:** Seitenketten von Glykolipiden und Glykoproteinen

Anordnung
- Die Zellmembran hat zwei hydrophile Oberflächen und eine hydrophobe Membranmitte (s. Abb. 15.1).
- **polare, hydrophile Enden** (Phosphatreste, Zuckermoleküle): zeigen in die wässrige Phase

- **apolare, hydrophobe Reste** (Fettsäure-Reste, hydrophobe Aminosäuresequenzen): zur Membranmitte gerichtet
- Das **Verhältnis** von Lipiden zu Proteinen beträgt durchschnittlich 2:1, kann jedoch zwischen unterschiedlichen Zellarten erheblich schwanken. Der Kohlenhydratanteil liegt meist unter 10 %.

fluid-mosaic-model nach Singer und Nicolson, gilt als das zurzeit beste Membran-Modell. Die beiden Forscher beobachteten im Elektronenmikroskop, dass die Membranproteine mosaikartig verteilt sind und ihre Lage ständig wechseln. Daraus folgerten sie, dass viele Proteine in der Membran frei beweglich sind.

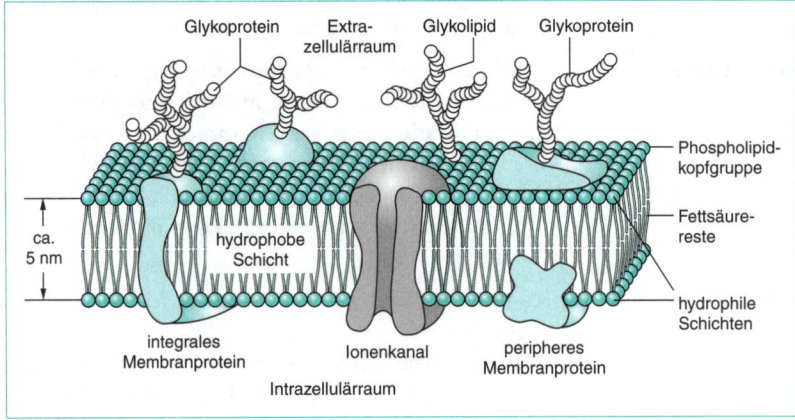

Abb. 15.1: Aufbau einer Zellmembran [6]

15.1.1 Funktion einzelner Membranbestandteile

Lipide

Phospholipase A_2 · Phospholipase C · Cholesterin

Phospholipase A_2
- spaltet **Arachidonsäure** aus Lipiden heraus
- Arachidonsäure wird zur Produktion von Zytokinen (**Leukotriene, Prostaglandine**) benötigt (s. Kap. 18.2).

Phospholipase C
- spaltet Phosphatidyl-Inositol-Diphosphat (PIP_2) in die beiden second messenger **Inositol-Triphosphat (IP_3)** und **Diacylglycerin (DAG)**
- IP_3 setzt Ca^{2+}-**Ionen** aus dem endoplasmatischen Retikulum frei und aktiviert dadurch eine Ca^{2+}-**abhängige Proteinkinase.**
- **DAG** aktiviert eine membranständige **C-Kinase.**
- Beide Kinasen phosphorylieren und aktivieren Enzyme.

Cholesterin
- beeinflusst die **Fluidität:** Wird Cholesterin vermehrt in die Membran eingelagert, sinkt die Viskosität (= Zähigkeit) und die Membran wird fluider (= flüssiger).
- Ein hoher **Anteil ungesättigter Fettsäuren** führt ebenfalls zur Erhöhung der Fluidität: Die cis-Stellung der Doppelbindung führt zu einen „Knick" in der Fettsäurekette, wodurch die Zusammenlagerung erschwert wird.

15.1 Zellmembran

> **Triacylglycerin** und **Cholesterinester** sind ungeladene Speicherfette. Sie sind nie Bestandteil einer Membran.

Proteine

Tunnelproteine · Transportproteine · Ionenpumpen · Rezeptoren · Ansatzproteine · Zelladhäsionsmoleküle

In jeder Zellmembran sind zahlreiche Membranproteine eingelagert. Sie sind entweder kovalent an Fettsäureketten gebunden (periphere Membranproteine) oder durchqueren mit hydrophoben Proteinanteilen die Lipidschicht (integrale Membranproteine). Viele dieser Proteine können sich in der Zellmembran frei bewegen, wie Schiffe im Wasser. Andere sind jedoch mit inneren Zellstrukturen, v. a. dem Zytoskelett (s. Kap. 17.2.1) verankert und daher unbeweglich. Die Membranproteine übernehmen vielfältige Aufgaben:

Tunnelproteine
- = **Kanäle**
- bilden eine **hydrophile Pore**, die sich liganden- oder spannungsabhängig öffnet und schließt
- In geöffnetem Zustand können hohe Zahlen an Ionen oder Molekülen (10^6–10^8/s) diffundieren:
  - ungeladene Moleküle: abhängig vom **Konzentrationsgradienten**
  - Ionen: abhängig vom **Konzentrationsgradienten** und von der **elektrischen Potentialdifferenz** (= Membranpotential)
- Kanäle erlauben ausschließlich einen **passiven Transport**. Der passive Transport durch Tunnelproteine wird auch als **erleichterte Diffusion** bezeichnet (s. Kap. 15.1.2).

Transportproteine
- = **Carrier**
- **binden** das zu transportierende Substrat auf der einen Membranseite und geben es an der anderen Seite frei
- Der Transport durch die Membran erfolgt meist durch mehrere **Konformationsänderungen** des Carriers.
- Carrier arbeiten langsamer als Kanäle (<10^4 Moleküle/s).
- Der Carrier-vermittelte Transport kann **aktiv** oder **passiv** sein.
- werden weiter unterteilt in:
  - **Uniporter:** Transport einer Substanz in eine Richtung
  - **Symporter:** gekoppelter Transport zweier oder mehrerer Substanzen in eine Richtung
  - **Antiporter:** Transport zweier Substanzen in verschiedene Richtungen

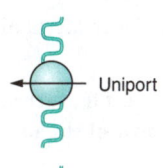 Uniport

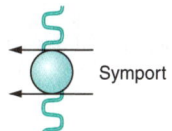 Symport

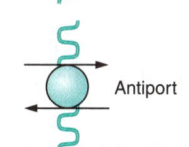 Antiport

Abb. 15.2 [2]

Ionenpumpen = **primär aktive Carrier** = **spezialisierte Carrier,** die ATP für primär aktive Transporte benötigen

Rezeptoren für Hormone, Transmitter, Zytokine, Antikörper u. a.

Ansatzproteine	zur Befestigung des Zytoskeletts (s. Kap. 17.2.1)
Zelladhäsionsmoleküle	integrale Membranproteine, die der Zellhaftung benachbarter Zellen dienen (Zell-Zell-Kontakt)

Kohlenhydrate

Glykokalix · Aufgaben

Kohlenhydrate liegen als Oligosaccharidketten an Lipide (Glykolipide) und Proteine (Glykoproteine) gebunden vor.

Glykokalix
- = dicke, mantelartige Oberflächenschicht aus **Glykolipiden** und **Glykoproteinen**
- Die Glykolipide und Glykoproteine sind überwiegend an der Membranaußenseite lokalisiert.

Aufgaben
- erleichterte **Resorption** von Substraten durch hohen **Enzymgehalt**, z. B. in den Mikrovilli des Dünndarms
- **Rezeptoren** für Hormone, Transmitter, Zytokine, Antikörper
- Bestandteil zahlreicher **Antigene,** z. B. von MHC-Komplexen (= major histocompatibility complex, s. Kap. 19)
- verantwortlich für **Blutgruppeneigenschaften** der Erythrozyten
- Bestandteil von **Zell-Zell-Kontakten**, wie **Desmosomen** (= Maculae adhaerentes), **Tight junctions** (= Zonulae occludentes) und **Nexus** (= Gap junctions)

15.1.2 Transport durch Membranen

Membranvesikel · passiver Transport · aktiver Transport

Moleküle und Ionen werden durch Membranen mittels verschiedener Mechanismen transportiert:

Membranvesikel Substanzen, die nicht frei durch die Membran diffundieren und für die keine Membrantransporter existieren, werden in Form von **Membranvesikeln** aufgenommen oder abgegeben:

Endozytose — Teile der Zellmembran werden abgeschnürt und bilden Bläschen, die in das Zellinnere transportiert werden.
- **Pinozytose:** Aufnahme von Flüssigkeit
- **Phagozytose:** Aufnahme von festen Substanzen

Exozytose — Intrazelluläre membranumhüllte Bläschen verschmelzen mit der Membran und geben das auszuschleusende Material ab. Der Bläscheninhalt verlässt die Zelle ohne umgebende Membran.

Transzytose — durch Endozytose aufgenommene Vesikel, die ungeöffnet die Zelle durchqueren und mittels Exozytose die Zelle wieder verlassen

passiver Transport Ein passiver Transport von **Molekülen** kann nur **entlang** eines **Konzentrationsgradienten**, bei **Ionen** zusätzlich entlang einer **elektrochemischen Potentialdifferenz** (= **Membranpotential**) erfolgen. Dabei können Stoffe durch die Membran **passiv** oder mit Hilfe von Kanälen und Carriern **erleichtert diffundieren:**

15.1 Zellmembran

passive Diffusion	kleine ungeladene, apolare Moleküle (O_2, N_2, Benzol (C_6H_6)) und kleine ungeladene, polare Verbindungen (CO_2, H_2O, NH_3, Ethanol (C_2H_5OH)) können die Membran entlang ihres Konzentrationsgradienten ohne spezifischen Transporter passieren.
erleichterte Diffusion	• Transportprinzip **aller Kanäle**: Na^+-, K^+-, Ca^{2+}- und Cl^--Kanäle sowie bestimmte Wasser-Kanäle (= Aquaporine; s. Tab. 15.1) • Transportprinzip **mancher Carrier** (v.a. Uniporter): Glucose-Transporter (GLUT1-7), Fructose-Transporter (= GLUT5), Aminosäure-Transporter
aktiver Transport	erfolgt **gegen** einen **Konzentrationsgradienten** und gegen eine **elektrochemische Potentialdifferenz** und ist direkt (= primär) oder indirekt (= sekundär/tertiär) energieabhängig:
primär aktiver Transport	Transport durch direkte Kopplung an eine energieliefernde **ATP-Spaltung**
sekundär aktiver Transport	Transport verbraucht nicht direkt Energie, sondern benützt einen Konzentrationsgradienten, der durch einen anderen primär aktiven Transport aufgebaut wurde.
tertiär aktiver Transport	Transport verbraucht nicht direkt Energie, sondern benützt einen Konzentrationsgradienten, der durch einen sekundär aktiven Transport aufgebaut wurde.

Transporter	Stöchiometrie	Carriertyp	typische Lokalisation
Primär aktiver Transport (durch Ionenpumpen = ATPasen)			
Na^+/K^+-ATPase	3:2(:1 ATP)	A	alle Zellen
Ca^{2+}-ATPase	1(:1 ATP)	U	sarkoplasmatisches Retikulum
H^+/K^+-ATPase	1:1(:1 ATP)	A	Magen (Belegzelle), Colon, Niere (Sammelrohr)
Sekundär aktiver Transport (durch Carrier)			
Na^+/H^+	1:1	A	Niere, Darm
Na^+-Cl^--K^+	1:2:1	S	Niere (Henle-Schleife)
Na^+/Ca^{2+}	3:1	A	viele Zellen
Na^+-Glucose	1:1	S	Niere (prox. Tubulus), Dünndarm
Na^+-Aminosäuren	1:1	S	Niere (prox. Tubulus), Dünndarm
Na^+-Gallensäuren	1:1	S	Leber, Ileum, Niere (prox. Tubulus)
Tertiär aktiver Transport (durch Carrier)			
HCO_3^-/Cl^-	1:1	A	Niere, Magen, Erythrozyt, Dickdarm
H^+-Di(Oligo)peptide	1:1	S	Niere (prox. Tubulus), Dünndarm
Passiver Transport – erleichterte Diffusion durch Carrier (v.a. Uniporter)			
Fructose (GLUT5)	---	U	Niere (prox. Tubulus), Dünndarm
Glucose (GLUT1-7)	---	U	verschiedene Zellen
Aminosäuren	---	U	Niere (prox. Tubulus), Dünndarm
Passiver Transport – erleichterte Diffusion durch Kanäle			
Na^+-, K^+-, Ca^{2+}-, Cl^--Kanäle	---	---	verschiedene Zellen
H_2O (Aquaporin-1)	---	---	fast alle Epithelien (Ausnahme: Henle-Schleife und manche Drüsengänge)
H_2O (Aquaporin-2)	---	---	Niere (distaler Tubulus und Sammelrohr)

Tab. 15.1: Auswahl von Pumpen, Carriern und Kanälen. Carriertyp: A = Antiporter, S = Symporter, U = Uniportern

Verschiedene Medikamente wirken durch Blockade von Carriern oder Kanälen. Beispiele:
- **Herzglykoside:** entfalten ihre Wirkung am Herzmuskel durch **Hemmung** der **Na$^+$/K$^+$-ATPase** und lassen die intrazelluläre Na$^+$-Konzentration ansteigen. Dadurch sinkt die treibende Kraft des Na$^+$-Ca^{2+}-Antiporters, und das führt zu einer erhöhten intrazellulären Ca^{2+}-Konzentration. Die erhöhte Ca^{2+}-Konzentration verbessert die **Kontraktionskraft** (= Inotropie) des Myokards. Herzglykoside wirken **positiv inotrop**.
- **Protonen-Pumpen-Blocker:** hemmen die **H$^+$/K$^+$-ATPase** in der Belegzelle des Magens und reduzieren damit die **Salzsäure-Bildung.** Therapeutisch werden sie u. a. bei **Magen- und Duodenalgeschwüren, Refluxösophagitis** und zur Prophylaxe von Stressulcera eingesetzt.
- **Schleifen-Diuretika:** blockieren in der **Henle-Schleife der Nieren** den **Na$^+$-Cl$^-$-K$^+$**-Symport und erhöhen dadurch die ausgeschiedene **Urinmenge**.

15.2 Zellorganellen

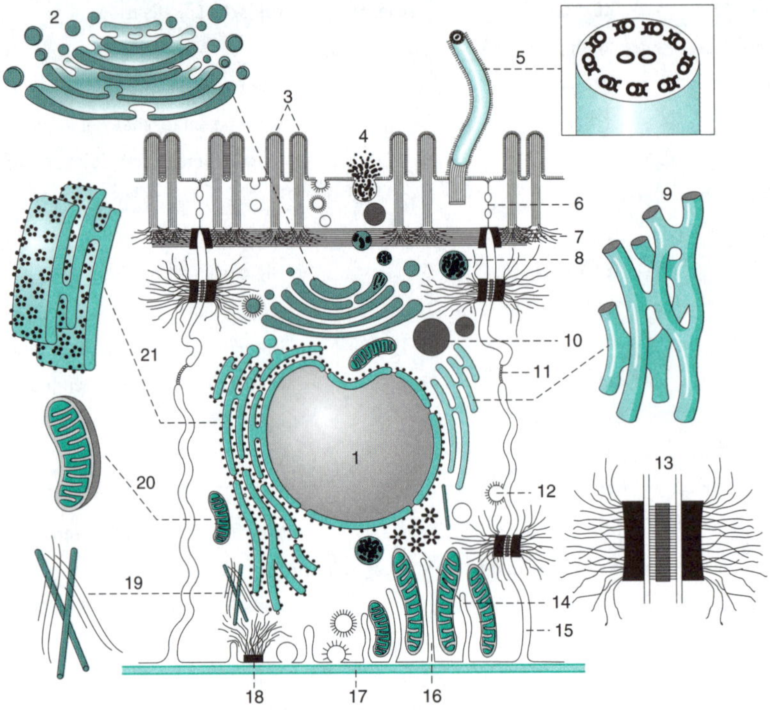

Abb. 15.3: Eukaryonte Zelle mit den wichtigsten Zellorganellen und typischen Oberflächendifferenzierungen (einige Zellbestandteile sind zusätzlich vergrößert und dreidimensional dargestellt). 1 Zellkern, 2 Golgi-Apparat, 3 Mikrovilli, 4 Sekretgranula, 5 Kinozilie, 6 Zonula occludens, 7 terminales Netz mit Zonula adhaerens, 8 Lysosom, 9 glattes endoplasmatisches Retikulum, 10 Peroxisom, 11 Gap Junction, 12 Endozytosefigur, 13 Desmosom, 14 Glykogen, 15 Interzellularspalt, 16 Einfaltung des basalen Labyrinths, 17 Lamina densa der Basallamina, 18 Hemidesmosom, 19 Mikrotubuli und Keratinfilamente, 20 Mitochondrium, 21 raues endoplasmatisches Retikulum [7]

15.2 Zellorganellen

- Zellorganellen sind strukturell abgegrenzte Räume innerhalb einer Zelle mit charakteristischem Bau und spezifischen Aufgaben.
- Viele Organellen wie Golgi-Apparat, endoplasmatisches Retikulum, Ribosomen, Lysosomen und Peroxisomen sind von Membranen umgeben. Zellkern und Mitochondrien besitzen eine doppelte Membran, die ähnlich aufgebaut ist wie die oberflächliche Zellmembran.

15.2.1 Zellkern

Definition · Chromosomen · Funktion

Definition
- größte Zellorganelle, die in jeder Zelle des menschlichen Körpers vorkommt. Eine Ausnahme bilden reife Erythrozyten und Thrombozyten, die keinen Zellkern besitzen.
- Manche Zellen wie quergestreifte Muskelzellen und Osteoklasten besitzen mehrere Zellkerne.
- ist von einer **doppelten Kernmembran** umgeben, die an bestimmten Stellen zu Kernporen verschmilzt. Über die **Kernporen** werden Stoffe zwischen Zellkern und Zytoplasma ausgetauscht.

Chromosomen
Der wichtigste Bestandteil des Kerns sind die **Chromosomen.** Sie enthalten die genetische Erbinformation in Form eines stark geknäulten **Chromosomenfadens** (= Chromonema).
- Der Chromosomenfaden besteht aus **Desoxyribonukleinsäure** (DNS = DNA, engl: acid), die sich um basische Proteine, sog. **Histone** wickelt (s. Kap. 8.3).
- Abgesehen von der mitochondrialen DNA befindet sich die gesamte **DNA** im Zellkern.

Funktion
- **DNA-Replikation** (s. Kap. 14.2)
- **Synthese** der **mRNA, rRNA** und **tRNA** (s. Kap. 8.2, Kap. 14.4 u. Kap. 14.5)
- **NAD(P)⁺-Synthese** (im Nucleolus aus Vorstufe NMN = Nicotinsäure-Mononukleotid; s. Kap. 9.1.2)

15.2.2 Mitochondrium

Definition · mitochondriale DNA · Vererbung · Endosymbionten-Hypothese · mitochondriale Stoffwechselleistungen

Definition
- Mitochondrien sind die zentralen Organellen des **Energiestoffwechsels** einer Zelle und werden daher auch **Kraftwerke der Zelle** genannt.
- gewinnen Energie in Form von **ATP,** indem sie Kohlenhydrate und Fettsäuren zu Kohlendioxid und Wasser oxidieren (= **oxidative Phosphorylierung**)
- besitzen eine innere und äußere Membran. Der **Matrixraum** wird von der inneren Mitochondrienmembran umgeben, ist stark gefaltet und bildet sog. **Cristae**.
- haben besondere Eigenschaften: Sie können die von ihnen benötigten Proteine selbst synthetisieren und sich selbst reduplizieren.

mitochondriale DNA
= ringförmiges DNA-Molekül ohne Histone

> Die mitochondriale DNA kann nur von der **Mutter** auf die Kinder vererbt werden. Die Mitochondrien der Spermienzelle gelangen bei der Befruchtung nicht in die Eizelle. Bei mitochondrial vererbten Erkrankungen wie **mitochondrialen Myopathien** entspricht der Vererbungsmodus **nicht** den Mendel-Regeln. So kann ein Mann mit mitochondrialer Myopathie diese Krankheit nicht an seine Kinder weitervererben. Dagegen wird jedes Kind einer kranken Mutter auch an dieser Krankheit leiden.

Endosymbionten-Hypothese
Mitochondrien und Bakterien besitzen eine ringförmige DNA, Enyzme zur oxidativen ATP-Synthese und eine ähnliche Proteinsynthese. Daher nimmt man an, dass Mitochondrien aus Prokaryonten entstanden sind, die symbiotisch von Eukaryonten aufgenommen worden sind.

mitochondriale Stoffwechselleistungen
- **Citratzyklus** (s. Kap. 12.5)
- **Atmungskette** (s. Kap. 12.6)
- **β-Oxidation von Fettsäuren** (s. Kap. 12.2)
- **Teile des Harnstoffzyklus** (in der Leber; s. Kap. 12.4.3)
- **Teile der Porphyrinsynthese** (im Knochenmark; s. Kap. 20.1)
- **Ketonkörperbildung** (in der Leber; s. Kap. 12.3.1)

15.2.3 Ribosomen

eukaryonte Ribosomen · prokaryonte Ribosomen · Funktion

eukaryonte Ribosomen
= **80S-Ribosomen:** setzen sich aus einer 60S- und 40S-Einheit zusammen. An der Verbindungsstelle dieser beiden Untereinheiten bildet sich eine Furche, durch die die mRNA während der Proteinbiosynthese gleitet.

prokaryonte Ribosomen
= **70S-Ribosomen:** setzen sich aus einer 50S- und 30S-Einheit zusammen (der Buchstabe „S" steht für **Sedimentationskonstante** und ist ein Maß für die Absetzungsgeschwindigkeit gelöster hochmolekularer Strukturen. Die Zahlenwerte der Untereinheiten können nicht einfach addiert werden).

Funktion
Translation = Proteinbiosynthese: An den Ribosomen werden die meisten der in der Zelle benötigten Proteine gebildet (s. Kap. 14.5).

15.2.4 Endoplasmatisches Retikulum (ER)

= schlauchförmig, verzweigtes Membransystem, das teilweise direkt in die äußere Kernmembran übergeht
Morphologisch lassen sich zwei Typen unterscheiden:
- **raues ER:** mit Ribosomen besetzt
  - Synthese exkretorischer Proteine
  - Synthese lysosomaler Enzyme
  - Bildung von **Peroxisomen**
- **glattes ER:** ohne Ribosomen
  - **Biotransformation** endogener und exogener Verbindungen (s. Kap. 21.5)
  - Synthese von **Lipoproteinen, Glykosaminoglykanen** u. a.
  - **Lipid-** und **Membransynthese**

– Das hochspezialisierte glatte ER des Skelettmuskels wird als **sarkoplasmatisches Retikulum** bezeichnet. Es speichert Ca^{2+}-**Ionen**, die bei Erregung durch ein Aktionspotential freigesetzt werden und die Muskelkontraktion auslösen (s. Kap. 25).

15.2.5 Golgi-Apparat

cis-Seite · trans-Seite · Modifikationen · primäre Lysosomen

= **Golgi-Komplex:** besteht aus einer Ansammlung übereinander gestapelter Zisternen

cis-Seite
- = konvexe (ausgebeulte) Seite, die dem rauen ER zugeneigt ist. Hier treten die vom ER abgeschnürten Bläschen an den Golgi-Apparat heran und verschmelzen mit der Golgi-Membran.
- Innerhalb der Organelle laufen komplexe Stoffwechselvorgänge ab mit **Modifikation** von Proteinen, Lipiden und Kohlenhydraten.

trans-Seite = konkave (eingedellte) Seite: hier schnüren sich **Vesikel** mit modifizierten Proteinen, Lipiden oder Membranbestandteilen ab.

primäre Lysosomen = abgeschnürte Vesikel mit lysosomalen Enzymen

Funktion
- **Glykosylierung** von Lipiden (→ **Glykolipide**) und Proteinen (→ **Glykoproteine, Proteoglykane**; s. Kap. 27)
- **Sulfatierung** von **Proteoglykanen** (s. Kap. 27)
- Bildung von **Membranen** und **Membranbestandteilen**
- Bildung **primärer Lysosomen** (s.u.)

15.2.6 Lysosomen

primäre Lysosomen · sekundäre Lysosomen · pH-Bereich · Funktion

primäre Lysosomen = Abschnürungen des Golgi-Apparats, die bis zu 60 verschiedene **hydrolytische Enzyme** enthalten. Die lysosomalen Enzyme besitzen ihr Wirkungsoptimum im **sauren Bereich,** bei pH-Werten um 3,5.

sekundäre Lysosomen
- Verschmelzen primäre Lysosomen mit Vesikeln, die durch Pino- oder Phagozytose in die Zelle aufgenommen wurden, spricht man von sekundären Lysosomen. Daneben können auch zelleigene Strukturen, z.B. funktionsuntüchtige Organellen, in Lysosomen aufgenommen und abgebaut werden.
- Unverdauliches Material wird entweder durch Exozytose aus den Zellen ausgestoßen oder im Zytoplasma als **Residualkörper** gespeichert. In Residualkörpern können auch Pigmente entstehen, wie **Lipofuszin** (= **Alterspigment**).

Funktion Abbau endogener und exogener Substanzen: **„Abfallbeseitigung"**

Gendefekte können zum Ausfall lysosomaler Enzyme führen. Dann werden verschiedene Substanzen (z. B. Lipide) in Lysosomen nicht mehr richtig abgebaut und vermehrt intrazellulär gespeichert. Wichtige Beispiele für Lipidspeicherkrankheiten sind:
- **M. Niemann-Pick:** Sphingomyelin-Abbau gestört; Enzymdefekt: saure lysosomale Sphingomyelinase
- **M. Gaucher:** Cerebrosid-Abbau gestört; Enzymdefekt: saure β-Glucosidase
- **M. Tay-Sachs:** Gangliosid-Abbau gestört; Enzymdefekt: lysosomale β-Hexosaminidase A
- **M. Fabry:** Glyko-Sphingolipid-Abbau gestört; Enzymdefekt: α-Galaktosidase A

Durch die Ablagerung kommt es zu einer zunehmenden Schädigung unterschiedlicher Zelltypen, wie Endothel-, Epithel-, Nerven- und Muskelzellen, in zahlreichen Geweben und Organen.
Das Fortschreiten dieser sehr seltenen, oft erst spät diagnostizierten Erkrankungen kann durch spezifische und hochwirksame Enzym-Ersatztherapien verzögert werden.

15.2.7 Peroxisomen

Peroxidase · Superoxiddismutase · Katalase · Funktion

= abgeschnürte Vesikel vom **rauen ER**, die vor allem Peroxidasen, Katalase und Superoxiddismutase enthalten

Peroxidasen
- Enzyme, die Substrate O_2-**abhängig oxidieren** und dabei den Sauerstoff zu **Wasserstoffperoxid** (H_2O_2) reduzieren
- Wasserstoffperoxid wird vor allem in der Leber und Niere für **Entgiftungsreaktionen** (z. B. **Methanolabbau**) benötigt.

Superoxiddismutase (SOD)
wandelt das **Superoxidradikal** O_2^-, welches z. B. bei der Methämoglobinbildung und bei der Harnsäurebildung durch die Xanthinoxidase entsteht, in Wasserstoffperoxid um.

Katalase
entgiftet das hochreaktive H_2O_2 zu Wasser und Sauerstoff:
$$2\,H_2O_2 \rightarrow 2\,H_2O + O_2$$

Funktion
- H_2O_2-**abhängige Entgiftungsreaktionen**, z. B. Methanolabbau
- **β-Oxidation v. a. langkettiger Fettsäuren:** Ähnlich wie in Mitochondrien werden langkettige Fettsäuren oxidiert, jedoch nur unvollständig und unter Bildung von H_2O_2.

 Adrenoleukodystrophien sind eine Gruppe von Krankheiten, bei denen der peroxismale Stoffwechsel gestört ist. **Langkettige Fettsäuren** (C_{24}-C_{30}) können nicht abgebaut werden und finden sich vermehrt im Blut (→ Diagnose). Morphologische Veränderungen finden sich akzentuiert in Form von Entmarkungen im ZNS und einer Insuffizienz der Nebennieren. Die konnatale Form der Adrenoleukodystrophien wird mehreren Autoren zufolge auch als **Zellweger-Syndrom** bezeichnet. Dieses Syndrom hat eine infauste Prognose. Das Säuglingsalter wird selten überlebt.

16 Säure-Base-Haushalt, Wasser- und Elektrolyt-Haushalt, Spurenelemente

Für eine funktionierende Homöstase ist ein ausgeglichener Säure-Base-Haushalt von besonderer Bedeutung. Daneben müssen Wasser, Elektrolyte und Spurenelemente in ausreichender Konzentration vorliegen.

16.1 Säure-Base-Haushalt

16.1.1 Säuren/Basen allgemein

> Protonendonatoren · Dissoziation · Protonenakzeptoren · Assoziation · Gleichgewichtskonstante K

Säuren
- = **Protonendonatoren** = Substanzen, die in wässriger Lösung Protonen (H^+) abgeben
- Protonenabgabe bezeichnet man auch als **Dissoziation.**

Basen
- = **Protonenakzeptoren** = Substanzen, die in wässriger Lösung Protonen binden
- Protonenaufnahme wird auch **Assoziation** genannt.

Dissoziationsreaktion
allgemein: $HA \leftrightarrow H^+ + A^-$
- HA = Säure, A^- = korrespondierende Base
- Gibt die **Säure HA** ihr Proton ab, entsteht ihre korrespondierende **Base A^-**.
- Die Reaktion läuft aber genauso in die entgegengesetzte Richtung ab, d.h., die Base nimmt ein Proton auf, und es entsteht die Säure.
- Auf welcher Seite das **Gleichgewicht** dieser Reaktion liegt, hängt ab von der Stärke der Säure bzw. der Base:

starke Säuren
z. B. Salzsäure (HCl), Salpetersäure (HNO_3): dissoziieren fast vollständig und das Reaktionsgleichgewicht liegt fast vollständig auf der Produktseite

schwache Säuren
z. B. Essigsäure (H_3C-COOH), Dihydrogenphosphat ($H_2PO_4^-$): dissoziieren nur zu einem geringen Teil, und das Gleichgewicht bei pH = 7 liegt etwa in der Mitte

sehr schwache Säuren
z. B. Ammonium (NH_4^+): dissoziieren im Neutralen kaum und liegen hauptsächlich protoniert vor. Die korrespondierende Base ist stark, nimmt verstärkt Protonen auf, und das Gleichgewicht liegt auf der Seite der Ausgangsstoffe.

Gleichgewichtskonstante K
Mit Hilfe des **Massenwirkungsgesetzes (MWG)** kann die Gleichgewichtskonstante K der allgemeinen Dissoziationsreaktion errechnet werden:

$$K = \frac{[H^+] \cdot [A^-]}{[HA]}$$

Der pK-Wert ist definiert als der negative dekadische Logarithmus der Gleichgewichtskonstante K: **pK = -log K**

16 Säure-Base-Haushalt, Wasser- und Elektrolyt-Haushalt, Spurenelemente

16.1.2 Puffer

Definition · Pufferbereich · Pufferkapazität · pH-Wert · Henderson-Hasselbalch-Gleichung

Definition = Gemisch aus einer **schwachen Säure** und ihrer **korrespondierenden Base** (= also einem ihrer Salze). Das Verhältnis von Säure zu Base sollte im Bereich zwischen 1/10 und 10/1 liegen.

Besonderheiten
- **Pufferbereich:** pH-Bereich (pH = pK ± 1), in dem sich der pH-Wert des Puffers durch die Zugabe von H^+- oder OH^--Ionen nur geringfügig ändert
- **Pufferkapazität:** Menge an pufferbaren H^+- oder OH^--Ionen (in mmol/l/pH). Sie hängt stark vom Abstand des pH-Wertes der Lösung zum pK-Wert des Puffers ab.

Henderson-Hasselbalch-Gleichung dient der Berechnung des pH-Wertes eines Puffers (s. Kap. 4.1.1)

$$pH = pK + \log \frac{[A^-]}{[HA]}$$

pH = pK, wenn das Verhältnis von Säure zu Base gleich groß ist (also 1:1 ist, da log 1=0). Eine Pufferlösung besitzt die größte Pufferkapazität im Bereich des pK-Wertes.

Puffersysteme des Blutes

Bicarbonat-Puffer · Phosphat-Puffer · Proteinat-Puffer

Der lebende Organismus versucht das Verhältnis von Säuren zu Basen in einem engen Bereich konstant zu halten. Der annähernd gleich bleibende **pH-Wert 7,40** im **Blutplasma** und der **Extrazellularflüssigkeit** wird durch verschiedene Puffersysteme gewährleistet.

> Der **physiologische pH-Wert** schwankt in einem engen Bereich zwischen 7,36 und 7,44.

Im Blut existieren 3 große Puffersysteme:
- Bicarbonat-Puffer
- Phosphat-Puffer
- Proteinat-Puffer

Bicarbonat-Puffer
- **wichtigster anorganischer Puffer**
- schwache Säure: H_2CO_3 bzw. CO_2 (als Anhydrid der Säure)
- korrespondierende Base: HCO_3^-
- Puffergleichung:

$$CO_2 + H_2O \xrightarrow{\text{Carboanhydrase}} H_2CO_3 \xrightarrow{\text{spontan}} HCO_3^- + H^+$$

- Obwohl der **pK-Wert** der Kohlensäure mit **6,1** stark vom Blut-pH-Wert abweicht, besitzt der Bicarbonat-Puffer eine hohe Pufferwirkung.

geschlossenes System Würde der Puffer als **geschlossenes System**, z. B. in einem Reagenzglas, vorliegen, hätte er bei einem pH-Wert von 7,4 praktisch keine Pufferkapazität. Der pH-Wert liegt mit pH > pK + 1 außerhalb des Pufferbereichs: 7,4 > 6,1 + 1.

16.1 Säure-Base-Haushalt

offenes System	• Im Organismus existiert aber ein **offenes System,** da CO_2 über die Lunge abgeatmet und HCO_3^--Ionen über die Niere eliminiert werden. • Zusätzlich beschleunigt die **Carboanhydrase** der Erythrozyten die Einstellung des Gleichgewichtes zwischen CO_2, H_2O und Kohlensäure.
Beispiel	Steigt die **H^+-Konzentration**, z. B. aufgrund einer **metabolischen Azidose** (s.u.), läuft die obige Bicarbonat-Puffer-Gleichung vermehrt von rechts nach links ab: • HCO_3^- ↓, H_2CO_3 ↑ • Die Carboanhydrase spaltet vermehrt H_2CO_3 in CO_2 und H_2O. • Durch Abatmen wird die Konzentration von CO_2 ständig reduziert und der Reaktionsfluss aufrecht erhalten. Dieser Prozess läuft so lange ab, bis sich der pH-Wert wieder im Normbereich befindet → **respiratorisch kompensierte metabolische Azidose**
Phosphat-Puffer	• schwache Säure: **$H_2PO_4^-$** • korrespondierende Base: **HPO_4^{2-}** • Puffergleichung: $$H_2PO_4^- \leftrightarrow HPO_4^{2-} + H^+$$ • Trotz des günstigen **pK-Wertes** von **6,8** spielt der Phosphat-Puffer im Blut nur eine untergeordnete Rolle, da seine Konzentration niedrig ist. • Von großer Bedeutung ist dieser Puffer **intrazellulär** und im **Urin** (s. Kap. 24).
Proteinat-Puffer	Einige Autoren unterteilen den Proteinat-Puffer noch in **Hämoglobin-** und **Plasmaprotein-Puffer.** Da beide Puffer über Aminosäure-Reste, v. a. Histidin-Reste (s.u.) ihre Wirkung ausüben, sind sie hier zusammengefasst. Die Pufferkapazität von Hämoglobin ist etwa dreimal so groß wie die der Plasmaproteine: • **wichtigster organischer Puffer** • schwache Säure: **Protein**, z. B. **protonierte Imidazol-Gruppe** eines Histidinrestes (s. Abb. 16.1) • korrespondierende Base: **Proteinat⁻**, z. B. **deprotonierte Imidazol-Gruppe** • Puffergleichung: allgemein: Protein ↔ Proteinat⁻ + H^+ • **Desoxygeniertes Hämoglobin** kann mehr Protonen aufnehmen als oxygeniertes (**Haldane-Effekt**, s. Kap. 20.1). Ist O_2 am Fe^{2+}-Ion gebunden, wird die H^+-Aufnahme an den benachbarten Imidazolgruppen des Hämoglobins behindert.

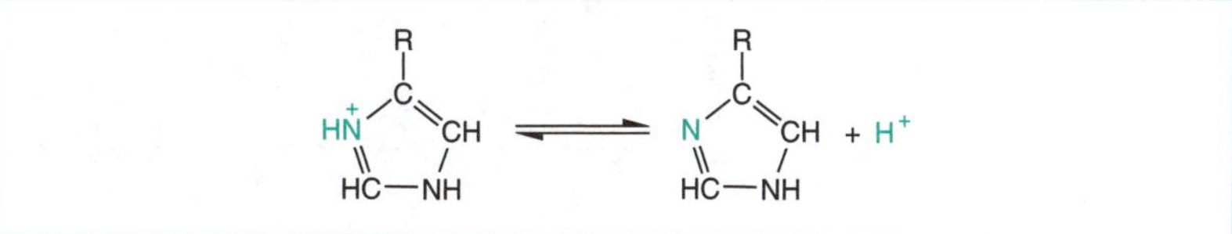

Abb. 16.1: Imidazol-Gruppe des Histidins als Puffersystem

Gesamtpufferbasen

• Alle Puffersysteme werden auch unter dem Begriff **Gesamtpufferbasen** zusammengefasst:
    – Sie sind nicht nur in der Lage, Protonen aufzunehmen oder abzugeben, sondern können sich gegenseitig puffern: Ist ein Puffer „erschöpft", kann ein anderer H^+-Ionen aufnehmen oder abgeben.

- Die **Gesamtkonzentration** der Puffer errechnet sich durch Addition der einzelnen Pufferbasen und beträgt ca. **48 mmol/l**.
- Basenüberschuss = **Base excess (BE > 0)**: Anstieg der Gesamtmenge der Pufferbasen, z. B. durch Erbrechen sauren Magensaftes (= metabolische Alkalose)
- physiologischer Normalzustand: Der Basenüberschuss hat den Wert null (**BE = 0**).
- Basendefizit = **negativer Base excess (BE < 0)**: Absinken der Pufferbasen, z. B. Bicarbonatverluste bei Durchfällen (= metabolische Azidose).

Regulation

Niere · Lunge

Niere kann **Säuren** oder **Basen** vermehrt oder vermindert ausscheiden (s. Kap. 24):
- Kompensation einer Azidose:
  - Ausscheidung der vermehrt anfallenden **H$^+$-Ionen** in Form von Ammonium- (NH$_4^+$) und Dihydrogenphosphat-Ionen (H$_2$PO$_4^-$)
  - vermehrte Resorption von Bicarbonat (HCO$_3^-$)
- Kompensation einer Alkalose: verminderte Ausscheidung von H$^+$-Ionen, vermehrte HCO$_3^-$-Sekretion

Lunge kann **CO$_2$** (Anhydrid der Kohlensäure) vermehrt oder vermindert abatmen und das Gleichgewicht der Bicarbonat-Puffergleichung verschieben:

Hyperventilation Der Körper atmet vermehrt CO$_2$ ab und kann eine erhöhte H$^+$-Konzentration ausgleichen → **respiratorische Kompensation einer Azidose**
$$CO_2 + H_2O \leftarrow H_2CO_3 \leftarrow HCO_3^- + H^+$$

Hypoventilation Durch verminderte Abatmung von CO$_2$ steigt die Kohlensäurekonzentration und damit auch die H$^+$-Konzentration → **respiratorische Kompensation einer Alkalose**
$$CO_2 + H_2O \rightarrow H_2CO_3 \rightarrow HCO_3^- + H^+$$

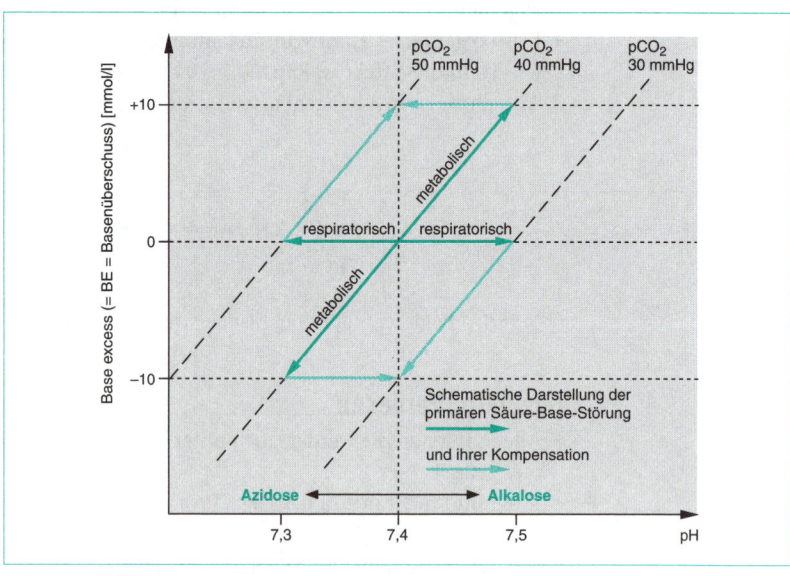

Abb. 16.2: Überblick über den Säure-Base-Haushalt [2]

16.2 Wasser- und Elektrolyt-Haushalt

16.2.1 Elektrolyt-Haushalt (s. Kap. 18.1.5)

16.2.2 Wasserhaushalt

Wassergehalt · Wasserverteilung · Wasserumsatz · Regulation

Der menschliche Körper besteht zum größten Teil aus Wasser. Im Lauf des Lebens nimmt der Wassergehalt ab (s. Tab. 16.1).

Wassergehalt

	Männliches Geschlecht	Weibliches Geschlecht
Säuglingsalter	75 %	75 %
mittleres Erwachsenenalter	65 %	55 %
hohes Erwachsenenalter	55 %	45 %

Tab. 16.1: Prozentualer Wasseranteil am Gesamtkörpergewicht bei Männern und Frauen

Der Wasseranteil am Gesamtkörpergewicht liegt bei Frauen niedriger als bei Männern aufgrund ihres höheren Anteils an wasserarmem Fettgewebe.

Wasserverteilung
- **intrazellulärer Wasseranteil:** ca. **60 %**
- **extrazellulärer Wasseranteil:** ca. **40 %**
  - interstitielles Wasser (zwischen den Zellen): ca. 31 %
  - Wasser im Blutplasma (in den Blutgefäßen): ca. 7 %
  - transzelluläres Wasser (Liquor, Primärharn, Galle): ca. 2 %

Wasserumsatz

Jeden Tag nimmt der Körper rund 2,4 Liter Wasser auf und scheidet die gleiche Menge an Flüssigkeit aus (s. Tab. 16.2).

Wasserzufuhr		Wasserausscheidung	
Getränke	~ 1300 ml	Urin (Niere)	~ 1300 ml
Speisen	~ 800 ml	Stuhl (Darm)	~ 150 ml
Oxidationswasser	~ 300 ml	Lunge*	~ 450 ml
		Haut*	~ 500 ml
Gesamt	~ 2400 ml	Gesamt	~ 2400 ml

Tab. 16.2: Wasserzufuhr und -ausscheidung beim Erwachsenen

 * Die Wasserausscheidung über Lunge und Haut (= **Perspiratio insensibilis**) kann nur wenig beeinflusst werden. **Perspiratio sensibilis** = Anstieg der Perspiratio bei Fieber, heißer, trockener Umgebung.

Regulation

durch folgende Hormone:
- **Renin-Angiotensin-Aldosteron-System (RAAS)**, s. Kap. 18.1.5
- **Antidiuretisches Hormon (ADH)**, s. Kap. 18.1.5
- **Antinatriuretischer Faktor (ANF)**, s. Kap. 18.1.5

16 Säure-Base-Haushalt, Wasser- und Elektrolyt-Haushalt, Spurenelemente

16.3 Spurenelemente

Definition · Aufnahme · Funktion · Eisen · Zink · Kupfer · Mangan · Molybdän · Iod · Cobalt · Chrom · Selen · Fluor · Vanadium

Definition

Elemente, die **in sehr geringen Mengen** vorkommen. Der Begriff „in sehr geringen Mengen" ist nicht einheitlich definiert. Man findet folgende Angaben:
- zwischen 10^{-6} und 10^{-12} g/g Köpergewicht
- < 50 mg/kg Körpergewicht
- < 0,01 % der Körpermasse bzw. < als der Eisenanteil

Nach heutiger Lehrmeinung (= „**momentaner Stand des Irrtums**") werden 11 Spurenelemente als essentiell angesehen. Über viele weitere, möglicherweise essentielle Elemente, wie Zinn (Sn), Brom (Br), Aluminium (Al), Silicium (Si), Nickel (Ni) und Arsen (As), wird kontrovers diskutiert.

Aufnahme

Spurenelemente werden über **Nahrung, Trinkwasser** und **Atemluft** aufgenommen.

Funktion (s. Tab. 16.1):

- **Cofaktor** vieler Enzyme (s. Kap. 11)
- Bestandteil einiger **Hormone** (s. Kap. 18)
- Bestandteil vieler **Proteinstrukturen**

 So essentiell Spurenelemente in niedrigen Dosen sind, so toxisch wirken sie in hohen Dosen!

Spurenelement	Cofaktor von Enzymen	Sonstige Vorkommen	Gesamtbestand im Körper in g	Empf. Tagesdosis in mg*
Eisen (Fe)	Peroxidasen, Katalase, NO-Synthase, Hydroxylasen u. a.	Hämoglobine (66%), Myoglobin, Cytochrome, Ferritin, Transferrin	3,5–4,5	10–15
Zink (Zn)	> 300 Enzyme, wie Carboanhydrase, Carboxypeptidasen des Pankreas, Alkohol-DH, Lactat-DH (LDH), Glutamt-DH, Malat-DH, alkalische Phosphatase u. a.	Insulin, Transkriptionsfaktoren (→ Zinkfinger), Membran- und Chromatinstabilisator	1,4–2,3	7,0–10
Kupfer (Cu)	Superoxiddismutase, Dopamin-β-Hydroxylase, Tyrosinase, Monoaminooxidase, Lysyloxidase u. a.	Cytochrom-c-Oxidase, Coeruloplasmin	0,08–0,12	1,0–1,5
Mangan (Mn)	Pyruvat-Carboxylase, Isocitrat-Dehydrogenase, Malat-Enzym	???	0,012–0,020	2,0–5,0
Molybdän (Mb)	Xanthinoxidase, Aldehyd-Oxidase, Nitrat-Reduktase	???	~ 0,020	0,05–0,10
Iod (I)	???	Schilddrüsenhormone T_3 und T_4	0,010–0,020	0,18–0,20
Cobalt (Co)	???	Vitamin B_{12}	~ 0,005	k. A.
Chrom (Cr)	???	???	< 0,005	0,03–0,10

16.3 Spurenelemente

Spurenelement	Cofaktor von Enzymen	Sonstige Vorkommen	Gesamtbestand im Körper in g	Empf. Tagesdosis in mg*
Selen (Se)	Glutathion-Peroxidase, Thyroxin-5'-Dejodase	???	???	0,03–0,10
Fluor (F)	???	Fluorapatit-Kristalle in Knochen und Zähnen	???	2,9–3,8
Vanadium (V)	???	???	???	k. A.

Tab. 16.1: Die 11 essentiellen Spurenelemente. Der Student sollte die hier aufgezählten Cofaktoren den jeweiligen Enzymen zuordnen können. *Empfohlene Tagesdosis gilt für gesunde Jugendliche und Erwachsene zwischen dem 15. und 65. Lebensjahr (Empfehlung der Deutschen Gesellschaft für Ernährung e.V. 2000). Säuglinge und Kinder benötigen meist geringere, Schwangere und Stillende dagegen teils erheblich höherere Mengen an Spurenelementen.

Eisen (Ferrum, Fe)

wichtigstes Spurenelement, Gesamtkörperbestand = 3,5–4,5 g

Funktion
- Hämoglobin: **O_2-Transport** (s. Kap. 20.1.2)
- Myoglobin: **O_2-Speicher** im Muskelgewebe (s. Kap. 25)
- Cytochrome: **Elektronentransport** in der **Atmungskette** (s. Kap. 12.6)
- eisenhaltige Enzyme: **Redoxreaktionen** (s. Tab. 16.1)
    - Verbindungen mit **2-wertigem Eisen** (= **Ferro**verbindungen) sind Reduktionsmittel.
    - Verbindungen mit **3-wertigem Eisen** (= **Ferri**verbindungen) sind Oxidationsmittel.

Resorption
- Eisen wird vor allem in seiner zweiwertigen Form, als **Fe^{2+}-Ion,** über die Mucosazellen des **Duodenums** resorbiert.
- 3-wertiges Eisen (Fe^{3+}-Ionen) wird kaum resorbiert.
- wird durch **Vitamin C** (= **Ascorbinsäure**) gefördert, da es Fe in das besser resorbierbare **Fe^{2+}-Ion** reduziert
- wird durch **Phosphate** und **Oxalate** gehemmt, da sie unlösliche Komplexe mit Eisen bilden
- In den Mucosazellen wird Fe^{2+} zu Fe^{3+} oxidiert.

Transport
- Fe^{3+}-Ionen binden in den Mucosazellen an das $β_1$-Globulin **Transferrin** und gelangen in die Blutbahn. Dabei nimmt 1 Transferrinmolekül 2 Fe^{3+}-Ionen und 1 HCO_3^--Ion auf.
- **Transferrin** dient nicht nur als **Eisentransporter**. Dieses Glykoprotein schützt auch **Gewebe** vor der toxischen Wirkung freier Eisenionen und verhindert die **Ausscheidung** von Eisen im Urin.

Speicherung

Das nicht für die Synthese von Hämoglobin und anderen Proteinen benötigte Eisen wird vor allem in der **Leber** und in Zellen des **retikuloendothelialen Systems** (**RES** = **Makrophagen-Monozyten-System**) an 2 Eisenspeicher gebunden:

Ferritin

1 Molekül Ferritin kann bis zu 4500 Fe^{3+}-Ionen aufnehmen und als Phosphate oder Hydroxide speichern (≈ 25 % des Molekulargewichtes).

> ❗ Einige Autoren bezeichnen unbeladenes Transferrin und Ferritin auch als **Apotransferrin** und **Apoferritin**. Erst nach Aufnahme von Fe^{3+}-Ionen sprechen diese Autoren von Transferrin und Ferritin.

16 Säure-Base-Haushalt, Wasser- und Elektrolyt-Haushalt, Spurenelemente

Hämosiderin	• Bis zu 35 % des Molekulargewichtes bestehen aus Fe^{3+}-Ionen in Form von Hydroxiden (= $Fe(OH)_3$)

- **Eisenresorption** erfolgt praktisch nur in zweiwertiger Form als Fe^{2+}-Ion. In dieser Oxidationsstufe kommt es auch im Hämoglobin und Myoglobin vor.
- **Eisentransport und -speicherung** in dreiwertiger Form (Fe^{3+}-Ion).

Zur oralen Substution von Eisen bei Eisenmangel werden Eisen(II)-Sulfat-Dragees verwendet.

Eisenverlust/ -ausscheidung	• Physiologisch verlieren der Mann und die Frau nach der Menopause (= Ende der Regelblutungen) **sehr geringe Mengen** an Eisen über abgeschilferte Zellen, Urin, Galle und Schweiß. • Der menschliche Organismus ist **unfähig, größere Eisenmengen auszuscheiden** und kann den Eisengehalt ausschließlich über die enterale Resorption regulieren. Eine zu hohe Eisenaufnahme über den Dünndarm verhindert der Organismus über den so genannten **Mucosablock**. • Die tägliche Resorption und Elimination von rund 1–2 mg Eisen halten sich normalerweise die Waage. • Größere Eisenverluste treten nur bei **Blutungen** und den damit verbundenen Hämoglobinverlusten auf: 1 g Hämoglobin enthält etwa 3,4 mg Eisen. Somit befinden sich in **1 ml Blut** mit einer Hämoglobinkonzentration von 15g/100 ml rund **0,5 mg Eisen**. • **Menstruierende Frauen** verlieren pro Monat 25–60 ml Blut → Eisenverlust: 12,5–30 mg • Auch während **Schwangerschaft** und **Stillzeit** ist der Eisenbedarf der Frau erhöht.
Stoffwechselstörungen	• Eine Eisenüberladung des Körpers bezeichnet man als **Hämosiderose**. • Die **Hämochromatose** ist eine **erbliche Stoffwechselkrankheit** und führt zu einer chronischen Eisenüberladung. Eisenablagerungen in der Bauchspeicheldrüse verursachen einen Diabetes mellitus, führen in der Leber zur Zirrhose, in Gelenken zu Arthropathie und in der Haut zu typischen Verfärbungen. • Ein **Eisenmangel** entsteht z. B. durch akute oder chronische Blutverluste, unzureichenden Eisengehalt der Nahrung (z. B. Vegetarier, Veganer), erhöhten Bedarf oder Resorptionsstörungen. Der Eisenmangel ist die häufigste Ursache einer Anämie. Hämoglobin wird vermindert gebildet und die Erythrozyten sind kleiner und enthalten weniger Hämoglobin. Eine **Eisenmangelanämie** ist also eine **mikrozytäre, hypochrome Anämie**.
Zink (Zink, Zn)	zweitwichtigstes Spurenelement, Gesamtkörperbestand = 1,4–2,3 g
Funktion	• **Cofaktor** von mehr als 300 Enzymen (s. Tab. 16.1) • Bestandteil DNA-bindender Transkriptionsfaktoren: Je nach dreidimensionaler Struktur wird zwischen **Zinkfinger-, Zinkcluster- und Zinkdehnungsproteinen** unterschieden. • **Stabilisator biologischer Membranen und des Chromatins** (bildet **koordinative Bindungen** und **stabilisiert** so die **Tertiärstruktur** vieler Proteine)

16.3 Spurenelemente

	• **Insulinspeicherung** in den β-Zellen des Pankreas • erforderlich für die biologische Aktivität von **Thymulin,** einem Nonapeptid, das T-Lymphozyten stimuliert
Vorkommen	meist **intrazellulär;** Pankreas, Leber, Prostata, Testis (= Hoden) und Ovarien (= Eierstöcke) weisen besonders hohe Konzentrationen auf.
Transport/ Ausscheidung	• im Plasma an **Albumin** gebunden • Ausscheidung vorwiegend fäkal
Stoffwechselstörung	Die **Akrodermatitis enteropathica** entsteht durch einen **angeborenen Zinkmangel.** Es handelt sich um eine nässende **Hautentzündung** mit Blasen- und Pustelbildung vor allem an den Extremitäten, kombiniert mit **gastrointestinalen Symptomen,** v.a. Diarrhoe (= Durchfälle). Wird Zink substituiert, ist das Krankheitsbild voll reversibel.

Kupfer (Cuprum, Cu)

Funktion	• Cofaktor vieler Enzyme (v.a. Oxidasen) • Bestandteil der Cytochrom-c-Oxidase der Atmungskette (s. Tab. 16.1)
Vorkommen	große Mengen: Muskel, Gehirn, Leber
Resorption	Kupfer wird im Magen und Duodenum über noch ungeklärte Mechanismen resorbiert und gelangt an **Albumin** und **Transcuprein** gebunden zur **Leber,** dem zentralen Organ des Kupferstoffwechsels.
Kupferpumpen	• = Cu^{2+}-**ATPasen,** nehmen Kupfer in die Leberzelle und andere Organe auf • Die Leberzelle speichert das aufgenommene Kupfer, baut es in kupferhaltige Enzyme ein und sezerniert es in die Blutbahn, gebunden an das α_2-Globulin **Coeruloplasmin** (= **Caeruloplasmin**). • Coeruloplasmin = eisenoxidierendes Enzym = **Ferrooxidase I.** Über dieses Enzym sind Kupfer- und Eisenstoffwechsel eng miteinander verbunden.
Transport/ Ausscheidung	• im Plasma zum allergrößten Teil an **Coeruloplasmin** gebunden • Ausscheidung vorwiegend über die Galle und nur zu einem kleinen Anteil mit dem Urin
Stoffwechsel- störungen	Die wichtigste Kupferstoffwechselstörung ist der autosomal-rezessiv vererbte **M. Wilson (= hepatolentikuläre Degeneration).** Ein Gendefekt führt zu einer **gestörten Coeruloplasmin-Synthese** und Kupfer wird vermehrt im Gewebe abgelagert und renal ausgeschieden. Kupferablagerungen werden in der Cornea als braun-grünlicher Kupferring, sog. **Kayser-Fleischer-Ring,** sichtbar und führen zu Leberzirrhose, Nierenfunktionsstörungen. Kupferablagerungen in den Stammganglien, v.a. Nucleus lentiformis, führen zu extrapyramidal-motorischen Störungen, wie Tremor (= Zittern), Rigor (= erhöhter Muskeltonus) und Ataxie (= gestörter Bewegungsablauf). Therapeutisch versucht man die Kupferspiegel durch kupferarme Diät und medikamentösen Kupferentzug mittels Chelatbildnern, wie **D-Penicillamin** (s. Kap. 2.2.4) zu senken.

16 Säure-Base-Haushalt, Wasser- und Elektrolyt-Haushalt, Spurenelemente

Mangan (Mangan, Mn)

Funktion
- **Cofaktor** einiger Enzyme (s. Tab. 16.1)
- spielt eine wichtige Rolle bei der **Kollagen-** und **Proteoglykan-Synthese** (aktiviert die UDP-Galakto- und UDP-Gluco-Transferase (s. Kap. 26.1))

Resorption
über einen unbekannten Mechanismus im Magen-Darm-Trakt, aufgenommen in den Mitochondrien verschiedener Gewebe

Ausscheidung
fast ausschließlich fäkal

Molybdän (Molybdän, Mo)
- **Cofaktor** einiger Enzyme (s. Tab. 16.1)
- Über den weiteren Stoffwechsel ist wenig bekannt.

Iod (Iod, I)

Funktion
- nötig zur Synthese der **Schilddrüsenhormone Trijodthyronin** (T_3) und **Tetrajodthyronin** (T_4; s. Kap. 18.3)
- Aufnahmemechanismus von Iodid: aktiv mittels einer **Na^+- I^--Pumpe**

Vorkommen
Etwa **75% des Gesamtkörperiods** befinden sich in der Schilddrüse.

Stoffwechselstörungen

Iod ist in Meeresfischen und Schalentieren in größeren Mengen enthalten. In küstenfernen Gegenden, wo wenig Meeresfisch gegessen wird, ist ein Iodmangel weit verbreitet. Der Iodmangel begünstigt die Strumabildung und die Entstehung autonomer Schilddrüsenadenome.

Cobalt (Cobaltum, Co)

Funktion
- Bestandteil des **Cobalamins** (= Vitamin B_{12})
- Über den weiteren Stoffwechsel dieses Elements ist wenig bekannt.

Stoffwechselstörungen

Ein **Vitamin-B_{12}-Mangel** führt zur **perniziösen Anämie** und **funikulären Spinalerkrankung** (s. Kap. 9.2).

Chrom (Chrom, Cr)
- Biochemische Funktionen sind bisher kaum bekannt.
- Chrom soll die **Glucosetoleranz** verbessern. Dies konnte allerdings nur im Tierversuch bestätigt werden.
- Im Gegensatz zu den meisten anderen Spurenelementen und Schwermetallen nimmt der Chromgehalt des Organismus mit zunehmenden Alter ab.

Selen (Selenium, Se)

Funktion
- Bestandteil der Glutathionreduktase und der Thyroxin-5'-Dejodase (s. Tab. 16.1).
- Die vermeintlich antikanzerogene Wirkung konnte bisher nicht bestätigt werden.
- hat eine geringe therapeutische Breite, da toxische Nebenwirkungen bereits ab der 10fachen Menge der empfohlenen Tagesdosis auftreten

Stoffwechselstörungen

Bei **Selenmangel** ist der Stoffwechsel der Schilddrüsenhormone gestört, da vermindert **Trijodthyronin (T_3)** gebildet wird.

16.3 Spurenelemente

Fluor (Fluor, F)

Funktion: Wird im menschlichen Körper in die Apatitkristalle der Knochen und Zähne eingebaut:
OH⁻- oder Cl⁻-Ionen werden durch F⁻-Ionen ersetzt → Bildung des härteren **Fluorapatit** [3 $Ca_3(PO_4)_2 \cdot Ca(F)_2$] (s. Kap. 26.2)

Stoffwechselstörungen:

Eine **überhöhte Fluorzufuhr** während der Zahnentwicklung innerhalb der ersten 8–10 Lebensjahre führt zur **Zahnfluorose (= Dentalfluorose).** Die gestörte Ameloblastenfunktion führt zu einer mangelhaften, fleckförmigen Schmelzbildung (gesprenkelte Zähne).
Spätere lokale Fluoridanwendungen härten dagegen den Zahnschmelz und stellen eine **Kariesprophylaxe** dar.

Vanadium (Vanadium, V)

Detaillierte Angaben zu Stoffwechselfunktionen von **Vanadium** liegen bisher nicht vor. Im Tierversuch konnte gezeigt werden, dass eine absolut vanadiumfreie Ernährung und Raumluft zu erheblichen Gedeih- und Organschäden führt.

17 Bewegung

- makroskopisch: Sichtbare Bewegungen können willkürlich (Arm-, Bein-, Gesichtsmuskulatur) und unwillkürlich (Herz, Uterus, Harnblase, Magen-Darm-Trakt, Gefäße) sein.
- mikroskopisch: Auf Zellebene laufen zahlreiche Bewegungen von Zilien, Flagellen und Mikrotubuli ab.

17.1 Kontraktile Systeme

Unter diesem Begriff werden alle Muskeltypen zusammengefasst. Aufbau der **Muskulatur** und Ablauf der **Muskelkontraktion** s. Kap. 25

17.2 Motile Systeme

Strukturen, die es Zellen ermöglichen, ihre Form zu verändern, Teilstrukturen zu bewegen und Stoffe intrazellulär zu transportieren.

17.2.1 Zytoskelett

Für die zelluläre Motilität ist ein dreidimensionales Netzwerk aus spezifischen Proteinen verantwortlich, das alle eukaryonten Zellen durchzieht und als **Zytoskelett** bezeichnet wird. Das Zytoskelett setzt sich aus folgenden Elementen zusammen:
- dynamische Strukturen (vergleichbar dem Muskelgewebe)
    - Mikrotubuli
    - Actinfilamente
- statische Strukturen (vergleichbar dem knöchernen Skelett)
    - Intermediärfilamente

Durch Polymerisation kleiner Protein-Bausteine (= Monomere) entstehen die Makromoleküle des Zytoskeletts (s. Tab. 17.1).

Typ	Monomer(e)	Vorkommen	Funktion
Mikrotubuli	α- und β-Tubulin	alle Zellen	Bewegung und Transport von Organellen, Mitosespindel, Zilien, Flagellen
Actinfilamente	β- und γ-Actin	alle Zellen	Zellmobilität, Phagozytose, Mikrovilli

17.2 Motile Systeme

Typ	Monomer(e)	Vorkommen	Funktion
Intermediär-filamente	Neurofilament-protein	Nervenzellen (Axone)	Zellstabilität und intra-zelluläre Organisation der Organellen (Kompar-timentierung)
	Zytokeratine	alle Zellen, v.a. Epithelien	
	Desmin	Muskelzellen	
	Vimentin	Mesenchymale Zellen, Endothelien	
	nukleäres Laminin	Zellkern	

Tab. 17.1: Vorkommen und Bestandteile des Zytoskeletts sowie ihre Funktionen

Mikrotubuli

Struktur · Vorkommen

Struktur
- in allen Zellen vorkommende, **röhrenförmige Gebilde** mit sehr variable Länge und einem Durchmesser von maximal 25 nm
- zusammengesetzt aus α- und β-**Tubulin** (globuläre Proteine)

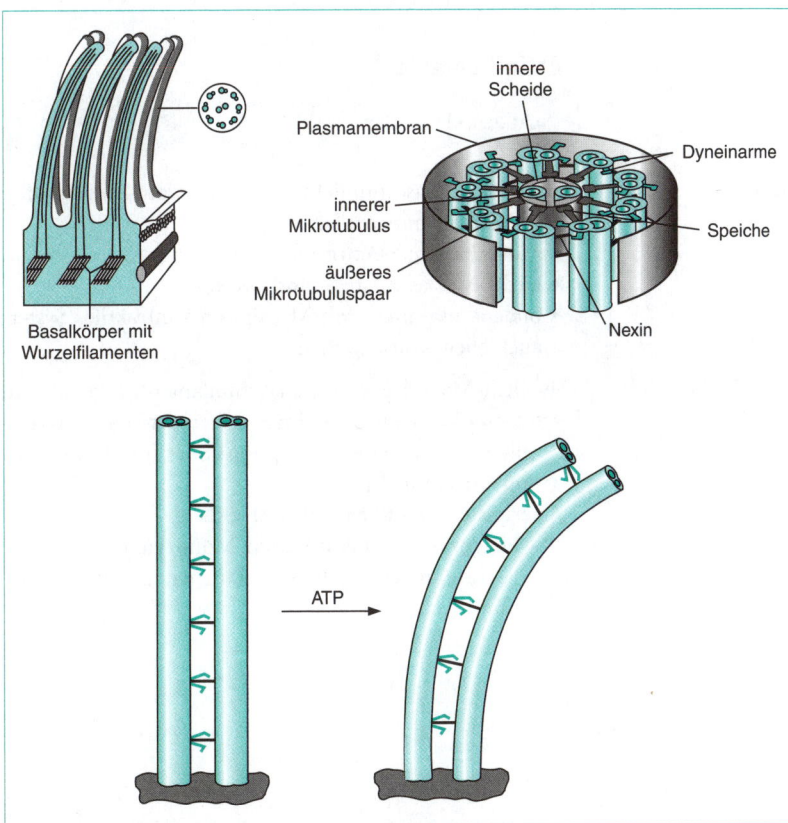

Abb. 17.1: Struktur und Gleitmechanismus der Zilien [5]

17 Bewegung

Vorkommen

Mikrotubuli sind am Aufbau folgender Zellstrukturen beteiligt:
- **Axone, Dendriten** der Nervenzellen → **axonaler Transport**
- **Mitosespindel** → bildet sich während der Mitose
- **Zilien** = bewegliche oder unbewegliche **haarartige Zellfortsätze:**
  - **Kinozilien (beweglich):** sind über Basalkörperchen (= Kinetosomen) in der Zelloberfläche verankert. Sie bilden das **Flimmerepithel** im Respirationstrakt (→ Reinigungsfunktion) und im Eileiter (→ Ei-Transport).
  - **Stereozilien (nicht eigenbeweglich):** kommen z. B. im Nebenhodengang und in **Haarzellen** des Vestibularapparates vor.

9x2 + 2-Struktur

- Zilien haben eine **9x2 + 2-Struktur** (s. Abb. 17.1): zentral liegend 2 Mikrotubuli, um die kreisförmig 9 Mikrotubuluspaare angeordnet sind
- Die Mikrotubuluspaare besitzen **Dynein-„Greifarme"**, mit denen sie am benachbarten Paar auf- und abwandern, wodurch sich die Zilie bewegt. Dieser Gleitmechanismus geschieht unter ATP-Spaltung und führt zu einer Schlagfrequenz von 8–12/s.
- **Flagellen** (= **Geißeln**) haben einen identischen Aufbau wie Zilien, ermöglichen aber die **Fortbewegung von Zellen**, wie z. B. **Spermien**.

 Kinozilien können nur in eine Richtung, **Geißeln** dagegen hin und her schlagen.

Actinfilamente

Struktur · Funktion

Struktur

kommen als Faserbündel vor und sind vor allem für die Beweglichkeit und Form von Zellen verantwortlich
- Muskelzellen: α-**Actin**
- Nicht-Muskelzellen: β- und γ-**Actin**
- bilden zusammen mit Myosin ein kontraktiles System sowohl in Muskel- als auch Nicht-Muskelzellen

Funktionen

In Nicht-Muskelzellen haben Actinfilamente folgende Aufgaben:
- bilden Mikrovilli, die in Enterozyten der Darmwand (→ Resorption), Tubuluszellen der Niere (→ Resorption) oder im Plexus choroideus (→ Liquorsekretion) vorkommen
- vermitteln **zelluläre Motilität**, z. B.:
  - Phagozytose (Makrophagen, Monozyten u. a.)
  - Formveränderung der Blutplättchen im Rahmen der Thrombozytenaggregation

Intermediärfilamente

Struktur · Funktion

Struktur sind in ihrer Proteinzusammensetzung heterogene Strukturen und zeigen häufig ein zellspezifisches Vorkommen (s. Tab. 17.1)

Funktion
- verleihen den Zellen **mechanische Stabilität**
- sind am Aufbau von **Desmosomen** (= Macula adhaerens) beteiligt. Desomosomen sind Zellmembranverdichtungen zwischen Epithelzellen, die meist an mechanisch beanspruchten Epithelien vorkommen.

18 Hormone und Zytokine

18.1 Hormone

- Hormone (griech. hormao = antreiben) werden in endokrinen Drüsen synthetisiert und wirken in sehr geringen Konzentrationen.
- erreichen ihre Zielzellen über Blut- und Lymphwege sowie Diffusion im Gewebe
- beeinflussen den **Stoffwechsel** und die **Reproduktion** dieser Zielzellen in charakteristischer Weise
- werden bei Bedarf aus **gespeicherten Vorstufen aktiviert** und pulsatil abgegeben (z. B. Hypophysen-Hormone) oder **kontinuierlich gebildet** (z. B. Steroidhormone)

18.1.1 Grundlagen

Wirkung der Hormone · Einteilung der Hormone · Hormonrezeptoren · Abbau der Hormone · Regelkreise

Wirkung der Hormone

Hormone werden auf verschiedene Arten sezerniert und wirken systemisch oder lokal:
- **endokrin**: Hormone werden an die Blutbahn abgegeben und wirken systemisch.
- **parakrin**: Hormone werden ins Gewebe abgegeben und wirken auf Nachbarzellen.
- **autokrin**: Hormone werden ins Gewebe abgegeben und wirken auf die sezernierende Zelle.

Einteilung der Hormone

nach Bildungsort
- **glanduläre Hormone:** (lat. glandula = Drüse) stammen aus Drüsenorganen (z. B. Pankreas, Nebennieren, Schilddrüse) und wirken hauptsächlich systemisch, also **endokrin**
- **Gewebshormone** = **Mediatoren:** werden von hormonbildenden Zellen in verschiedenen Geweben gebildet und wirken meist lokal, also **parakrin** oder **autokrin** (z. B. Histamin, Serotonin, Prostaglandine)
- **neurosekretorische Hormone:** werden von spezialisierten Nervenzellen gebildet und gelangen auf dem Blutweg (= **endokrin**) zum Erfolgsorgan (z. B. Releasing-Hormone, Noradrenalin, Dopamin)

nach chemischer Struktur
- **Peptidhormone:** setzen sich aus Aminosäuren zusammen und sind wasserlöslich (z. B. Calcitonin, Gastrin, Insulin, ADH, TSH)
- **biogene Amine:** Decarboxylierungs- und Hydroxylierungs-Produkte von Aminosäuren (s. Kap. 6.1) (z. B. Histamin, Dopamin, Serotonin, Noradrenalin)

18.1 Hormone

- **Steroidhormone:** leiten sich vom Cholesterin ab (z. B. Östrogene, Androgene, Glucocorticoide, Aldosteron, Vitamin D)
- **Fettsäurederivate:** entstehen aus langkettigen Fettsäuren, die aus Triacylglycerinen herausgespalten werden (z. B. Prostaglandine, Thromboxane, Leukotriene)

Hormonrezeptoren

Hormone entfalten ihre Wirkung nur in Zellen, die über spezifische **Rezeptoren** verfügen. Es existieren 2 unterschiedliche Rezeptortypen mit verschiedenen Wirkungen:

intrazelluläre Rezeptoren

- **Lipophile** (= **fettlösliche**) **Hormone** (z. B. Steroidhormone, Schilddrüsenhormone) können die Zellmembran durchdringen und binden an **Rezeptoren im Zytosol.**
- Die Hormonbindung führt zu einer Konformationsänderung (= Änderung der räumlichen Struktur) des Rezeptors. Dadurch kann der **Hormon-Rezeptor-Komplex** in den Zellkern passieren.
- Im Zellkern bindet dieser Komplex an die Promotorregion regulierter **Gene** und hemmt oder induziert die Transkription dieser DNA-Sequenzen.
- Solche Hormone wirken als **Transkriptionsfaktoren** über eine vermehrt oder vermindert gebildete mRNA und beeinflussen so die **Proteinbiosynthese.**

membranständige Rezeptoren

Hydrophile (= **wasserlösliche**) **Hormone** (z. B. Peptidhormone, biogene Amine) können die Zellmembran nicht passieren und binden an membranständige Rezeptoren:

– **ligandengesteuerter Ionenkanal**

- Der Rezeptor enthält einen **Ionenkanal**, der sich durch Bindung des jeweiligen Liganden, z. B. Hormon oder Transmitter, öffnet oder schließt.
- Beispiele: Acetylcholin (ACh), Glutamat, γ-Aminobuttersäure (GABA), Serotonin

– **Tyrosinkinase-Rezeptor**

- Der Rezeptor enthält im zytosolischen Teil eine **Tyrosinkinase** und **Tyrosin-Reste.**
- Die Hormonbindung aktiviert die Tyrosinkinase, welche die Tyrosin-Reste **autophosphoryliert.**
- Die **Phospho-Tyrosin-Reste** des Rezeptors aktivieren das Protein **Ras,** welches die **Transkription** verschiedener **Gene** verändert und **Phospholipase C** aktiviert.
- Phospholipase C spaltet Phosphoinositol-Diphosphat (PIP_2) in **Inositol-Triphosphat (IP_3)** und **Diacylglycerin (DAG)** (s. Abb. 18.1).
- Beispiele: Insulin, Wachstumshormon (STH)

– **G-Protein-gekoppelter Rezeptor**

- = **7-Transmembrandomänen-Rezeptor;** s. Abb. 18.1
- Die Bindung des Hormons (= **First messenger**) an den Rezeptor führt zum Austausch von UDP gegen **UTP** an der α-**Untereinheit des G-Proteins.**
- Abhängig von der Spezifität des G-Proteins kann die UTP-beladene Untereinheit die:
  – Adenylatcyclase (AC) aktivieren
  – Adenylatcyclase (AC) inhibieren
  – Phospholipase C (PLC) aktivieren
- Dadurch entstehen intrazellulär zweite Botenstoffe (= **second messenger**):
  – Adenylylcyclase: ATP → **cAMP**
  – Phospholipase C: Phosphatidyl-Inositol-Diphosphat (PIP_2) → **Inositol-Triphosphat (IP_3) + Diacylglycerin (DAG)**

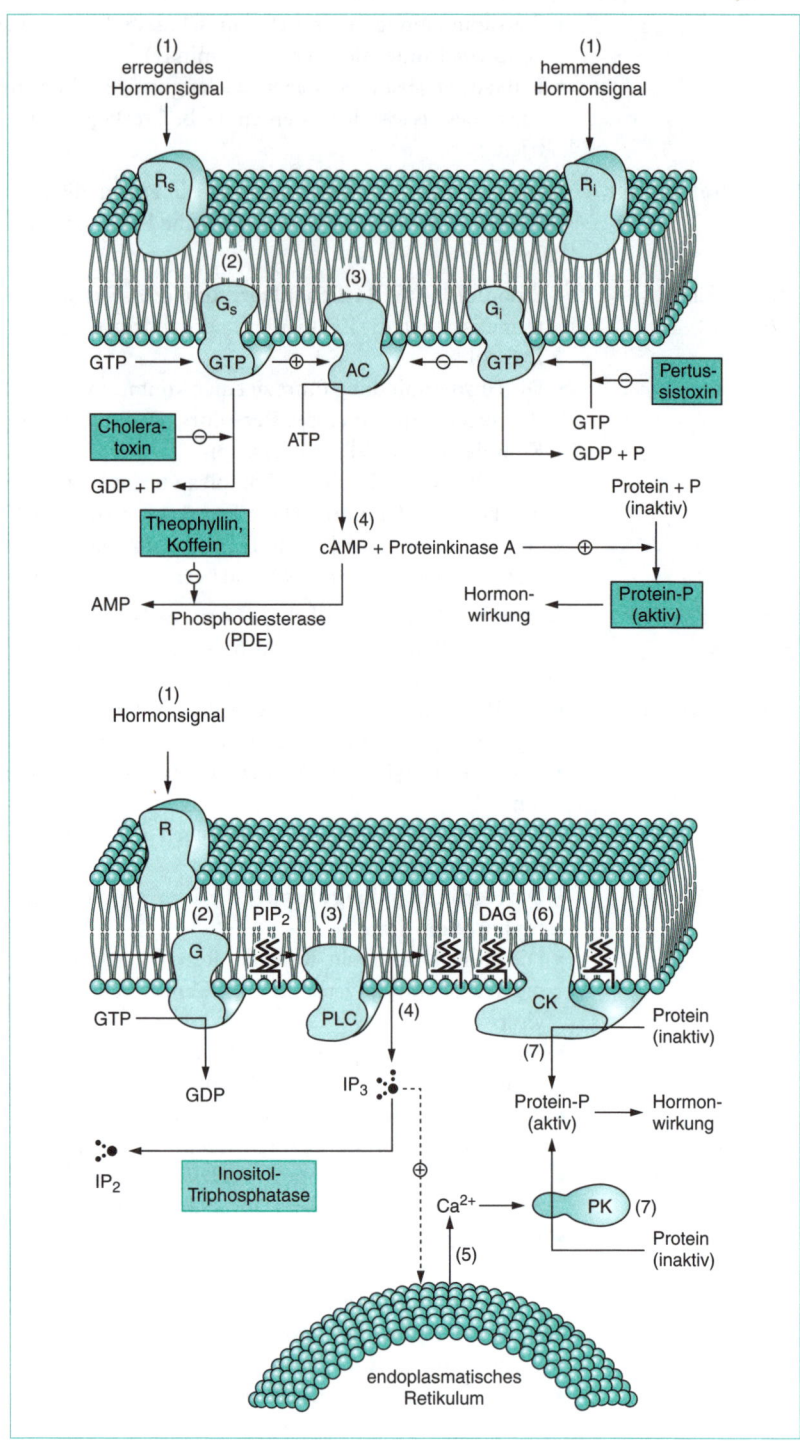

Abb. 18.1: Signaltransduktion [6]

- Diese second messenger leiten die Hormonwirkung weiter, indem sie intrazelluläre **Enzyme aktivieren** oder **deaktivieren** (meist über Phosphorylierung oder Dephosphorylierung durch Proteinkinasen):
  - **cAMP:** aktiviert **Proteinkinase A**
  - **IP$_3$:** setzt **Ca^{2+}-Ionen** aus dem endoplasmatischen Retikulum frei
  - **DAG:** aktiviert **C-Kinase (CK)**
- Beispiele: Catecholamine, Gastrin, Sekretin, Calcitonin, Parathormon, antidiuretisches Hormon (ADH)

Abbau der Hormone

- **Peptidhormone:** werden intrazellulär durch **Proteolyse** abgebaut (= in Aminosäuren gespalten)
- **biogene Amine:** werden abgebaut durch:
  - **Desaminierung** (z.B. durch Monoaminooxidase (MAO) bei Catecholaminen, Serotonin, Histamin)
  - **Dejodierung** (Schilddrüsenhormone)
  - **Methylierung** (= Einführung von **CH$_3$-Gruppen**; z.B. durch Catechol-O-Methyl-Transferase (COMT) bei Catecholaminen).

> Vom IMPP häufig abgefragte Abbauprodukte:
> - Serotonin → **5-Hydroxy-Indol-Essigsäure** (5-Hydroxy-Indol-Acetat)
> - Adrenalin/Noradrenalin → **3-Methoxy-4-Hydroxy-Mandelsäure (= Vanillinmandelsäure)**
> - Histamin → **Imidazolacetat**

- **Steroidhormone:** werden in der Leber mit **Glucuronsäure** oder **Sulfat** konjugiert (s. Kap. 21.5) und können dadurch renal und biliär eliminiert werden

Regelkreise

Verschiedene Regelkreise kontrollieren die Bildung und Sekretion der meisten Hormone. Den wichtigsten Regelkreis stellt dabei das **Hypothalamus-Hypophysen-System** dar (s. Abb. 18.2 und Tab. 18.1):

Hypothalamus
- zentrale Schaltstelle des hypothalämisch-hypophysären Systems
- bildet **Releasing-Hormone (RH)** und **Release-Inhibiting-Hormone (RIH),** die die Sekretion der Hypophysen-Hormone **fördern** oder **hemmen**

Hypophyse
- Releasing-Hormone setzen **glandotrope Hormone** aus dem **Hypophysenvorderlappens (HVL)** frei (s. Tab. 18.2).
- Der **Hypophysenhinterlappen (HHL)** ist eine Ansammlung von Nervenendigungen, deren Perikarya (= Zellkörper) im Hypothalamus liegen. Aus dem HHL werden **ADH** und **Oxytocin** freigesetzt (s. Kap. 18.1.3).

endokrine Drüsen
- Die glandotropen Hormone der Hypophyse regen die Freisetzung **glandulärer Hormone** aus endokrinen Drüsen an, die auf bestimmte Zellen im jeweiligen **Erfolgsorgan** wirken.
- Über einen **negativen Feedback-Mechanismus** hemmen die glandulären Hormone die Hormonsekretion von Hypothalamus und Hypophyse.

> **HVL** (Hypophysenvorderlappen) = **Adenohypophyse**
> **HHL** (Hypophysenhinterlappen) = **Neurohypophyse**

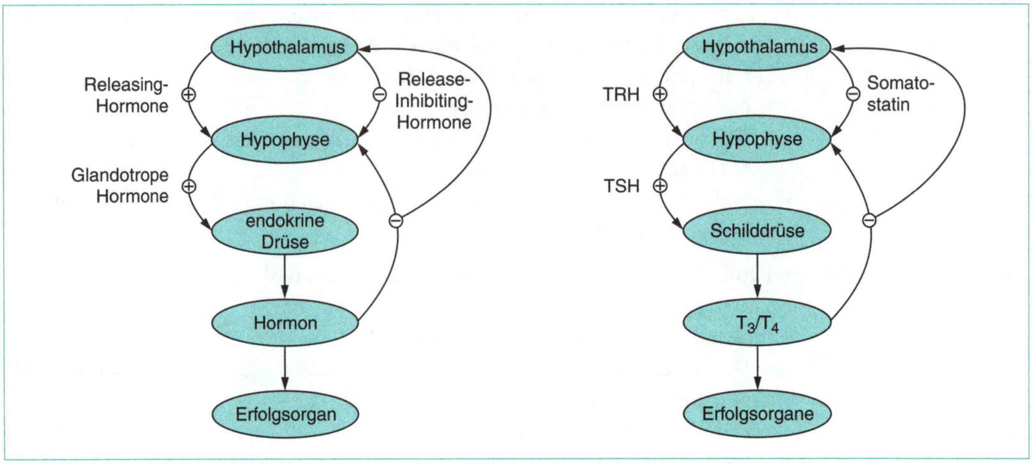

18 Hormone und Zytokine

Abb. 18.2: Regelkreis [6]

Releasing-Hormon (RH)	Release-Inhibiting-Hormon	Glandotrop-Hormone	Endokrine Hormone	Endokrine Drüse
(Hypothalamus)		(Hypophyse)	(Peripherie	
CRH (Corticotropin-RH)	---	ACTH (Adrenocorticotropes Hormon)	**Glucocorticoide (v. a. Cortisol)**, Mineralocorticoide (v. a. Aldosteron)	Nebennierenrinde (NNR)
TRH (Tyreotropin-RH)	Somatostatin	TSH (Thyroidea-stimulierendes Hormon)	T_3 (Trijodthyronin), T_4 (Thyroxin)	Schilddrüse
GnRH (Gonadotropin-RH)	---	FSH (Follikel-stimulierendes Hormon)	**Östrogene**	Ovarien, Graaf-Follikel, Corpus luteum, NNR
	---	LH (Luteinisierendes Hormon)	**Gestagene**	Ovarien, Corpus luteum, NNR
	Inhibin (aus Sertoli-Zellen des Hodens)		**Androgene**	Hoden, Leydig-Zellen, NNR
GHRH (Growth-Hormon-RH)	Somatostatin	STH (somatotropes Hormon)	**IGF-1, IGF-2** (Insulin-like growth factor)	Leber
(PRLRH) (Prolaktin-RH; umstritten; s. Kap. 18.1.3))	Dopamin	**Prolaktin**	---	Brustdrüse

Tab. 18.1: Übersicht über das Hypothalamus-Hypophysen-System. ACTH entsteht aus dem Vorläufermolekül Pro-Opiomelanocortin (POMC). Aus POMC entstehen neben ACTH auch das Melanozyten-stimulierende Hormon (MSH) und β-Endorphine.

18.1.2 Stoffwechselregulation

Insulin · Glucagon · Catecholamine · Glucocorticoide

Der menschliche Stoffwechsel wird durch zahllose Regulationssysteme beeinflusst, mit dem Ziel, das physiologische Gleichgewicht aufrecht zu erhalten und an veränderte Umweltveränderungen anzupassen.

18.1 Hormone

Insulin
- **wichtigstes anaboles Hormon;** Peptidhormon (51 Aminosäuren)
- besteht aus 2 Aminosäure-Ketten (A- und B-Kette), die über 2 Disulfidbrücken miteinander verbunden sind
- wirkt über Tyrosinkinase-Rezeptoren

Synthese
in **β-Zellen** der Langerhans-Inseln des Pankreas
- **Präproinsulin:** Abspaltung des Signalpeptids → **Proinsulin:** Abspaltung des C-Peptids → **Insulin**
- Insulin wird in Vesikeln als **Zink-Komplex** gespeichert

Sekretion
- **direkte Stimulation: Blutglucose-Spiegel ↑** (z.B. nach Nahrungsaufnahme); Mechanismus:
  – Glucoseaufnahme über **GLUT2** (Glucose-Transporter 2) in die **β-Zellen** → **ATP-Synthese ↑** → durch ATP hemmbare **K^+-Kanäle** werden geschlossen → **Depolarisation** → spannungsabhängige **Ca^{2+}-Kanäle** öffnen sich → Ca^{2+} strömt ein → Exozytose der Insulingranula
- **sekretionsfördernde Faktoren: Aminosäuren,** gastrointestinale Hormone, Aktivierung des N. vagus (X. Hirnnerv)
- **Hemmung** durch: Catecholamine, Somatostatin

Wirkung
Insulin wirkt vor allem durch **Induktion** und **Repression** bestimmter **Enzyme** (s. Tab. 12.2, 13.3).
- **Blutzuckerspiegel ↓:** durch Glykolyse ↑, Gluconeogenese ↓, Glykogensynthese ↑, Glykogenolyse ↓ sowie Einbau von GLUT4 (Glucose-Transporter 4) in Fett- und Muskelzellen
- **anaboler Fettstoffwechsel:** Fettsäuresynthese ↑, Lipolyse ↓, Aktivierung der Lipoproteinlipase (s. Kap. 23)
- **anaboler Proteinstoffwechsel:** Proteinsynthese ↑, vermehrte Aufnahme von Aminosäuren
- **stimuliert Na^+-K^+-ATPase** → K^+-Aufnahme in die Zellen ↑ → Kaliumkonzentration im Blut ↓

Abbau
v.a. in der Leber und Niere: **Insulinase** spaltet Disulfidbrücken. Anschließend werden A- und B-Kette proteolytisch gespalten.

- **Diabetes mellitus Typ I:** entsteht meist im Jugendalter durch eine **autoimmunbedingte Zerstörung** der β-Zellen des Pankreas. Es kommt zum **absoluten Insulinmangel,** so dass zeitlebens eine Insulintherapie durchgeführt werden muss.
- **Diabetes mellitus Typ II:** Eine **Insulinresistenz** der Muskel- und Fettzellen lässt das in normaler oder sogar erhöhter Konzentration vorhandene Insulin nicht ausreichend zur Wirkung kommen (= **relativer Insulinmangel**). Meist nach dem 40. Lj. auftretende Erkrankung übergewichtiger und körperlich inaktiver Patienten. **Körperliche Aktivität** und **Gewichtsreduktion** können den Typ-II-Diabetes mellitus in vielen Fällen lindern oder ganz zur Remission bringen. Medikamentös werden **orale Antidiabetika,** bei Therapieversagern zusätzlich Insulin verabreicht.

Glucagon
- Peptidhormon (29 Aminosäuren)
- bindet an einen G-Protein-gekoppelten Rezeptor und aktiviert eine Adenylatcyclase

Synthese	in α-**Zellen** der Langerhans-Inseln des Pankreas: durch Proteolyse aus Vorstufen: Präproglucagon → Proglucagon → Glucagon
Sekretion	• Förderung durch **Hypoglykämie, Aminosäuren** (proteinreiche Mahlzeit), **Triacylglycerine** (fettreiche Mahlzeit), **Catecholamine** • Hemmung durch **Somatostatin,** hohen Blutzuckerspiegel
Wirkung	• **Blutzuckerspiegel** ↑: Glykolyse ↓, Gluconeogenese ↑, Glykogensynthese ↓, Glykogenolyse ↑ • **steigert Lipolyse** → Fettsäuren im Blut ↑
Abbau	v. a. in der Leber durch Abspaltung des N-terminalen Dipeptids
Catecholamine	• Die Catecholamine **Noradrenalin** und **Adrenalin** sind Derivate der Aminosäure **Tyrosin** (s. Abb. 18.3). • Sie binden an G-Protein-gekoppelte Rezeptoren und lösen unterschiedliche Reaktionen aus (s. Tab. 18.2).

Rezeptor	Signaltransduktion	Second messenger	Effekte (Auswahl)
$α_1$	aktiviert Phospholipase C	DAG ↑ IP_3 ↑ (→ Ca^{2+} ↑)	Vasokonstriktion, Kontraktion von Uterus, Ductus deferens u. a.
$α_2$	hemmt Adenylatcyclase	cAMP ↓	Insulinsekretion ↓, Lipolyse ↓
$β_1$	aktiviert Adenylatcyclase	cAMP ↑	Herzfrequenz ↑, Kontraktionskraft des Herzens ↑, Lipolyse ↑
$β_2$	aktiviert Adenylatcyclase	cAMP ↑	Glykogenolyse ↑, Gluconeogenese ↑, Vasodilatation, Relaxation von Uterus und Bronchialmuskulatur
$β_3$	aktiviert Adenylatcyclase	cAMP ↑	Lipolyse und Thermogenese im braunen Fettgewebe ↑

Tab. 18.2: Funktion und Mechanismus der Catecholamin-Rezeptoren

Synthese	• im **Nebennierenmark** (NNM)
	• in Nervenzellen des **Sympathikus**
	• in Neuronen des **Hirnstammes**
	  – Die **Thyrosin-Hydroxylase** hydroxyliert Tyrosin zu **L-Dopa** (s. Abb. 18.3).
	  – Aus L-Dopa bildet die **Dopa-Decarboxylase** durch Decarboxylierung **Dopamin**.
	  – Dopamin wird mittels **Dopamin-β-Hydroxylase** in **Noradrenalin** umgewandelt.
	  – Die **Phenyl-Ethanolamin-N-Methyl-Transferase** überträgt eine Methylgruppe (von **SAM** = S-Adenosyl-Methionin) auf die Aminogruppe von Noradrenalin und bildet **Adrenalin**.

Sekretion	• durch nervale Reize • durch psychische Erregung; körperliche Anstrengung, Stress- und Notfallsituationen, Aufregung
Wirkung	s. Tab. 18.2
Abbau	zu Normetanephrin durch die Catechol-O-Methyltransferase (**COMT**) und weiter zu **Vanillinmandelsäure** durch die Monoaminooxidase (**MAO**; s. Kap. 27)

18.1 Hormone

> **Catecholamin-Rezeptor-Blocker** werden je nach ihrer Hauptwirkung in α- und β-Rezeptorenblocker eingeteilt. Einige Substanzen blockieren beide Rezeptortypen oder haben z.T. auch noch catecholamineigene, „intrinsische" Aktivität.
> **β-Rezeptorenblocker** werden bei folgenden Erkrankungen eingesetzt:
> - Basistherapie der **Hypertonie** (= Bluthochdruck)
> - **koronare Herzerkrankung** (KHK) mit Angina pectoris
> - nach **Herzinfarkt** (wenn die Herzfrequenz dies erlaubt)
> - hyperkinetisches Herzsyndrom
> - Hyperthyreose
> - klassische Migräne
> - **Herzinsuffizienz** (s. Kap. 18.1.5)

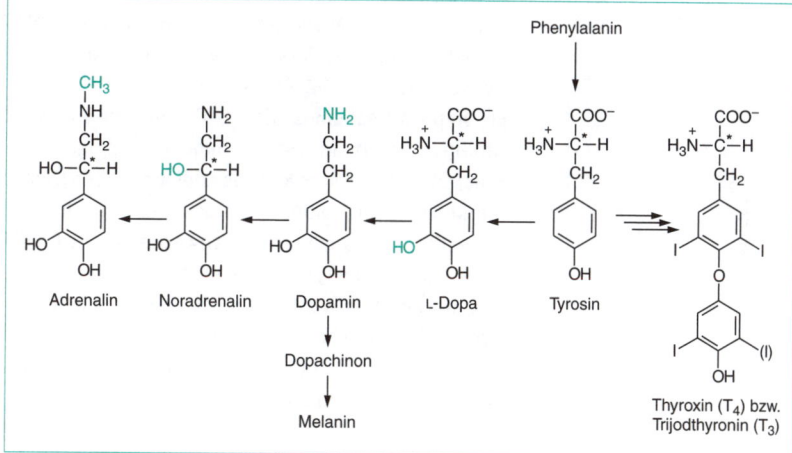

Abb. 18.3: Catecholamin- und Schilddrüsenhormonsynthese

Glucocorticoide	• sind Steroidhormone • ermöglichen dem menschlichen Körper, längere Hungerperioden zu überstehen • wichtigster Vertreter: **Cortisol** (**Cortison** = Ketoform; s. Abb. 18.4)
Synthese	in der **Zona fasciculata** der Nebennierenrinde (NNR)
Sekretion	vermittelt durch **Adrenocorticotropes Hormon (ACTH)** • **zirkadianer Rhythmus:** maximale Freisetzung in den frühen Morgenstunden • verstärkt während **Stresssituationen** (z. B. Infektionen, Operationen)
Wirkung	• **Blutzuckerspiegel** ↑ durch Glykolyse ↓, Gluconeogenese ↑, verminderte Glucoseaufnahme in Muskel- und Fettgewebe (Insulin-antagonistische Wirkung) • **Lipolyse** ↑ → Fettsäuren im Blut ↑ → Ketonkörpersynthese in der Leber ↑ • **Proteinabbau** ↑ → Aminosäuren im Blut ↑ → Gluconeogenese aus Aminosäuren in der Leber (negative Stickstoffbilanz) → Harnstoff-Bildung ↑ • Induktion des Proteins **Lipocortin** → hemmt Phospholipase A_2 → Freisetzung von Arachidonsäure ↓ → Prostaglandin- und Interleukin-Synthese ↓ (s. Kap. 18.1.7) → entzündungshemmende Wirkung • beeinflussen **hämatopoetisches System:** Lymphozyten ↓, Granulozyten ↓ → immunsuppressive und antiallergische Wirkung

18 Hormone und Zytokine

- steigern Ca^{2+}- und PO_4^{3-}-Freisetzung aus Knochen
- geringe mineralocorticoide Wirkung (s. Aldosteron)

Abbau Die Leber inaktiviert Cortisol durch Reduktion der Keto-Gruppe (C=O) und der Doppelbindung. Anschließend wird es mit Glucuronsäure oder Sulfat konjugiert und renal eliminiert.

> **Cushing-Syndrom/Morbus Cushing**
> Das **Cushing-Syndrom** entsteht durch ein lang andauerndes Überangebot an Glucocorticoiden. Dies wird meist **iatrogen**, durch eine Langzeit-Glucocorticoid-Therapie verursacht, seltener durch einen ACTH-bildenen Hypophysentumor (= sog. **Morbus Cushing**) oder einen Cortisol-bildenen Tumor der NNR. Klinisch zeigen die Patienten eine Umverteilung der Depotfette (**Vollmondgesicht, Stiernacken, Stammfettsucht**) und leiden an Hyperglykämien (= Steroid-Diabetes), **Muskelschwund, Osteoporose, Hautatrophie, Hypertonus** (mineralocorticoide Wirkung der Glucocorticoide) u. a.
> **Hypocortisolismus/M. Addison**
> Ein **Hypocortisolismus** tritt als Gegenstück zum Cushing-Syndrom bei einer NNR-Insuffizienz auf. Bei autoimmun bedingtem Hypocortisolismus (⅔ der Fälle) spricht man vom **Morbus Addison**. Neben Glucocorticoiden werden auch die Mineralocorticoide, wie Aldosteron, vermindert gebildet. Die Leitsymptome dieser Erkrankung sind **Schwäche, rasche Ermüdbarkeit, verstärkte Pigmentierung** (MSH ↑, da es wie ACTH aus POMC gebildet wird, s. Tab. 18.1), **Dehydratation** mit Gewichtsverlust und ein niedriger arterieller Blutdruck (= **Hypotonie**). Bei chronischer NNR-Insuffizienz müssen die Patienten lebenslang Cortison, ev. auch Mineralocorticoide einnehmen. In Stresssituationen muss die Dosis erhöht werden.

18.1.3 Wachstum und Fortpflanzung

Wachstumshormon (STH) · Schilddrüsenhormone (T_3, T_4) · Androgene · Östrogene · Gestagene · Prolactin (PRL) · Oxytocin

Wachstum, Differenzierung und Fortpflanzung werden ermöglicht und beeinflusst von zahlreichen hormonellen Prozessen. Folgende Hormone sind dabei besonders bedeutsam: Schilddrüsenhormone, Sexualhormone, Wachstumshormon, Prolactin und Oxytocin.

Wachstumshormon (STH)
- **somatotropes Hormon** (= STH = Somatotropin = growth hormon = GH)
- großes Peptidhormon
- wirkt über Tyrosinkinase-Rezeptoren

Synthese in azidophilen Zellen des HVL

Sekretion
- Förderung durch **GHRH** (growth hormon releasing hormone), **Hypoglykämie, Hunger, Stress** (zirkadianer Rhythmus: maximale Freisetzung in der Tiefschlafphase)
- Hemmung durch **Somatostatin**

Wirkung
– STH
- setzt **IGF-1** und **IGF-2** (Insulin-like growth factor) aus der Leber frei

18.1 Hormone

– IGF-1 und IGF-2
- **Blutzuckerspiegel** ↑ → durch Glykogenolyse ↑ und Gluconeogenese ↑ (diabetogene Wirkung)
- **Lipolyse** ↑ → Fettsäuren im Blut ↑
- alte Bez.: **Somatomedine**
- **Proteinsynthese** ↑ → Protein-anaboler Stoffwechsel
- aktivieren Chondrozyten in den Epiphysenfugen → **Längenwachstum** ↑
- regen Wachstum innerer Organe und anderer Gewebe an

In der Wachstumsphase eines Kindes führt ein **Mangel an STH** zu **Minder-** oder **Zwergwuchs**. Eine Therapie mit Wachstumshormonen führt nur dann zu einem gesteigerten Längenwachstum, wenn die Epiphysenfugen noch nicht geschlossen sind (♀ 14.–18. Lj.; ♂ 15.–20. Lj.).
Ein **Überschuss an STH**, meist durch ein STH-bildendes **Adenom der Hypophyse** verursacht, führt im Kindesalter zum **Gigantismus** (= Riesenwuchs; Körpergröße > 2 m) und im Erwachsenenalter zur **Akromegalie**. Während die Körperproportionen beim Riesen- und Zwergenwuchs erhalten bleiben, nehmen bei der Akromegalie die Akren, wie Hände, Füße, Kinn, Nase und Ohren, aber auch innere Organe an Größe zu.

Schilddrüsenhormone (T_3, T_4)	- Die Schilddrüsenhormone **Trijodthyronin (T_3)** und **Thyroxin (= Tetrajodthyronin = T_4)** sind Derivate der Aminosäure Tyrosin. - binden an intrazelluläre Rezeptoren
Synthese	in der **Schilddrüse** - **Jodid (I^-):** wird über Na^+-I^--ATPase aktiv in die Follikelzellen aufgenommen und reagiert mit der Aminosäure **Tyrosin** (s. Abb. 18.3) zu Monojodtyrosin (MJT) und Dijodtyrosin (DJT) - **T_3-Synthese:** aus 1 Molekül MJT + 1 Molekül DJT - **T_4-Synthese:** aus 2 Molekülen DJT - an **Thyreoglobulin** gebunden, werden T_3 und T_4 im Follikellumen gespeichert
Sekretion	durch **Thyroidea-stimulierendes Hormon (TSH)** - nach **Proteolyse** des Thyreoglobulins werden T_3 und T_4 ins Blut sezerniert - T_3 und T_4 sind schlecht wasserlöslich → Transport im Blut gebunden an **Thyroxin-bindendes Globulin (TBG)**
Wirkung	**5'-Dejodasen** in peripheren Geweben aktivieren T_4 in das **biologisch wirksamere T_3**. - gesteigerter **Energie-** und **Grundumsatz** durch verstärkte Aktivität der **Na^+-K^+-ATPase** der Zellmembranen → vermehrter **ATP- und O_2-Verbrauch** → erhöhte **Wärmebildung** - **Blutzuckerspiegel** ↑ → durch Gluconeogenese ↑ und Glykogenolyse ↑ (Insulin-antagonistische Wirkung) - steigern **Lipolyse** → Fettsäuren im Blut ↑ - steigern **Proteinsynthese** → Protein-anaboler Stoffwechsel - erhöhen die Wirkung der **Catecholamine** durch vermehrte Expression von β-Rezeptoren → Herzfrequenz ↑ - steigern **Cholesterin-Synthese**, führen jedoch durch erhöhten Cholesterinumsatz zu niedrigeren Cholesterinwerten im Blut - stimulieren **STH-Synthese** → fördern Körperwachstum - essentiell für die **Gehirnentwicklung** im Kindesalter

18 Hormone und Zytokine

Abbau	T$_4$ wird durch **Dejodierung** in das inaktive **reverse T$_3$** (rT$_3$) umgewandelt und anschließend wie T$_3$ in der Leber durch Konjugation mit Glucuronsäure oder Sulfat in eine ausscheidungsfähige Form gebracht.

Hypothyreose (= Mangel an Schilddrüsenhormonen) → körperlicher und geistiger Leistungsabfall, Antriebsarmut, Gewichtszunahme (Energieumsatz ↓), trockene, kühle Haut, raue, heisere Stimme, Obstipation, Kälteempfindlichkeit u. a.
Hyperthyreose (= Überschuss an Schilddrüsenhormonen) → psychomotorische Unruhe, Tremor, Tachykardie, Gewichtsverlust (trotz Heißhungers), warme, feuchte Haut, gesteigerte Stuhlfrequenz u. a.

Androgene	• sind Steroidhormone • wichtigster Vertreter: **Testosteron** (wirksame Form = **5α-Dihydroxytestosteron**) (s. Abb. 18.4)
Synthese	• in den **Leydig-Zwischenzellen** des Hodens • in der **Zona reticularis** der Nebennierenrinde (NNR)
Sekretion	• aus Hoden: stimuliert durch **luteinisierendes Hormon (LH)** • aus NNR: stimuliert durch **ACTH**
Wirkung	• männlicher Fötus: **descensus testis** und Bildung der **Geschlechtsorgane** aus den Wolff-Gängen • stimulieren das Wachstum der **männlichen Fortpflanzungsorgane**: Prostata, Penis, Ductus deferens, Vesiculardrüsen • bilden **sekundäre Geschlechtsmerkmale** aus: Bartwuchs, Kehlkopfvergrößerung (→ tiefere Stimme) u. a. • stimulieren **Spermatogenese** • steigern **Proteinsynthese** → Protein-anaboler Stoffwechsel • fördern Calcifizierung des Knochens und **Epiphysenschluss** • stimulieren bei beiden Geschlechtern die **Libido** und die **Erythropoese**
Abbau	in der Leber zu **17-Keto-Steroiden**, die entweder in freier Form, glucuronidiert oder sulfatiert ausgeschieden werden

Androgene verursachen beim Mann mit zunehmendem Alter die **benigne Prostatahyperplasie**. Der Harnstrahl lässt nach, die Harnblase kann nicht mehr vollständig entleert werden, die Restharnmenge steigt und Harnwegsinfektionen werden begünstigt. Am Ende steht nicht selten die transurethrale Prostataresektion.
Seit einigen Jahren gibt es auch eine medikamentöse Therapie: **Finasterid**, ein Blocker der **5α-Reduktase**. Durch Finasterid wird der letzte Schritt der Testosteronbiosynthese, die Umwandlung in das aktive 5α-Dihydroxytestosteron, gehemmt. Die Konzentration an **5α-Dihydroxytestosteron** sinkt und die Prostata verkleinert sich.

Östrogene	• sind Steroidhormone • wichtigste Vertreter: **Östradiol** und **Östron** = Ketoform; (s. Abb. 18.4)
Synthese	• im **Ovar**: in den Thekazellen des **Graaf-Follikels** • in der Zona reticularis der **NNR**

	• im Hoden (geringe Mengen) • in der **Plazenta** (während der Schwangerschaft) • im **Fettgewebe** aus Androgenen (Enzym: **Aromatase**)
Sekretion	• angeregt durch **luteinisierendes Hormon (LH)** • angeregt durch **Follikel-stimulierendes Hormon (FSH)**
Wirkung	• stimulieren das Wachstum der **weiblichen Fortpflanzungsorgane:** Vagina, Uterus, Ovar, Tube • bilden **sekundäre Geschlechtsmerkmale** aus: weibliche Brust, Verteilung subkutanen Fettgewebes u. a. • bauen **Endometrium** nach der Menstruation (= Regelblutung) wieder auf
Abbau	in der Leber glucuronidiert oder sulfatiert und dann renal eliminert
Gestagene	• sind Steroidhormone • wichtigster Vertreter: **Progesteron** (s. Abb. 18.4)

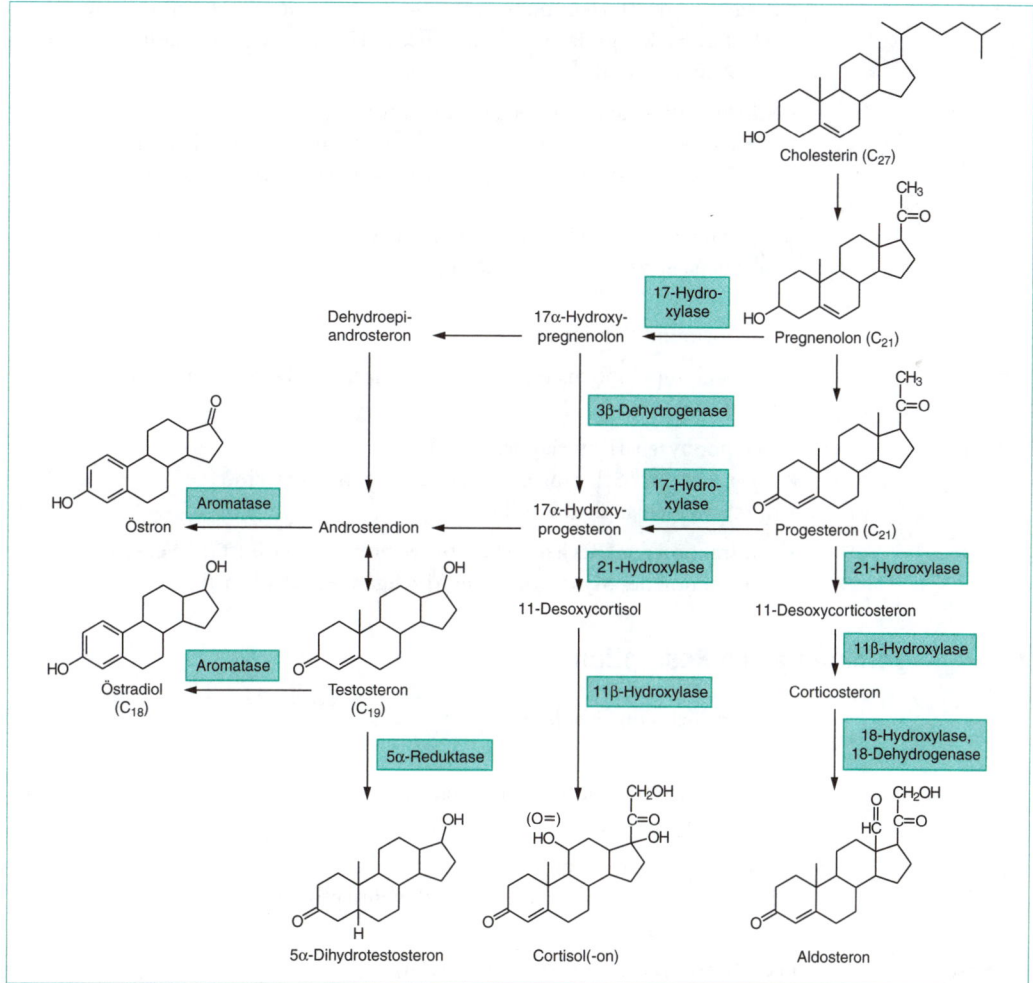

Abb. 18.4: Steroid-Synthese [2]

Synthese	- im **Ovar** - im **Corpus luteum** (= Gelbkörper) - in der **Plazenta** (2. Teil der Schwangerschaft)
Sekretion	vermittelt durch **luteinisierendes Hormon (LH)**
Wirkung	- wandelt **Endometrium** vom Proliferations- ins Sekretionsstadium um und bereitet die **Einnistung** des befruchteten Eis vor - erhöht die **Körpertemperatur** um 0,5–0,7°C - wirkt am **Uterus** tokolytisch (= wehenhemmend)
Abbau	in der Leber zu **Pregnandiol**, das glucuronidiert oder sulfatiert über Galle und Nieren ausgeschieden wird
Prolactin (PRL)	Peptidhormon (198 Aminosäuren)
Synthese	in azidophilen Zellen des HVL
Sekretion	- Hemmung durch **Dopamin** (= Prolactin-Inhibiting-Hormon) - Förderung durch Hemmung der Dopamin-Sekretion (= **Desinhibierung**), ausgelöst durch **Saugreiz an der Mamille**, TRH, VIP (vasoaktives intestinales Peptid), Angiotensin II
Wirkung	- **Milchsynthese** in der weiblichen Brustdrüse - Hohe Prolactin-Spiegel in der Stillzeit hemmen die GnRH-Freisetzung → FSH und LH ↓ → ausbleibende Regelblutung = **Lactationsamenorrhö**

 In der Stillzeit bedeutet die **Lactationsamenorrhö** keinen garantierten Schutz vor einer weiteren Schwangerschaft.

Oxytocin	Peptidhormon (9 Aminosäuren)
Synthese	in den Ncl. supraopticus und paraventricularis des **Hypothalamus,** deren Axone den HHL bilden
Sekretion	aus **Hypophysen-Hinterlappen (HHL)** - gegen Ende der Schwangerschaft und während der **Geburt** - durch **Saugen** an der **Mamille**
Wirkung	- Kontraktion der **Uterusmuskulatur** während der Geburt (= **Wehen**) - Kontraktion des **Myoepithels der Milchgänge** in der Brust

18.1.4 Verdauung und Resorption

Gastrin · Sekretin · Cholecystokinin

Gastrin, **Sekretin** und **Cholecystokinin** beeinflussen die Sekretion von Magen und Bauchspeicheldrüse (s. Kap. 22.2.1).

Gastrin	- Peptidhormon (17 Aminosäuren) - bindet an einen G-Protein-gekoppelten Rezeptor - aktiviert die Phospholipase C
Synthese	in **G-Zellen** (Magenantrum, Duodenum)
Sekretion	- durch Dehnung des Magens - durch Aktivierung des N. vagus (X. Hirnnerv)

	• wenn pH-Wert des Magensaftes > 2,5
• durch Alkohol, Coffein, scharfes Essen
Wirkung	• **Salzsäure-(HCl-)** und **Pepsinogen-Sekretion** ↑
• **Magenmotilität** ↑
Sekretin	• Peptidhormon (27 Aminosäuren)
• bindet an einen G-Protein-gekoppelten Rezeptor
• aktiviert eine Adenylatcyclase
Synthese	in **S-Zellen** des Dünndarms
Sekretion	• wenn pH-Wert im Duodenum < 4,0
• wenn Gallensäuren im Duodenum ↑
Wirkung	• **HCO_3^--Sekretion im Pankreas** ↑
• HCl-Sekretion aus Belegzellen ↓
• Pepsinogen-Sekretion aus Belegzellen ↑
• Magenentleerung verzögert
Cholezystokinin (CCK)	• = **Pankreozymin**
• Peptidhormon (33 Aminosäuren)
• bindet an einen G-Protein-gekoppelten Rezeptor
• aktiviert die Phospholipase C
Synthese	in **I-Zellen** des Dünndarms
Sekretion	• durch Peptide im Duodenum
• durch langkettige Fettsäuren im Duodenum ↑
Wirkung	• Sekretion von **Pankreasenzymen** ↑
• **Gallenblasenkontraktion** und Relaxation des Sphincter Oddi
• HCl-Sekretion aus Belegzellen ↓
• Pepsinogen-Sekretion aus Belegzellen ↑
• Magenentleerung verzögert

18.1.5 Elektrolyt- und Wasserhaushalt

> RAAS · Renin · Angiotensin I · Angiotensin II · Aldosteron · ANP · ADH

Der Wasser- und Elektrolythaushalt wird reguliert durch:
- Renin-Angiotensin-Aldosteron-System (RAAS)
- atrionatriuretisches Peptid (ANP)
- antidiuretisches Hormon (ADH)

RAAS	Das RAAS kontrolliert:
• den Natriumbestand
• das extrazelluläre Flüssigkeitsvolumen
• den Blutdruck (s. Abb. 18.5)
Renin	
Synthese	in den Zellen des **juxtaglomerulären Apparates** der Niere
Sekretion	• wenn der Blutdruck fällt
• wenn die Na^+-Konzentration im Blut sinkt

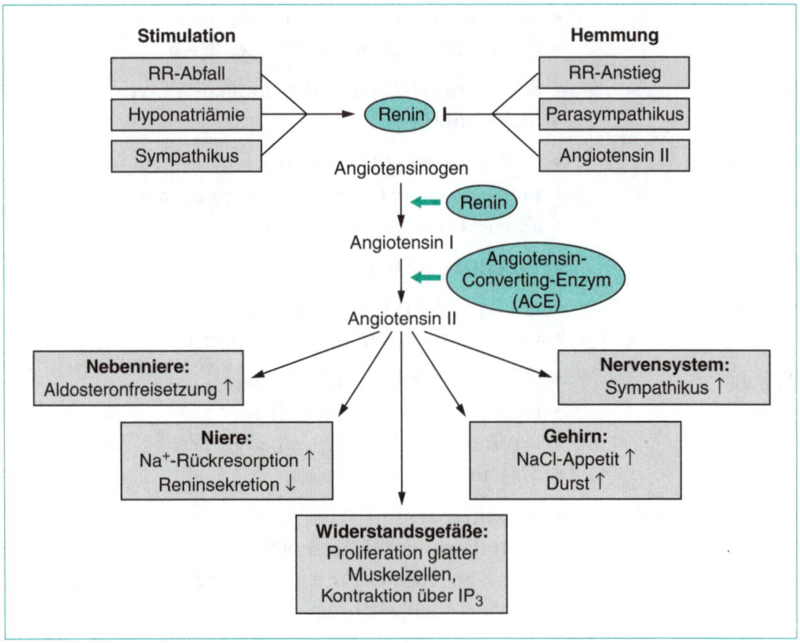

18 Hormone und Zytokine

Abb. 18.5: Renin-Angiotensin-System (RAAS) [8]

Wirkung	Renin ist eine **Protease:** Sie spaltet aus dem im Plasma vorhandenen **Angiotensinogen** (wird in der Leber gebildet und gehört zur α_2-Globulin-Fraktion, s. Kap. 20.4) ein Polypeptid ab und bildet **Angiotensin I**.
Angiotensin I	• (10 Aminosäuren) keine Wirkung bekannt • Das **Angiotensin-Converting-Enzym (ACE)** spaltet von Angiotensin I ein Dipeptid ab und bildet das wirksame **Angiotensin II**.
Angiotensin II	• (8 Aminosäuren) wirksam! • Hauptwirkungen: – stimuliert die **Aldosteronsynthese** in der Zona glomerulosa der Nebennierenrinde (NNR) – **starke Vasokonstriktion** der Arteriolen → Blutdruck ↑ – hemmt die Reninfreisetzung über einen negativen Feedback-Mechanismus
Aldosteron	• ist ein Mineralocorticoid • steigert in den distalen Tubuli die **Na$^+$-Rückresorption** und dadurch osmotisch bedingt die Rückresorption von Wasser • steigert die **K$^+$- und H$^+$-Sekretion** • ähnliche Wirkung im Darm und an den Schweiß- und Speicheldrüsen.

 Medikamentös kann das Renin-Angiotensin-Aldosteron-System durch vier Medikamenten-Gruppen beeinflusst werden:
- **ACE-Hemmer („Prile"):** blockieren das Angiotensin-Converting-Enzym und damit die Bildung von Angiotensin II. Bsp.: Captopril, Enalapril, Ramipril
- **AT-II-Antagonisten („Sartane"):** binden an den Rezeptor von Angiotensin II und unterdrücken damit dessen Wirkung. Bsp.: Losartan, Valsartan

> - **Aldosteron-Antagonisten (Spironolacton, Eplerenon):** binden kompetitiv an den Aldosteron-Rezeptor.
> - **β-Blocker:** hemmen die Reninfreisetzung
>
> Das RAAS ist im Rahmen der **Herzinsuffizienz** stimuliert, wodurch es zu folgendem Teufelskreis der neurohumeralen Aktivierung kommt: Erhöhte Spiegel von Noradrenalin, Angiotensin und Aldosteron verschlechtern die kardiovaskuläre Situation, indem sie zu einem erhöhten Gefäßwiderstand und einer erhöhten Vor- und Nachlast des Herzens führen. Dadurch verschlechtert sich die Herzinsuffizienz weiter. Durch β**-Blocker, ACE-Hemmer, AT-II-Blocker und Aldosteron-Antagonisten** lässt sich dieser Kreislauf durchbrechen.

ANP	- = **atriuretisches Peptid** = **atriuretischer Faktor** = **ANF** - Peptidhormon (33 Aminosäuren) - aktiviert eine membrangebundene **Guanylatcyclase** - erhöht den **cGMP-Spiegel**
Synthese	im Vorhof (= Atrium) des Herzens
Sekretion	durch **Vorhofdehnung** (erhöhter Druck in den Vorhöfen)
Wirkung	- **Salz-** und **Wasserausscheidung** über die Nieren ↑ - Renin-Sekretion und Aldosteron-Synthese ↓ - Salzappetit ↓
ADH	- = **antidiuretisches Hormon** = **Adiuretin** = **Vasopressin** - Peptidhormon (9 Aminosäuren) - entfaltet seine Wirkung über 2 unterschiedliche Rezeptortypen
Synthese	in den Ncl. supraopticus und paraventricularis des **Hypothalamus,** deren Axone den HHL bilden
Sekretion	aus dem Hypophysen-Hinterlappen (HHL) bei - Volumenmangel - Blutdruck ↓ - Blut-Osmolalität ↑ - zahlreiche weitere Faktoren

 Die ADH-Sekretion wird durch **Alkohol** und **Coffein** gehemmt → nach ein paar Gläsern Bier muss man viel Wasser lassen.

Wirkung – V_1-Rezeptor	- Vorkommen: in den glatten Muskelzellen der Gefäßwände - gehört zur Familie der G-Protein-gekoppelten Rezeptoren - aktiviert **Phospholipase C** → intrazelluläre Ca^{2+}-Konzentration ↑ → Kontraktion → Blutdruck ↑ (daher der Name „Vaso-pressin")
– V_2-Rezeptor	- Vorkommen: in den Epithelien der distalen Tubuli und Sammelrohre der Niere - gehört zur Familie der G-Protein-gekoppelten Rezeptoren - aktiviert **Adenylatcyclase** → intrazelluläre cAMP-Konzentration ↑ → Einbau von Wasserkanälen (**Aquaporin-2**) in die Zellmembran der Epithelzellen → Wasser-Rückresorption ↑ (daher der Name „anti-diuretisches Hormon")

> Ein Mangel an ADH führt zum **Diabetes insipidus**. Die Niere kann den Harn in den distalen Tubuli und Sammelrohren nicht mehr konzentrieren und scheidet täglich bis zu 25 Liter Urin aus **(= Polyurie)**. Weitere Symptome sind ein extremes Durstgefühl und häufiges Trinken **(= Polydipsie)**.
> Ein vermehrte Produktion von ADH kommt beim **Schwartz-Bartter-Syndrom** (syn. Syndrom der inadäquaten ADH-Sekretion = SIADH) vor. In rund 80% der Fälle liegt ein **paraneoplastisches Syndrom** vor, meist verursacht durch ein kleinzelliges Bronchialkarzinom, das ADH bildet. Die Symptome sind neben der **Hyponatriämie** eher unspezifisch.

18.1.6 Calcium- und Phosphatstoffwechsel

Calcitonin · Parathormon (PTH) · Vitamin D (Calcitriol)

- Calciumkonzentration im Blut: 2,2–2,6 mmol/l
- wird in dieser engen Spanne außerordentlich konstant gehalten
- präzise Regulation durch: **Calcitonin, Parathormon, Vitamin D** (s. Tab. 18.7)

Calcitonin
- Peptidhormon (84 Aminosäuren)
- bindet an einen G-Protein-gekoppelten Rezeptor
- inhibiert die Adenylatcyclase

Synthese: in den **C-Zellen** der Schilddrüse

Sekretion:
- durch **erhöhte Ca^{2+}-Konzentration** im Blut
- während der Nahrungsaufnahme

Wirkung: **senkt Calcium- und Phosphat-Spiegel** im Blut:
- aktiviert Osteoblasten → Ca^{2+}-Einbau ↑
- hemmt Osteoklasten → Ca^{2+}-Freisetzung ↓
- hemmt renale PO_4^{3-}- und Ca^{2+}-Rückresorption
- verlangsamt die Magen-Darm-Passage und die Verdauung → langsamere Ca^{2+}-Resorption

> Beim **medullären Schilddrüsen-Karzinom** (syn. **C-Zell-Karzinom**) dient **Calcitonin** als **Tumormarker**. Krankheitssymptome infolge erniedrigter Calcitonin-Konzentrationen sind nicht bekannt.

Parathormon (PTH)
- = **Parathyrin**
- Peptidhormon (32 Aminosäuren)
- bindet an einen G-Protein-gekoppelten Rezeptor
- aktiviert die Adenylatcyclase

Synthese: in der **Nebenschilddrüse** (= **Epithelkörperchen**)

Sekretion:
- durch **erniedrigte Ca^{2+}-Konzentration** im Blut
- durch erniedrigte Mg^{2+}-Konzentration im Blut

Wirkung: **erhöht** den **Calcium-Spiegel** im Blut und hält den Phosphat-Spiegel konstant:
- aktiviert Osteoklasten → Ca^{2+}-Freisetzung ↑
- erhöht renale Ca^{2+}-Rückresorption und PO_4^{3-}-Ausscheidung

- stimuliert renale 1 α-Hydroxylase und damit die **Vitamin-D-Bildung** (s. Abb. 18.6)
- steigert in Anwesenheit von Vitamin D die enterale Ca^{2+}- und Mg^{2+}-Aufnahme

Eine Überfunktion der Nebenschilddrüsen, meist aufgrund eines gutartigen Tumors, wird **Hyperparathyreoidismus** genannt. Die erhöhten Parathormon-Spiegel entmineralisieren den Knochen.
Der **Hypoparathyreoidismus** ist eine Unterfunktion der Epithelkörperchen mit erniedrigten Ca^{2+}-Konzentrationen. Er tritt meist nach Schilddrüsen-Resektion auf (versehentliche Mit-Entfernung der Nebenschilddrüsen) und führt zur neuromuskulären Übererregbarkeit der Muskulatur mit Krämpfen (= **Tetanie**).

Vitamin D (Calcitriol)
- = **Calcitriol = 1,25-Dihydroxy-Cholecalciferol**
- ist ein Steroidhormon
- bindet an intrazelluläre Steroidhormon-Rezeptoren
- beeinflusst die Transkription bestimmter Gene

Synthese
aus **Cholesterin** (s. Abb. 18.6):
- Der B-Ring des 7-Dehydro-Cholesterins wird in der Haut unter Einwirkung von **UV-Licht** gespalten.
- In der **Leber** erfolgt eine Hydroxylierung am 25. C-Atom.
- Unter Einfluss von Parathormon hydroxyliert die 1α-Hydroxylase der **Niere** in Position 1. Dadurch ensteht das biologisch aktive **Calcitriol** (= 1,25-Dihydroxy-Cholecalciferol).

Bildung
- durch **erniedrigte Ca^{2+}-Konzentrationen** im Blut → PTH-Freisetzung ↑ → vermehrte renale Hydroxylierung
- durch **erniedrigte PO_4^{3-}-Konzentrationen** im Blut

Wirkung
erhöht den **Calcium-** und den **Phosphat-Spiegel** im Blut:
- steigert intestinale Ca^{2+}- und PO_4^{3-}-Resorption
- steigert renale Ca^{2+}- und PO_4^{3-}-Rückresorption
- mobilisiert Ca^{2+} und PO_4^{3-} aus Knochen

Auf den Vitamin-D-Mangel bei Kindern (**Rachitis**) und bei Erwachsenen (**Osteomalazie**) sowie Vitamin-D-Überdosierungen wird in Kap. 9.1.2 und 9.2 eingegangen.

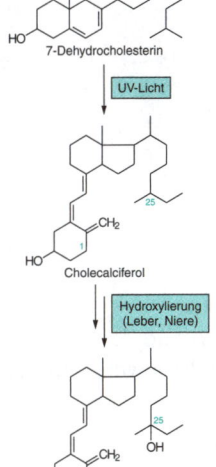

Abb. 18.6 [5]

	Rückresorption in der Niere		Freisetzung aus Knochen		Resorption im Darm	
	Calcium	Phosphat	Calcium	Phosphat	Calcium	Phosphat
Calcitonin	↓	↓	↓	↓	–	–
Parathormon	↑	↓	↑	↑	↑	–
Vitamin D	↑	↑	↑	↑	↑	↑

Tab. 18.7: Wirkungen von Calcitonin, Parathormon und Vitamin D auf den Calcium- und Phosphat-Haushalt

18 Hormone und Zytokine

18.1.7 Gewebshormone und Mediatoren

> Histamin · Serotonin · Kallikrein-Kinin-System · Eicosanoide

Histamin	biogenes Amin des Histidins
Synthese	Pyridoxalphosphat-abhängige (Vit. B_6) Decarboxylierung von Histidin in **basophilen Granulozyten** und **Mastzellen**
Sekretion	• durch **Allergenbindung** an **IgE-Rezeptor** • bei Verletzungen

Wirkung	• **H_1-Rezeptor:** (Phospholipase C)
	  – **Gefäßdilatation** → Rötung und Blutdruckabfall
	  – **Gefäßpermeabilität** ↑ → Ödem- und Quaddelbildung
	  – **Kontraktion** der glatten Muskulatur der Bronchien → allergischer Asthmaanfall
	• **H_2-Rezeptor:** (Adenylatcyclase)
	  HCl-Produktion in Belegzellen des Magens ↑

Abbau	durch Monoaminooxidase (MAO) zu **Imidazolacetat**

 Histamin-Rezeptor-Blocker (z.B. Cimetidin, Ramitidin, Famotidin) waren früher Medikamente der Wahl zur Behandlung säurebedingter Erkrankungen wie Refluxösophagitis, erosiver Gastritis, peptischem Ulcus ventriculi und Ulcus duodeni. Heute sind die Histamin-Rezeptoren-Blocker durch die **Protonenpumpen-Blocker** (z.B. Pantozol, Lansoprazol) abgelöst worden.

Serotonin	• = 5-Hydroxytryptamin = 5-HT • biogenes Amin des Hydroxytryptophans
Synthese	Pyridoxalphosphat-abhängige (Vit. B_6) Decarboxylierung von Hydroxytryptophan in **enterochromaffinen Zellen des Darms, Thrombozyten** und **serotoninergen Neuronen**.
Sekretion	• im ZNS als Neurotransmitter (s. Kap. 27) • im GIT während der Verdauung • aus Thrombozyten während der Blutgerinnung (s. Kap. 20.3)

Wirkung	• **5-HT_1-Rezeptor:** (Adenylatcyclase)
	  Gefäßdilatation in Haut und Skelettmuskulatur
	• **5-HT_2-Rezeptor:** (Phospholipase C)
	  Kontraktion von Gefäß-, Darm- und Bronchialmuskulatur
	• **5-HT_3-Rezeptor:** (Ionenkanal)
	  antidepressive und **anxiolytische** (= angstlösende) **Wirkung**
	• Es sind noch weitere Serotonin-Rezeptoren bekannt. Die Wirkung kann je nach Rezeptortyp gegensätzlich sein, z.B. Dilatation und Kontraktion von Blutgefäßen.

Abbau	durch Monoaminooxidase (MAO) zu **5-Hydroxy-Indolacetat**

18.1 Hormone

 5-HT₃-Rezeptor-Blocker (z. B. Paroxetin (Seroxat®), Sertralin (Zoloft®), Escitalopram (Cipralex®)) sind zu einer wichtigen Gruppe der Psychopharmaka geworden. Sie werden auch als **SSRIs** (= selektive Serotonin-reuptake-Inhibitoren) abgekürzt. Sie wirken **antidepressiv** und **anxiolytisch** (= angstlösend), ohne abhängig zu machen.

Kallikrein-Kinin-System	• Die beiden Kinine, **Kallidin** und **Bradykinin**, werden im **Kallikrein-Kinin-System** gebildet. • über das Angiotensin-Converting-Enzym (ACE) mit dem RAAS verbunden
Synthese	• Das Enzym **Kallikrein** spaltet ein Peptid aus dem im Plasma vorhandenen **Kininogen** ab und bildet **Kallidin** (10 Aminosäuren). • Eine **Aminopeptidase** spaltet die Aminosäure Lysin von Kallidin ab und bildet **Bradykinin** (9 Aminosäuren).
Wirkung	• **Vasodilatation** • **Gefäßpermeabilität** ↑ • **Leukozytenmigration** ↑
Abbau	• Die Wirkdauer von Bradykinin beträgt wenige Minuten. Es wird durch die beiden **Kinasen I und II** in inaktive Fragmente abgebaut. • Die Kinase II ist identisch mit **Angiotensin-Converting-Enzym (ACE)** → ACE verstärkt also den vasokonstriktorischen Effekt von Angiotensin II durch den Abbau des dilatatorisch wirksamen Bradykinins (s. Abb. 18.5).
Eicosanoide	• **Eicosanoide** (griech. eicosa = zwanzig) stellen eine vielfältige Gruppe von Gewebshormonen dar. • leiten sich von der ungesättigten **Arachidonsäure** (20 C-Atome, 4 Doppelbindungen, s. Kap. 7.2.1) ab

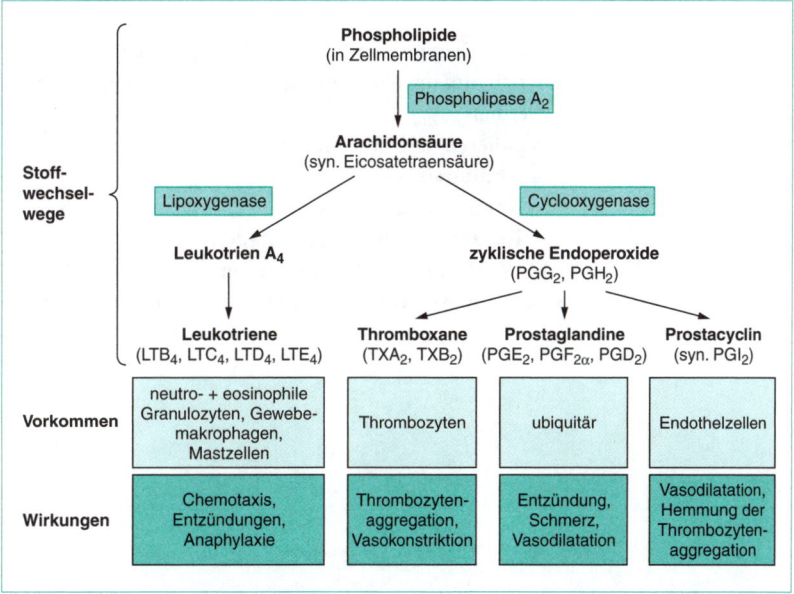

Abb. 18.7: Arachidonsäure-Derivate [9]

Typen	- **Prostaglandine**
- **Thromboxane**
- **Leukotriene**
Synthese	- Die **Phospholipase A_2** spaltet Arachidonsäure aus Phospholipiden der Zellmembran heraus (s. Abb. 18.7).
- Die **Cyclooxygenase (COX)** bildet aus Arachidonsäure die Prostaglandine G_2 und H_2 (= Muttersubstanzen der **Prostaglandine D_2, E_2, F_2 und I_2** [= **Prostacyclin**] sowie die **Thromboxane A_2 und B_2**).
- Die **Lipoxygenase** synthetisiert **Leukotrien A_4 (LTA_4)** aus der Arachidonsäure. Durch Umlagerungen und Abspaltungen von Aminosäuren entstehen die **Leukotriene B_4, C_4, D_4 und E_4**.
Wirkung	- regulieren Gefäßweite und -permeabilität
- führen zu Entzündungsreaktionen und Schmerzreizen
- sind an der Blutstillung beteiligt (s. Abb. 18.7)

Prostaglandine wurden zuerst im Prostatasekret entdeckt, daher ihr Name (Prostata und glanduläre Drüse). Erst später stellte man fest, dass diese Substanzen sehr weit im Körper verbreitet sind und eine zentrale Rolle in der Schmerzentstehung spielen.
Nichtsteroidale Antirheumatika (= NSAR) wie **Acetyl-Salicylsäure (= ASS**, z. B. **Aspirin®), Diclofenac** (z. B. **Voltaren®), Ibuprofen** und **Indometacin** hemmen die Cyclooxygenase und damit die Synthese der Prostaglandine und Thromboxane. Sie wirken entzündungshemmend und schmerzlindernd. **ASS** hemmt zusätzlich die **Thrombozytenaggregation.**

18.2 Zytokine

- große Gruppe von > 100 körpereigenen Proteinen, die während der spezifischen und unspezfischen Immunantwort von verschiedensten Zellen freigesetzt werden
- regulieren und koordinieren:
  - **Immunabwehr**
  - **Entzündungsprozesse**
  - **Reparatur von Gewebsschäden**
  - **Wachstum** und **Differenzierung** bestimmter Zellen und Gewebe
- Man unterscheidet 6 Gruppen von Zytokinen (s. Tab. 18.5).

18.2 Zytokine

Zytokin-Gruppe	Zytokin	Bildung	Wirkung
Interleukine (IL)	IL-1	Makrophagen, B-Lymphozyten	Stimulation vieler Leukozyten, **Endothelpermeabilität** ↑, Leukozytenadhäsion am Endothel ↑, Bildung von **IL-6**
	IL-2	T-Lymphozyten	**T-Lymphozyten-Bildung und -Differenzierung,** Umwandlung von B-Lymphozyten in **Plasmazellen,** Aktivierung von Makrophagen und NK-Zellen
	IL-6	Monozyten, Makrophagen, Endothelzellen u.a.	Bildung von **Akute-Phase-Proteinen** in der Leber, **Fieberreaktion**
	IL-8	Makrophagen, Endothelzellen u.a.	**Chemotaxis,** Aktivierung von neutrophilen Granulozyten und Monozyten
	IL-10	Makrophagen u.a.	**antiinflammatorisches Zytokin:** dämpft die Entzündungsreaktion
Interferone (IFN)	IFN-α	Leukozyten	**antivirale Wirkung**
	IFN-β	Fibroblasten	**antivirale Wirkung**
	IFN-γ	T-Lymphozyten, NK-Zellen	**antivirale Wirkung,** fördert Antigenpräsentation in Makrophagen, aktiviert NK-Zellen
Tumor-Nekrose-Faktoren (TNF)	TNF-α, TNF-β	Makrophagen, Lymphozyten	aktivieren Makrophagen, neutrophile Granulozyten und NK-Zellen
Wachstumsfaktoren = growth factors (GF)	N(erve)GF, E(pidermal)GF, IGF-1 (insulin-like-GF-1)	verschiedene	bewirken Zellteilung und Differenzierung der jeweiligen Zelltypen
Koloniestimulierende Faktoren (CSF)	M(acrophagen)-CSF, G(ranulozyten)-CSF,	verschiedene	stimulieren Zellteilung und Differenzierung der jeweiligen Zellreihe im Knochenmark
Chemokine	MCP-1 (Macrophage chemotactic protein-1), IL-8	verschiedene	**Chemotaxis** von Leukozyten

Tab. 18.5: Auswahl wichtiger Zytokine und deren Wirkungen

19 Immunsystem

Das äußerst ausgeklügelte Immunsystem schützt den Organismus vor Bakterien, Viren, Parasiten und körperfremden Molekülen sowie vor entarteten körpereigenen Zellen, z.B. Tumorzellen. Es lässt sich in ein **angeborenes** und ein **erworbenes** Abwehrsystem gliedern. Beide Systeme sind eng miteinander verflochten.

- **angeborenes = unspezifisches Immunsystem** (schützt den Organismus in der Anfangsphase von Infektionen, bis das spezifische Immunsystem aktiv geworden ist)
- **erworbenes = spezifisches Immunsystem:**
  - zellulärer Anteil = **Zellen**
  - humoraler Anteil = in Körperflüssigkeiten gelöste **Glykoproteine**

	zelluläre Anteile	humorale Anteile
unspezifisches Abwehrsystem	Granulozyten, Monozyten, Makrophagen, NK-Zellen	Komplementsystem, Akute-Phase-Proteine (CRP u.a.), Lysozym
spezifisches Abwehrsystem	B-, T-Lymphozyten	Antikörper

Tab. 19.1: Zelluläre und humorale Anteile der unspezifischen und spezifischen Immunabwehr

19.1 Antigene

> Definition · Immunogen · Allergen · Epitope · Hapten

Definition = Moleküle, gegen (**Anti**) die das Immunsystem eine Immunantwort **gen**erieren kann

 Antigene sind Substanzen, die vom Immunsystem als **fremd** („nicht-selbst") erkannt werden.

Immunogen = **Vollantigen**, löst eine Immunantwort aus → Immunität gegenüber dem Antigen

Eigenschaften
- **„Fremdheit":** Die Immunabwehr des gesunden Organismus greift körperfremde Strukturen an.
- **hohes Molekulargewicht** (> 5000 Dalton)
- **komplexe chemische Struktur:** je komplexer die chemische Zusammensetzung, desto besser die Immunogenität eines Stoffes („Immunogenranking": Proteine > Kohlenhydrate > Nukleinsäuren > Lipide)

Allergen löst eine **überschießende** Immunantwort (z.B. bei Allergien) aus

Epitope	= **antigene Determinanten** = kleine Bereiche innerhalb eines Antigens (wenige Aminosäuren/Zucker), die eine Immunantwort auslösen
Ag-Ak-Komplexe	= an Epitope gebundene Antikörper
Hapten	= **Halbantigen** = Verbindung, die aufgrund ihres **niedrigen Molekulargewichtes** (< 5000 Dalton) nicht immunogen wirkt (Beispiel: monovalentes Dextran) Sind Haptene an großmolekulare Trägermoleküle gebunden, werden sie zu **Vollantigenen** und lösen eine Immunreaktion aus.

19.2 Antigenpräsentation

Antigen-präsentierende Zellen = B-Lymphozyten, Makrophagen, dendritische Zellen u.a., die bakterielle und virale Antigene phagozytieren und diese in Antigen-wirksame Bruchstücke zerlegen. An MHC-Komplexe (s.u.) gebunden, gelangen diese Fragmente an die Zelloberfläche und werden den T-Lymphozyten präsentiert.

19.2.1 MHC-Moleküle

Definition · MHC-I · MHC-II · MHC-III

Definition	= Transplantationsantigene = Gewebsverträglichkeits-Komplex (= engl.: **m**ajor **h**isto**c**ompatibility complex, **MHC complex**) • Synonym wird beim Menschen der Begriff **h**umanes **L**eukozyten **A**ntigen, **HLA** verwendet (alle HLA-Gene sind auf Chromosom 6 lokalisiert) • sind **Glykoproteine,** die auf der Zelloberfläche verankert sind und aus zwei Polypeptidketten bestehen • sind auf allen Zellen mit Ausnahme der kernlosen Erythrozyten vorhanden (s. Tab. 19.2)
MHC-I	• liegen auf der Zelloberfläche aller kernhaltigen Zellen • präsentieren **endogene Antigene** • Alle intrazellulär produzierten Proteine (auch virale oder Tumorproteine) werden in **Proteasomen** gespalten und an MHC-I-Moleküle gebunden.
Fremd-Selbst-Erkennung	• **T-Killerzellen** binden mit ihrem CD8-Rezeptor an Antigene und können eigene von fremden Strukturen (z.B. virale Proteine) unterscheiden. • Erkennt eine T-Killerzelle fremde Proteinabschnitte, setzt sie Perforine und Proteasen frei und tötet damit diese Zelle durch Zytolyse (s. Abb. 19.4).
MHC-II	• liegen auf der Zelloberfläche **spezialisierter Immunzellen** (z.B. B-Zellen, Makrophagen) • präsentieren **exogene Antigene** (Toxine, bakterielle, virale, parasitäre Strukturen, u.a.); diese exogenen Antigene werden von spezialisierten Immunzellen phagozytiert, in **Lysosomen** gespalten und an MHC-II-Moleküle gebunden. • **T-Helferzellen** interagieren über ihren CD4-Rezeptor mit MHC-II-Molekülen, setzen Interleukine frei und wandeln B-Lymphozyten in Antikörper-produzierende **Plasmazellen** um (s. Abb. 19.4).

	MHC-I	**MHC-II**
Protein-Struktur	α-Kette und β$_2$-Mikroglobulin	α-Kette und β-Kette
Vorkommen	**alle kernhaltigen Zellen,** Thrombozyten	B-Lymphozyten, Makrophagen, dendritische Zellen, Thymuszellen, u.a.
Antigen-Präsentation gegenüber	**T-Killerzellen** (T$_8$-Zellen)	**T-Helferzellen** (T$_4$-Zellen)
Erkennung durch Hilfsrezeptor	CD8	CD4
Funktion	Präsentation **endogen synthetisierter Antigene,** Erkennung von „selbst" und „fremd"	Präsentation **exogener, durch Phagozytose aufgenommener Antigene**

Tab. 19.2: Eigenschaften und Unterschiede der beiden MHC-Klassen

> ! MHC-I reagiert mit CD **8:**   I x **8** = 8
> MHC-II reagiert mit CD **4:**   II x **4** = 8

MHC-III   Serummoleküle, die in ihren Funktionen deutlich von den anderen beiden MHC-Klassen abweichen (ob und auf welchen Zellen sie vorkommen, ist bisher nicht eindeutig geklärt)
- **Komplementfaktoren** (C2, C4)
- **Interleukine** (TNF)
- **Hitzeschockproteine** (Hsp70)

19.3 Unspezifisches Immunsystem

Das unspezifische Immunsystem ist von Geburt an funktionsfähig. Es reagiert auf alle eindringenden Erreger immer gleichförmig. Dazu gehören:
- **physikalische Barrieren:** Haut, Schleimhäute u.a.
- **chemische Barrieren:** Speichel, Sekrete, Magensäure u.a.
- **zelluläre Bestandteile:** zur Phagozytose befähigte Zellen wie Granulozyten, Makrophagen
- **humorale Substanzen:** Komplementsystem, Akute-Phase-Proteine u.a.

19.3.1 Zelluläre Immunabwehr des unspezifischen Systems

Phagozytose · Monozyten/Makrophagen · Granulozyten · NK-Zellen

Phagozytose
- Die Fähigkeit zur Phagozytose einiger Leukozyten stellt die Grundlage des unspezifischen zellulären Abwehrsystems dar.
- besonders ausgeprägt bei **neutrophilen Granulozyten, Monozyten** und **Makrophagen**
- Diese Zellen enthalten zahlreiche **Lysosomen** (s. Kap. 15.2.6), in denen phagozytierte Mikroorganismen, Antigen-Antikörper-Komplexe, Zelltrümmer u.a. abgebaut und in kleine Bruchstücke zerlegt werden.

Monozyten/Makrophagen
- binden die Bruchstücke an **MHC-II-Moleküle**, transportieren sie zur Zelloberfläche und präsentieren sie den T-Lymphozyten

19.3 Unspezifisches Immunsystem

- sezernieren zusätzlich Zytokine wie **Interleukin-1 (IL-1)**, die neben der Antigenpräsentation die **spezifische Immunabwehr** stimulieren
- Monozyten = Fresszellen der Blutes
- Makrophagen = Fresszellen des Gewebes. In bestimmten Organen haben sie Eigennamen, z. B.:
  - Leber: **Kupffer-Sternzellen**
  - Gehirn: **Mikroglia**
  - Lunge: **Alveolarmakrophagen**
  - Knochen: **Osteoklasten**

Granulozyten	können ihren Energiebedarf durch **anaerobe Glykolyse** decken und daher im sauerstoffarmen oder -freiem Gewebe, wie Eiter, überleben
neutrophile G.	• gelangen aus der Blutbahn durch **Diapedese** (= Austritt durch intakte Gefäßwand) und **Chemotaxis** (= Anlockung mittels Botenstoffen) zum Entzündungsherd • **Phagozytose**, besonders von opsonierten (= mit Komplement oder Antikörpern markierten) Mikroorganismen • setzen **zytotoxische Substanzen** frei • sind Hauptbestandteil des **Eiters**
eosinophile G.	• wichtige Rolle bei der Abwehr **mehrzelliger Parasiten**, z. B. Würmer • sezernieren stark **zytotoxische Substanzen** • in geringem Umfang auch zur **Phagozytose** befähigt
basophile G.	• besitzen Rezeptoren für **IgE-Antikörper** • setzen **Histamin** und **Heparin** nach Bindung von IgE frei • sind neben den Mastzellen für **allergische Reaktionen** verantwortlich • sind an der Immunantwort gegen Würmer beteiligt
natürliche Killerzellen	• = NK-Zellen • gehören zu den **Lymphozyten** (sind von den Oberflächenmarkern aber weder B- noch T-Lymphozyten zuzuordnen) • erkennen MHC-Komplex-unabhängig **virusinfizierte Zellen** und **Tumorzellen** und töten diese durch Lyse • Im Gegensatz zum spezifischen Immunsystem töten sie **unspezifisch** pathogene Zellen und bilden keine Gedächtniszellen.

19.3.2 Humorale Immunabwehr des unspezifischen Systems

Bestandteile:
- Komplementsystem
- Akute-Phase-Proteine
- Lysozym
- Zytokine (s. Kap. 18.2)

Komplementsystem

Bestandteile · Aktivierung · Funktionen

19 Immunsystem

Vor über hundert Jahren führte P. Ehrlich den Begriff Komplement (= Ergänzung) ein und bezeichnete damit eine Aktivität im Serum, die die bakteriolytische Wirkung spezifischer Antikörper verstärkt.

Bestandteile
- Heute weiß man, dass sich das Komplementsystem aus mehr als 20 Glykoproteinen zusammensetzt:
  - **9 Plamaproteine: C1–C9** (c = complement) = zentraler Anteil des Systems (Die Zahlen 1–9 geben die Reihenfolge ihrer Entdeckung wieder. So wird C4 z. B. durch C1 aktiviert)
  - **11 Regulatorproteine:** B, D u. a.
- Die Komplementfaktoren werden hauptsächlich in der Leber, in Darmepithelien und Makrophagen gebildet.
- liegen als inaktive Vorstufen im Blutplasma vor
- Bei ihrer Aktivierung werden Komplementfaktoren teilweise in größere und kleinere Bruchstücke gespalten:
  - **Größere Bruchstücke** sind meist mit „b" bezeichnet und aktivieren den nächsten Faktor der Komplementkaskade.
  - **Kleinere Bruchstücke** erhalten meist ein „a" und wirken chemotaktisch, aktivieren Granulozyten und Makrophagen und lösen eine Entzündungsreaktion aus.

Aktivierung
Das Komplementsystem kann auf 2 Wegen aktiviert werden (s. Abb. 19.1):

klassisch
- C1q bindet an den F_C-**Teil** komplementbindender Antikörper (**IgM** und **IgG**) in **Antigen-Antikörper-Komplexen.**
- Dazu sind mindestens 2 benachbarte F_C-Teile notwendig: entweder 1 IgM- oder 2 IgG-Antikörper.
- Die Komplementfaktoren werden in folgender Reihenfolge aktiviert: C1, C4, C2, C3, C5, C6, C7, C8, C9.

alternativ
- C3 wird durch **Kontakt mit Mikroorganismen,** v. a. gramnegative Bakterien aktiviert.
- Die Regulatorproteine B und D, sowie Properiden werden für diese Aktivierung benötigt.

besonders in der Frühphase von Infektionen wichtig, bevor die spezifische Immunreaktion aktiviert wird

Membranangriffs-Komplex
- = Endstadium beider Aktivierungswege
- besteht aus den Faktoren C5b, C6, C7, C8, C9
- Mehrere C9-Faktoren bilden eine Membran-**Pore** und durchlöchern die Zielzelle, ähnlich der Perforinwirkung von T-Killerzellen (s. Kap. 19.2.1). Entsprechend dem Konzentrationsgefälle strömen K^+-Ionen heraus und Na^+-Ionen hinein. Der osmotisch bedingte Wassereinstrom lässt die Zelle platzen (Lyse).

Funktionen
- Zerstörung von Zellen (**Zytolyse**), Viren (**Virolyse**) und Bakterien (**Bakteriolyse**)
- **Opsonierung** durch **C3b:** begünstigt Phagozytose durch Anlagerung an Bakterien, Viren, Parasiten, da phagozytierende Zellen Rezeptoren für Komplementfaktor C3b besitzen
- Die **Anaphylatoxine C3a, C4a, C5a** lösen eine lokale **Entzündungsreaktion** aus:
  - Erhöhung der **Gefäßpermeabilität**
  - **Chemotaxis:** Anlockung von Makrophagen, Granulozyten

19.3 Unspezifisches Immunsystem

– Freisetzung von Heparin und Histamin aus Mastzellen → **Ödembildung** (= Schwellung) und **Erythem** (= Rötung)

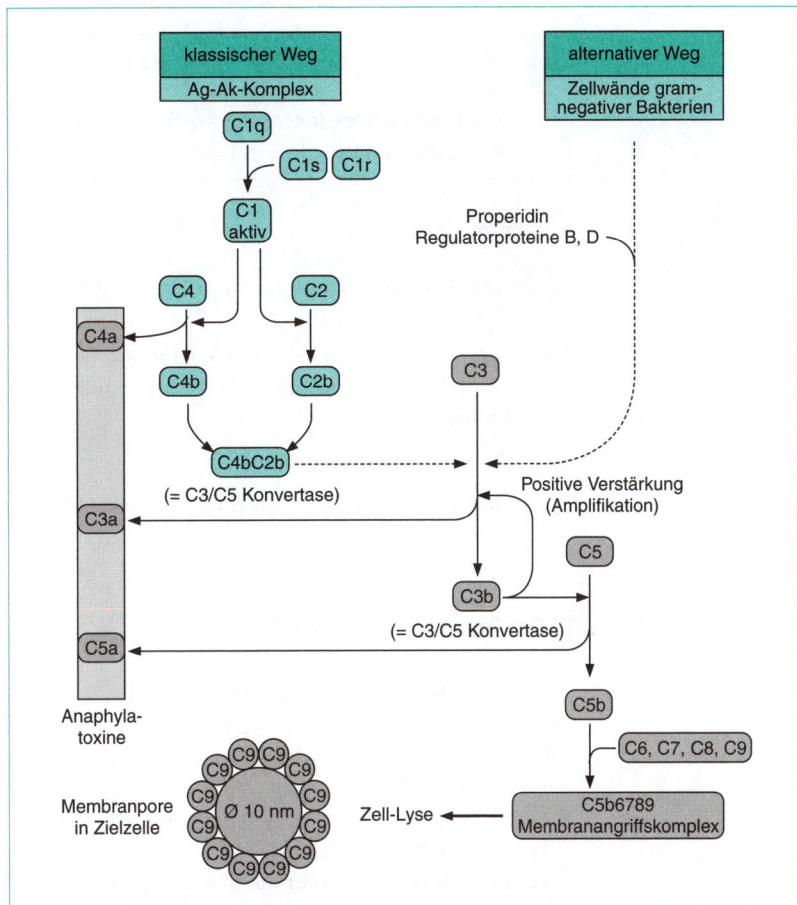

Abb. 19.1: Komplementsystem [2]

Akute-Phase-Proteine

Synthese · Bestandteile · CRP

Synthese	wird in der **Leber** durch **Interleukin-6 (IL-6)** ausgelöst. Dieses Zytokin setzen vor allem Makrophagen bei Entzündungen frei.
Bestandteile	• **CRP (C-reaktives Protein)** • α_1-**Antitrypsin** • β_2-**Haptoglobin** • **Coeruloplasmin** • **Fibrinogen u. a.**
CRP	• = **C-reaktives Protein** = wichtigstes Akute-Phase-Protein

- bindet an **Polysaccharide** vieler Bakterien, Pilze und Parasiten → die entstehenden Komplexe aktivieren das **Komplementsystem** und führen zur Opsonierung, Phagozytose und Lyse eindringender Zellen.

> **CRP** ist ein wichtiger Marker zur Unterscheidung von bakteriellen und viralen Infektionen:
> - **bakterielle Infektionen:** CRP-Anstieg innerhalb von Stunden
> - **Virusinfektionen:** CRP nicht oder nur geringfügig erhöht

Lysozym

Funktion · Wirkung · Vorkommen

Funktion	**Lysozym** (syn. Muramidase) ist eine **Glucosidase**, die glykosidische Bindungen zwischen N-Acetylglucosamin und N-Acetylmuraminsäure im **Murein** der Bakterienzellwände spaltet.
Wirkung	**bakterizid** (= bakterienabtötend)
Vorkommen	Tränenflüssigkeit, Speichel, Schleimhäute der Atemwege, Granulozyten (hohe Konzentration) u. a.

19.4 Spezifisches Immunsystem

Das spezifische Immunsystem wird erst im Laufe der ersten Lebensmonate und -jahre erworben. Es adaptiert und verbessert sich ständig und bildet Gedächtniszellen, die bei erneutem Antigenkontakt eine schnelle und effektive Abwehr einleiten. Man unterscheidet:
- humorale Immunität = antikörpervermittelt, durch **Plasmazellen** (gereifte B-Lymphozyten)
- zelluläre Abwehr = Abwehr durch **T-Lymphozyten**

19.4.1 Zelluläre Immunabwehr des spezifischen Systems

primäre lymphatische Organe · sekundäre lymphatische Organe · T-Lymphozyten · B-Lymphozyten

	B- und **T-Lymphozyten** entstehen im Knochenmark aus **lymphatischen Vorläuferzellen**.
primäre lymphatische Organe	Orte der Prägung lymphatischer Vorläuferzellen und Entwicklung zu reifen Lymphozyten: • **Thymus:** T-Lymphozyten • **Bursa**-Äquivalent (beim Menschen: **Knochenmark**, engl. bone marrow): B-Lymphozyten

19.4 Spezifisches Immunsystem

> B-Lymphozyten erhielten ihren Namen nach der **Bursa fabricii**, einem speziellen Organ von Vögeln, das Säuger nicht besitzen. Beim Menschen scheint dies das Knochenmark, eventuell auch Milz und Leber zu sein.

sekundäre lymphatische Organe	Orte des Antigenkontaktes, in die gereifte Lymphozyten einwandern: • **Lymphknoten** • **Milz** • **Tonsillen** • **MALT** (= **M**ukosa-**a**ssoziiertes **l**ymphoides Gewebe, engl. **t**issue) • **GALT** (**g**ut; engl. Darm)
T-Lymphozyten	
T-Zell-Rezeptor	• in der Plasmamembran lokalisiert • kann Antigene binden, die auf MHC-Komplexen präsentiert werden • ähnlich vielfältig aufgebaut wie die variable Region der Antikörper • wird durch Rekombination von VDJ-Genen gebildet (s. Kap. 19.2.2)
Einteilung	entsprechend ihrer Oberflächeneigenschaften in: • **CD4-Zellen** • **CD8-Zellen** CD = **c**luster of **d**ifferentiation = membrangebunde Glykoproteine, die Rezeptor- oder Signalfunktionen besitzen. Bisher sind mehr als 300 solcher Glykoproteine entdeckt worden. Alle T-Lymphoyzten besitzen **CD3**.

CD4-Zellen	• **T-Helferzellen** (= T_H-Zelle = T_4-Zellen):
	  – **Typ 1:** aktiviert Makrophagen und neutrophile Granulozyten
	  – **Typ 2:** wandelt B-Lymphozyten in Plasmazellen um (s. Abb. 19.2)
	  – sezernieren verschiedene **Zytokine** wie **TNF-α** (zytotoxisch), **IL-2, IL-4** u.a.
	• **T-Gedächtniszellen:** schnellere Immunantwort bei erneutem Kontakt

CD8-Zellen	• **T-Killerzellen** (= zytotoxische T-Zellen = T_8-Zellen):
	  – erkennen Antigene nur auf **MHC-I-Komplexen**
	  – binden mit T-Zell-Rezeptor und CD8-Molekül an MHC-I
	  – „Fremde" Antigene, z. B. in virusinfizierten Zellen, lösen die Freisetzung von **Perforinen** und **Proteasen** aus, die gezielt die Antigen-präsentierende Zelle abtötet (s. Abb. 19.2).
	• **T-Suppressorzellen:** hemmen B- und T-Lymphozyten und verhindern eine überschießende Immunantwort
	• **T-Gedächtniszellen:** schnellere Immunantwort bei erneutem Kontakt

B-Lymphozyten	Bei der Umwandlung eines B-Lymphozyten in eine Antikörper-sezernierende Plasmazelle laufen folgende Vorgänge ab (s. Abb. 19.2): • **B-Zell-Rezeptor** = monomere IgM- oder IgD-Moleküle auf der Zelloberfläche • **Antigen** + B-Zell-Rezeptor → bilden einen Komplex, der in die Zelle aufgenommen und in Lysosomen fragmentiert wird. Die dabei entstehenden Antigenpeptide werden über **MHC-II-Moleküle** präsentiert. • **T-Helferzellen** treten über ihren T-Zellrezeptor und CD4-Corezeptor mit dem MHC-II-Komplex in Verbindung und setzen **IL-2** und **IL-4** frei. • Diese Zytokine bewirken eine **klonale Vermehrung** der B-Lymphozyten und eine Umwandlung in **Plasmazellen**, die **monoklonale Antikörper** bilden (s. Abb. 19.2).

- Ein kleiner Teil der B-Lymphozyten wird in **B-Gedächtniszellen** umgewandelt. Diese Gedächtniszellen bilden bei der ersten Immunantwort keine Antikörper, leiten aber bei erneutem Antigenkontakt eine schnelle, spezifische Antikörperbildung ein.

> **Monoklonale Antikörper** sind nur gegen ein einziges Antigen gerichtet.

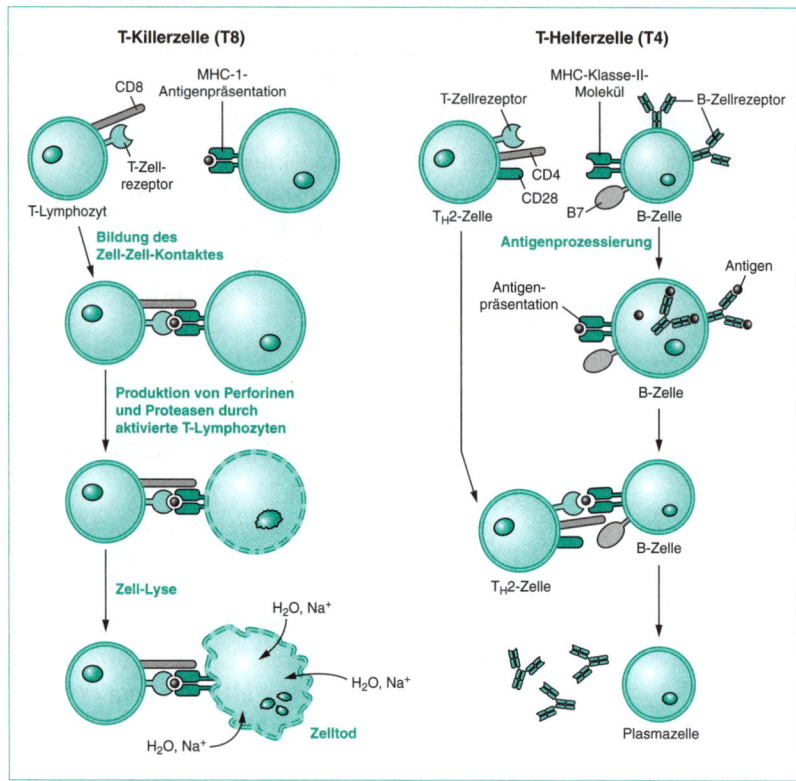

Abb. 19.2: Zelluläre Immunantwort [5]

19.4.2 Humorale Immunabwehr des spezifischen Systems

Ak-Struktur · Ak-Klassen · Entstehung der Ak-Vielfalt · Ig-Klassenwechsel

Die von Plasmazellen gebildeten **Antikörper (syn. Immunglobuline)** stellen den humoralen Anteil der spezifischen Immunabwehr dar. In der Elektrophorese wandern die Immunglobuline in der Fraktion der **γ-Globuline**.

Ak-Struktur
- Antikörper sind **Y-förmige Glykoproteine**, die aus jeweils 2 schweren (**heavy**) **H-Ketten** und 2 leichten (**light**) **L-Ketten** zusammengesetzt sind (s. Abb. 19.3). H- und L-Ketten bestehen wiederum aus konstanten und variablen Abschnitten.
- Beide Ketten sind über mehrere **Disulfidbrücken** miteinander verbunden.

19.4 Spezifisches Immunsystem

Papain (Enzym) spaltet 1 Immunglobulin an der Aufgabelung in 3 Fragmente: 2 F_{ab}-**Fragmente** und 1 F_c-**Fragment**.
- F_{ab}-**Fragment** = Schenkel des Y
  - vorderer Anteil: variable Region, die Epitope binden kann
  - hinterer Anteil: konstante Region
- F_c-**Fragment** = Stiel des Y
  - Komplementaktivierung
  - Bindungsstelle für Makrophagen

Die **Gelenkregion** eines Antikörpers zwischen Stiel und Schenkel ist beweglich und ermöglicht eine Bindung zweier antigener Determinaten (= Epitope) in unterschiedlichen Abständen.

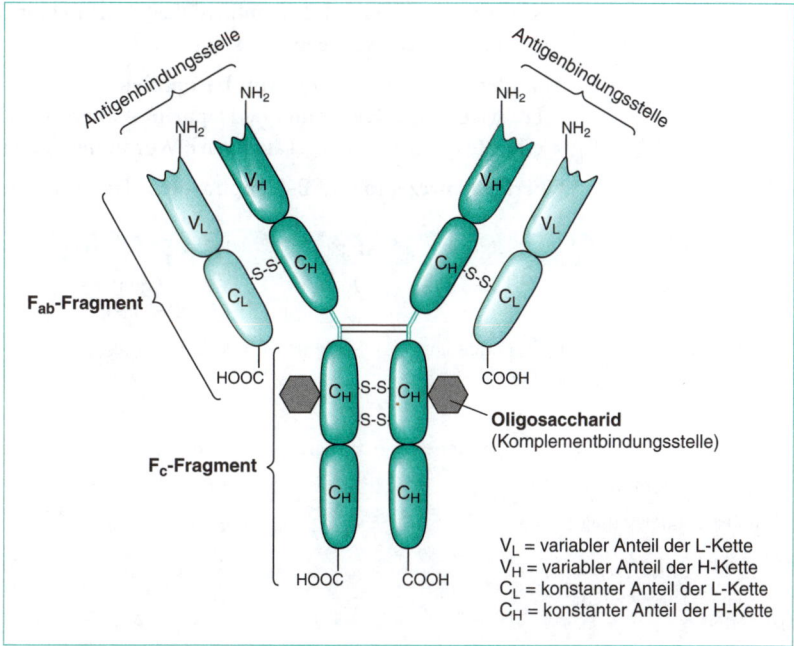

Abb. 19.3: Antikörperstruktur [2]

Ag-Ak-Bindung

Antikörper binden Antigene, indem sie Wasserstoffbrücken-Bindungen und van-der-Waals-Kräfte (s. Kap. 2.2.3) zwischen ihren F_{ab}-**Teilen** und den **antigenen Determinanten** ausbilden. Diese Reaktion ist reversibel und folgt dem Massenwirkungsgesetz (MWG, s. Kap. 10.3).

Ak-Klassen

Es existieren 5 verschiedene Klassen von Immunglobulinen. Die Zugehörigkeit eines Antikörpers zur einer der 5 Antikörperklassen hängt vom Typ der H-Kette (α, γ, δ, ε, μ) ab. Jede Immunglobulinklasse hat unterschiedliche Eigenschaften (s. Tab. 19.3):

IgG
- **Opsonierung** (opsonin, griech. = zum Essen vorbereiten): Bindung des F_{ab}-Teils an Epitope von Mikroorganismen erleichtert die Phagozytose durch Granulozyten, Monzyten und Makrophagen
- Aktivierung von **Komplement**
- **Neutralisation von Toxinen** → Verwendung als Antiserum bei Intoxikationen

IgM	• **plazentagängiger Antikörper** → „Leihimmunität" für den Foeten • Antikörper in der „**späten Abwehrphase**" • Antikörper des **Rhesus-Systems** • **Pentamer:** 5 Antikörper sind über eine **J**(oining)-**Kette** miteinander verbunden • **Agglutination** = Verklumpung korpuskulärer Antigene durch viele F_{ab}-Teile • Aktivierung von **Komplement** • Antikörper in der „**frühen Abwehrphase**" • Antikörper des **ABO-Systems**
IgA	• **Monomer:** im Serum (Funktion unbekannt) • **Dimer:** in Sekreten (biologisch aktive Form): sind 2 Antikörper über eine **J**-(oining-)**Kette** und ein **S**-(ekretions-)**Stück** miteinander verbunden • **Vorkommen:** Speichel, Tränenflüssigkeit, Darmsekret, Muttermilch (→ intestinaler Schutz des Neugeborenen) u.a.
IgE	• bindet an IgE-Rezeptoren von **basophilen Granulozyten** und **Mastzellen** → Freisetzung von **Histamin** und **Heparin** → **allergische Reaktion** • erhöhte IgE-Serumspiegel auch nach Wurminfektionen
IgD	**Oberflächenrezeptor** auf **B-Lymphozyten** (Funktion unbekannt)

	IgG	IgM	IgA	IgE	IgD
Molekulargewicht	150 kD	900 kD	160 kD (Monomer) 400 kD (Dimer)	190 kD	180 kD
Struktur	Monomer	Pentamer	Monomer (Blut), Dimer (Sekrete)	Monomer	Monomer
Schwere Ketten	γ	μ	α	ε	δ
Leichte Ketten	κ oder λ	κ oder λ	κ oder λ	κ oder λ	κ oder λ
Serumkonzentration [mg/ml]	12	1	1,8	0,00025	0,04
Komplementaktivierung	+	+	–	–	–
Plazentagängigkeit	+	–	–	–	–
Vorkommen in Sekreten/Muttermilch	–/+	–/–	+/+	–/–	–/–

Tab. 19.3: Die wichtigsten Eigenschaften der verschiedenen Immunglobulinklassen (1 kD = 1000 Dalton = 1000 u)

Entstehung der Ak-Vielfalt

Der menschliche Organismus kann Schätzungen zufolge zwischen 10^8 und 10^{15} unterschiedliche Antikörper bilden.

 Antikörper werden wie alle Proteine von Genen kodiert. Da der Mensch aber nur rund 10^5 Gene besitzt, stellt sich die Frage, wie er imstande ist, eine wesentlich größere Anzahl an Antikörpern zu synthetisieren.

Die genetische Information liegt nicht als definiertes Gen vor, sondern ist zunächst auf mehrere **Gensegmente** verteilt. Während der B-Zell-Reifung werden diese Gensegmente zu fertigen Immunglobulin-Genen zusammengesetzt (s. Abb. 19.4).
• Für die **konstante Region** kodiert nur 1 C-Gensegment (Lokalisation der C-Gene auf DNA-Ebene: C_{IgM}, C_{IgG}, C_{IgA}, C_{IgD}, C_{IgE}) (s. Abb. 19.4).

- Die **variablen Abschnitte** setzen sich bei der **L-Kette** aus V- und J-Gensegmenten, bei der **H-Kette** zusätzlich aus D-Gensegmenten zusammen (s. Abb. 19.4):
  - **L-Kette:** Jedes der rund 150 V-Gensegmente kann mit einem der fünf J-Gene (J = joining; verbindend) kombiniert werden. Daraus resultieren 750 mögliche Kombinationen.
  - **H-Kette:** Für die variable Region kodieren zusätzlich circa 12 D-Gensegmente (D = diversity; Vielfalt). Dies erhöht die Anzahl der möglichen Verknüpfungen auf rund 9000 (150x 5 x 12).

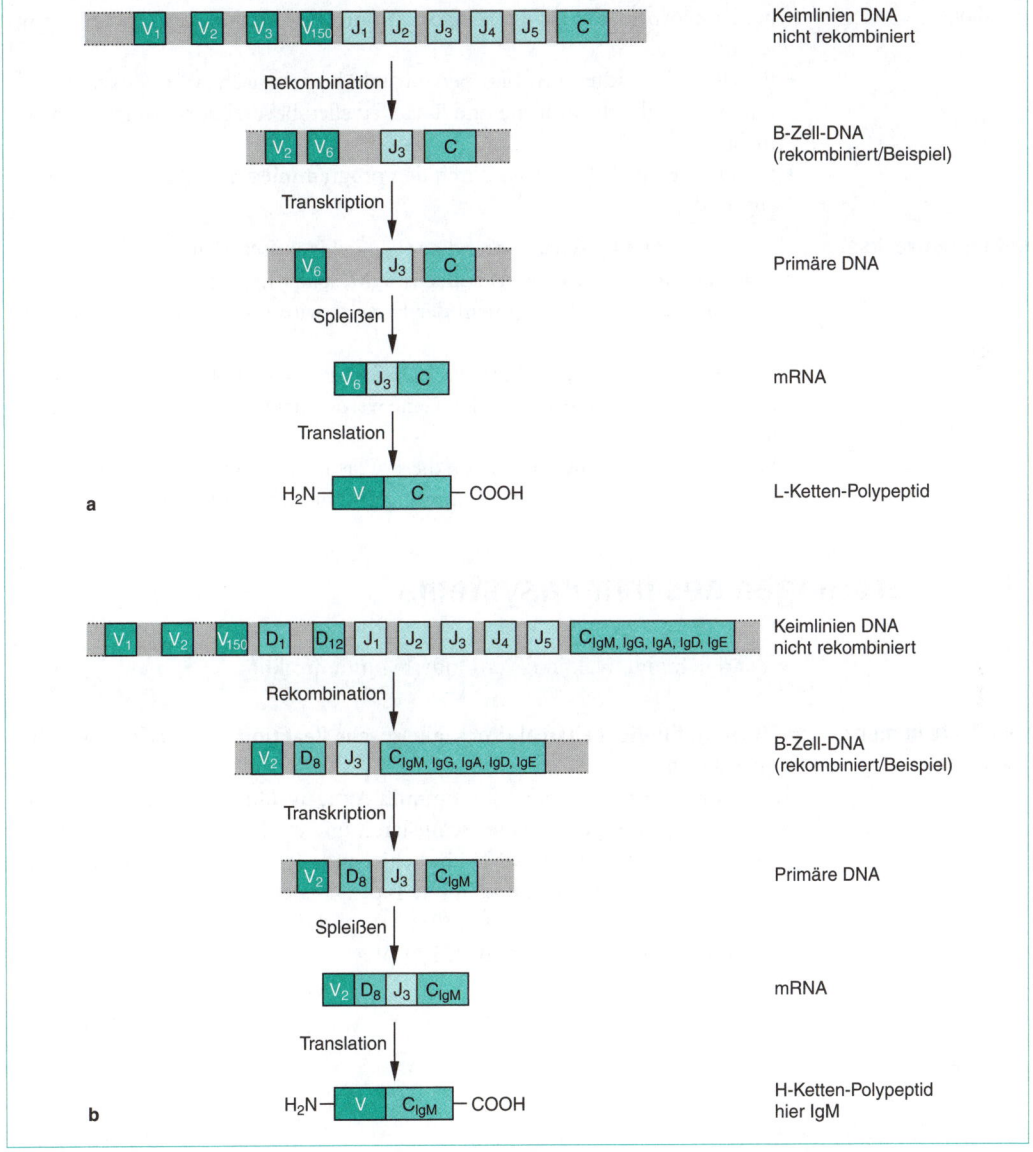

Abb. 19.4: Synthese einer L-Kette (a) und einer H-Kette (b) [2]

somatische Rekombination	• = **Rearrangement** = **Transposition** = Verknüpfung der VJ- (L-Kette) und VDJ-Gensegemente (H-Kette)
• Jede L-Kette kann mit jeder H-Kette gepaart werden. Auf diese Weise lassen sich rund **6,8x10⁶** (9000x750) unterschiedliche Antikörper bilden.
Die Vielfalt der Antikörper wird zusätzlich erhöht durch:
• **Mutationen** und **Rekombinationen** auf der Ebene der Keimlinien-DNA
• **Ungenauigkeiten** bei den Rekombinationen und beim Spleißen
• somatische Hypermutationen
somatische Hypermutation	• = **Affinitätsreifung** = stark **erhöhte Mutationsrate** der variablen Regionen eines Antikörpers, die für die Feinabstimmung der Antikörper-Antwort verantwortlich sind.
• B-Zellen, die dadurch Antikörper mit erhöhter Antigen-Affinität synthetisieren, werden durch Antigene und T-Helferzellen bevorzugt stimuliert und vermehren sich.
• Die anderen B-Zellen gehen durch den programmierten Zelltod (= Apoptose) zugrunde.
Ig-Klassenwechsel	= Austausch eines F_c-**Teils,** während der F_{ab}-Teil identisch bleibt
• Eine Plasmazelle synthetisiert zunächst IgM, später IgG, IgA oder IgE.
• IgM-Bildung: Das VDJ-Segment der H-Kette wird mit dem C_{IgM}-Gen gepaart → IgM
• Wechsel von IgM z. B. auf IgA: Das VDJ-Segment wird mit dem C_{IgA}-Gen kombiniert. Die dazwischen liegenden Gene werden herausgetrennt und gehen verloren.
• Folge des Ig-Klassenwechsels: Von dieser Plasmazelle können nie wieder die auf DNA-Ebene „davor liegenden" Immunglobuline gebildet werden.

19.5 Störungen des Immunsystems

verstärkte Immunreaktion · verminderte Immunreaktion

verstärkte Immunreaktion	= **Überempfindlichkeitsreaktion** = **allergische Reaktion** = **überschießende Immunreaktion**
Die Immunisierung gegen ein bestimmtes Antigen führt bei erneutem Kontakt mit demselben Antigen zu einer schnelleren und stärkeren Immunantwort. Bei manchen Menschen treten dabei überschießende Immunreaktionen auf, die als Allergien bezeichnet werden und in vier Typen eingteilt werden (s. Tab. 19.4):
• durch **B-Lymphoyzten** vermittelt: Typ I, II und III
• durch **T-Lymphoyzten** vermittelt: Typ IV

19.5 Störungen des Immunsystems

	pathogenetische Faktoren	Antigene	Reaktionszeit	Beispiele
Typ I (anaphylaktischer Typ)	IgE	Pollen, Hausstaub, Insektengifte	Sekunden bis Minuten	Heuschnupfen, Asthma, anaphylaktischer Schock
Typ II (zytotoxischer Typ)	IgM, IgG und Komplement	zellständige Antigene	Minuten bis Stunden	Transfusionszwischenfall (Transfusion falscher Blutgruppe)
Typ III (Immunkomplex-Typ)	IgM, IgG und Komplement	lösliche Antigene	Stunden (3–8h)	Immunkomplex-Glomerulonephritis, Serumkrankheit
Typ IV (verzögerter Typ)	T-Zellen	Zelloberflächen	Tage (24–48h)	Transplantatabstoßung, Tuberkulinreaktion

Tab. 19.4: Die vier Typen der Überempfindlichkeitsreaktionen

verminderte Immunreaktion

- = Immunschwäche
- Immunschwäche-Erkrankungen können **angeboren** oder **erworben** sein.
- Häufig werden B- bzw. T-Lymphozyten vermindert oder nicht gebildet (s. Tab. 19.5).

Erkrankung	angeboren / erworben	Pathogenese	Mangel an
Bruton-Agammaglobulinämie	angeboren	fehlende Reifung von Prä-B-Zellen	Plasmazellen
Plasmozytom	erworben	Non-Hodgkin-Lymphom	B-Lymphozyten
DiGeorge-Syndrom	angeboren	kongenitale Thymusaplasie	T-Lymphozyten
AIDS (acquired immune deficiency syndrome)	erworben	Humanes Immundefizienz-Virus (HIV)	T-Helferzellen

Tab. 19.5: Beispiele für angeborene und erworbene Immundefekte.

20 Blut

„Blut ist ein ganz besondrer Saft."

(J. W. v. Goethe)

Zusammensetzung des Blutes:
- korpuskuläre Anteile = **zelluläre Anteile** = Blutzellen:
  - Erythrozyten (= rote Blutkörperchen): $4–6 \cdot 10^6/\mu l$ Blut
  - Leukozyten (= weiße Blutkörperchen): $4–10 \cdot 10^3/\mu l$ Blut
  - Thrombozyten (= Blutplättchen): $150–450 \cdot 10^3/\mu l$ Blut
- nicht-korpuskuläre Anteile = wässriges Medium = **Blutplasma** (s. Kap. 20.4)

 Als **Hämatokrit** bezeichnet man das prozentuale Volumenverhältnis von Blutzellen zum Blutplasma.

Funktionen des Blutes:
- **Transport** von
  - O_2 und CO_2
  - **Energieträgern** zu den verschiedenen Geweben
  - **Stoffwechselendprodukten** zu den Ausscheidungsorganen Leber und Niere
  - **Hormonen**, **Transmittern** und **Zytokinen** (s. Kap. 18)
  - **Wärme** vom Körperkern in die Extremitäten
- **Immunabwehr** gegen körperfremde Organismen und Antigene (s. Kap. 19)
- **Blutstillung**, **Blutgerinnung** und **Fibrinolyse** (s. Kap. 20.3)

20.1 Erythrozyten und Erythropoese

95 % des korpuskulären Blutanteils (4–6 Millionen Zellen/Mikroliter Blut)

 Der Hämatokrit wird vereinfachend auch mit dem prozentualen Volumenanteil an Erythrozyten gleichgesetzt.

20.1.1 Erythrozyten

- Erythrozyten enthalten **keinen Zellkern** und **keine Zellorganellen**. Dementsprechend können sie keine Proteine synthetisieren und ihre Energie nur aus der anaeroben **Glykolyse** gewinnen.
- Sie besitzen weder einen MHC-I- noch einen MHC-II-Komplex auf ihrer Zelloberfläche (s. Kap. 19). **MHC** steht für **M**ajor **h**istocompatibility **c**omplex, ein Membranantigen, das für die Immunreaktion bedeutsam ist.

 Aufgrund des Fehlens von MHC-I- und MHC-II-Komplexen werden bei Bluttransfusionen keine Immunreaktionen ausgelöst, solange die Blutgruppen des Spenders und Empfängers übereinstimmen.

- In ihrer Grundform sind Erythrozyten **bikonkave Scheiben** mit einer **Größe** von ca. **7 µm**.

> Diese bikonkave Form verbessert wegen der großen Zelloberfläche die Aufnahme und Abgabe der Atemgase.

- Die Oberfläche aller Erythrozyten eines Erwachsenen macht rund 4000 m² aus.
- Erythrozyten sind sehr **biegsam**, können ihre Form verändern und dadurch auch Kapillaren mit sehr kleinem Durchmesser passieren. Die 7 µm großen Erythrozyten können durch Kapillaren mit einem Durchmesser von nur 1–2 µm fließen. Dies gelingt ihnen mit ihrer Membran, die sich plastisch um den Zellinhalt bewegt.
- Der intrazelluläre Hauptbestandteil des Erythrozyten ist der rote Blutfarbstoff, das **Hämoglobin.**

20.1.2 Hämoglobin

Häm · Hämoglobin · Porphyrine · Methämoglobin · Globin

Hämoglobin setzt sich aus **4 Untereinheiten** zusammen, von denen jede aus einer **Polypeptidkette** (= Globin) besteht, das mit einem **eisenhaltigen Porphyrinderivat** (= Häm) verbunden ist:

1 Untereinheit = 1 **Polypeptidkette** + 1 **eisenhaltiges Porphyrinderivat**

Häm

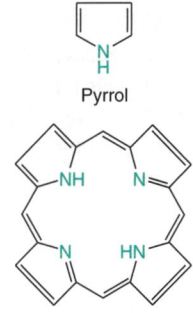

Abb. 20.1 Porphyrin

- = prostethische Gruppe (s. Kap. 11.1.1) des Hämoglobins
- verantwortlich für den **Sauerstofftransport**
- zusammengesetzt aus 4 Pyrrolringen (s. Abb. 20.1)
- gehört zu den **Porphyrinen** (= griech.: Purpur; s. Abb. 20.1). Porphyrine können **Metallionen** oder **Metallatome komplex binden** (s. Kap. 2.2.4). Im Häm ist ein 2-wertiges Eisenion (Fe^{2+}-Ion) über 2 Hauptvalenzen und 2 Nebenvalenzen mit den 4 Stickstoffatomen des Porphyrins verbunden.
- Da Eisen die Koordinationszahl 6 besitzt (s. Kap. 2.2.4), bleiben noch 2 Bindungsstellen übrig, an die 2 Histidinreste des Globins im Hämoglobin binden (s.u.).

Hämoglobin

- = Häm, verbunden mit 2 Histidinresten des Globins
- **O_2-Transport:** Ein am Häm gebundener Histidinrest löst sich reversibel und Sauerstoff wird komplex gebunden. Allerdings findet **keine Oxidation** des Eisens statt, sondern nur eine Anlagerung des Sauerstoffs, die man als **Oxygenierung** bezeichnet. Jede Untereinheit kann auf diese Weise 1 O_2-Molekül binden → insgesamt also 4 O_2-Moleküle pro Hämoglobintetramer (Hb_4):

$$Hb_4 + 4\ O_2 \leftrightarrow Hb_4\ (O_2)_4$$

Oxyhämoglobin	stark O_2-beladenes (sauerstoffreiches) Hämoglobin
Desoxyhämoglobin	kaum O_2-beladenes (sauerstoffarmes) Hämoglobin

Porphyrine
- absorbieren aufgrund ihrer **konjugierten Doppelbindungen** bestimmte Wellenlängen des sichtbaren Lichtes und erscheinen daher **farbig**:
  - Blutfarbstoff Häm = rot
  - Gallenfarbstoff Bilirubin = gelb
  - Pflanzenfarbstoff Chlorophyll = grün
- können Metallionen/Metallatome komplex binden (s. Kap. 2.2.4)

Methämoglobin
- = **MetHb** = Hämiglobin
- kann keinen Sauerstoff mehr transportieren
- entsteht nach **Oxidation** des Eisens vom Fe^{2+}-Ion zum Fe^{3+}**-Ion**:
$$Hb\ (Fe^{2+}) + O_2 \rightarrow Hb\ (Fe^{3+}) + O_2^-$$
- Die dabei entstehenden Superoxid-Radikale (O_2^-) werden durch die kupferhaltige **Superoxiddismutase** (SOD) in Wasserstoffperoxid (H_2O_2) und molekularen Sauerstoff (O_2) umgewandelt. Anschließend entgiftet die **Peroxidase** Wasserstoffperoxid zu Sauerstoff und Wasser:
$$R\text{-}H_2 + 2\ O_2^- \rightarrow R + H_2O_2 + O_2$$
$$2\ H_2O_2 \rightarrow 2\ H_2O + O_2$$
- Unter physiologischen Bedingungen liegt der Methämoglobin-Anteil unter 2% des Gesamthämoglobins:
Erythrozyten besitzen eine NADH/H^+-abhängige **Methämoglobin-Reduktase**, die Met-Hb stets wieder zu normalem Hb reduziert.

Methämoglobinämie (MetHb-Anteil > 10%)
Ursachen:
- **Vergiftungen** mit Oxidationsmitteln wie Cyaniden (CN^-), Chloraten, Bromaten, Nitro- und Aminoverbindungen
- Bei Menschen mit **Glucose-6-Phosphat-Dehydrogenase-Mangel** liegt zu wenig reduziertes Glutathion vor, das zur Reduktion von Met-Hb benötigt wird (s. Kap. 20.1.6). → Die Einnahme sulfonamidhaltiger **Medikamente** (z. B. Antibiotika, Antidiabetika) kann zu einer Methämoglobinämie führen.
- **Neugeborene** sind infolge reduzierter Aktivität der Met-Hb-Reduktase kaum in der Lage, Met-Hb zu reduzieren. → Bereits Trinkwasser mit erhöhtem Nitratgehalt kann bei Säuglingen zu einer Met-Hb-Vergiftung führen.

Klinik:
- Met-Hb-Anteil > 10% → Zyanose
- Met-Hb-Anteil > 35% → Schwindel, Übelkeit, Atemnot
- Met-Hb-Anteil > 70% → Tod innerhalb weniger Minuten

Therapie:
Therapeutisch versucht man, die **Methämoglobinämie** mit Reduktionsmitteln wie Methylenblau, Ascorbinsäure (= Vit. C) oder in schweren Fällen mit Austauschtransfusionen zu bekämpfen.

Globin
= Globinanteil des Hämoglobins, der meistens aus folgenden Proteinketten besteht:
- α-Kette (141 Aminosäuren)
- β-Kette (146 Aminosäuren)
- γ-Kette (146 Aminosäuren)
- δ-Kette (146 Aminosäuren)

Durch Kombinationen dieser Globine kann der Mensch 3 verschiedene Hämoglobin-Typen bilden:
- **HbA$_1$** (= α$_2$β$_2$; A = adultes Hb): 2 α-Ketten und 2 β-Ketten
- **HbA$_2$** (= α$_2$δ$_2$): 2 α-Ketten und 2 δ-Ketten
- **HbF** (= α$_2$γ$_2$; F = fetales Hb): 2 α-Ketten und 2 γ-Ketten

Hämoglobin-Typ	Neugeborenes	Erwachsener
HbA$_1$	20–40 %	97 %
HbA$_2$	0,5–1,5 %	2,5 %
HbF	60–80 %	‹ 0,5 %

Tab. 20.1: Häufigkeit der Hämoglobin-Typen beim Neugeborenen und Erwachsenen

Daneben sind noch über 300 weitere sog. **anomale Hämoglobine** bekannt. Ihre Krankheitsfolgen bezeichnet man als **Hämoglobinopathien**. Eine der bekanntesten Hämoglobinopathien ist die autosomal-rezessiv vererbte **Sichelzellanämie**.

Ursache:
HbS: Die 6. Aminosäure der β-Kette, Glutaminsäure, ist durch Valin ersetzt (solche Details werden wirklich vom IMPP gefragt!)

Pathophysiologie:
HbS präzipitiert im desoxygenierten Zustand → die Erythrozyten nehmen **Sichelform** an, verlieren ihre normale Verformbarkeit und verstopfen die Kapillaren.

Klinik:
- Thrombosen, Organinfarkte
- **Homozygote:** Schon im Säuglingsalter kommt es zu Anämie, Infektneigung, Knocheninfarkten und anfallsartigen Schmerzzuständen. Diese Patienten erreichen meist nicht das 30. Lebensjahr.
- **Heterozygote:** meist keine Beschwerden; sind sogar im Vorteil, weil sie gegenüber **Malaria-Erregern** (= Plasmodien) resistenter sind als die übrige Bevölkerung (ebenso wie Patienten mit Glucose-6-P-Dehydrogenase-Mangel). Dieser **Selektionsvorteil** erklärt die hohen Heterozygotenraten in Afrika und im Mittelmeerraum (früheres Malariagebiet).

20.1.3 O$_2$-Transport

Hämoglobin · Myoglobin

Sauerstofftransport im Blut:
- ≈ **1 % physikalisch gelöst**
- ≈ **99 % an Hämoglobin** gebunden

Die Kinetiken der Sauerstoffbeladungen von Hämoglobin und Myoglobin weisen folgende Unterschiede auf:

Hämoglobin
- Bei der Anlagerung der 4 O$_2$-Moleküle an das Hämoglobin ist ein **kooperativer Effekt** zu beobachten, der zum **sigmoiden (=S-förmigen) Verlauf der Sauerstoffbindungskurve** führt (s. Abb. 20.2).

20 Blut

- **kooperativer Effekt:** Je mehr Untereinheiten bereits mit Sauerstoff beladen sind, desto leichter erfolgt die weitere Anlagerung von O_2-Molekülen. Dieses Verhalten zeigen auch **allosterisch regulierten Enzyme** (s. Kap.11.3).
  - Die Kooperativität der Sauerstoffbeladung setzt voraus, dass Hämoglobin aus mehreren Untereinheiten besteht, also eine Quartärstruktur besitzt (s. Kap. 6.2).

Myoglobin

- = **sauerstoffspeicherndes Hämoprotein der Muskulatur,** dass dem Blut auch noch bei niedrigen Sauerstoff-Partialdrücken Sauerstoff entziehen kann
- weist eine sehr ähnliche Struktur zum Hämoglobin auf, besteht jedoch nur aus **1 Untereinheit** → kann nur **1 O_2-Molekül** aufnehmen
- hat keinen kooperativer Effekt und zeigt eine klassische Sättigungskurve mit **hyperbelförmigem Verlauf** (s. Abb. 20.2)

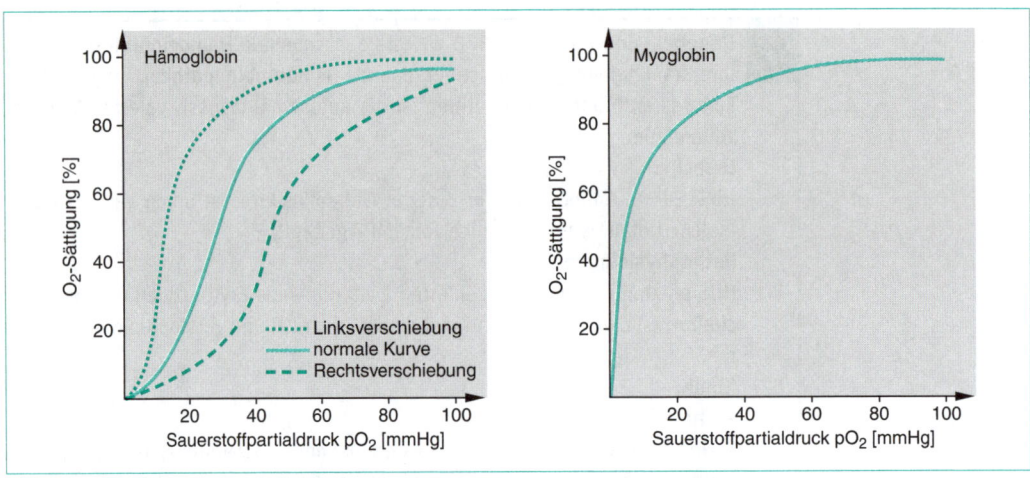

Abb. 20.2: Sauerstoffbindungskurven von Hämoglobin und Myoglobin [6]

Beeinflussung der O_2-Affinität von Hämoglobin

Rechtsverschiebung · Linksverschiebung · Bohr-Effekt · 2,3-BPG

Durch verschiedene Parameter wird die Sauerstoffbindungskurve entlang der X-Achse verschoben, meist ohne den sigmoiden Verlauf zu ändern (s. Abb. 20.2).

Rechts-verschiebung

= Verschiebung der Kurve nach rechts
- Abnahme der **Sauerstoffaffinität** von Hämoglobin → **Sauerstoff** wird **leichter abgegeben**
- Bei gleichem pO_2 ist weniger Sauerstoff an Hämoglobin gebunden → Sauerstoffsättigung ↓
- Dies wird begünstigt durch:
  - **CO_2-Konzentration** ↑
  - **H^+-Konzentration** ↑ (= erniedrigter pH-Wert = Azidose)
  - **2,3-Bisphosphoglycerat-Spiegel** ↑ (**2,3-BPG**, s.u.)
  - **Temperatur** ↑

20.1 Erythrozyten und Erythropoese

Linksverschiebung = Verschiebung der Kurve nach links
- Zunahme der **Sauerstoffaffinität** von Hämoglobin → **Sauerstoff** wird **schwerer abgegeben**
- bei gleichem pO_2 ist mehr Sauerstoff an Hämoglobin gebunden → Sauerstoffsättigung ↑
- dies wird ausgelöst durch:
  - CO_2-Konzentration ↓
  - H^+-Konzentration ↓ (= erhöhter pH-Wert = Alkalose)
  - 2,3-Bisphosphoglycerat-Spiegel ↓ (2,3-BPG, s.u.)
  - Temperatur ↓

Bohr-Effekt beschreibt die Beeinflussung der Sauerstoffbindungskurve durch den pCO_2 und den pH-Wert im Menschen: ($CO_2 + H_2O \leftrightarrow HCO_3^- + H^+$)
- Im **Gewebe** steigt die CO_2-Konzentration und damit die H^+-Konzentration an → Verschiebung der Sauerstoffbindungskurve nach rechts → Sauerstoff wird leichter abgegeben.
- In der **Lunge** findet die gegenläufige Reaktion statt. Kohlendioxid diffundiert in den Alveolarraum → der pCO_2 sinkt und der pH-Wert steigt → Sauerstoffaffinität von Hämoglobin nimmt zu → O_2 kann leichter aufgenommen werden.

> **Bohr-Effekt:**
> - leichtere O_2-Aufnahme in der Lunge
> - leichtere O_2-Abgabe im Gewebe

2,3-BPG
- = 2,3-Bisphosphoglycerat
- wird in den Erythrozyten in einem Seitenweg der Glykolyse gebildet (s. Abb. 20.3)
- Vermehrt gebildet wird es bei **Sauerstoffmangel**, wie z. B. beim **Höhenaufenthalt**, oder bei **Anämien**.
- Erhöhte Konzentrationen erleichtern, wie der Bohr-Effekt, die O_2-Abgabe im Gewebe.

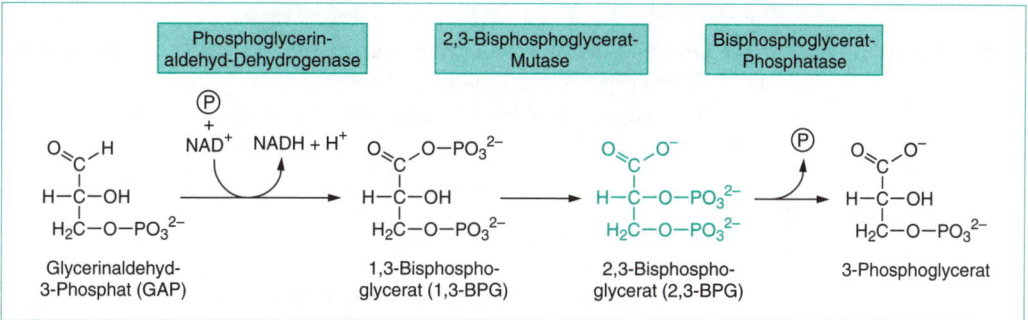

Abb. 20.3: Bildung und Abbau von 2,3-Bisphosphoglycerat (2,3-BPG) als Seitenweg der Glykolyse

20.1.4 CO$_2$-Transport

> Haldane-Effekt · desoxygeniertes Hb · oxygeniertes Hb

Kohlendioxid wird im Blut transportiert zu:
- ≈ **10 % physikalisch gelöst:**
  - CO$_2$ wird durch seine Teilladungen, die aufgrund der unterschiedlichen Elektronegativitäten von C- und O-Atomen entstehen, deutlich besser physikalisch gelöst als das unpolare Sauerstoffmolekül.
- ≈ **10 % als Carbamino-Hb:**
  - CO$_2$ bindet an nicht-protonierte Aminogruppen, meist N-terminale Valinreste:
  $$CO_2 + Hb\text{-}NH_2 \leftrightarrow Hb\text{-}NH\text{-}COO^- + H^+$$
- ≈ **80 % gelöst als Bicarbonat (HCO$_3^-$):**
  - Die in den Erythrozyten lokalisierte **Carboanhydrase (CA)** katalysiert die Bildung von CO$_2$, die spontan in Bicarbonat und ein Proton zerfällt:
  $$CO_2 + H_2O \leftrightarrow H_2CO_3 \leftrightarrow HCO_3^- + H^+$$
  - Bicarbonat verlässt den Erythrozyten im Austausch mit Chlorid-Anionen (HCO$_3^-$/Cl$^-$-Antiport = **Hamburger-Shift**).
  - Die Protonen werden vom Hämoglobin abgepuffert.

Haldane-Effekt beschreibt die Effekte der unterschiedlichen CO$_2$-Bindungskurven von oxygeniertem und desoxygeniertem Hämoglobin:

desoxygeniertes Hb
- Das sauerstoffarme Blut **in der Kreislaufperiphere** bindet mehr CO$_2$ als sauerstoffreiches in der Lunge.
- Die höhere CO$_2$-Bindungskapazität erklärt sich aus der besseren **Pufferkapazität** des **desoxygenierten Hämoglobins.**
- Desoxy-Hb ist in der Lage, freie Protonen zu binden. Dadurch sinkt die Protonenkonzentration, wodurch sich das Reaktionsgleichgewicht der beiden obigen Reaktionen zugunsten der Produkte verschiebt und mehr CO$_2$ gelöst und gebunden wird.

oxygeniertes Hb
- In der **Lunge** werden aufgrund der geringeren Pufferkapazität des oxygenierten Hämoglobins gegenläufige Reaktionen beobachtet.
- CO$_2$ wird vermehrt gebildet, diffundiert in die Alveolen und kann abgeatmet werden.

> Haldane-Effekt:
> - leichtere CO$_2$-Aufnahme im Gewebe
> - leichtere CO$_2$-Abgabe in der Lunge
>
> Der Haldane- und der Bohr-Effekt ergänzen sich in sinnvoller Weise. In der Lunge begünstigen sie die O$_2$-Aufnahme und CO$_2$-Abgabe. Im Gewebe bewirken sie das Gegenteil.

20.1 Erythrozyten und Erythropoese

20.1.5 Erythropoese

> Definition · extramedulläre Erythropoese · medulläre Erythropoese · Regulation · Erythropoetin (EPO) · Hämsynthese · Hämabbau

Definition

Erythrozyten entstehen durch mitotische Zellteilung und -reifung aus pluripotenten Stammzellen:
- Aus **myeloischen Stammzellen** entwickeln sich über mehrere unreife, kernhaltige Vorstufen die kernlosen Retikulozyten.
- Nach Übertritt ins Blut verlieren die Retikulozyten die anfangs noch reichlich vorhandenen Ribosomen und werden zu reifen Erythrozyten.
- Bei der Erythropoese unterscheidet man zwei Phasen:

extramedulläre Erythropoese

Bis zur 6. Schwangerschaftswoche findet sie im **Dottersack** und bis zum 7. Schwangerschaftsmonat hauptsächlich in **Milz** und **Leber** statt.

medulläre Erythropoese

Ab dem 5. Fetalmonat beginnt die Blutbildung im Knochenmark:
- zu Beginn sind alle Knochen beteiligt
- ab dem 1. Lebensjahr ersetzt gelbes Fettmark immer mehr das rote blutbildende Mark
- Beim gesunden Erwachsenen wird das Blut überwiegend in **platten** und **kurzen Knochen** wie Becken, Wirbelkörper und Sternum gebildet.

 Eine chronische Schädigung des Knochenmarks, z.B. durch Tumoren, Toxine oder nach Chemotherapien, kann auch im Erwachsenenalter zu einer extramedullären Blutbildung in Milz und Leber führen. Die extramedulläre Erythropoese ist somit auch im Erwachsenenalter reaktivierbar.

Erythrozytenlebensdauer

100–120 Tage

Neusyntheserate

- täglich ca. **0,8 %** = $25 \cdot 10^{12}$ Zellen = ≈ 160 Millionen Erythrozyten/Minute
- Die Zahl der **Retikulozyten,** der letzten Vorstufe reifer Erythrozyten, im peripheren Blut korreliert mit der Neubildungsrate an roten Blutkörperchen.

 Treten im Blut vermehrt **Retikulozyten (= Retikulozytose)** auf, so spricht dies für eine **gesteigerte Erythropoese**, wie sie bei manchen **Anämieformen, Hämolysen** oder bei **längeren Aufenthalten in großer Höhe** beobachtet wird.

Regulation

durch folgende Faktoren:
- Ein **reduzierter Sauerstoffpartialdruck (pO_2)** im arteriellen Blut ist der stärkste Reiz für die Erythropoese.
- Ein gesunkener pO_2 setzt vermehrt das Hormon **Erythropoetin (EPO)** aus den **Nieren** frei (zu einem geringen Anteil wird EPO auch in anderen Organen, vor allem der Leber, synthetisiert).

Erythropoetin

- Glykoprotein, das die **Differenzierung** und **Proliferation** der **Erythrozyten-Vorläuferzellen** im Knochenmark stimuliert. Etwa 4–5 Tage nach Gabe von EPO kommt es zu einer Retikulozytose.

- Verschiedene andere Wirkstoffe verstärken den Effekt von Erythropoetin:
  - **Zytokine** (z. B. Colonie stimulating factors = CSF, s. Kap. 18.2)
  - **Hormone** (Androgene, Thyroxin, Wachstumshormon, s. Kap. 18)
- **Östrogene** hemmen die Erythropoese. Daher weisen Frauen niedrigere Erythrozytenzahlen und Hämoglobinwerte auf als Männer.

> Erythropoetin (EPO) kann auch gentechnisch als sog. **rekombinantes EPO** hergestellt werden.
> Anwendung:
> - Behandlung der **renalen Anämie** bei Patienten mit chronischen Nierenerkrankungen
> - **Dopingmittel:** unterscheidet sich nicht vom körpereigenen EPO, ist daher schwer nachzuweisen und der Sportler spart sich das Höhentraining im Himalaya oder den Anden. Durch die erhöhte Erythrozytenzahl steigt die Sauerstofftransportkapazität. Während des Wettkampfes steigt aber auch der Hämatokrit und damit das Thromboserisiko.

Hämsynthese

Die Synthese der Hämgruppe des Hämoglobins beginnt und endet im Mitochondrium, während die Zwischenschritte im Zytosol ablaufen. Die Grundbausteine des Häms sind die Aminosäure Glycin und Succinyl-CoA aus dem Citratzyklus (s. Abb. 20.4):

- **Glycin** und **Succinyl-CoA** kondensieren unter CoA-Abspaltung zu einem instabilen Zwischenprodukt, das spontan zu δ-**Aminolaevulinsäure** (δ-**ALS**) decarboxyliert:
  - Diese Reaktion katalysiert die δ-**Aminolaevulinsäure-Synthetase,** das Schrittmacherenzym der Hämsynthese, das **Vitamin B$_6$** (Pyridoxalphosphat) als Coenzym benötigt.
  - Dieses Enzym wird sehr präzise reguliert: Das Endprodukt **Häm** ist ein **allosterischer Inhibitor** dieses Enzyms und hemmt als **Genrepressor** seine eigene Biosynthese.
- δ-ALS wird ins Zytosol geschleust. Dort bildet die δ-**Aminolaevulinsäure-Reduktase** aus 2 Molekülen δ-ALS unter Wasserabspaltung **Porphobilinogen.**
- Durch Desaminierung und Isomerisierung lagern sich 4 Porphobilinogen-Moleküle zum **Uroporphyrinogen III** zusammen.
- Eine Decarboxylase wandelt alle Acetylgruppen des Uroporphyrinogens III in Methylgruppen um und bildet das **Koproporphyrinogen III**.
- Das Koproporphyrinogen III gelangt wieder in die **Mitochondrien** zurück, wo es mehrfach oxidiert wird.
- Im letzten Syntheseschritt baut die an der inneren Mitochondrienmembran lokalisierte **Ferrochelatase** ein zweiwertiges Eisenion (Fe^{2+}) ein und bildet das Häm.

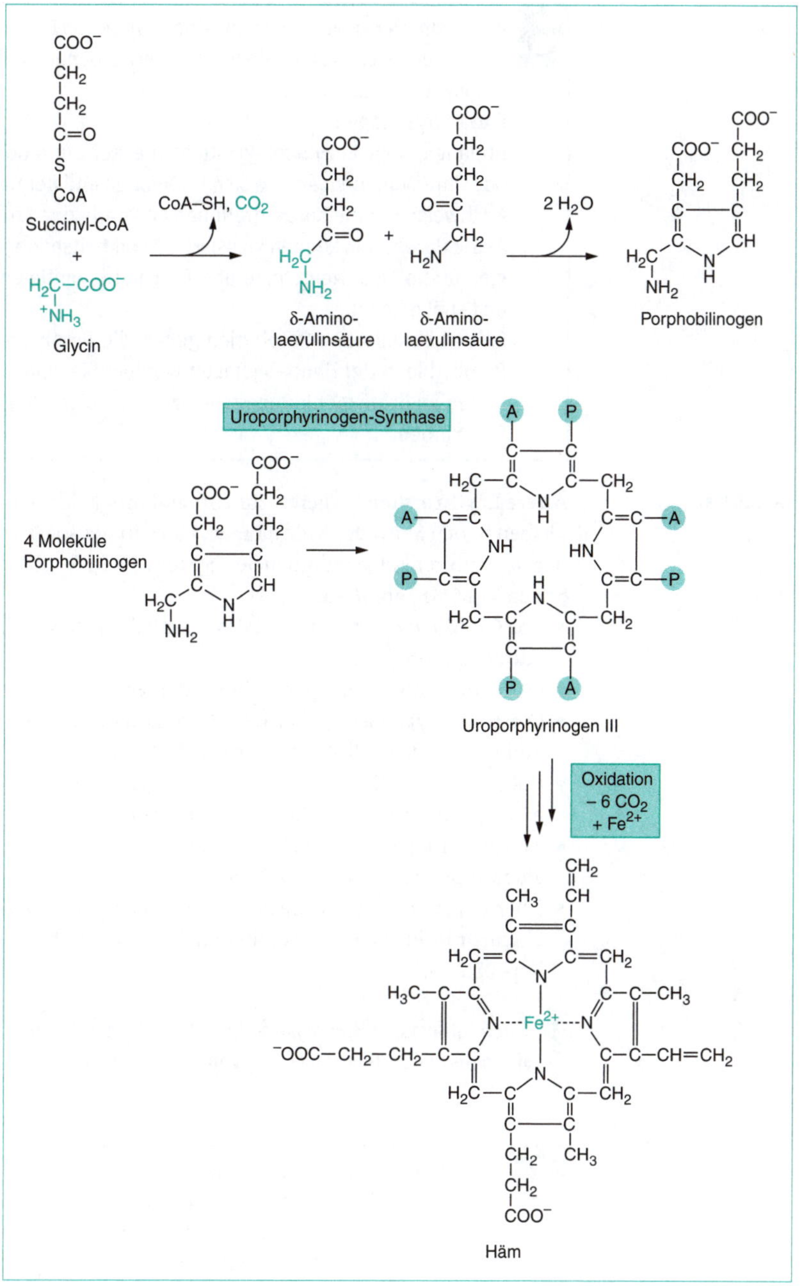

20.1 Erythrozyten und Erythropoese

Abb. 20.4: Hämsynthese [5]

Hämabbau

Als **Porphyrien** bezeichnet man eine Gruppe von Erkrankungen, bei denen aufgrund vererbter Enzymdefekte oder erworbener Stoffwechselstörungen die Hämsynthese gestört ist.
Pathophysiologie:
Abhängig vom Enzymdefekt steigt die Konzentration einzelner Porphyrine oder ihrer Vorstufen an, die sich in Organen und der Haut ablagern.
Nachweis: erhöhte Konzentrationen an Porphyrinen bzw. Vorstufen im Urin
Akute Porphyrien können klassische Krankheitsbilder aus der Gastroenterologie, Kardiologie, Neurologie und Psychiatrie imitieren. Leider werden sie oft erst spät erkannt.
Zu den **chronischen Porphyrien** gehört die Porphyria cutanea tarda, bei der Porphyrine in der Haut abgelagert werden. Sie sind lichtsensibilisierend und führen an lichtexponierten Stellen zu Hyperpigmentierung, Blasen, Nekrosen und Narben.

Ältere Erythrozyten verlieren zunehmend ihre Fähigkeit, sich zu verformen, und bleiben in den Sinus der Milz hängen. Dort, in der sog. **roten Pulpa der Milz**, werden sie vom retikulo-endothelialen System (= RES = Monozyten-Makrophagen-System = MMS) abgebaut:
- Das **Globin**, der Proteinanteil des Hämoglobins, wird in die einzelnen Aminosäuren hydrolysiert.
- Das **Häm** kann der Körper nicht wiederverwerten. Es muss abgebaut werden:
- Die **Hämoxygenase** spaltet das Häm oxidativ und setzt das Eisen-Ion (Fe^{2+}) und intermediäres Kohlenmonoxid (CO) frei.
- Dabei entsteht **Biliverdin** (ital. verde = grün), das durch die NADPH/H$^+$-abhängige Biliverdin-Reduktase zu **Bilirubin** (lat. ruber = rot) reduziert wird.
- An **Albumin** gebunden gelangt das wasserunlösliche Bilirubin zur Leber, wo es glucuronidiert wird (s. Kap. 21.5).
- Über ein spezifisches Transportsystem gelangt das wasserlösliche **Bilirubindiglucuronid** in die Gallenkapillaren und wird mit der Galle ausgeschieden (s. Kap. 22.2.1).

Durch intravasale Hämolyse freigesetztes Hämoglobin wird im Blut an **Haptoglobin** (α_2-Glykoprotein der Leber) gebunden und gelangt so zur Leber.

Je nach Nachweismethode unterscheidet man in der klinischen Chemie „**direktes**" und „**indirektes" Bilirubin**. Während Bilirubindiglucuronid mit Sulfanilsäure sofort eine Rotfärbung anzeigt (= direkte Azoreaktion), muss bei albumingebundenem Bilirubin zusätzlich Alkohol zugesetzt werden (= indirekte Azoreaktion).

- **direktes Bilirubin** = wasserlösliches, **konjugiertes Bilirubin**
- **indirektes Bilirubin** = wasserunlösliches, **unkonjugiertes Bilirubin**

20.1.6 Stoffwechsel der Erythrozyten

> Glykolyse · NADH/H$^+$ · 2,3-BPG · Pentosephosphatweg · NADPH/H$^+$ · Glutathion

Die kernhaltigen Vorstufen der roten Blutkörperchen verfügen über Enzyme und Zellorganellen zur oxidativen Energiegewinnung.

Glykolyse Reife Erythrozyten können ATP nur aus dem Glucoseabbau in der **anaeroben Glykolyse** gewinnen. Alle Erythrozyten zusammen wandeln täglich etwa 20–30g Glucose in Pyruvat oder Lactat um.

ATP
- wird vor allem für den aktiven Ionentransport mittels **Na$^+$-K$^+$-ATPase** und **Ca^{2+}-ATPase** benötigt, um in der Zelle die niedrigen Na$^+$- und Ca^{2+}- und die hohen K$^+$-Konzentrationen aufrechtzuerhalten
- benötigt zur **Strukturerhaltung**
- benötigt zur **Glutathionsynthese**

NADH/H$^+$ benötigt die **Methämoglobin-Reduktase,** um 3-wertiges Met-Hb wieder in normales 2-wertiges Hb zu reduzieren (s.o.)

2,3-BPG
- Über einen Seitenweg der Glykolyse (s. Abb. 20.3) wandelt der Erythrozyt etwa 20 % des 1,3-Bisphosphoglycerats (1,3-BPG) in **2,3-Bisphosphoglycerat (= 2,3-BPG)** um.
- Durch Umlagerung der energiereichen Anhydridbindung des 1,3-BPG in die energiearme Esterbindung des 2,3-BPG geht Energie verloren. Die ATP-bildende Phosphoglycerat-Kinase-Reaktion wird dabei umgangen (s. Kap. 12.1.2). Daher entstehen im Erythrozyten weniger als die möglichen 2 mol ATP/mol Glucose.
- verschiebt die Sauerstoffbindungskurve nach rechts (s. Abb. 20.2)

Pentosephosphatweg dient der Bereitstellung von **NADPH/H$^+$**, welches zur Reduktion des Glutathions benötigt wird (s. Abb. 20.5)

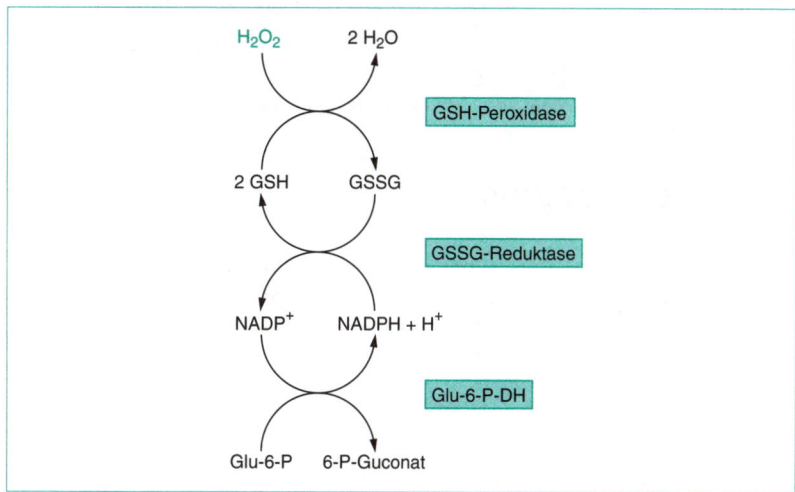

Abb. 20.5: Entgiftung von Peroxiden am Beispiel des Wasserstoffperoxids (H$_2$O$_2$) durch die GSH-Peroxidase (GSH = reduziertes Glutathion, GSSG = Glutathiondisulfid)

20 Blut

Glutathion

- = **GSH** = **Tripeptid** (s. Abb. 20.6), bestehend aus Glutamat, Cystein und Glycin, das wegen der SH-Gruppe des Cysteins oft mit **GSH** abgekürzt wird
- Tripeptid-Sequenz: γ-Glu-Cys-Gly (Glutamat ist über die Carboxy-Gruppe am γ-C-Atom mit der Amino-Gruppe des Cysteins verbunden)
- reduzierte Form: **schützt** die **SH-Gruppen von Proteinen** (Hexokinase, Glycerinaldehydphosphat-DH, Hämoglobin u.a.) vor Oxidation, die wegen des hohen pO_2 leicht erfolgen könnte
- beteiligt an der **Entgiftung von Peroxiden,** die häufig in Erythrozyten entstehen (s. Abb. 20.5):
  - Glutathion (GSH) wird unter Reduktion von Peroxiden durch die **GSH-Peroxidase** zu Glutathiondisulfid (GSSG) oxidiert.
  - Die $NADPH/H^+$-abhängige **GSSG-Reduktase** kann Glutathion wieder in seine reduzierte Form überführen.

  Beim X-chromosomal-vererbten **Glucose-6-Phosphat-Dehydrogenase-Mangel** (= Favismus) wird Glutathion vermindert reduziert. Erythrozyten sind vor Oxidationsschäden nicht mehr ausreichend geschützt. Dadurch können **hämolytische Krisen** ausgelöst werden. Als Auslöser wirken:
- Infektionen
- Genuss von **Saubohnen** (= Favabohnen → Favismus)
- **Medikamente** (Aspirin, Antimalariamittel, Sulfonamide u.a.)

Anmerkung: **Heterozygote** Genträgerinnen (gesundes und defektes X-Chromosom) sind gegenüber **Malariaerregern** (= Plasmodien) resistenter als die übrige Bevölkerung (ähnlich wie bei der autosomal-rezessiven Sichelzellanämie).

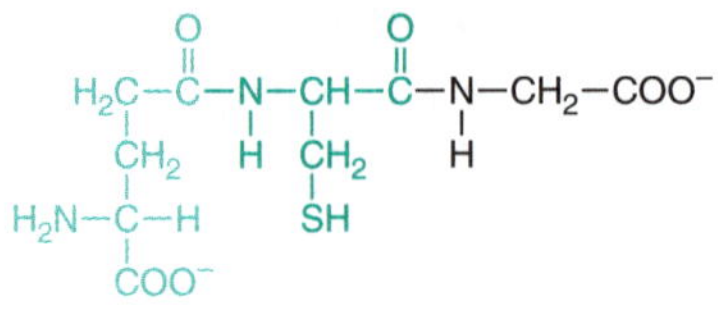

Abb. 20.6: Struktur des Tripeptids Glutathion

20.2 Leukozyten

Unter physiologischen Bedingungen werden in jedem Mikroliter Blut 4000–10000 **Leukozyten** (= **weiße Blutkörperchen**) gezählt. Man unterscheidet Granulozyten, Lymphozyten und Monozyten (s. Kap. 19).

20.3 Thrombozyten, Blutstillung, Blutgerinnung und Fibrinolyse

20.3.1 Thrombozyten

- = **kernlose Zellbruchstücke** = **Blutplättchen**
- entstehen im blutbildenden **Knochenmark** durch Abschnürung von **Megakaryozyten**
- enthalten **Mitochondrien** und gewinnen ihre Energie vor allem durch **aerobe Glykolyse** (Glucose, gespeichertes Glykogen)
- enthalten **Sekretgranula** mit verschiedenen Substanzen wie Plättchenfaktoren, von-Willebrand-Faktor u. a.
- können mit Hilfe bestimmter **Strukturproteine** (Actin, Myosin) ihre Form verändern
- können über **Rezeptoren** an verletztes Endothel binden
- Lebenszeit: **8–12 Tage**
- werden hauptsächlich in der **Milz** abgebaut

20.3.2 Hämostase

Blut besitzt ein hochempfindliches System, um innerhalb eines Gefäßes flüssig zu bleiben, bei einer Verletzung der Gefäßwand aber sofort den Defekt abzudichten und zu gerinnen. Bildet sich ein **Blutgerinnsel (= Thrombus),** laufen folgende Schritte ab:

- **primäre Hämostase** (= **Blutstillung**)
- **sekundäre Hämostase** (= **Blutgerinnung**)
- **Fibrinolyse** (= **Auflösung eines Blutgerinnsels**)

Primäre Hämostase = Blutstillung

> Gefäßkontraktion · Thrombozytenadhäsion · reversible Thrombozytenaggregation

Nach einer Gefäßverletzung wird die Blutstillung folgendermaßen eingeleitet:

Gefäßkontraktion erfolgt reflektorisch nach einer Gefäßverletzung. Zusätzlich werden vasokonstriktive Substanzen aus dem Endothel (z. B. Endothelin) und aus den Thrombozyten (z. B. Thromboxan A_2, Serotonin) freigesetzt.

Thrombozytenadhäsion Durch eine Gefäßverletzung werden Bestandteile der Extrazellularsubstanz, wie Kollagene und Laminin, freigelegt, die normalerweise unter dem Endothel verborgen sind. Thrombozyten heften sich über den **von-Willebrand-Faktor** an diese Strukturen.

Granula-Entleerung Die angehefteten Thrombozyten entleeren ihre Granula und setzen aus der Thrombozytenmembran frei:
- **Thromboxan A_2** und **Serotonin** → Vasokonstriktion
- **ADP** → aktiviert weitere Thrombozyten zur Adhäsion
- **Plättchenfaktor 3 (PF 3)** → katalysiert Aktivierung von Faktor X und II

- **Kallikrein** → unterstützt Aktivierung von Faktor XII und XI
- **Ca^{2+}-Ionen** → werden zur Aktivierung mehrerer Gerinnungsfaktoren benötigt

reversible Thrombozytenaggregation
- Adhärente Blutplättchen verändern ihre Struktur, bilden lange Fortsätze und verzahnen miteinander.
- Zusätzlich sind Thrombozyten gegenseitig an ihren Glykoprotein-IIa/IIIb-Rezeptoren über den von-Willebrand-Faktor oder Fibrinogen verbunden (s. Abb. 20.7).
- Die primär gebildeten lockeren Thrombozytenaggregate erscheinen weißlich → weißer Plättchenthrombus.

> Die während der primären Blutstillung gebildeten **Thrombozytenaggregate** sind **instabil**.

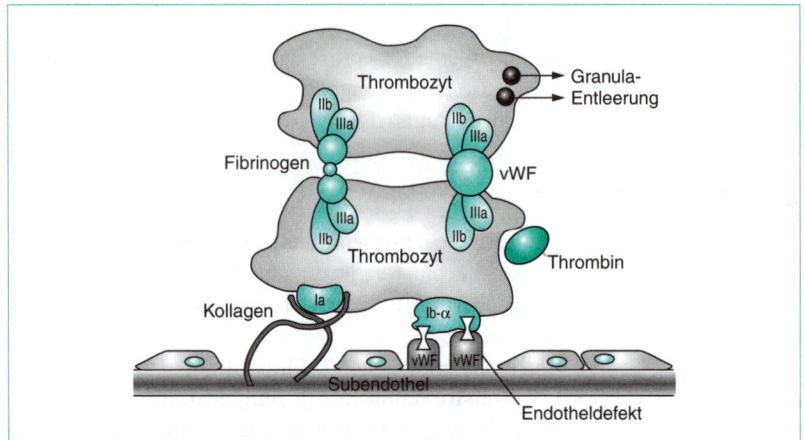

Abb. 20.7: Thrombozytenadhäsion und Bildung eines Thrombozytenaggregats [10]

Sekundäre Hämostase = Blutgerinnung

Gerinnungsfaktorenaktivierung · intrinsisches System · extrinsisches System · gemeinsame Endstrecke

Gerinnungsfaktorenaktivierung
- Um die während der Blutstillung gebildeten **instabilen Thrombozytenaggregate** zu stabilisieren und eine Blutung endgültig zu stillen, muss das Blut noch gerinnen.
- In der komplexen Gerinnungskaskade werden verschiedene **Gerinnungsfaktoren**, die im Blut als inaktive Vorstufen vorliegen, meist proteolytisch aktiviert.
- Das Endprodukt ist Fibrin, das sich vernetzt und wie ein Klebstoff die Thrombozyten fest zusammenhält. In diesem Fibrinnetz sind viele Erythrozyten eingebunden, es entsteht ein **roter Thrombus**.
- Die **Fibrinbildung** wird durch 2 verschiedene Mechanismen aktiviert:

intrinsisches System
- Die Aktivierung ist **langsam**, dauert einige **Minuten** und spielt vermutlich eine untergeordnete Rolle.
- = **intravaskuläres System**, wird aktiviert, wenn:
  – der Blutfluss zum Erliegen kommt (= **Stase**)

- Bestandteile der Extrazellularsubstanz wie **Kollagene** durch **Endotheldefekte** freigelegt sind
- Blut mit **unphysiologischen Oberflächen** (Blutröhrchen, Glas) in Kontakt kommt
- Thrombozyten werden durch Kontakt zu Endotheldefekten oder körperfremden Oberflächen aktiviert. Dabei geben sie verschiedene Inhaltsstoffe und Membranbestandteile ab.
- Der **Oberflächenkontakt** und **Kallikrein** aktivieren den **Faktor XII** und leiten die Gerinnungskaskade des intrinsischen Systems ein: Dabei werden die Faktoren XI, IX und VIII aktiviert (s. Abb. 20.8).
- Ein Komplex aus den Faktoren IXa, VIIIa, Ca^{2+}-Ionen und Phospholipiden aktiviert Faktor X.
- Ab diesem Punkt münden beide Systeme in eine gemeinsame Endstrecke.

> intrinsisches System = Faktoren XII, XI, IX, VIII, X, Ca^{2+}-Ionen (IV) und Phospholipide

extrinsisches System

- Die Aktivierung erfolgt **schnell,** innerhalb weniger **Sekunden** und scheint bedeutsamer zu sein als die Aktivierung des intrinsischen Systems.
- = **extravaskuläres System,** wird aktiviert, wenn eine **Gewebeverletzung** vorliegt und **Faktor III** (= **Gewebsthromboplastin** = **tissue factor**) aus Gewebszellen freisetzt wird.
- Gewebszellen setzen **Faktor III** frei und aktivieren **Faktor VII** zu **VIIa**.
- In Anwesenheit von Ca^{2+}-Ionen und Phospholipiden kann Faktor VIIa den Faktor X in den aktiven Zustand überführen (s. Abb. 20.8).
- Von diesem Punkt aus münden beide Systeme in eine gemeinsame Endstrecke.

> extrinsisches System = Faktoren III, VII, X, Ca^{2+}-Ionen (IV) und Phospholipide

gemeinsame Endstrecke

- Ein Komplex aus den Faktoren Va und Xa, Phospholipiden und Ca^{2+}-Ionen bildet den sog. **Prothrombin-Aktivator-Komplex**.
- Dieser Komplex aktiviert Prothrombin zu **Thrombin.**
- Thrombin wiederum spaltet Fibrinogen in **Fibrin-Monomere.**
- Fibrin-Monomere polymerisieren über Seit-zu Seit- und End-zu-End-Anlagerungen zu einem **netzartigen Fibrin-Polymer.**
- Der **Faktor XIIIa** stabilisiert das locker zusammengelagerte Fibrinnetz, indem er **kovalente Bindungen** zwischen Lysin- und Glutamin-Resten der Fibrinmonomere knüpft (s. Abb. 20.8).
- Dabei zieht sich das Fibrinnetz zusammen, presst Serum heraus und verkleinert das Blutgerinnsel. Man spricht von einer **Retraktion des Blutgerinnsels.**

inaktive Vorstufe und Eigenname		aktivierter Faktor
Faktor I	Fibrinogen	Faktor Ia = Fibrin
Faktor II	Prothrombin	Faktor IIa = Thrombin
Faktor III	Gewebsthromboplastin (= Thrombokinase)	---
Faktor IV	Ca^{2+}	---
Faktor V	Proaccelerin	Faktor Va (= Faktor VI)

inaktive Vorstufe und Eigenname		aktivierter Faktor
(Faktor VI)	Accelerin = aktivierter Faktor V	---
Faktor VII	Proconvertin	Faktor VIIa
Faktor VIII	antihämophiles Globulin	Faktor VIIIa
Faktor IX	Christmas-Faktor	Faktor IXa
Faktor X	Stuart-Power-Faktor	Faktor Xa
Faktor XI	Rosenthal-Faktor	Faktor XIa
Faktor XII	Hageman-Faktor	Faktor XIIa
Faktor XIII	Fibrin-stabilisierender Faktor	Faktor XIIIa

Tab. 20.2: Die 13 Gerinnnungsfaktoren, die aktive Form (a) und ihre Eigennamen (Faktor III kommt außerhalb des Blutes in Gewebszellen vor und muss daher nicht aktiviert werden)

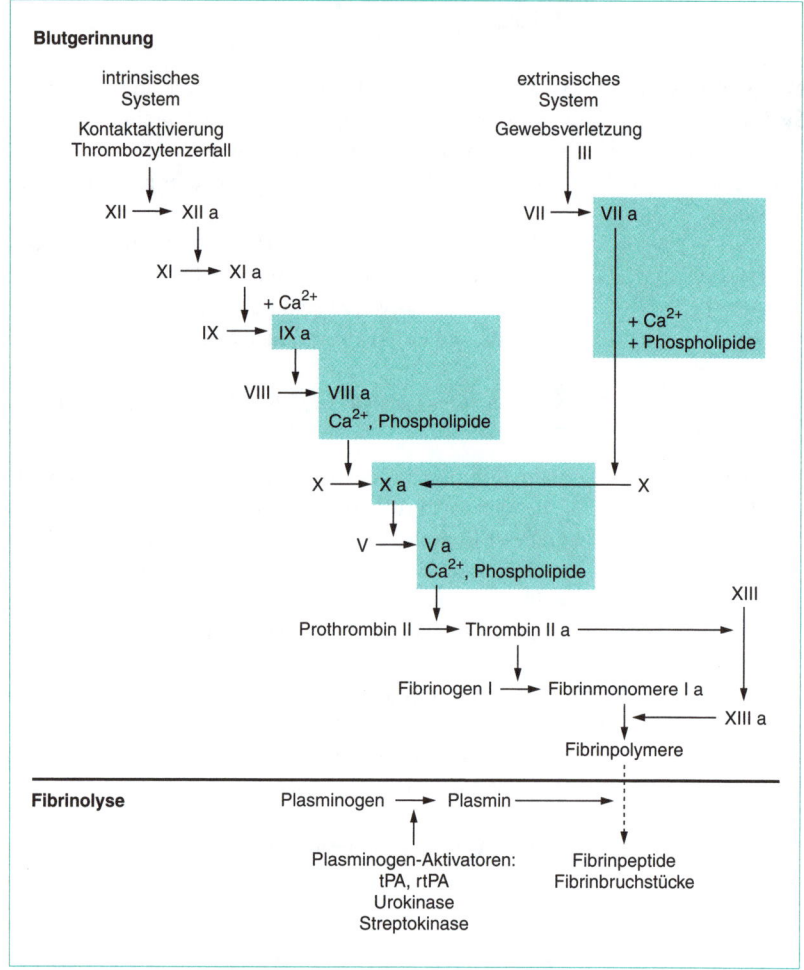

Abb. 20.8: Schema der Blutgerinnung und Fibrinolyse

20.3 Thrombozyten, Blutstillung, Blutgerinnung und Fibrinolyse

 Gerinnungsfaktoren werden z. B. bei der Leberzirrhose vermindert gebildet mit der Folge von spontanen und verstärkten Blutungen. Im Rahmen einer chronischen Lebererkrankung ist dies eine **erworbene Hämophilie**.
Daneben gibt es auch **angeborene Hämophilien** (syn. Bluterkrankheiten). Bei der **Hämophilie A** liegt ein angeborener Faktor-VIII-Mangel vor. Bei der **Hämophilie B** ist der Faktor IX vermindert. Beide Erkrankungen werden **X-chromosomal-rezessiv** vererbt, so dass männliche Nachkommen manifest erkranken und weibliche Nachkommen meist nur Überträgerinnen des kranken Gens sind. Die Therapie besteht darin, die fehlenden Faktoren zu substituieren.

Hemmfaktoren der Gerinnung

In-vivo-Hemmung · In-vitro-Hemmung

In-vivo-Hemmung

Folgende körpereigene Substanzen hemmen in vivo die Gerinnung:
In Klammern ist der Syntheseort angegeben.
- **Antithrombin III** (Leber): hemmt Kallikrein und die Faktoren IIa, IXa, Xa, XIa, XIIa durch Bildung von Enzym-Inhibitor-Komplexen.
- **Heparin** (= stark sulfatiertes Glykosaminoglykan, gebildet in Lunge, Leber, Niere, Mastzellen, basophilen Granulozyten): hemmt die Aktivierung von Faktor X und steigert die Affinität von Antithrombin III zu Thrombin um den Faktor 1000
- **Thrombomodulin** (Endothelzellen): Endothel-Rezeptor, der Thrombin (IIa) inaktiviert, indem er den Thrombin-Thrombomodulin-Komplex ausbildet. Dieser Komplex aktiviert Protein C in Anwesenheit von Ca^{2+}-Ionen und Phospholipiden zu Protein C_a.
- **Protein C_a** (Vit.-K-abhängig in der Leber): inaktiviert die Faktoren Va, VIIIa
- **Protein S** (Vit.-K-abhängig in der Leber): Cofaktor von Protein C
- α_2-**Makroglobulin** (Leber): hemmt Faktor IIa, Kallikrein und Plasmin
- α_1-**Antitrypsin** (Leber): hemmt Faktor IIa und Plasmin

 Bei Fehlen der physiologischen Hemmstoffe der Gerinnung bilden sich vor allem in den **tiefen Beinvenen** gehäuft **Thrombosen** (= thrombotische Diathese). Verursacht werden Thrombosen unter anderem durch:
- **APC-Resistenz** (= **R**esistenz gegenüber **a**ktiviertem **P**rotein **C** = **Faktor-V-Leiden**: nach dem niederländischen Ort Leiden benannt): Der Faktor Va wird vermindert inaktiviert.
- **Antithrombin-III-Mangel:** Die Faktoren IIa, IXa, Xa, XIa und XIIa werden vermindert inaktiviert und die Heparinwirkung ist reduziert.
- Patientinnen mit thrombotischer Diathese sollten auf orale Kontrazeptiva (= „die Pille") verzichten, da diese das Thromboserisiko noch zusätzlich erhöhen.

> Verschiedene Medikamente hemmen die Blutgerinnung:
> - **Cumarine (= Vitamin-K-Antagonisten):** hemmen kompetitiv die Vit.-K-abhängige Synthese der Faktoren II, VII, IX und X in der Leber (s. Kap. 9.1.1). Allerdings setzt die antikoagulatorische Wirkung erst nach einigen Tagen ein, nachdem die noch vorhandenen Faktoren abgebaut wurden. (Eselsbrücke: 1972 = Faktoren II, VII, IX, X)
> - **Heparin:** kann auch synthetisch hergestellt werden und wird vor allem subkutan appliziert. Es hat die gleiche Wirkung wie endogenes Heparin (s.o.). Sein Vorteil gegenüber den Cumarinen ist, dass die Wirkung von Heparin rasch eintritt und sich durch **Protaminsulfat** rasch wieder aufheben lässt.

In-vitro-Hemmung

Folgende Substanzen werden in vitro (außerhalb des Körpers) zur Gerinnungshemmung eingesetzt:
- **EDTA** (= **E**thylen**d**iamin**t**etra**a**cetat)
- **Citrat**
- **Oxalat**

Wirkungsweise: Sie hemmen die Gerinnung, indem sie mit Ca^{2+}-**Ionen** (Faktor IV) **Komplexe** bilden und diese dadurch inaktivieren. Solche Stoffe sind in Blutentnahme-Röhrchen enthalten, da für bestimmte Blutuntersuchungen nicht geronnenes Blut benötigt wird.

Fibrinolyse

Bedeutung · Prinzip · Aktivierung · Hemmfaktoren

Bedeutung

- **Fibrinolyse** = Auflösung von Blutgerinnseln (s. Abb. 20.8)
- Die Blutgerinnung läuft ständig mit niedriger Aktivität ab.
- Aber auch die Fibrinolyse findet ständig statt, hält sich mit der Fibrinbildung (= Blutgerinnung) die Waage und bildet ein **dynamisches Gleichgewicht**.
- Erst nach **zusätzlicher Aktivierung** des Gerinnungssystems, wie etwa durch Verletzungen, überwiegt an dieser Stelle die Fibrinbildung, und es bildet sich ein manifestes Blutgerinnsel.

Prinzip

- Im Blut befindet sich **Plasminogen**, das ähnlich den Gerinnungsfaktoren proteolytisch in seine aktive Form **Plasmin** gespalten werden kann.
- Plasmin kann **Fibrin spalten** und **Thromben auflösen**.
- Daneben hemmt Plasmin die weitere Fibrinbildung, indem es mehrere **inaktive Gerinnungsfaktoren** (I, II, V, VIII, IX, XI und XII) spaltet. Dadurch vermindert es die Gerinnbarkeit des Blutes.

Aktivierung

- Verschiedene **Plasminogen-Aktivatoren** können die Fibrinolyse einleiten. Sie kommen vor:
  - im Gewebe (**tissue-type Plasminogen-Aktivatoren = t-PA**)
  - im Blut (**Blut-Plasminogen-Aktivatoren**, z. B. Faktor XIIa, Kallikrein)
  - im Urin (**urokinase-type Plasminogen-Aktivator = u-PA = Urokinase**)
  - in Bakterien (**Streptokinase**)

Besonders hohe Konzentrationen an t-PA findet man im Uterus (= Gebärmutter). Dadurch bleibt das **Menstruationsblut** flüssig.

> **Fibrinolytika** werden therapeutisch eingesetzt, um Thromben wieder aufzulösen. Die von hämolysierenden Streptokokken gebildete **Streptokinase**, die aus dem Urin gewonnene **Urokinase** oder das gentechnisch hergestellte **rekombinante t-PA (r-tPA)** werden dazu intravenös appliziert.

Hemmfaktoren

Folgende körpereigene Substanzen hemmen **in vivo** die Fibrinolyse:
In Klammern ist der Syntheseort angegeben.
- α_2-**Antiplasmin** (Leber): inaktiviert Plasmin
- **Plasminogen-Aktivator-Inhibitoren** (Endothel u.a.): hemmen Plasminogen-Aktivatoren (s.o.)

> **Antifibrinolytika** werden bei überschießender Fibrinolyse eingesetzt:
> - **Aprotinin**
> - ϵ-**Aminocapronsäure**
> - **Tranexamsäure**

20.4 Blutplasma

Plasma · Serum

Plasma

= **Blutplasma** = **nicht-korpuskulärer Anteil** des Blutes
Es setzt sich zusammen aus:
- **Proteinen** (Albumin, Antikörper, Transportproteine, Gerinnungsfaktoren, Komplementfaktoren, u.a.)
- **Energieträgern** (Glucose, Lactat, Ketonkörper, Lipide, Aminosäuren, u.a.)
- **ausscheidungspflichtige Substanzen** (Harnstoff, Harnsäure, Bilirubin, u.a.)
- **Hormonen, Transmittern, Zytokinen**
- **Elektrolyten, Vitaminen, Spurenelementen**

Eiweißanteil

- im Blut beträgt rund **7%** (= 70 g/l)
- setzt sich aus über 100 verschiedenen Proteinen zusammen, die aufgrund ihrer Ladungen in der **Elektrophorese** getrennt werden können. Dabei lassen sich 5 **Fraktionen** der sog. Globuline (kugelförmige Proteine) unterscheiden (s. Abb. 20.9). Die Bezeichnung Globuline geht auf die kugelförmige Struktur dieser Proteine zurück.

Beispiele

- **Albumin** (55–65%):
  - Hauptträger des kolloidosmotischen Drucks
  - Transportprotein für Bilirubin, fettlösliche Vitamine, Kationen (v.a. Ca^{2+}, Mg^{2+}), Cortisol, Thyroxin u.a.
- α_1-**Globuline** (2–5%), z.B.:
  - α_1-Antitrypsin: Proteaseinhibitor
  - α_1-Lipoprotein: HDL (high density lipoprotein): Lipidtransport
  - Antithrombin III: Gerinnungshemmung
- α_2-**Globuline** (5–10%), z.B.:
  - α_2-Haptoglobin: Hämoglobintransport
  - Coeruloplasmin: Kupfertransport
- β-**Globuline** (10–15%), z.B.:

- β-Lipoprotein: LDL (low density lipoprotein): Lipidtransport
- Transferrin: Eisentransport
- Fibrinogen: Gerinnungsfaktor (II)
• γ-Globuline (12–20%):
- Immunglobuline: IgG, IgA, IgM, IgE, IgD

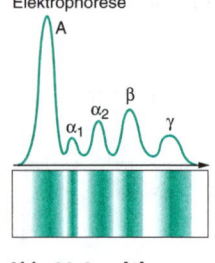

Abb. 20.9 [2]

> Faustregel für die **Normwerte der Plasmaproteine** in der Elektrophorese:
> • **Albumin** (ca. **60%**)
> • α_1-**Globuline**   1x 4% (ca. **4%**)
> • α_2-**Globuline**   2x 4% (ca. **8%**)
> • β-**Globuline**   3x 4% (ca. **12%**)
> • γ-**Globuline**   4x 4% (ca. **16%**)

> Die Plasmaproteine werden in der Elektrophorese differenziert. Bei **chronischen Lebererkrankungen** findet man z. B. ein vermindertes Albumin als Ausdruck der gestörten Albuminsynthese der Leber und ein erhöhtes γ-Globulin. Ein **vermindertes Albumin** ist ein wichtiger Faktor für die Entstehung von Bauchwasser (= **Aszites**).
> Eine abnorme Eiweißzusammensetzung des Blutplasmas bezeichnet man auch als **Dysproteinämie.** Zu den Dysproteinämien zählen auch die **monoklonalen Gammopathien,** bei denen infolge einer bösartigen Erkrankung eine einzelne Antikörper-Fraktion stark vermehrt ist.

Serum

• Wird geronnenes Blut zentrifugiert, bilden sich zwei Phasen: der feste **Blutkuchen** und ein **flüssiger Überstand**, der als **Serum** bezeichnet wird.
• Im Gegensatz zum Plasma enthält Serum **fast keine Gerinnungsfaktoren,** und auch andere Substanzen sind im Blutgerinnsel teilweise gebunden.

> Viele Autoren schreiben: Serum ist Plasma ohne Fibrinogen. Dies ist inkorrekt, denn neben Fibrinogen werden auch andere Gerinnungsfaktoren verbraucht. Daher bitte in der Prüfung immer sagen: Serum ist der Überstand geronnenen Blutes nach Zentrifugation und enthält praktisch keine Gerinnungsfaktoren mehr.

21 Leber

Hepatozyten · Cholangiozyten · Endothelzellen · Kupffer-Zellen · Ito-Zellen

Die **Leber** (= **Hepar**) wiegt etwa 1500 g und ist ein besonders regenerationsfähiges Organ mit vielen Stoffwechselfunktionen. Histologisch lassen sich folgende **Zelltypen** unterscheiden:

Hepatozyten
- bilden das eigentliche Leberparenchym
- sind verantwortlich für die vielfältigen **Stoffwechselvorgänge**

Cholangiozyten
Zellen der Gallengangsepithelien

Endothelzellen
- bilden ein gefenstertes Endothel
- verfügen über verschiedene **Rezeptoren**, um Glykoproteine, Immunkomplexe oder Lipoproteine aufzunehmen
- können über **Endozytose** Kollagene und Proteoglykane resorbieren und tragen daher zum Abbau von Bindegewebskomponenten bei

Kupffer-Zellen
- stammen aus dem Knochenmark
- modifizierte Monozyten, die zur **Phagozytose** befähigt sind
- entnehmen dem Pfortaderblut Zellbruchstücke, Bakterien oder Fremdkörper

Ito-Zellen
- sind auf die Speicherung von **Vitamin A** spezialisiert
- spielen entscheidende Rolle bei der Entstehung der Leberzirrhose (s.u.)
- Unter dem Einfluss bestimmter Zytokine wandeln sie sich in **Fibroblasten** um und sezernieren Kollagene und Grundsubstanz. So entsteht zunächst eine Leberfibrose und bei fortdauernder Schädigung eine Leberzirrhose (s. Kap. 21.6).

21.1 Stoffwechselfunktionen

Grundsätzlich kann die Tätigkeit der Leber in 2 unterschiedliche Phasen eingeteilt werden:
- **Resorptionsphase** = Bildung von Energiespeichern:
  - Nährstoffe werden aus dem Darm resorbiert und erreichen über die Pfortader die Leber.
  - Die Leber synthetisiert Proteine und Enzyme und bildet Energiespeicher in Form von Glykogen und Triacylglycerinen.
  - In dieser Phase deckt die Leber ihren Energiebedarf, indem sie Aminosäuren und Glucose abbaut.
- **Postresorptionsphase** = Abbau der Energiespeicher im Nüchternzustand:
  - Die Leber bildet Glucose und Ketonkörper u.a. durch Glykogenolyse, Gluconeogenese oder Lipolyse.
  - In dieser Phase oxidiert die Leber Fettsäuren zur eigenen Energieversorgung.

21.1.1 Kohlenhydratstoffwechsel

Glucosestoffwechsel · Galaktosestoffwechsel · Fructosestoffwechsel

Glucosestoffwechsel

Die Leber ist für eine kontinuierliche Versorgung des Organismus mit Glucose verantwortlich. Zu einem geringeren Teil trägt auch die Niere mit ihrem Aminosäurestoffwechsel zur Gluconeogenese bei (s. Kap. 24).

Resorptionsphase

Glykogensynthese — Während der Resorptionsphase wird unter dem Einfluss von Insulin **Glykogen** synthetisiert (s. Kap. 13.1). Sind die Glykogenspeicher gefüllt, wird Glucose zu Acetyl-CoA und weiter zu Fettsäuren umgebaut.

Postresorptionsphase

Glykogenolyse — Im Nüchternzustand wird Glykogen unter dem Einfluss von Catecholaminen, Glucocorticoiden und Wachstumshormon zu Glucose abgebaut. Im Gegensatz zum Muskelgewebe besitzen **Hepatozyten** das Enzym Glucose-6-Phosphatase und können Glucose-6-Phosphat in Glucose umwandeln und in die Blutbahn abgeben.

Gluconeogenese
- Während längerer Fastenzeiten ist das Glykogen weitgehend aufgebraucht. Dann wird Glucose aus glucogenen Aminosäuren und Glycerin (aus Triacylglycerin-Abbau) synthetisiert.
- Daneben werden **Ketonkörper** aus Acetyl-CoA-Einheiten der Lipolyse und ketogenen Aminosäuren gebildet (s. Kap. 12.3) und dienen als Energieträger.

Galaktosestoffwechsel

Galaktose wird überwiegend als **Milchzucker** (= Lactose = β-Galaktosyl-Glucose, s. Kap. 5.2) aufgenommen. In der Leber wird Galaktose durch folgende Stoffwechselschritte in Glucose umgewandelt:
- ① Galaktose wird durch die **Galaktokinase** am C_1-Atom phosphoryliert.
- ② Die **Galaktose-1-P-Uridyl-Transferase** wandelt Galaktose-1-P in UDP-Galaktose um.
- ③ Aus UDP-Galaktose wird bei Bedarf in der Brustdrüse Milchzucker gebildet. UDP-Galaktose wird außerdem für die Synthese von Proteoglykanen und Glykoproteinen benötigt.
- ④ Durch eine **Epimerase** wird UDP-Galaktose in UDP-Glucose verwandelt, die wiederum oft als UDP-Überträger für die vorgeschaltete Reaktion dient (s. Abb. 21.1).
- ⑤ Die **Glykogensynthase** verknüpft UDP-Glucose-Moleküle zum Glykogen.
- ⑥ Das Enzym **Phosphorylase a** spaltet vom Kettenende her **1,4-glykosidische Bindungen** des Glykogens phosphorolytisch und bildet dabei **Glucose-1-P**.
- ⑦ Die **Phosphoglucomutase** wandelt Glucose-1-P in Glucose-6-P um.

21.1 Stoffwechselfunktionen

 Besteht eine **Galaktoseintoleranz** (= Unverträglichkeit gegenüber Galaktose), bildet sich in den ersten Lebenswochen (Galaktose in der Muttermilch) eine Galaktosämie aus. Der autosomal-rezessiv vererbte Enzymdefekt kann entweder bei der Galaktokinase (Galaktokinase-Mangel), der Galaktose-1-P-Uridyl-Transferase (= klassische Galaktosämie) oder der Epimerase liegen. Die klassische Galaktosämie führt zu Gedeihstörungen, schweren Leber- und Nierenfunktionsstörungen, zerebralen Schädigungen, Katarakt (= grauer Star) und unbehandelt in den ersten Lebenswochen zum Tod. Die beiden anderen Enzymmängel verlaufen deutlich milder. Durch das **Neugeborenen-Screening** können ein solcher Defekt entdeckt und durch lebenslange **galaktosefreie Diät** die Folgeschäden verhindert werden.

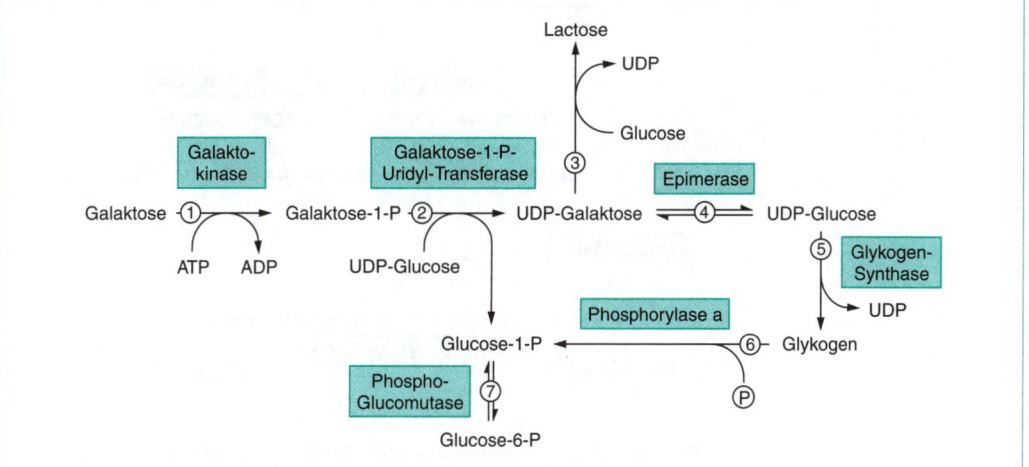

Abb. 21.1: Stoffwechsel der Galaktose

Fructosestoffwechsel

Fructose ist als **Fruchtzucker** in vielen Früchten enthalten und entsteht bei der Spaltung des **Saccharose** (= Haushaltszucker = Rohrzucker = Rübenzucker = α-Glucosyl-Fructosid, s. Kap. 5.2). In der Leber kann die Fructose in Glucose umgebaut werden:
- ① Fructose wird durch die **Sorbit-Dehydrogenase** zu Sorbit(ol) reduziert.
- ② Mit Hilfe einer **Aldolase** und einer **Reduktase** wird Sorbit(ol) zu Glucose oxidiert (s. Abb. 21.2).

Diese Reaktionen sind reversibel und die Enzyme sind nach der umgekehrten Reaktionsrichtung benannt. Außerdem schleust die Leber Fructose über folgende Stoffwechselschritte in die Glykolyse ein:
- ③ Die **Fructokinase** phosphoryliert Fructose zu Fructose-1-P.
- ④ Fructose-1-P kann durch **Aldolase B** in Glycerinaldehyd und Dihydroxyaceton-Phosphat gespalten werden.
- ⑤ Die **Triosekinase** phosphoryliert Glycerinaldehyd zu Glycerinaldehyd-3-Phophat (GAP).

- ⑥ Fructose-1-P kann durch die **Phosphofructokinase (PFK)** auch zu Fructose-1,6-Bisphosphat phosphoryliert werden.
- ⑦ Fructose-1,6-Bisphosphat wird in der Glykolyse durch **Aldolase A** in Glycerinaldehyd-3-P (GAP) und Dihydroxyaceton-Phosphat (DHAP) gespalten (s. Abb. 21.2).

> **Fructoseintoleranz** ist eine autosomal-rezessiv vererbte Stoffwechselkrankheit, verursacht durch einen **Aldolase-B-Mangel.** Fructose-1-P kann nicht gespalten werden und reichert sich im Organismus an. Außerdem hemmt Fructose-1-P u.a. die Glykogenphosphorylase und damit die Glucosebildung aus Glykogen in der Leber. Besonders nach Aufnahme fructosehaltiger Nahrung (z.B. Früchte) kann es zu **hypoglykämischen Schocks** kommen. Therapeutisch sollte die Fructosezufuhr reduziert werden.

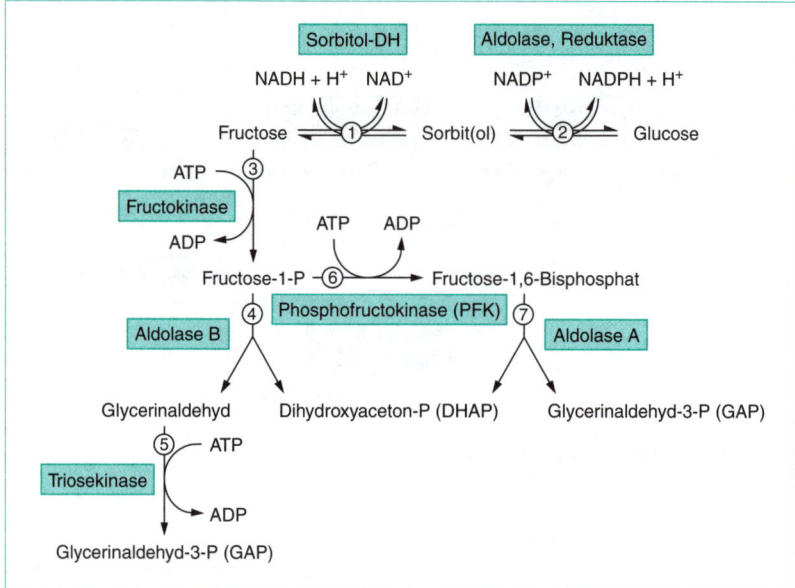

Abb. 21.2: Umwandlung von Fructose in Glucose und Einschleusung in die Glykolyse

21.1.2 Proteinstoffwechsel

Synthese · Abbau

Die im Dünndarm resorbierten Aminosäuren werden in der Leber weiterverarbeitet:

Synthese
- von **Enzymen** und **Plasmaproteinen**, wie Albumin, Globulinen, Gerinnungsfaktoren, Komplementfaktoren
- **von Glucose** aus glukogenen Aminosäuren (s. Kap. 12.4) in der **Gluconeogenese**
- **biogener Amine** durch Decarboxylierung von Aminosäuren (s. Kap. 6.1)

- von **Creatin** (s. Abb. 21.3), das im Muskel als Creatinphosphat eine wichtige Energiereserve darstellt (s. Kap. 25):
  - Die **Arginyl-Glycin-Transferase** überträgt die Guanidino-Gruppe des Arginins auf Glycin, wobei **Guanidinoacetat** (GAA) und Ornithin entstehen.
  - Das Enzym **Guanidinoacetat-Transmethylase** methyliert GAA mit Hilfe von S-Adenosylmethionin (SAM) zu Creatin.

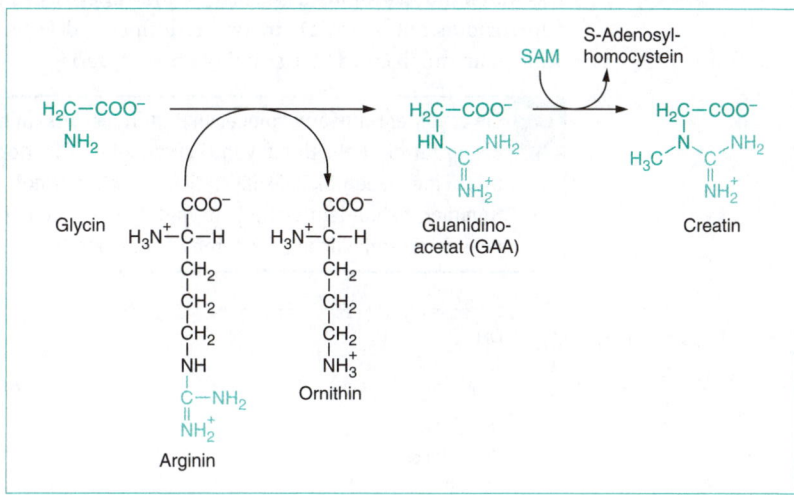

Abb. 21.3: Creatinsynthese

Abbau	ketogener Aminosäuren zu Acetyl-CoA-Einheiten und daraus **Energiegewinnung** im Citratzyklus sowie Bildung von **Ketonkörpern** und **Fettsäuren**
Ammoniak (NH_3)	• entsteht bei verschiedenen Stoffwechselvorgängen • wird von Darmbakterien im Colon gebildet • Die Leber entgiftet Ammoniak im **Harnstoffzyklus** (s. Kap. 12.4).

21.1.3 Nukleinsäurestoffwechsel

Synthese · Abbau

Synthese	Die Synthese von Nukleinsäuren ist nicht leberspezifisch, findet in fast allen Zellen statt und wird ausführlich in Kap. 14.1 beschrieben.
Abbau	von **Pyrimidinbasen:** • **Cytosin** wird zu **Uracil** desaminiert und in einigen Reaktionen zu **Acetat, CO_2** und **NH_3** abgebaut. • **Thymin** wird in mehreren Reaktionsschritten zu **Propionat, CO_2** und **NH_3** abgebaut. von **Purinbasen** (s. Abb. 21.4): • ① **Adenosin** wird durch die **Adenosin-Desaminase** zu **Inosin** desaminiert. • ② Die **Nukleosid-Phosphorylase** spaltet Ribose ab und wandelt Inosin in **Hypoxanthin** und Guanosin in Guanin um. • ③ Die **Guanase** desaminiert Guanin zu **Xanthin**.

- ④ Hypoxanthin wird zu Xanthin und dieses weiter zu **Harnsäure** oxidiert. Diese Reaktionen werden durch die **Xanthinoxidase** katalysiert, die als Cofaktoren Molybdän und Eisen benötigt.
- ⑤ **Harnsäure** kommt in einer **Keto-** und einer **Enolform** vor (Keto-Enol-Tautomerie, s. Kap. 3.4).
- ⑥ Die zur Harnsäure korrespondierende Base nennt man **Urat**.

Das durch die Xanthinoxidase entstehende **Superoxidradikal** O_2^- wird durch die Superoxiddismutase (SOD) in Wasserstoffperoxid H_2O_2 umgewandelt und anschließend durch eine Katalase in H_2O und O_2 zerlegt.

> Ein erhöhter Harnsäurespiegel im Blut **(Hyperurikämie)** bedeutet ein erhöhtes Risiko für die Entstehung von Gichtanfällen, Gichttophi und Urat-Nephropathie. Eine Hyperurikämie lässt sich mit **Allopurinol**, einem **Xanthinoxidase-Hemmer**, behandeln. Harnsäure wird dann vermindert gebildet und in seinen besser wasserlöslichen Vorstufen Xanthin und Hypoxanthin ausgeschieden.

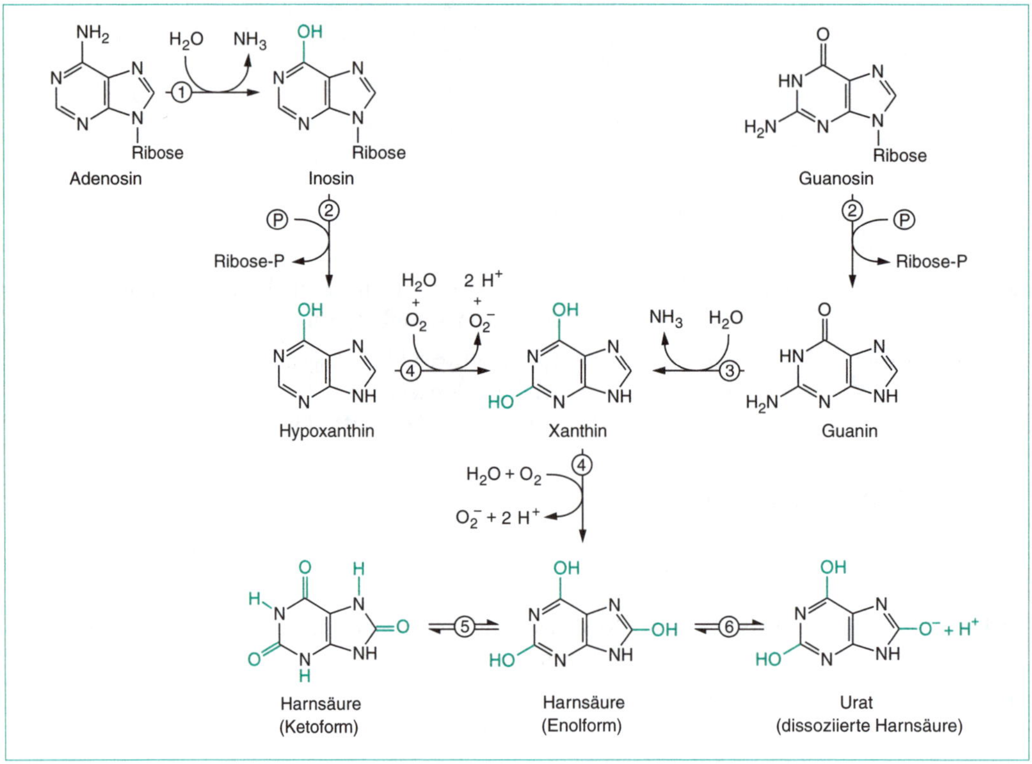

Abb. 21.4: Abbau der Purinbasen zu Harnsäure

21.1.4 Lipidstoffwechsel

Die Leber dient auch als Lipidspeicher und spielt somit eine zentrale Rolle im Lipidstoffwechsel:
- baut Fettsäuren durch β-Oxidation in der **Lipolyse** ab (s. Kap. 12.2)

- kann als einziges Organ **Ketonkörper** aus Acetyl-CoA-Einheiten bilden (s. Kap. 12.3)
- synthetisiert **Fettsäuren, Triacylglycerine, Phospholipide** (s. Kap. 13.2)
- produziert **Cholesterin** (s.u.), das als Cholesterinester in Lipoproteinen verpackt über die Blutbahn andere Organe erreicht
- bildet den Großteil der **Lipoproteine**, die es ermöglichen, die hydrophoben Lipide im Blut zu transportieren (s. Kap. 20)

Als exkretorische Drüse bildet die Leber alle Bestandteile der **Galle,** wie Gallensäuren, Cholesterin, Lecithin u. a. (s. Kap. 22.2.1).

21.2 Cholesterinstoffwechsel

Cholesterin · Synthese · Regulation · Abbau/Ausscheidung

Cholesterin
- Summenformel: $C_{27}H_{45}OH$, sekundärer Steroidalkohol
- kommt im gesamten Organismus unverestert vor und wird als Cholesterinester gespeichert
- wichtiger Bestandteil fast aller **Zellmembranen** und der **Myelinscheide**
- hohe Konzentrationen weisen das Gehirn, die Nebennierenrinde und die Keimdrüsen (→ Steroidhormone) auf
- wird benötigt für die Synthese von: **Steroidhormonen** (Östrogen, Testosteron, Gestagen, Cortisol), **Vitamin D** und **Gallensäuren**
- Cholesterin wird vorwiegend **endogen** aus Acetyl-CoA-Einheiten zusammengesetzt (vor allem in der Leber). Zu einem geringeren Teil wird es als **exogenes Cholesterin** mit der Nahrung aufgenommen.
- Für den Transport im Blut wird es in **Lipoproteinen** (s. Kap. 21.4) verpackt.

Synthese
aus 18 Molekülen Acetyl-CoA, die sich zu 6 Isopren-Einheiten zusammenlagern:
- ① Wie bei der Ketogenese (= Ketonkörperbildung, s. Kap. 12.3) bilden 3 Moleküle Acetyl-CoA ein Molekül **β-HMG-CoA** (= β-Hydroxy-Methyl-Glutaryl-CoA).
- ② β-HMG-CoA wird durch die **HMG-CoA-Reduktase** zu Mevalonsäure reduziert.

> Diese Reduktion stellt die **geschwindigkeitsbestimmende Reaktion** der gesamten Cholesterinsynthese dar (s. Regulation).

- ③ Mevalonsäure wird ATP-abhängig zu **Mevalonat-5-Phosphat** phosphoryliert.
- ④ Die Mevalonat-5-P-Kinase hängt einen weiteren Phosphatrest an und bildet **Mevalonat-5-Pyrophosphat**.
- ⑤ Unter Abspaltung von CO_2 und H_2O wird **Isopentenyl-P-P**, das sog. **aktive Isopren** gebildet.
- ⑥ Eine Isomerase wandelt das aktive Isopren in Dimethylallyl-P-P um.
- ⑦ Die Dimethylallyl-Transferase verbindet ein Molekül Isopentenyl-P-P mit einem Molekül Dimethylallyl-P-P zu **Geranyl-P-P**.
- ⑧ **Farnesyl-P-P** entsteht durch Anheftung eines weiteren Isopentenyl-P-P.

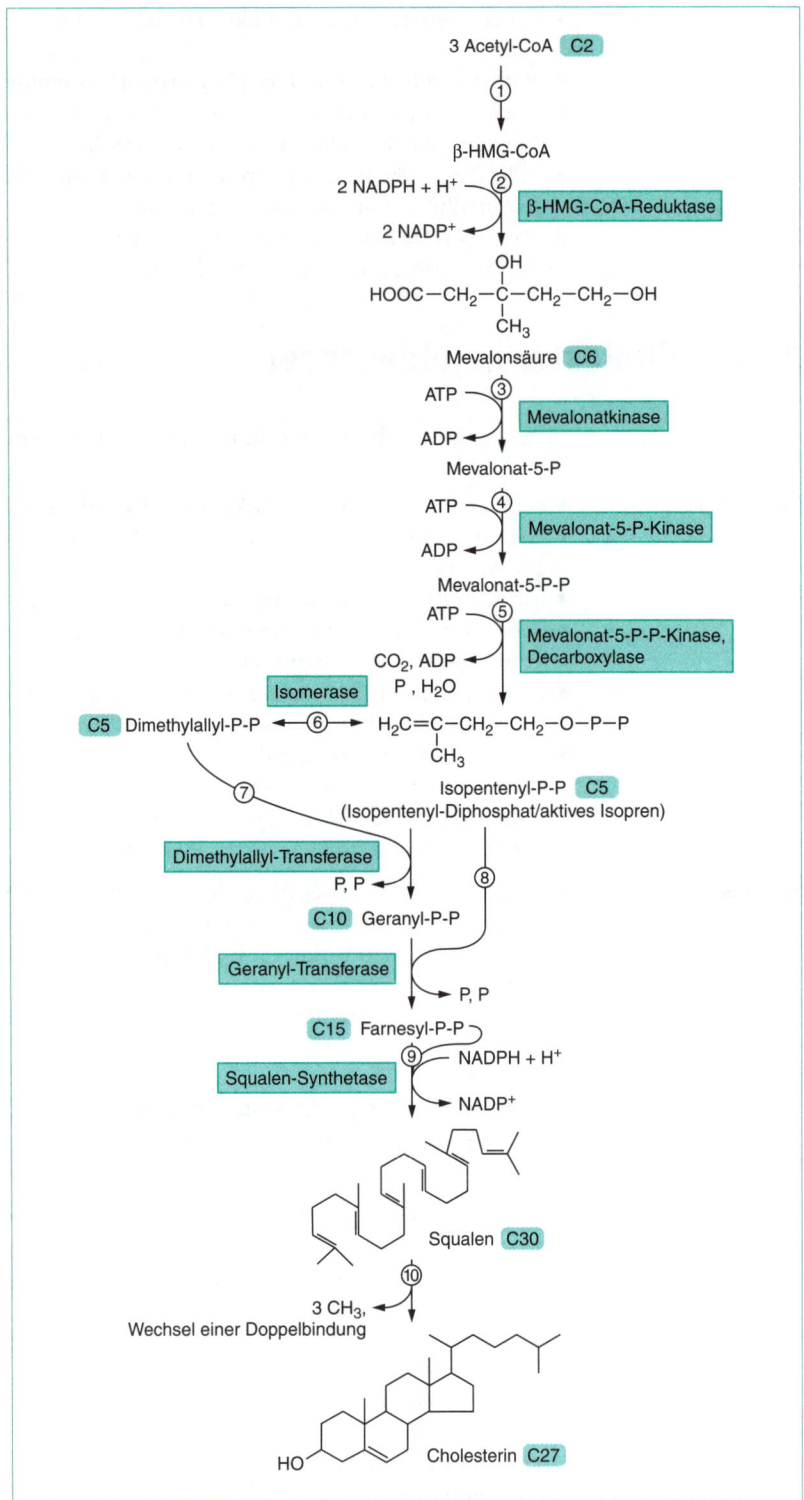

Abb. 21.5: Cholesterinsynthese

- ⑨ Die Squalen-Synthetase lässt zwei Moleküle Farnesyl-P-P zum **Squalen** kondensieren.
- ⑩ Squalen wird in mehreren enzymatischen Reaktionen unter Umlagerungen von Doppelbindungen, dreifacher Abspaltung von Methyl-Gruppen und einer Hydroxylierung am C_3-Atom zum zyklischen **Cholesterin.**

Regulation

 Cholesterin hemmt die HMG-CoA-Reduktase im Sinne einer negativen Rückkopplung. Allerdings ist dieser Mechanismus beim Menschen oft nicht mehr stark ausgeprägt, und es kommt meist ernährungsbedingt zu einer **Hypercholesterinämie.** Erhöhte Cholesterinspiegel stellen einen Risikofaktor für die Entstehung der **Arteriosklerose** (= Arterienverkalkung) und daraus resultierende kardiovaskuläre Manifestationen (Herzinfarkt, Schlaganfall, u.a.) dar. Neben einer Ernährungsänderung wird versucht, die Cholesterinwerte medikamentös durch **Statine (= HMG-CoA-Reduktase-Hemmer = Cholesterin-Synthese-Enzym-Hemmer = CSE-Hemmer)** zu senken. Statine gehören zu den wichtigsten und umsatzstärksten Arzneimitteln weltweit. Derzeit sind 5 Statine im Handel: Fluvastatin, Simvastatin, Lovastatin, Pravastatin und Atorvastatin.

Abbau/ Ausscheidung

Cholesterin wird zum allergrößten Teil über die Galle in Form von Gallensäuren und auch als freies Cholesterin ausgeschieden:

Gallensäuren

- entstehen durch **Biotransformation** (s. Kap. 21.5) in 2 Schritten:
  - Die Seitenkette des Cholesterins wird verkürzt und zu einer **–COOH-Gruppe** oxidiert.
  - Am Ringsystem werden **–OH-Gruppen** eingefügt.
  - Anschließend werden diese Gruppen mit **Taurin** oder **Glycin** konjugiert.
- gelangen über den Ductus choledochus in das Duodenum und sind für die Fettverdauung und -resorption bedeutsam (s. Kap. 22.2)
- werden zu ca. 90% über den **enterohepatischen Kreislauf** rückresorbiert und stehen für eine erneute Ausscheidung mit der Galle zur Verfügung

 Um den Cholesterinspiegel zu senken, können neben Statinen auch sog. **Anionenaustauscherharze**, z.B. **Cholestyramin**, gegeben werden. Sie binden im Darmlumen die Gallensäuren und verhindern so deren Rückresorption. Dadurch muss die Leber mehr Cholesterin zu Gallensäuren umbauen, und der Gesamtcholesterinspiegel sinkt.

21.3 Gallenflüssigkeit

Die Bildung und Zusammensetzung der Galle (= Gallenflüssigkeit) wird ausführlich in Kap. 22.2.1 erläutert.

21.4 Lipoproteine

Struktur · Einteilung · Trennverfahren · Eigenschaften/Zusammensetzung · Lipoproteinstoffwechsel · Dyslipoproteinämien · Arteriosklerose

21 Leber

Lipide sind in Wasser, und damit im Blut, weitgehend unlöslich. Für ihren Transport in der Blutbahn werden Lipide in spezielle Proteine verpackt.

Struktur
- Lipoproteine sind **variable Aggregate**, bestehend aus
  - einem **Kern** mit **unpolaren Lipiden** (Cholesterinester, Triacylglycerine) und
  - einer **Hülle** mit verschiedenen **Apoproteinen** und **amphiphilen** (hydro- und lipophilen) **Lipiden** (Fettsäuren, Phospholipide)
- Es existieren mindestens **10 Apolipoproteine** (A1, A2, A4, B48, B100, C1, C2, C3, D, E). Sie lösen Lipide im Blut und dienen als **Signalvermittler** für die zelluläre Aufnahme der Lipoproteine.

Einteilung
- Nach ihrer **Dichte** (= density, engl.) kann man die Lipoproteine in fünf Klassen einteilen. In aufsteigender Dichte sind dies:
  - **Chylomikronen**
  - **VLDL** (= very low density lipoproteins)
  - **IDL** (= indermediate density lipoproteins)
  - **LDL** (= low density lipoproteins)
  - **HDL** (= high density lipoproteins)
- Nach dem hauptsächlich transportierten Lipidanteil unterscheidet man:
  - triacylglycerinreiche (Chylomikronen, VLDL) Lipoproteine
  - cholesterinreiche (IDL, LDL) Lipoproteine

Trennverfahren
Die Lipoproteine des Plasmas lassen sich durch 2 Verfahren trennen:
- **Ultrazentrifugation:** Lipoproteine mit geringer Dichte steigen näher an die Oberfläche als solche mit höherer Dichte.
- **Elektrophorese:** Die einzelnen Lipoproteine wandern aufgrund ihrer Ladungen (Proteine und amphiphile Lipide) in unterschiedlichen Globulinfraktionen. Mit Hilfe der Elektrophorese werden die Diagnosen der verschiedenen Lipoproteinämien (Typ I–V nach Fredrickson) gestellt (s. Tab. 21.2).

Eigenschaften/Zusammensetzung

	Chylomikronen	VLDL	IDL	LDL	HDL
Bildungsort	Darmmukosa	Leber	peripher/Leber aus VLDL	peripher/Leber aus VLDL und IDL	Leber
Größe	100–1000 nm	30–70 nm	25–30 nm	15–25 nm	7,5–10 nm
Höchster Lipidanteil	Exogene Triacylglycerine (aus Nahrung)	Endogene Triacylglycerine	Cholesterinester	Cholesterinester	Phospholipide
Proteinkomponente	A1, A2, A4, B48, C1, C2, C3	B100, C1, C2, C3, E	B100, C3, E	B100	A1, A2, C1, C2, C3, D, E
Proteinanteil	0,8–2,5 %	8–12 %	12–20 %	20–24 %	40–60 %
Elektrophorese-Fraktion	Keine Wanderung in der Elektrophorese	Prä-β-Fraktion	β-Fraktion (zwischen VLDL und LDL)	β-Fraktion	α_1-Fraktion
Lipidabgabe durch	Lipoproteinlipase (LPL)	Lipoproteinlipase (LPL)	Lipoproteinlipase (LPL) und rezeptorvermittelte Endozytose	Rezeptorvermittelte Endozytose	**Cholesterinaufnahme** aus IDL, LDL und peripheren Zellen

Tab. 21.1: Eigenschaften und Zusammensetzung der Lipoproteine

21.4 Lipoproteine

- Je geringer die Dichte, also je leichter ein Lipoprotein ist, desto höher ist der Lipidanteil.
- Je größer die Dichte, also je schwerer ein Lipoprotein ist, desto mehr Apolipoproteine sind enthalten.

Lipoproteinstoffwechsel

Die verschiedenen Lipoproteine unterscheiden sich in ihren **Funktionen** und **Stoffwechselwegen**:

Chylomikronen
- werden nach der Lipidresorption in der **Darmmukosa** gebildet und an die **Lymphe** abgegeben (s. Kap. 22.2.2). Sie erreichen die Blutbahn über den Ductus thoracicus, der im Angulus venosus zwischen der linken V. subclavia und der V. jugularis interna ins Venensystem mündet.
- Die **Lipoproteinlipase (LPL)** vor allem des Fettgewebes spaltet Fettsäuren aus den transportierten Triacylglycerinen heraus. Die dabei entstehenden **Restpartikel (= remnants)**, werden von der Leber aufgenommen und metabolisiert.

VLDL
- entstehen in der **Leber** und transportieren endogen synthetisierte **Triacylglycerine** und Cholesterin über die Blutbahn in die Peripherie
- die **Lipoproteinlipase (LPL)** reduziert den Triacylglycerinanteil (wie bei Chylomikronen) und baut VLDL zu **IDL** ab. Damit steigt der relative Cholesteringehalt an.

IDL
- entstehen aus **VLDL**
- werden zu ca. 50% wieder von der **Leber** aufgenommen, modifiziert und als LDL in die Blutbahn abgegeben
- werden zu ca. 50% intravasal durch die LPL weiter zu **LDL** abgebaut

LDL
- entstehen aus **VLDL** und transportieren Cholesterin von der Leber zu extrahepatischen Geweben
- sind die **cholesterinreichsten Lipoproteine**, die an den **LDL-Rezeptor** peripherer Zellen und der Hepatozyten binden und über **Endozytose** aufgenommen werden.
  – Die Anzahl der LDL-Rezeptoren auf Zelloberflächen und die zelleigene Cholesterinsynthese wird über die **intrazelluläre Cholesterinmenge** geregelt:
  – Ein hoher intrazellulärer Cholesteringehalt hemmt die Expression des LDL-Rezeptors und unterdrückt teilweise die endogene Cholesterinsynthese.
  – Die geringere Anzahl an LDL-Rezeptoren führt zu einer verminderten zellulären Aufnahme von LDL und verstärkt die **Hyperlipoproteinämie**.
- Die LDL-Vesikel fusionieren intrazellulär mit **Lysosomen**: LDL wird vom Rezeptor getrennt, und die rezeptorbeladenen Vesikel wandern zurück zur Zellmembran.
  – Die **Apoproteine** des LDL werden proteolytisch gespalten.
  – freigesetztes **Cholesterin** wird entweder verwertet oder durch die **Acyl-CoA-Cholesterol-Acyl-Transferase (ACAT)** mit einer aktivierten Fettsäure verestert und als **Cholesterinester** gespeichert.

HDL
- wird in der **Leber** und im Darm gebildet, hat den **höchsten Proteingehalt** aller Lipoproteine und enthält viele Phospholipide
- ist für den **reversen Cholesterintransport** von extrahepatischen Geweben zur Leber verantwortlich

- nimmt Cholesterin aus anderen Lipoproteinen und peripheren Geweben auf. Die **Lecithin-Cholesterin-Acyl-Transferase (LCAT)** verestert Cholesterin mit einer Fettsäure aus einem Phospholipid:

Cholesterin + Phosphatidylcholin ↔ Cholesterinester + Lysophosphatidylcholin
  - Durch die Aktivität der LCAT steigt der Gehalt an Cholesterinestern und verringert sich die Menge an Phospholipiden, da das Lysophosphatidylcholin abdiffundiert.
  - Die Cholesterinester werden in der Leber abgebaut.

Dyslipoproteinämien

Erkrankungen, bei denen das Lipoproteinmuster im Plasma verändert ist:

Hypolipoproteinämien
- selten
- **A-β-Lipoproteinämie** (= Bassen-Kornzweig-Syndrom): Chylomikronen, VLDL, LDL vermindert aufgrund defekter Apolipoprotein-B-Synthese
- **An-α-Lipoproteinämie** (= Tangier-Krankheit): HDL vermindert wegen defekter Apolipoprotein-A-Synthese

Hyperlipoproteinämien
- häufig
- **primäre** (= **familiäre**) **Hyperlipoproteinämien**: Gruppe genetisch bedingter Erkrankungen mit erhöhten Lipoproteinwerten
- **sekundäre Hyperlipoproteinämie**: Stoffwechselstörung, die durch falsche Ernährung und Lebensstil (wie Bewegungsmangel), Adipositas, Erkrankungen (Diabetes mellitus) u. a. induziert wird

Hyperlipidämien werden nach Fredrickson entsprechend ihrem Muster in der Elektrophorese in fünf Typen eingeteilt (s. Tab. 21.2).

Typ	Erhöhte(s) Lipoprotein	Arteriosklerose-Risiko	Häufigkeit
I	Chylomikronen	gering erhöht	sehr selten
IIa (familiäre Hypercholesterinämie)	LDL	stark erhöht	10%
IIb (kombinierte Hyperlipidämie)	VLDL, LDL	stark erhöht	15%
III	IDL	Erhöht	5%
IV	VLDL	Erhöht	70%
V	Chylomikronen, VLDL	gering erhöht	selten

Tab. 21.2: Hyperlipidämien nach Fredrickson

! Merkhilfe für die erhöhten Lipoproteine: **I + IV = V**

Arteriosklerose

 Hyperlipoproteinämien führen häufig zur **Arteriosklerose (syn. Atherosklerose)**, die umgangssprachlich als Arterienverkalkung bezeichnet wird. Die **kardiovaskulären Folgen** der Arteriosklerose wie koronare Herzerkrankung (KHK) mit Myokardinfarkten, cerebrale Insulte (= Schlaganfall) und die periphere arterielle Verschlusskrankheit (pAVK) gehören zu den **häufigsten Todesursachen** in den **Industrienationen**. Das **atherogene LDL** („schlechtes Cholesterin") und das **protektive HDL** („gutes Cholesterin") spielen in der Entstehung der Arteriosklerose neben anderen Risikofaktoren wie z. B. Hypertonie (= Bluthochdruck), inhalativem Rauchen und Diabetes mellitus eine bedeutsame Rolle.

21.5 Biotransformation

Phase I · Phase II

Ein im Körper vorhandenes **Biotransformationssystem** modifiziert lipophile Substanzen, die nicht direkt renal oder hepatisch ausgeschieden werden können, und macht sie eliminierbar.

Die Leber, als zentrales Organ dieses Systems, wandelt lipophile in hydrophile, ausscheidbare Substanzen um. Dies geschieht in **zwei Phasen,** durch Oxidation/Reduktion und durch Konjugation.

Phase I erhöht die **Polarität** auszuscheidender Substanzen meist durch oxidative, selten durch reduktive Umwandlungen:

Oxidation
- In einem ersten Schritt werden **polare Gruppen**, wie –OH, –NH$_2$ oder –COOH-Gruppen, eingefügt.
- Diese Reaktionen werden durch sog. mischfunktionelle Monooxygenasen (= Hydrolasen) katalysiert, die **NADP$^+$-abhängig** sind und das Coenzym **Cytochrom P$_{450}$** (= Derivat des Häms) benötigen.

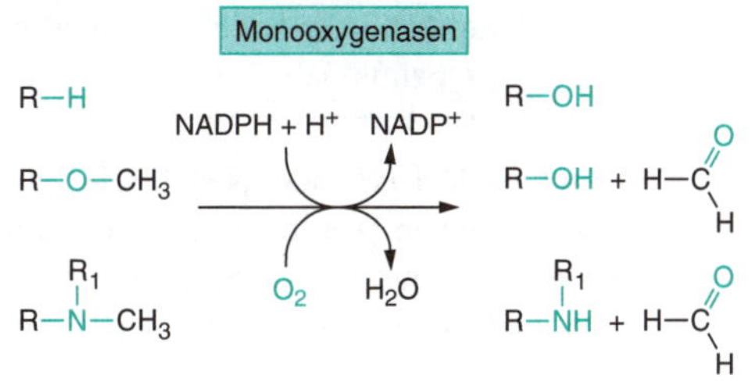

Abb. 21.6: Wichtige durch Monooxygenasen katalysierte Reaktionen

21 Leber

 Cytochrom P$_{450}$-abhängige Monooxygenasen lassen sich durch bestimmte Medikamente oder Nahrungsbestandteile induzieren. Unter **Induktion** versteht man eine vermehrte Synthese dieser Enzyme durch bestimmte Substanzen, wie:
- **Antiepileptika** (Mittel gegen epileptische Anfälle): Phenytoin, Carbamazepin, Phenobarbital
- **Johanniskraut** (pflanzliches Mittel gegen Depressionen)
- Nikotin
- Alkohol

Die erhöhte Konzentration dieser Monooxygenasen führt dazu, dass auch andere Medikamente schneller abgebaut und damit unwirksam werden.

Beispiele

 Zwei Beispiele aus dem medizinischen Alltag sollen die Bedeutung dieser Wechselwirkungen zwischen Medikamenten verdeutlichen:
- Eine 24-jährige Studentin nimmt zur Schwangerschaftsverhütung regelmäßig ein **orales Kontrazeptivum** (= „die Pille"). Aufgrund einer depressiven Verstimmung (z. B. Frust beim Lernen aufs Examen) verschreibt ihr der Hausarzt **Johanniskraut**, ein pflanzliches Antidepressivum. Einige Monate später wird sie schwanger. Das Johanniskraut hat Cytochrom-P$_{450}$-abhängige Monooxygenasen **induziert** und die Wirkung der Pille reduziert.
- Ein 64-jähriger Mann mit koronarer Herzerkrankung und permanentem Vorhofflimmern erhält **Cumarine (= Marcumar®)** zur Prophylaxe eines kardioembolischen Schlaganfalls. Wegen einer schmerzhaften Neuralgie muss er zusätzlich **Carbamazepin**, ein Antiepileptikum einnehmen. Carbamazepin induziert Cytochrom-P$_{450}$-abhängige Monooxygenasen, die Cumarine werden schneller abgebaut und müssen nun höher dosiert werden, um den Wirkspiegel zu halten.

Andere Substanzen **hemmen** die **Cytochrom-P$_{450}$-abhängigen Monooxygenasen** in der Leber. Dadurch blockieren sie den Abbau vieler Pharmaka und können deren Wirkung sogar in den toxischen Bereich verschieben:
- **Cimetidin** (Histamin-Antagonist, hemmt die Säurebildung im Magen)
- **Antibiotika** (z. B. Chloramphenicol, Erythromycin)
- Grapefruit-Saft

Reduktion

Durch NADH/H$^+$- oder NADPH/H$^+$-abhängige Reaktionen:
- Spaltung von Disulfiden in SH-Gruppen
- Umwandlung von Nitrogruppen in Aminogruppen
- Reduktion ungesättigter Kohlenwasserstoffe

Phase II

In der zweiten Phase der Biotransformation werden lipophile Moleküle mit **Glucuronsäure** und **Glycin** oder **Sulfat-, Acetyl-** oder **Methyl-Resten** verbunden und dadurch wasserlöslich gemacht. Dies ermöglicht eine Ausscheidung über die Nieren oder die Galle:

Konjugation

- Die **UDP-Glucuronyl-Transferase** verknüpft Glucuronsäure mit -OH-, -NH$_2$- oder -COOH-Gruppen.

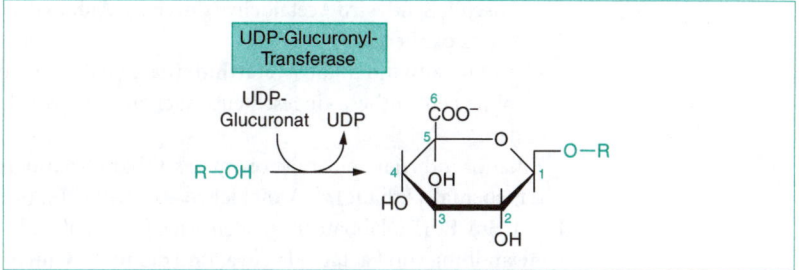

Abb. 21.7: UDP-Glucuronat-Übertragung

- Sulfatgruppen werden durch eine **Sulfatase** von **PAPS** (3'-Phosphoadenosin-5'-Phosphosulfat = aktiviertes Sulfat) auf -OH- oder -NH$_2$-Gruppen übertragen.

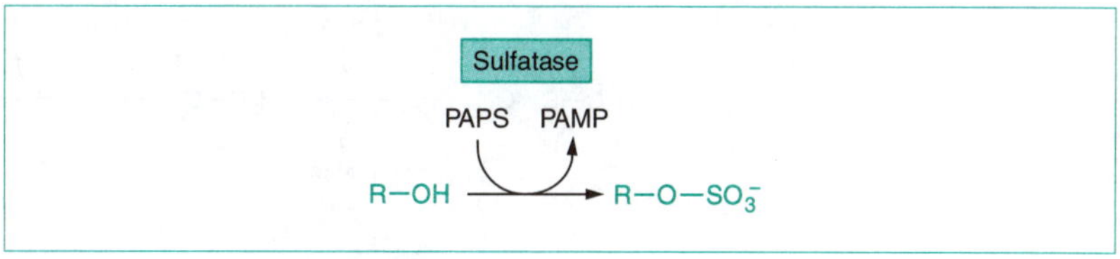

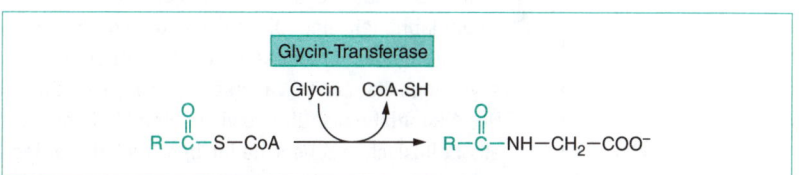

Abb. 21.8: Sulfat-Übertragung

- Eine -COOH-Gruppe muss mit ATP zum Acyl-CoA aktiviert (Thioether-Bindung) werden, bevor sie an **Glycin** binden kann.

Abb. 21.9: Glycin-Übertragung

21.6 Ethanolabbau

- **Äthanol = Ethanol** (C$_2$H$_5$OH oder oft als **C2** abgekürzt) wird im Volksmund oft als „der Alkohol" bezeichnet. Daneben sind in alkoholischen Getränken aber geringe Mengen anderer Alkohole wie Methanol, Propanol oder Butanol nachweisbar. Bei alkoholischen Getränken ist für den Stoffwechsel jedoch nur Ethanol bedeutsam.
- **Abbau in der Leber** über Acetaldehyd zu Acetat (Anion der Essigsäure) (s. Abb. 21.10):
  - Zunächst oxidiert die **zytosolische Ethanoldehydrogenase** Ethanol zu Acetaldehyd (= Ethanal). Dieses Enzym katalysiert den Hauptteil der Ethanoloxidation.

- Anschließend wird Acetaldehyd durch die **Aldehyd-Dehydrogenase** weiter zu Acetat oxidiert.
- Acetat kann durch die **Acetatthiokinase** zu Acetyl-CoA aktiviert werden und in die Fettsynthese eingeschleust oder zu CO_2 und H_2O verstoffwechselt werden.
• Ethanol induziert ein **mikrosomales Ethanol-oxidierendes System (MEOS)**, das ebenfalls Ethanol zu Acetaldehyd abbauen kann (s. Abb. 21.10).

Das beim Ethanolabbau in großen Mengen anfallende **NADH/H⁺ hemmt** die Umwandlung von Lactat in Pyruvat und damit die **Gluconeogenese** (s. Kap. 13.1). Größere Alkoholmengen haben deshalb eine **Hypoglykämie** und **Lactatazidose** zur Folge.

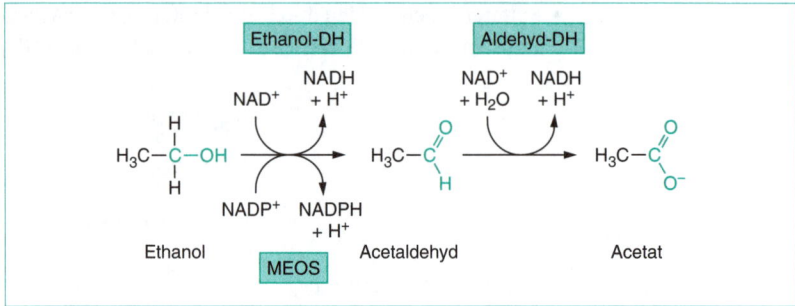

Abb. 21.10: Ethanolabbau

 Es wird geschätzt, dass in Deutschland zwischen 5 und 10% der Bevölkerung alkoholabhängig sind. Die **toxische Grenze** von Ethanol liegt für:
• gesunde Männer: bei ca. 40 g/d (etwa 1 Liter Bier)
• gesunde Frauen: bei ca. 20 g/d (etwa ½ Liter Bier)

Der **Alkoholabusus** führt zu vielen Krankheitsbildern, von denen hier nur die alkoholtoxischen Leberschäden beschrieben werden:
• Ethanol kann im Körper nicht gespeichert werden und der Leberstoffwechsel wird auf Ethanolverbrennung umgestellt. Das beim Ethanolabbau anfallende **Acetyl-CoA** und die gebildeten **Reduktionsäquivalente (NADH/H⁺)** hemmen den Citratzyklus. Daher kann das körpereigene Fett während der Ethanoloxidation nicht mehr verstoffwechselt werden. Es kommt zu einer Hypertriglyceridämie und im weiteren Verlauf zu einer **Fettleber**.
• **Acetaldehyd** ist die eigentliche (leber)toxische Substanz, die sehr reaktiv ist und sauerstoffhaltige Radikale bildet. Diese Radikale oxidieren Lipide, schädigen Membranen und führen zur **alkoholischen Hepatitis (= Leberentzündung)**.

- Ferner aktiviert Acetaldehyd indirekt (über Zytokine) die Umwandlung von Ito-Zellen in **Fibroblasten** (s.o.). Diese produzieren dann Extrazellularsubstanz, wie Kollagene, wodurch eine **Leberfibrose** entsteht. Nach und nach verändert sich die Läppchenstruktur der Leber durch das Bindegewebe und die Bildung von Parenchym-Regeneratknoten, und es entsteht eine **Leberzirrhose**. Dadurch sind die Syntheseleistungen der Leber reduziert, die Entgiftungsfunktionen vermindert, der Blutfluss durch die Leber gestört und Umgehungskreisläufe bilden sich aus, z.B. als Ösophagusvarizen. Außerdem ist eine Leberzirrhose mit einem deutlich höheren Risiko für ein **hepatozelluläres Karzinom** assoziiert.
- Bei einer **Leberzirrhose** werden körpereigene Östrogene vermindert abgebaut. Dies führt beim Mann zu einem Anstieg der Östrogenspiegel und einer Reihe von Symptomen, wie dem Verlust der männlichen Sekundärbehaarung, Hodenatrophie, Gynäkomastie (= Ausbildung sekundärer weiblicher Geschlechtsmerkmale) und Potenzstörungen.

21.7 Endokrine Funktionen

Direkte oder indirekte endokrine Funktionen der Leber:
- **1,25-Dihydroxy-Cholecalciferol (Vitamin D):** In der Leber wird am C_{25}-Atom eine OH-Gruppe eingefügt (s. Kap. 9.1.1. und 18.1.6).
- **Insulin-like growth factors I und II (IGF-I, IGF-II):** werden unter dem Einfluss von STH (= somatotropes Hormon = Wachstumshormon) in Leber, Niere und Bindegewebe gebildet (s. Kap. 18.1.3).
- **Renin-Angiotensin-Aldosteron-System (RAAS):** Die Leber bildet das α_2-Globulin **Angiotensinogen**, das durch Renin in Angiotensin I und durch das Angiotensin-Converting-Enzym (ACE) in Angiotensin II umgewandelt wird (s. Kap. 18.1.5).

22 Magen-Darm-Trakt

Aufbau · Funktionen

Aufbau

Aufgenommene Nahrung passiert verschiedene anatomische Abschnitte im menschlichen Körper in folgender Reihenfolge:
Mundhöhle → Pharynx (Schlund) → Ösophagus (Speiseröhre) → Gaster (Magen) → Duodenum (Zwölffingerdarm) → Jejunum (Leerdarm) → Ileum (Krummdarm) → Caecum (Blinddarm) → Colon (Grimmdarm) → Rectum (Mastdarm) → Anus (After)

Einteilung des Darms:
- Dünndarm (ca. 5,2 m):
  - Duodenum (ca. 20 cm = „zwölf Finger" lang)
  - Jejunum (ca. 2 m)
  - Ileum (ca. 3 m)
- Dickdarm (ca. 1,5 m):
  - Caecum
  - Colon
  - Rectum

 Das Caecum ist der anatomische Blinddarm. Dagegen wird im Volksmund die Appendix vermiformis, der Wurmfortsatz des Caecums, als Blinddarm bezeichnet. Dieser kann sich entzünden und als Appendizitis (sog. „Blinddarmentzündung") eine Operationsindikation darstellen.

Funktionen

der verschiedenen Abschnitte:
- **Zerkleinerung** der Nahrung (Zähne)
- **Abtötung von Keimen** durch Ansäuerung der Nahrung (Magen)
- **Verdauung** der Nahrung durch Enzyme sekretbildender Drüsen
- **Resorption** der einzelnen Nahrungsbestandteile (v.a. Dünndarm)
- **Eindickung** des Chymus durch Wasser- und Elektrolytresorption (Dünn- und Dickdarm)

22.1 Grundlagen der Ernährung

22.1.1 Nahrungsmittel

Kohlenhydrate · Proteine · Fette · Nukleinsäuren · Vitamine · Elektrolyte · Spurenelemente · Ballaststoffe

So vielfältig die Nahrung in verschiedenen Ländern der Welt ist, setzt sie sich doch immer aus den gleichen Grundstoffen zusammen:

22.1 Grundlagen der Ernährung

Kohlenhydrate	= Saccharide; s. Kap. 5 • vor allem in Form von **Stärke** und **Saccharose** zugeführt • bei Säuglingen größtenteils als **Lactose** (aus Muttermilch)
Proteine	= Eiweiße; s. Kap. 6 • essentielle (s.u.) und nicht essentielle Aminosäuren • Tierisches Protein ist wegen des höheren Gehalts essentieller Aminosäuren biologisch wertvoller als pflanzliches.
Fette	= Lipide; s. Kap. 7 • etwa 90%: Triacylglycerine • etwa 10%: Cholesterinester, Phospholipide • wichtig für die Resorption fettlöslicher Vitamine
Nukleinsäuren	(s. Kap. 8)
Vitamine	(s. Kap. 9)
Elektrolyte	= Salze, s.u.
Spurenelemente	(s. Kap. 16.3)
Ballaststoffe	= β-glykosidisch verknüpfte Kohlenhydrate pflanzlichen Ursprungs, v. a. Cellulose (s. Kap. 5.3), Hemicellulose und Pektin, die nicht verdaut werden können. Sie werden zum Teil von Bakterien verstoffwechselt, erhöhen das Stuhlvolumen, verkürzen die Darmpassagezeit und beugen dadurch einer **Obstipation** (Verstopfung) vor.
ausgewogene Ernährung	sollte neben Ballaststoffen, Vitaminen und Spurenelementen aus folgenden Anteilen zusammengesetzt sein:

Nährstoffe	Prozentanteil	Gewichtsanteil	Energiegehalt
	einer durchschnittlichen täglichen Nahrung		
Kohlenhydrate	ca. 55%	300 g	5146 kJ (1230 kcal)
Proteine	ca. 15%	80 g	1372 kJ (328 kcal)
Fette	ca. 30%	120 g	4669 kJ (1116 kcal)
Gesamt	100%	500 g	11187 kJ (2674 kcal)

Tab. 22.1: Anteil der Nährstoffe an der täglichen Nahrung (1 kcal = 4,184 kJ)

22.1.2 Essentielle Nahrungsbestandteile

essentielle Aminosäuren · essentielle Fettsäuren · Vitamine · Elektrolyte · Spurenelemente

Unter essentiellen Nahrungsbestandteilen versteht man **lebensnotwendige Substanzen**, die der Körper nicht selbst synthetisieren kann. Sind sie in der Nahrung nicht oder nicht ausreichend enthalten, kommt es zu Mangelerscheinungen.

essentielle Aminosäuren	(s. Kap. 6.1): • Valin • Leucin

- Isoleucin
- Methionin
- Threonin
- Lysin
- Phenylalanin
- Tryptophan

 Kinder benötigen zusätzlich Histidin und Arginin (= semiessentielle Aminosäuren).

essentielle Fettsäuren
(s. Kap. 7.2):
- Linolsäure (Arachidonsäure kann aus Linolsäure synthetisiert werden)
- Linolensäure

Vitamine
(s. Kap. 9):
- fettlösliche: A, D, E, K
- wasserlösliche: B_1, B_2, B_6, B_{12}, C, Nicotinsäure, Pantothensäure, Biotin, Folsäure

 Vitamin D kann auch aus Cholesterin unter Einwirkung von UV-Licht (s. Kap. 18.1.6) synthetisiert werden und ist damit kein Vitamin im eigentlichen Sinne.
EDEKA: Merkhilfe für die **fettlöslichen Vitamine A, D, E, K**

Elektrolyte
Na^+, K^+, Ca^{2+}, Mg^{2+}, Cl^-, PO_4^{3-}, SO_4^{2-}

Spurenelemente
(s. Kap. 16.3)
Eisen (Fe), Zink (Zn), Kupfer (Cu), Mangan (Mn), Molybdän (Mo), Iod (I), Cobalt (Co), Chrom (Cr), Selen (Se), Fluor (F), Vanadium (V)
Bei anderen Spurenelementen außer den 11 genannten konnte bisher nicht der Beweis der Lebensnotwendigkeit erbracht werden.

22.1.3 Speicherung der Nährstoffe

Fette · Kohlenhydrate · Proteine

Die mit der Nahrung aufgenommenen Nährstoffe werden in unterschiedlichen Geweben gespeichert.

Fette
- Speicherung im Fettgewebe in Form von **Triacylglycerinen**
- **ideale Speichersubstanz**, da Fette praktisch wasserfrei gelagert werden können und einen hohen Energiegehalt besitzen

Kohlenhydrate
- als **Glykogen** im Leber- und Muskelgewebe gespeichert
- Nur das **Leberglykogen** kann wieder in Glucose umgewandelt werden – im Muskel dient es ausschließlich der eigenen Versorgung.
- Wegen der hydrophilen Struktur muss das Doppelte des Speichergewichts an **Hydratationswasser** mitgespeichert werden.

Proteine
- werden sofort verstoffwechselt und es gibt keine echten Speichersubstanzen
- Bei mangelnder Proteinversorgung werden erst „labile" Proteine (oft Enzyme), später auch Strukturproteine (Muskeln, Kollagene) abgebaut.

Speichersubstanz	Speicherort	Speichermenge (kg und kJ)	Abbauprodukte	Entleerungsdauer
Triacylglycerine	Fettgewebe	12 kg = 466900 kJ	Fettsäuren, Glycerin	mehrere Monate
Glykogen	Leber (Muskel)	0,4 kg = 6860 kJ	Glucose	12–24 h
Proteine	Muskulatur, Binde- u. Stützgewebe	4 kg = 68600 kJ	Aminosäuren	Wochen–Monate

Tab. 22.2: Nährstoffspeicher eines „Durchschnitts-Erwachsenen" (70 kg, 1,78 m)

- Der Körper kann Glucose nur aus **Leberglykogen, glykogenen Aminosäuren** (aus Proteinabbau) und **Glycerin** (aus Fettabbau) bilden.
- Fette können beliebig aus Glucose und Aminosäuren über Acetyl-CoA synthetisiert werden. ABER: **Fette können nie wieder in Glucose** (oder Proteine) **zurückverwandelt werden**, da die Pyruvat-Dehydrogenase-Reaktion (Pyruvat → Acetyl-CoA) irreversibel ist (s. Kap. 12.1). Nur Glycerin, das mengenmäßig einen sehr geringen Anteil der Triacylglycerine darstellt, kann über die Gluconeogenese in Glucose umgewandelt werden.

22.1.4 Grundlagen

Energieumsatz · Energiebilanz · biologische Wertigkeit · Stickstoffbilanz · parenterale Ernährung

Energieumsatz
- = Summe aus **Grundumsatz** und **Tätigkeitsumsatz**
- beeinflusst durch viele Faktoren wie Geschlecht, Alter, Körpergröße und Körpergewicht
- beträgt in etwa pro Tag:
  - in Ruhe: 8000 kJ (= 1912 kcal)
  - bei leichter Arbeit: 10000 kJ (= 2390 kcal)
  - bei schwerer Arbeit: 16000 kJ (= 3824 kcal)

Energiebilanz
= Differenz zwischen der Energiezufuhr (= Kalorienzufuhr) mit der Nahrung und dem Energieverbrauch im Stoffwechsel
- **positive Bilanz:** Der Energieüberschuss wird in Form von Reservestoffen (v. a. Fett) gespeichert, das Körpergewicht steigt.
- **negative Bilanz:** Der Energiemangel wird durch den Abbau von Reserven (v. a. Fett) ausgeglichen, das Körpergewicht sinkt.

ausgeglichene Ernährung
- Bei ausgeglichener Ernährung bleibt das Körpergewicht eines gesunden Erwachsenen konstant. Er nimmt genauso viele Nährstoffe auf, wie zur Deckung des Energiebedarfs nötig sind.

Nährstoffabbau
- Fette, Kohlenhydrate, Alkohol (Ethanol) werden zu **Kohlendioxid** und **Wasser**, Proteine zusätzlich zu **Ammoniak** oxidiert. Ammoniak wird größtenteils im Harnstoffzyklus entgiftet und als **Harnstoff** ausgeschieden.
- Die beim Abbau der einzelnen Nahrungsbestandteile entstehende **Energie** wird im Körper in Form **energiereicher Bindungen** (z. B. ATP, GTP) gespeichert und in Form von **Wärme** (→ Körperwärme) freigesetzt.

| **physikalische Brennwerte** | - werden mit der Kalorimeterbombe bestimmt: Messung der freigesetzten Wärme bei der Verbrennung eines Stoffes (z. B. Erwärmung einer bestimmten Wassermenge)
- der **Kohlenhydrate, Fette** und von **Alkohol**: entsprechen den physiologischen, da beide Oxidationswege die gleichen Produkte (Kohlendioxid und Wasser) liefern (s. Tab. 22.3)
- der **Proteine**: liegen höher als die physiologischen, da die vom Körper ausgeschiedenen Endprodukte Harnstoff und Creatinin noch Energie enthalten. Diese Energie wird in der Kalorimeterbombe bei der Oxidation zu **Salpetersäure** (HNO_3) freigesetzt. |

	Fette	Kohlenhydrate	Proteine	Alkohol
physikalischer Brennwert (kJ/g)	38,9	17,2	23,0	29,8
physiologischer Brennwert (kJ/g)	38,9	17,2	17,2	29,8

Tab. 22.3: Brennwerte (Durchschnittswerte) verschiedener Nahrungsstoffe und von Alkohol (Ethanol)

Proteine	Bei der zugeführten Proteinmenge wird zwischen folgenden Grenzwerten unterschieden:
absolutes Proteinminimum	Proteinmenge, die bei kalorisch ausreichender, eiweißfreier Ernährung täglich im Körper abgebaut wird = Proteinmenge, die täglich mindestens in der Nahrung enthalten sein muss (etwa 15 g/d)
physiologisches Proteinminimum	tatsächlich benötigte Proteinmenge, die zu einer ausgeglichenen Stickstoffbilanz (s. u.) führt. Je nach biologischer Wertigkeit der Proteine zwischen 30–50 g/d. Das physiologische Proteinminimum ist deutlich höher als das absolute Proteinminimum, da Proteine nicht ausschließlich aus essentiellen Aminosäuren bestehen.
biologische Wertigkeit	- **der Proteine** hat Werte von 0–1
- beschreibt die **Qualität** von Proteinen
- Je höher der Zahlenwert, desto mehr essentielle Aminosäuren sind im Protein enthalten:
- **biologische Wertigkeit = 0**: Protein ohne jegliche essentielle Aminosäuren
- **biologische Wertigkeit = 1**: Eierprotein: hochwertigstes natürliches Protein mit vielen essentiellen Aminosäuren

Der Brennwert eines Proteins ist unabhängig von seiner biologischen Wertigkeit. |
| **Stickstoffbilanz** | = Differenz zwischen dem über die Nahrung (Eiweiß = Proteinstickstoff) aufgenommenen und dem im Urin und Stuhl ausgeschiedenen Stickstoff (Harnstoff, Creatinin, Harnsäure) |
| ausgeglichene Bilanz | zugeführte Stickstoffmenge = ausgeschiedene Stickstoffmenge |
| positive Bilanz | mehr Stickstoff zugeführt als ausgeschieden (= Protein-anaboler Stoffwechsel):
- Wachstum (Säuglinge, Kinder, Jugendliche)
- Schwangerschaft
- sportliches Training mit Muskelaufbau (bei entsprechender Ernährung) |
| negative Bilanz | mehr Stickstoff ausgeschieden als aufgenommen (= Protein-kataboler Stoffwechsel): |

- Protein-Mangelernährung (s. Klinik-Kasten)
- Proteinverlust bei chronischen Erkrankungen (Niereninsuffizienz), Verbrennungen u. a.
- Muskelabbau bei körperlicher Inaktivität

In Entwicklungsländern führt die oftmals einseitige Ernährung (Mais, Hirse etc.) besonders bei Kindern zu der Proteinmangel-Erkrankung **Kwashiorkor**. Typischerweise haben diese Kinder einen dicken Bauch, der durch Wasseransammlungen im Gewebe entsteht (sog. Hungerödem). Verantwortlich sind dafür die abgebauten Plasmaproteine (v. a. Albumin): Sind sie verringert, sinkt der onkotische Druck und Flüssigkeit diffundiert vermehrt aus den Gefäßen ins Gewebe.

Parenterale Ernährung

= intravenöse Verabreichung von Nährstoffen unter Umgehung des Magen-Darm-Traktes (= par-enteral), wenn eine orale Nahrungsaufnahme nicht möglich ist (z. B. komatöser Patient).
Die **parenterale Ernährung** muss den täglichen Flüssigkeitsverlust ausgleichen und sollte folgende Substanzen enthalten:
- **Glucose** (100–200 g/d): verhindert eine Hungerketose und den Abbau von Körperproteinen
- **Aminosäuregemisch:** hoher Anteil (ca. 50%) essentieller Aminosäuren für Proteinstoffwechsel nötig (Proteine können nicht parenteral gegeben werden, da sie durch ihre antigenen Eigenschaften heftige immunologische Reaktionen verursachen würden)
- **Fettemulsionen:** um den Energiebedarf und die Zufuhr essentieller Fettsäuren bei längerer parenteraler Ernährung zu sichern
- **Vitamine**
- **Elektrolyte**

22.2 Verdauung

Zur Verdauung aufgenommener Nahrungsbestandteile sind neben einer funktionierenden Motorik des Magen-Darm-Trakts die Sekretion verschiedener Verdauungssekrete, die Resorption der einzelnen Nährstoffe und eine ausgeglichene Darmflora entscheidend.

22.2.1 Verdauungssekrete

Speichel · Magensaft · Pankreassaft · Galle · Dünndarmsekrete · Dickdarmsekrete

- hergestellt in **exokrinen Drüsen** (endokrine Drüsen sezernieren in die Blutbahn)
- erreichen über **Ausführungsgänge** den Magen-Darm-Trakt
- Ihre Produktion und Sekretion wird durch **Nervenreize** und **Hormone** erheblich beeinflusst.

22 Magen-Darm-Trakt

- Insgesamt werden ca. **7 Liter/Tag** an Sekreten in den Magen-Darm-Trakt sezerniert, wovon ein Großteil wird wieder rückresorbiert wird.

Speichel
= geruchs- und geschmackslose Absonderung vor allem aus den 3 großen, paarigen Speicheldrüsen:

Bildungsort
- **Glandulae parotideae (Ohrspeicheldrüsen):**
  - bilden etwa **25%**
  - wässriger, seröser Speichel (= Verdünnungsspeichel), enthält Ptyalin (= α-Amylase)
- **Glandulae submandibulares (Unterkieferdrüsen):**
  - bilden etwa **70%**
  - leicht fadenziehender, mucinreicher Speichel
- **Glandulae sublinguales (Unterzungendrüsen):**
  - bilden etwa **5%**
  - eiweißreicher, fadenziehender Speichel

Daneben existieren mehrere kleinere Speicheldrüsen, die sog. Glandulae salivariae minores.

Menge
etwa **1000 ml/Tag**

Zusammensetzung
- **Ptyalin** (= α-Amylase): baut Stärke (Amylose, Amylopektin) und Glykogen bis zum Dissacharid Maltose bzw. Isomaltose ab
- **Mucin** (v.a. Proteoglykane; sog. „Schleimstoff"): macht Nahrung gleitfähig
- **hypoton** (geringe Ionenkonzentration im Vergleich zum Blutplasma): niedrige Na^+- und Cl^--, hohe K^+- und HCO_3^--**Konzentration**
- **pH-Wert:** 6,0–7,0

Regulation
durch vegetative Zentren der Medulla oblongata:
- **Sympathikus:** dickflüssiger, muköser (= schleimiger) Speichel
- **Parasympathikus:** dünnflüssiger, seröser (= serumähnlicher) Speichel

Magensaft
= klare, wässrige, farblose und saure Flüssigkeit

Bildungsort
- **Schleim-** (Kardia) und **Nebenzellen** (Fundus, Korpus):
  bilden **Magenschleim** und **Bicarbonat** (HCO_3^-)
- **Hauptzellen** (Fundus, Korpus):
  bilden **Pepsinogen**
- **Belegzellen** (Fundus, Korpus):
  bilden **Salzsäure** (HCl) und **Intrinsic-Faktor**
- **G-Zellen** (Antrum):
  bilden **Gastrin**, welches über den Blutweg die Belegzellen zur HCl-Sekretion anregt

Menge
etwa **1500 ml/Tag**

Zusammensetzung
- **Magenschleim** (v.a. Glykoproteine): Säureschutz (schützt Magenwand vor Selbstverdauung)
- **Bicarbonat** (HCO_3^-): Säureschutz (neutralisiert die Salzsäure in der Schleimschicht der Magenwand)
- **Pepsinogen** (Proenzym): wird durch Abspaltung von Peptidresten in das aktive Pepsin (Endoprotease) umgewandelt, das Proteine spaltet. Pepsinogen wird durch HCl und Pepsin aktiviert.

- **Salzsäure** (HCl): Denaturierung von Proteinen (→ Peptidasen können besser angreifen), Aktivierung von Pepsinogen, Abtötung von Keimen
- **Intrinsic-Faktor** (Glykoprotein): bildet mit **Vitamin B$_{12}$** einen Komplex und ermöglicht dadurch dessen Resorption im Ileum
- **pH-Wert:** 1,0–3,5 (Die sezernierte Salzsäure hat einen pH-Wert von 1,0. Nach Nahrungsaufnahme kann der pH-Wert bis etwa 3,5 steigen.)

Regulation	reflektorisch-nerval und hormonell gesteuert (s. Kap. 18.1.4).
– Steigerung	der HCl-Sekretion: • **Gastrin** (aus G-Zellen) • **Histamin** (aus Mastzellen der Mucosa) • **Acetylcholin** (aus parasympathischen Nervenendigungen des N. vagus = 10. Hirnnerv)
– Hemmung	der HCl-Sekretion: • **Sekretin** (aus S-Zellen des Dünndarm) • **Somatostatin** (aus S-Zellen des Magens) • **vasoaktives intestinales Peptid** (**VIP**; aus D$_1$-Zellen des Magens) • **gastrisches inhibitorisches Peptid** (**GIP**; aus K-Zellen des Dünndarms)
Pankreassaft	stammt aus exokrinen Pankreasanteilen: stark alkalisches, enzymreiches Sekret, das über den Ductus pancreaticus das Duodenum erreicht
Bildungsort	• **zentroazinäre Zellen** und **Schaltzellen:** bilden **Flüssigkeit** und **Bicarbonat** (HCO$_3^-$) • **Azinuszellen:** bilden **Enzyme** (z.T. als inaktive Vorstufen)
Menge	etwa **1500 ml / Tag**
Zusammensetzung	• **Bicarbonat** (HCO$_3^-$): zur Neutralisation der Magensäure • **proteolytische** (= proteinspaltende) **Enzyme** (als inaktive Vorstufen, s. Tab. 22.4) • **Pankreas-Amylase** (= α-Amylase): baut Stärke (Amylose, Amylopektin) und Glykogen bis zum Disaccharid Maltose bzw. Isomaltose ab. • **Lipase:** spaltet Esterverbindungen von Triacylglycerinen • **Cholesterinesterase:** löst Esterverbindungen von Cholesterinestern (nicht verwechseln mit Cholinesterase, die Acetylcholin spaltet, s. Kap. 27) • **Phospholipase A:** hydrolysiert Esterverbindungen von Phosphoglycerinen • **Ribonuklease** (= **RNAse**): spaltet RNA • **Desoxyribonuklease** (= **DNAse**): spaltet DNA • **pH-Wert:** 8,0–9,0 (aufgrund der hohen HCO$_3^-$-Konzentration)

sezernierte Vorstufe	aktives Enzym	Aktivierung durch	Substrat und Substratspezifität
Endopeptidasen (spalten innerhalb einer Proteinkette)			
Trypsinogen	**Trypsin**	Enterokinase	hydrolysiert nach basischen AS: –Arg↓R–; –Lys↓R–
Chymotrypsinogen	**Chymotrypsin**	Trypsin	hydrolysiert nach aromatischen AS und Methionin: –Phe↓R–; –Tyr↓R–; –Trp↓R–; –Met↓R–
Proelastase	**Elastase**		hydrolysiert Elastine

22 Magen-Darm-Trakt

sezernierte Vorstufe	aktives Enzym	Aktivierung durch	Substrat und Substratspezifität
Exopeptidasen (spalten Aminosäuren vom Kettenende her ab)			
Procarboxypeptidase A	**Carboxypeptidase A**	Trypsin	spaltet vom C-terminalen Proteinende aromatische AS und Leucin ab: $-R\downarrow Phe; -R\downarrow Tyr; -R\downarrow Trp; -R\downarrow Leu$
Procarboxypeptidase B	**Carboxypeptidase B**	Trypsin	spaltet vom C-terminalen Proteinende basische AS ab: $-R\downarrow Arg; -R\downarrow Lys$
Proaminopeptidasen	**Aminopeptidasen**	Trypsin	spalten vom N-terminalen Proteinende AS ab

Tab. 22.4: Wichtige proteolytische Enzyme (= Peptidasen) des Pankreassekrets und ihre Substratspezifität; AS = Aminosäuren; R steht für eine beliebige Aminosäure

Regulation	reflektorisch-nerval und hormonell gesteuert (s. Kap. 18.1.4)
– Steigerung	der Sekretion der Pankreas: • **Sekretin** (aus S-Zellen des Dünndarms): aktiviert eine Adenylatcyclase und regt dadurch die Sekretion von Wasser und Bicarbonat (HCO_3^-) an • **Cholecystokinin** (aus I-Zellen des Dünndarms): regt Enzymsekretion des Pankreas an und lässt die Gallenblase kontrahieren • **Acetylcholin** (aus parasympathischen Nervenendigungen des N. vagus = 10. Hirnnerv): steigert Enzym- und Bicarbonat-Sekretion
– Hemmung	der Sekretion der Pankreas: • **Glucagon** (aus A-Zellen des Pankreas) • **Somatostatin** (aus D-Zellen des Pankreas) • **pankreatisches Polypeptid** (aus PP-Zellen des Pankreas): hemmt Sekretin-stimulierte Pankreassekretion und relaxiert die Gallenblase
Galle	• wird zunächst als gelbe Lebergalle gebildet und weiter in der Gallenblase zu gelbgrüner Blasengalle eingedickt • Über die Galle werden Abbauprodukte (z. B. Bilirubin oder Medikamente) und Giftstoffe ausgeschieden. • Galle und Pankreassekret werden im Duodenum der Nahrung beigemischt.
Bildungsort	**Hepatozyten:** bilden Flüssigkeit, Gallensäuren, Bilirubin, Cholesterin, Lecithin, Bicarbonat (HCO_3^-) u. a. In der **Gallenblase** wird die Galle gespeichert und konzentriert. Treibende Kraft dafür ist die sekundär-aktive Resorption von Na^+- und Cl^--Ionen, der ein osmotisch bedingter Wasserstrom folgt.
Menge	etwa **1000 ml/Tag**
Zusammensetzung	• **Gallensäuren** (Cholsäure und Chenodesoxy-Cholsäure): amphiphile Substanzen, die mit Lecithin die **Nahrungsfette emulgieren,** indem sie **Mizellen** ausbilden → Nahrungsfette werden für fettspaltende Pankreasenzyme zugänglich gemacht und können resorbiert werden. • **Bilirubin** (Gallenfarbstoff): Abbauprodukt des Hämoglobins • **Cholesterin** • **Lecithin:** Emulgator (s. Kap. 7.3.1) • **Elektrolyte:** $Na^+, K^+, Ca^{2+}, HCO_3^-$ u. a. • **pH-Wert:** 7,0–7,5

22.2 Verdauung

Regulation	Die Gallenblase entleert sich durch Kontraktion der glatten Wandmuskulatur bei gleichzeitiger Erschlaffung des Spinkter Oddi (der die Öffnung der Papilla duodeni (Vaterii) reguliert). Die Kontraktion wird ausgelöst durch: • **fettreiche Nahrung** im Duodenum (Bulbus duodeni) • **Cholezystokinin** (aus I-Zellen des Dünndarms): wird durch Nahrungsfette im Duodenum freigesetzt • **Acetylcholin** (aus parasympathischen Nervenendigungen des N. vagus = 10. Hirnnerv)
enterohepatischer Kreislauf	= Transportweg für **gallengängige Substanzen**, die in tieferen Darmabschnitten (v.a. im terminalen **Ileum**) wieder rückresorbiert werden und über die **Pfortader** zur **Leber** zurückgelangen
– Gallensäuren	Da täglich etwa 10g Gallensäuren sezerniert, aber nur rund 0,5g neu synthetisiert werden, müssen die Gallensäuren mehrmals in diesem Kreislauf zirkulieren. Die Menge täglich neu synthetisierter Gallensäuren entspricht der ausgeschiedenen Menge (ca. 0,5g werden täglich ausgeschieden).
– Andere	Auch andere Substanzen, Medikamente oder Gifte werden über diesen Kreislauf rückresorbiert.
Gallensteine	Unterscheidung der Gallensteine (= Cholelithiasis) nach der Lokalisation: • **Gallenblasensteine (= Cholezystolithiasis)** • **Gallengangssteine (= Choledocholithiasis)** Steinzusammensetzung: • ca. 80% der Fälle: v.a. aus Cholesterin (→ Cholesterinsteine) • ca. 20% der Fälle: v.a. aus Bilirubin (→ Pigmentsteine) **Pathogenese:** Enthält die Galle zu viel Cholesterin oder zu wenig emulgierende Substanzen (Gallensäuren, Lecithin), fallen Cholesterinkristalle aus und bilden Steine. Die **Gallenblase des Diabetikers** ist größer als die des Nichtdiabetikers, entleert sich unvollständig und enthält häufiger Gallensteine. Der Grund liegt in der diabetischen, autonomen Neuropathie, die zu einer reduzierten Gallenblasenkontraktion führt. **Risikofaktoren:** 6*F-Regel: **f**emale, **f**at, **f**orty, **f**ertile (fruchtbar), **f**air (hellhäutig), **f**amily (vererbte Risiken) = wichtigste Risikofaktoren.
Ikterus	Beim **Ikterus** (= Gelbsucht) entsteht die Gelbfärbung der Haut, Schleimhäute und Skleren (Lederhaut des Auges) durch **Bilirubin**, das im Gewebe abgelagert wird. An den Skleren erkennt man einen Ikterus ab Bilirubinwerten > 2 mg/dl (Normwert: < 1 mg/dl = 17 μmol/l). Die vielfältigen Ursachen erhöhter Bilirubinspiegel werden folgendermaßen eingeteilt: • **prähepatischer Ikterus (= hämolytischer Ikterus):** Durch eine verstärkte Hämolyse (= Untergang roter Blutkörperchen) wird vermehrt Hämoglobin freigesetzt und in unkonjugiertes Bilirubin umgewandelt. • **hepatischer Ikterus:** Eine Leberzirrhose, Entzündungen (durch Viren, Bakterien, Alkohol, Gifte, Medikamente, Drogen u.a.) oder familiäre Hyperbilirubin-Syndrome führen zu einer verminderten Bilirubinaufnahme der Hepatozyten oder einer gestörten Konjugation des Bilirubins (s. Kap. 21.5).

> - **posthepatischer Ikterus (= Verschluss-Ikterus):** Gallestau: Die Galle kann aufgrund eines Hindernisses (z. B. Gallenstein, Tumor, Striktur, Stenose) nicht richtig abfließen. Der Gallestau lässt konjugiertes Bilirubin ins Blut übertreten, das einen Ikterus hervorruft und den Urin braun färbt. Da Bilirubin im Magen-Darm-Trakt fehlt, wird ein heller, acholischer Stuhl ausgeschieden.

Dünndarmsekrete	- Im Dünndarm, speziell im Jejunum, wird der Großteil der Nahrungsbestandteile resorbiert. - Der Dünndarm weist viele **Zotten** (= Falten) und **Krypten** (= Vertiefungen) auf. Dadurch vergrößert sich die Darmoberfläche um etwa das 5fache. - Zusätzlich ist die Oberfläche noch mit sehr kleinen Ausstülpungen ausgekleidet, sog. **Mikrovilli**, die den **Bürstensaum** des Darms bilden. Sie vergößern die Oberfläche noch mal um das 30fache. - Dadurch hat der Dünndarm mehr als **100 m² resorbierende Oberfläche**.
Bildungsort	- **Brunner-Drüsen** (= Glandulae duodenales): im Duodenum bilden glykoproteinreichen, alkalischen Schleim, der sauren Magensaft abpuffert und optimale pH-Werte für Verdauungsenzyme des Pankreas schafft - **Lieberkühn-Krypten** (= Glandulae intestinales): im gesamten Dünndarm bilden dünnflüssiges Sekret, in dem Nahrungsbestandteile gut lösbar sind und leicht resorbiert werden können
Menge	etwa **2000 ml/Tag**
Zusammensetzung	- **Dipeptidasen:** spalten Dipeptide - **Disaccharidasen:** spalten Disaccharide - **Phosphodiesterasen:** spalten Phosphoester-Verbindungen, z. B. von Nukleinsäuren - weitere Enzyme, Elektrolyte u. a.
Regulation	- Die Sekretion der Glandulae duodenales und intestinales wird nerval ausgelöst durch: **Acetylcholin** (aus parasympathischen Nervenendigungen des N. vagus = 10. Hirnnerv). - Daneben werden die **Brunner-Drüsen** durch **mechanische Dehnung** des Bulbus duodeni und durch **Sekretin** (aus S-Zellen des Dünndarms) stimuliert.
Dickdarm	
Funktion	- **Becherzellen** sezernieren **Schleim** → Chymus wird gleitfähiger - **Resorption** von **Wasser** und **Elektrolyten**: Eindickung des Darminhaltes auf 100–200 ml/Tag
Darmflora	Gesamtheit der im Dickdarm vorkommenden verschiedenen Bakterien (s. Kap. 22.2.3)

22.2.2 Aufschluss und Resorption der Nahrung

Kohlenhydrate · Proteine · Lipide · Wasser/Elektrolyte

Bevor die Nahrung resorbiert werden kann, muss sie in ihre Grundbausteine zerlegt werden. Jede Stoffgruppe wird durch verschiedene Enzyme zerlegt und über unterschiedliche Mechanismen aufgenommen.

Kohlenhydrate

Spaltung

- **α-Amylase** (= Ptyalin) des Speichels: spaltet Polysaccharide in kleinere Einheiten. Sie wirkt nur kurzzeitig auf die Nahrung ein, da sie im sauren Magen denaturiert wird.
- **Pankreas-Amylase:** zerlegt die Kohlenhydrate im Duodenum weiter in Oligo- und Disaccharide.
- Die im Bürstensaum der Mucosa lokalisierten **Disaccharidasen** (Maltase, Isomaltase, Saccharase, Lactase) bilden die Monosaccharide Glucose, Fructose und Galaktose (s. Tab. 22.5).

Bildungsort des Enzyms	Enzym (Typ)	Substrat(e)	Produkt(e)
Speicheldrüsen	Ptyalin (α-Glucosidase)	Stärke, Glykogen	Maltose, Isomaltose
Pankreas	Pankreas-Amylase (α-Glucosidase)	Stärke, Glykogen	Maltose, Isomaltose
Darmmukosa	Maltase (α-Glucosidase)	Maltose	Glucose
	Isomaltase = α-1,6-Glucosidase (α-Glucosidase)	Isomaltose	Glucose
	Saccharase (α-Glucosidase)	Saccharose	Glucose, Fructose
	Lactase (β-Glucosidase)	Lactose	Galaktose, Glucose

Tab. 22.5: Enzymatischer Abbau der Kohlenhydrate

 Ptyalin und Pankreas-Amylase sind strukturell identische Enzyme. α-Glucosidasen spalten α-glykosidische Bindungen. Lactase ist das einzige menschliche Enzym, das eine β-glykosidische Bindung spalten kann.

Resorption

In unmittelbarer Nachbarschaft der Disaccharidasen befinden sich Transportsysteme für Monosaccharide:

– **Glucose-/Galaktose-Transport**: **sekundär aktiver Symport** mit **Na$^+$-Ionen** in die Darmzelle entlang des Natriumgradienten (Aufrechterhaltung durch Na$^+$/K$^+$-ATPase). Von der Darmzelle gelangt die Glucose passiv über einen Glucose-Transporter (GLUT1) in die Blutbahn.

– **Fructose-Transport**: durch **erleichterte Diffusion** entlang des Konzentrationsgefälles

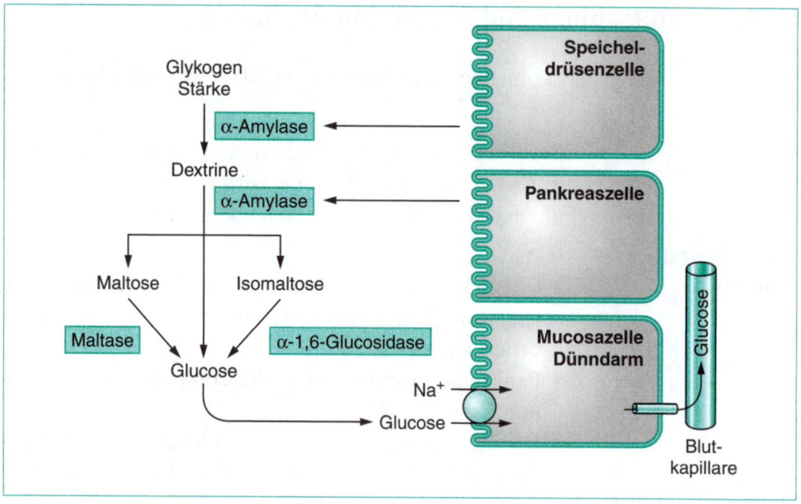

Abb. 22.1: Übersicht über die Kohlenhydratverdauung und Resorption [2]

Proteine

Spaltung

- Die **Salzsäure** des Magens **denaturiert Proteine** und aktiviert Pepsinogen zu **Pepsin**, das ca. 20% der Proteine in Oligo- und Dipetide spaltet.
- Im Duodenum zerlegen die **Pankreasproteasen** den Hauptteil der Proteine in Oligopeptide, Dipeptide und einzelne Aminosäuren.
- Die **Dipeptidasen** im Bürstensaum des Darms bauen Dipeptide zu Aminosäuren ab.

Resorption

Im Gegensatz zu den Kohlenhydraten können neben Aminosäuren auch Di- und Oligopeptide resorbiert werden. Di- und Oligopeptide werden in der Darmzelle in Aminosäuren gespalten, bevor sie in die Blutbahn diffundieren:

– Oligopeptid-/Dipeptid-Transport

tertiär aktiver Symport mit H^+-Ionen in die Darmzelle. Der Protonengradient wird durch einen Na^+/H^+-Antiport aufrechterhalten, der an die Na^+-K^+-ATPase gekoppelt ist.

– Aminosäure-Transport

sekundär aktiver Symport mit Na^+-Ionen in die Darmzelle, ähnlich dem Monosaccharid-Transport. Dabei existieren etwa 10 verschiedene Aminosäure-Carrier, u. a. je einer für basische, saure und neutrale Aminosäuren.

22.2 Verdauung

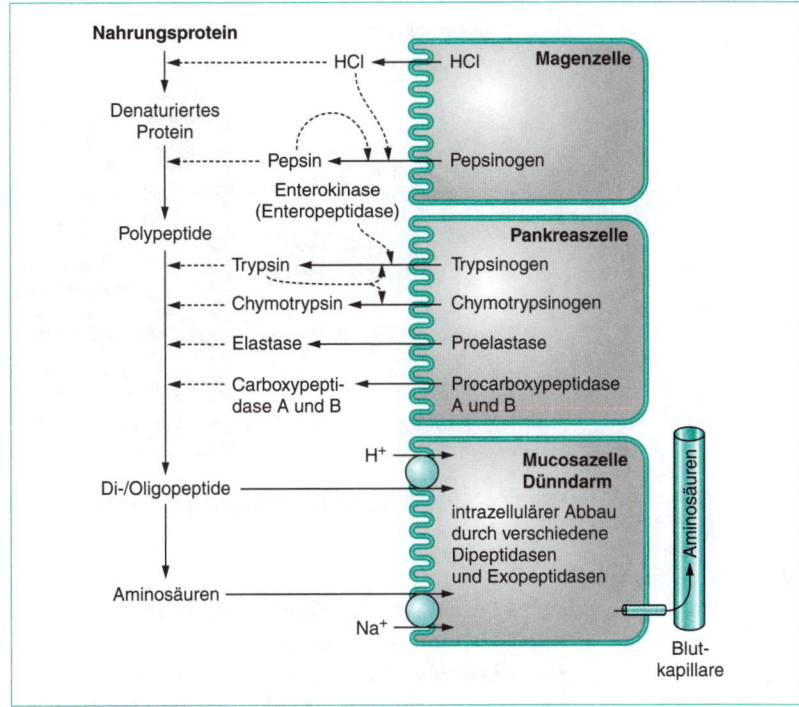

Abb. 22.2: Übersicht über die Proteinverdauung und Resorption [2]

Lipide

Spaltung

- Die Fettverdauung beginnt im Dünndarm. Dort emulgieren die **Gallensäuren** und das **Lecithin** die Fette, indem sie **Mizellen** bilden, und machen sie so zugänglich für Lipasen.
- Die **Pankreaslipase** spaltet aus Triacylglycerinen bevorzugt Fettsäuren vom ersten und dritten C-Atom des Glycerins ab, wodurch neben Fettsäuren und Glycerin auch β-**Monoacylglycerine** entstehen.
- Freies Nahrungscholesterin kann direkt resorbiert werden, während **Cholesterinester** erst gespalten werden müssen.

Resorption

- Die Fettsäuren, Monoacylglycerine und Cholesterin enthaltenden **Mizellen** diffundieren über den Bürstensaum in die Darmzellen.
- **Intrazellulär** werden die einzelnen Bestandteile im endoplasmatischen Retikulum wieder zu Triacylglycerinen verestert.
- Triacylglycerine werden gemeinsam mit Cholesterin, Cholesterinestern, Phospholipiden und dem **Apolipoprotein B$_{48}$** zu **Chylomikronen** verpackt und an die **Lymphe** abgegeben (s. Kap. 21.4).
- **Kurzkettige Fettsäuren** (< 10 Kohlenstoffatome) und **Glycerin** werden auch direkt in die **Blutbahn** sezerniert und erreichen über die Pfortader (V. portae) die Leber.

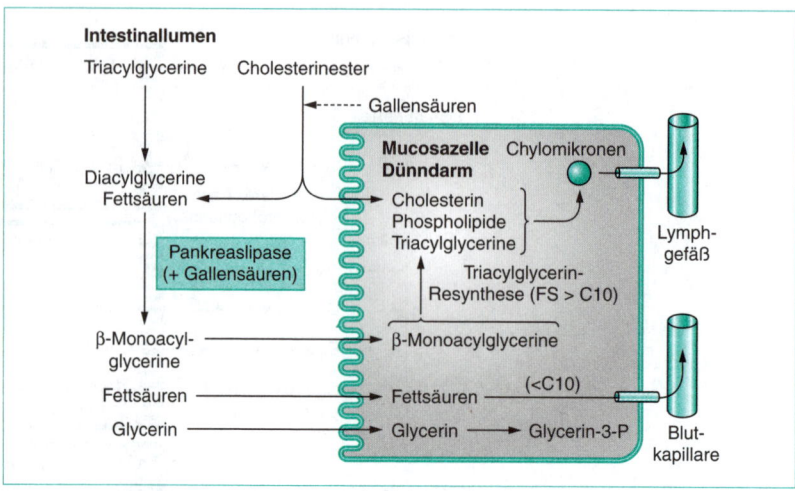

Abb. 22.3: Übersicht über die Lipidverdauung und Resorption [2]

Wasser/Elektrolyte

Flüssigkeitsbilanz Etwa **9 Liter Wasser** gelangen täglich in den Magen-Darm-Trakt:
- ca. **2 Liter** mit der **Nahrung**
- ca. **7 Liter** über die verschiedenen **Verdauungssekrete**

Fast 99 % der Flüssigkeit werden rückresorbiert (80 % im Dünndarm, 19 % im Dickdarm) und nur ca. 100 ml (1 %) mit dem Stuhl ausgeschieden.

Wasserresorption = **passiver** Diffusionsvorgang, bei dem die Wassermoleküle den resorbierten Elektrolyten folgen

Elektrolytresorption Die Prinzipien der Elektrolytresorption im Magen-Darm-Trakt entsprechen denen im Tubulussystem der Niere → siehe Physiologielehrbücher

22.2.3 Darmflora

> Synthese · Gasbildung · Umsetzung

- Darmflora = **bakterielle Besiedlung** des unteren Ileums sowie des gesamten Dickdarms
- Dabei existieren 100–400 verschiedene intestinale Bakterienspezies, wovon ca. 99 % obligate Anaerobier sind.
- ca. 10^{10}–10^{12} **Bakterien**/ml Stuhl

Synthese Bakterien produzieren verschiedene Substanzen, wie die Vitamine K, B_{12}, B_1 (Thiamin) und B_2 (Riboflavin).

 Von besonderer Bedeutung ist **Vitamin K**, da die mit der Nahrung aufgenommene Menge oft nicht ausreichend ist.

Gasbildung
- Verschiedene Gase entstehen beim Abbau von Ballaststoffen (v.a. Cellulose) durch Bakterien: CO_2 (Kohlendioxid), H_2 (Wasserstoff), N_2 (Stickstoff), CH_4 (Methan), H_2S (Schwefelwasserstoff → Geruch) u.a.
- Täglich werden etwa 500–800 ml Gas produziert, wobei bestimmte Nahrungsmittel (Bohnen, Zwiebeln, Kohlgemüse u.a.) diese Menge erheblich steigern können.

Umsetzung
von **Bilirubin** über Mesobilirubin zu Urobilinogen und Stercobilinogen. Aus Urobilinogen und Stercobilinogen entstehen durch Oxidation Urobilin und Stercobilin, die Hauptausscheidungsprodukte des Bilirubins.

22.2.4 Exkretion

Zusammensetzung · Eigenschaften · Malassimilation

Täglich werden zwischen 100–200 ml (≈ 100–200 g) Stuhl (= Fäzes) ausgeschieden.

Zusammensetzung
- 75% Wasser
- 25% feste Bestandteile:
  - ca. 35% tote Darmbakterien
  - ca. 30% unverdauliche Nahrung (Ballaststoffe)
  - ca. 20% anorganische Bestandteile (Salze)
  - ca. 15% nicht resorbierte Fette

Eigenschaften
- Braunfärbung des Stuhls: durch Bilirubinabbauprodukte **Urobilin** und **Stercobilin**
- Geruch: durch **Faulgase** (v.a. H_2S) und **Gärungsprodukte** (**Skatol** oder **Indol**: beides Abbauprodukte der Aminosäure Tryptophan).

Malassimilation

 = Oberbegriff für **Störungen** der **Verdauung (= Maldigestion)** und der **Resorption (= Malabsorption)**

Typische Beispiele für eine **MALDIGESTION** sind:
- **Insuffizienz des exokrinen Pankreas:**
- **Zystische Fibrose (= Mukoviszidose):** häufigste autosomal-rezessiv vererbte Stoffwechselkrankheit mit einer Genmutation im Regulatorgen CFTR (cystic fibrosis transmembrane regulator) des Cl^--Kanals. Dadurch werden hochviskose (= zähflüssige) Körpersekrete (Pankreas, Bronchien etc.) abgesondert, die einen Sekretstau verursachen. Dies führt zu einer zystischen Pankreasfibrose mit chronischen Durchfällen aufgrund ungenügend sezernierter Pankreasenzyme.
- **chronische Pankreatitis:** langsam verlaufende Entzündung der Bauchspeicheldrüse, meist durch langjährigen Alkoholabusus, die mit einem Mangel an Verdauungsenzymen einhergeht.

Mangel an Gallensäuren im Darm:
- **Cholestase: extrahepatisch** (Ursachen: Gallengangssteine, Tumoren der Gallengänge oder des Pankreas) oder **intrahepatisch** (Ursachen: cholestatische Virushepatitis, Leberzirrhose). Der zu geringe oder fehlende Galleabfluss führt zu einem Gallestau. Durch den Mangel an Gallensäuren werden Fette und fettlösliche Vitamine (A, D, E, K) schlechter resorbiert → Fettstühle (= Steatorrhö) und entsprechende Vitaminmangelsymptome (s. Kap. 9.2).
- **Gallensäureverlust-Syndrom:** verminderte Resorption der Gallensäuren im Ileum. Die Ursache kann z. B. ein M. Crohn sein (= Ileitis terminalis = Autoimmunerkrankung des Ileums) oder eine Resektion (= operative Entfernung) des Ileums. Der Mangel an Gallensäuren führt zur Steatorrhö, Mangel an fettlöslichen Vitaminen und erhöhter Neigung zu Cholesterinsteinen in der Gallenblase.

Typische Beispiele für eine **MALABSORPTION** sind:
- **Zöliakie (= einheimische Sprue = glutensensitive Enteropathie):** meist im Kleinkindalter auftretende Gluten-Unverträglichkeit (genauer: Gliadin-Anteil des Glutens). Gluten ist das sog. Klebereiweiß, das in Weizen, Hafer, Roggen und Gerste enthalten ist und diese Getreide backfähig macht. Die Gluten-Unverträglichkeit führt zur Zottenatrophie, einer verminderten Oberfläche des Dünndarms und dadurch zu Diarrhö (= Durchfälle) und Malabsorption. Die Symptome verschwinden unter einer glutenfreien Diät (Kartoffeln, Mais, Reis, Hirse, Sojabohnen u. a.).
- **Lactasemangel:** Mangel des Enzyms Lactase, wodurch das Dissacharid Lactose nicht in Glucose und Galaktose hydrolysiert werden kann. Die unhydrolysierte Lactose gelangt in den Dickdarm und wird von Bakterien unter Bildung von CO_2, H_2 und Milchsäure gespalten. Milchgenuss führt bei Lactasemangel zu Diarrhö, Blähungen und Tenesmen (= Darmkrämpfen). Viele Patienten mit Lactasemangel meiden unbewusst Milchprodukte und sind dann beschwerdefrei. Durch einen Lactose-Belastungstest lassen sich die Symptome provozieren.
- **Kurzdarm-Syndrom:** Malabsorption nach ausgedehnten Dünndarmresektionen. Die normale Nahrungsresorption ist nicht mehr gewährleistet: Es kommt zu Steatorrhö, Vitaminmangelzuständen und Gewichtsabnahme. Therapie: spezielle, leicht resorbierbare Kost.
- **Malabsorption als therapeutisches Prinzip:** Bei Typ-II-Diabetikern nutzt man die Malabsorption von Kohlenhydraten als therapeutisches Prinzip. Glucosidase-Inhibitoren (z. B. Acarbose) führen zu einer Kohlenhydrat-Malabsorption und einer therapeutisch erwünschten verzögerten Glucoseresorption. Dadurch gelangt aber auch Glucose in den Dickdarm und führt zu Meteorismus und Durchfällen.

23 Fettgewebe

Einteilung · Funktion · Stoffwechsel · endokrine Funktion · Adipositas

Einteilung

Es werden 2 Fettgewebstypen unterschieden:

weißes Fettgewebe
- Zellen enthalten 1 großen Fetttropfen im Zytoplasma (= univakuolär)
- wird über β_1-**Rezeptoren** aktiviert und führt zur Freisetzung von Fettsäuren und Glycerin in die Blutbahn

braunes Fettgewebe
- Zellen enthalten zahlreiche Fetttropfen (= multivakuolär) und viele Mitochondrien
- nur beim **Säugling** (und bei Tieren, v. a. Winterschläfer) vorhanden
- wird über β_3-**Rezeptoren** aktiviert und oxidiert selbst die Fettsäuren. Die dabei gebildete **Wärme** schützt Säuglinge in den ersten Lebensmonaten vor Kälte.

Funktion

des Fettgewebes im menschlichen Körper:
- **Energiereserve:** Depotfett; Fette werden wasserfrei in Form energiereicher Triacylglycerine (s. Kap. 7.3) gespeichert.
- **Kälteschutz:** isolierende subkutane Fettschicht; zitterfreie Wärmebildung in braunem Fettgewebe (nur beim Säugling)
- **Stützgewebe:** Baufett; füllt Lücken zwischen Organen
- **mechanische Aufgaben:** Polster, die Stöße abfedern; halten Raum frei für die Vergrößerung von Organen (z. B. Mamma)
- **Hormonbildung:** Adipöse Personen gelten oft als inaktiv und träge. Fettzellen sind im Gegensatz dazu aber sehr stoffwechselaktiv und bilden zahlreiche Hormone wie Leptin und Östrogene und Transmittersubstanzen wie Zytokine.

Stoffwechsel

Das in Adipozyten gespeicherte Fett besteht hauptsächlich aus Triacylglycerinen (Glycerin verestert mit 3 Fettsäuren), die ständig ab- (Lipolyse) und aufgebaut (Lipogenese) werden. Lipolyse und Lipogenese werden über die Ernährung und zahlreiche Hormone gesteuert.

Lipogenese

Für die Triacylglycerin-Synthese (s. Kap. 13.2.2) benötigt eine Fettzelle:
- Glycerin in Form von α-**Glycerophosphat:**
  stammt aus aufgenommener **Glucose**, die in der Glykolyse über Dihydroxyaceton-Phosphat (DHAP) zu α-Glycerophosphat abgebaut wird (s. Abb. 23.1).
- Fettsäuren in Form von **Acyl-CoA:**
  – aus der verdauten **Nahrung:** Fettsäuren werden in **Chylomikronen** verpackt. Die Lipoproteinlipase (LPL) der Fettzellen spaltet die Fettsäuren heraus und wandelt Chylomikronen in sog. „remnants" um.
  – aus der **Leber:** Fettsäuren werden in **VLDL** (= very low density lipoproteins) verpackt. Die Lipoproteinlipase (LPL) der Fettzellen spaltet die Fettsäuren heraus und wandelt VLDL in LDL (low density lipoproteins) um.

– aus aufgenommener **Glucose**, die in der Glykolyse über Pyruvat zu **Acetyl-CoA** abgebaut wird. Aus Acetyl-CoA-Einheiten werden Acyl-CoA zusammengesetzt. Dieser Vorgang spielt bei der heutigen fettreichen Ernährung eine untergeordnete Rolle.

Lipolyse

Die Triacylglycerine werden durch schrittweise enzymatische Abspaltung von Fettsäuren abgebaut:
- **Triacylglycerin-Lipase:** Triacylglycerine → Diacylglycerine + FS
- **Diacylglycerin-Lipase:** Diacylglycerine → Monoacylglycerine + FS
- **Monoacylglycerin-Lipase:** Monoacylglycerine → Glycerin + FS

Die freigesetzten Fettsäuren und Glycerin werden größtenteils in die Blutbahn abgegeben.

Regulation

- Da die Aktivität der Triacylglycerin-Lipase hormonell reguliert wird, heißt sie auch **hormonsensitive Lipase**. Sie kommt in zwei Formen vor:
  - inaktive, dephosphorylierte Form
  - **aktive, phosphorylierte Form**
- lipolytisch wirksame Hormone aktivieren eine **Adenylatcyclase** → intrazellulärer cAMP-Spiegel ↑
- cAMP ist ein Second messenger, der die **Proteinkinase A** aktiviert.
- **Proteinkinase A** phosphoryliert die Triacylglyerin-Lipase und begünstigt dadurch die Lipolyse.
- Das antilipolytisch wirksame **Insulin** hemmt die Adenylatcyclase und aktiviert eine **Phosphodiesterase**, die cAMP zu AMP abbaut.
- Außerdem induziert Insulin die **Lipoprotein-Lipase (LPL),** die Fettsäuren aus Chylomikronen und VLDL herausspaltet. Damit werden Fettsäuren für die Lipogenese bereitgestellt.
- Insulin stimuliert den Einbau des **Glucose-Transporters 4** (GLUT4) in die Zellmembran (s. Abb. 23.1). Dadurch wird der Glucosetransport in die Zelle beschleunigt, und der Blutzuckerspiegel sinkt.

Lipolyse-steigernde Hormone	Lipolyse-hemmende Hormone
Catecholamine: Adrenalin, Noradrenalin	**Insulin**
Glucagon	
ACTH, Corticosteroide	
MSH (Melanozyten-stimulierendes Hormon)	
TSH (Thyroidea-stimulierendes Hormon)	
STH (Wachstumshormon)	
ADH (Antidiuretisches Hormon)	

Tab. 23.1: Lipolyse-steigernde und Lipolyse-hemmende Hormone. Die fett gedruckten Hormone haben den größten Einfluss.

23 Fettgewebe

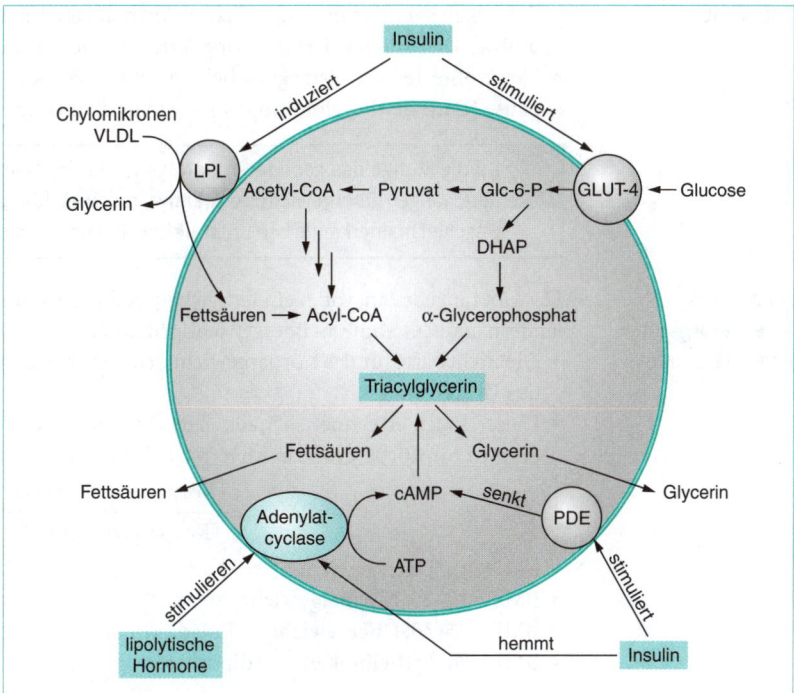

Abb. 23.1: Hormonelle Regulation und biochemischer Mechanismus der Lipogenese und Lipolyse in Fettzellen [5]

 Patienten mit **Diabetes mellitus Typ II** haben eine **Insulinresistenz**. Trotz oft hoher Insulin-Konzentrationen ist der Blutzuckerspiegel erhöht. Die Insulinrezeptoren der Leber- und Muskelzellen sind gegen das Hormon resistent geworden. **Adipositas** und **körperliche Inaktivität** können zur Insulinresistenz führen. Insulin wirkt antilipolytisch, hemmt den Fettabbau und verzögert somit eine Gewichtsreduktion. Durch körperliche Aktivität und Gewichtsreduktion lässt sich ein Typ-II-Diabetes mellitus in vielen Fällen lindern oder ganz zur Remission bringen.

endokrine Funktionen

Leptin
- griech. leptos = schlank
- ausschließlich von den Fettzellen (= Adipozyten) gebildetes **Hormon** (Protein aus 146 AS)
- Leptinkonzentration im Blut korreliert mit der vorhandenen Menge an Fettgewebe
- Über Rezeptoren im **Hypothalamus** soll es im Sinne eines negativen Feedbacks den Appetit drosseln und eine gewichtsreduzierende Wirkung haben. Da alle adipösen Menschen erhöhte Leptin-Spiegel aufweisen, vermutet man bei Ihnen eine **Leptinresistenz** (ähnlich der Insulinresistenz bei Adipösen): Trotz erhöhter Hormonspiegel wird das Signal nicht mehr weitergeleitet.

23 Fettgewebe

Östrogene
- Fettgewebe verfügt über das Enzym **Aromatase**, das Androgene in Östrogene umwandelt (aromatisiert den Ring A des Steroid-Grundgerüsts, s. Abb. 18.4).
- Der größte Teil der **Östrogene** beim Mann sowie bei der Frau nach der Menopause (Ende der Regelblutung) stammt aus dem Fettgewebe.

 Da die Menge des gebildeten Östrogens mit der Menge an Fettgewebe korreliert, neigen **übergewichtige Männer** zur Ausbildung sekundärer weiblicher Geschlechtsmerkmale wie Brustbildung (= Gynäkomastie) u.a.

Adipositas = Fettleibigkeit
Body-mass-Index

Das Überangebot an, vor allem fettreichen, Nahrungsmitteln löst in den Industrieländern eine Zunahme an übergewichtigen und adipösen Personen aus.
- Die Richtwerte für das Körpergewicht orientieren sich heute am **body-mass-index (BMI)**.
- Dieser Index errechnet sich aus dem Quotienten von Körpergewicht in Kilogramm zur Körpergröße in Metern zum Quadrat:

$$BMI = \frac{(Körpergewicht\ [kg])}{(Körpergröße\ [m])^2}$$

- BMI < 19: **Untergewicht**
- BMI = 19–25: **Normalgewicht**
- BMI = 25–30: **Übergewicht** (= Präadipositas)
- BMI > 30: **Fettleibigkeit** (= Adipositas)

 Rauchen, Alkoholabusus und Adipositas sind die 3 wichtigsten und häufigsten vermeidbaren Ursachen für zahllose Erkrankungen (**Morbidität**) und Todesfälle (**Mortalität**)!

24 Niere

Funktion · Regulation · Beeinflussung · Energiestoffwechsel · endokrine Funktion · Harnbestandteile · Regulation des Säure-Base-Haushaltes

Funktion
Die paarig angelegten Nieren produzieren den Primärharn, ein Ultrafiltrat des Blutes. Dieser wird im Tubulussystem durch Rückresorption, Sekretion und Konzentrierung stark verändert und als Urin ausgeschieden.

Regulation
- der **Zusammensetzung** und des **Volumens** der **extrazellulären Flüssigkeit**
- des **Blutdrucks**
- des **Elektrolyt-Haushaltes**
- des **Säure-Basen-Haushaltes**

Beeinflussung
- der **Erythropoese**
- des **Blutzuckerspiegels**
- der Bildung von **Vitamin D**

Energiestoffwechsel
Die Niere (proximaler Tubulus) ist neben der Leber das einzige Organ, das effektiv an der **Glucose-Neusynthese** (Regulation des **Blutzuckerspiegels**) beteiligt ist. Im Gegensatz zur Leber erfolgt die Gluconeogenese vor allem aus der Aminosäure **Glutamin** (Glutamin → Glutamat → α-Ketoglutarat (Citratzyklus) → Oxalacetat →…→ Glucose; s. Kap. 13.1).

Nierenmark und die roten Blutkörperchen verfügen nicht über die enzymatische Ausstattung zur Oxidation von Fettsäuren. Sie sind auf Glucose angewiesen und gewinnen **Energie durch anaerobe Glykolyse** (wie das Nervengewebe).

Nierenrinde kann ihren Energiebedarf durch Abbau von Fettsäuren und Ketonkörpern decken

Endokrine Funktionen
- **Erythropoetin (EPO):** wird in der Nierenrinde gebildet und stimuliert die Erythropoese im Knochenmark (s. Kap. 20.1)
- **1,25-Dihydroxy-Cholecalciferol (Vitamin D):** In der Niere wird am C_1-Atom eine OH-Gruppe eingefügt (s. Kap. 9.1.1 und 18.1.6)
- **Renin-Angiotensin-Aldosteron-System (RAAS):** Das in der Niere gebildete Enzym **Renin** wandelt Angiotensinogen in Angiotensin I um. Aus Angiotensin I bildet das Angiotensin-Converting-Enzym (ACE) Angiotensin II (s. Kap. 18.1.5).

Harnbestandteile
Da der Harn ein Ultrafiltrat des Blutes darstellt, das in den Glomeruli der Nieren gebildet wird, enthält dieser auch die meisten Substanzen des Blutes bis zu einer gewissen Größe.
Allerdings verändert sich diese Zusammensetzung, da viele Substanzen im Tubulussystem rückresorbiert (z. B. Glucose, Aminosäuren, Proteine, Ionen, Basen) und andere Stoffe (z. B. Harnstoff, Säuren, Ionen) sezerniert werden.

normaler Urin
- enthält keine Glucose, kaum Proteine (< 150 mg/24h) und praktisch keine roten Blutkörperchen

24 Niere

- erhöhte Konzentrationen dieser Substanzen im Urin weisen meistens auf einen pathologischen Prozess hin:

Pathologica

- **Glucosurie:** Glucose erscheint ab einer Blutglucose-Konzentration über 180 mg/dl (z. B. **Diabetes mellitus**) im Urin, da die Kapazität der tubulären Rückresorption überschritten wird. Auch andere Zucker können im Urin auftreten (z. B. Fructose bei hereditärer Fructose-Intoleranz).
- **Proteinurie:** bei entzündlichen oder degenerativen Nierenerkrankungen, bei denen die **Glomeruli geschädigt** sind → es werden vermehrt Eiweiße filtriert. Ausnahme: physiologisch bis zu einer bestimmten Grenze (< 0,3 g/l in 24 Stunden) in der **Schwangerschaft**
- **Hämaturie:** Es wird zwischen einer Mikro- (nur unter dem Mikroskop sichtbar) und einer Makro-Hämaturie (rötliche Verfärbung mit bloßem Auge erkennbar) unterschieden. Häufige Ursachen sind **Blutungen** aus einem fortgeschrittenen Tumor der ableitenden Harnwege (Harnleiter, Harnblase, Harnröhre) und Steinleiden.

Da die Ausscheidung vieler Harnbestandteile stark von der Nahrungsaufnahme und Art der Nahrung abhängig ist, ist es sinnvoll, bestimmte Untersuchungen im **24-Stunden-Sammelurin** durchzuführen. Dazu wird der Urin über 24 Stunden in einem Urinbehälter gesammelt und anschließend auf bestimmte Substanzen analysiert.

Harnsteine

= Harnkonkremente
Ursachen für eine **Steinbildung** in den ableitenden Harnwegen:

- **unzureichende Flüssigkeitszufuhr** (→ Harnsteine in tropischen Ländern viel häufiger als in Deutschland)
- **Stoffwechselstörung**, bei der vermehrt steinbildende (= lithogene) Substanzen ausgeschieden werden
- **Infektionen** des Harntraktes
- **Harnstau** durch ein Abflusshindernis (Prostatahyperplasie, Tumor)

Harnsteinarten	Häufigkeit	Ursachen
Calciumphosphat, Calciumoxalat	ca. 80%	**prim. Hyperparathyreoidismus** → Calcium (Hypercalcurie) und Phosphat (Hyperphosphaturie) im Urin erhöht, Hyperoxalurie
Urat (Anion der Harnsäure)	ca. 15%	**Hyperuricosurie** (z. B. bei Gicht, purinreicher Ernährung, erhöhtem Zellzerfall, z. B. Tumor(therapie))
Struvit (= Magnesium-Ammonium-Phosphat)	< 5%	**Harnwegs-Infektionen** mit ureasebildenden Bakterien (spalten Harnstoff in $2NH_3 + CO_2$)
Seltene: **Cystin** u. a.	< 2%	**Cystinurie** u. a.

Tab. 24.1: Häufigkeit und Ursachen der wichtigsten Harnsteinarten (bei Calciumoxalat-Steinen wird zwischen Monohydrat (= Whewellit-Stein) und Dihydrat (= Weddellit-Stein) unterschieden)

24 Niere

Regulation des Säure-Base-Haushalts

Der Säure-Base-Haushalt wird durch 2 Mechanismen reguliert:

Ausscheidung
von **Säuren** und **Basen** in der Niere
Die Niere eliminiert Säuren (H^+) durch Ausscheidung von:
- **Ammonium-Ionen** (NH_4^+)   (ca. 55%)
- **Protonen als titrierbare Säuren**   (ca. 45%)
- **freie Protonen** (H^+)   (< 1%)

Abatmung
von **Kohlendioxid** über die Lunge

Ammoniakbildung
- **Ammoniak** (NH_3) ist ein ungeladenes Molekül, das ungehindert in das Tubuluslumen diffundieren kann.
- In der Niere wird Ammoniak aus **Glutamin** (Glutaminaminase I) und **Glutamat** (Glutamat-Dehydrogenase) gebildet (s. Abb. 24.1). Das dabei entstehende α-Ketoglutarat wird zur Gluconeogenese genutzt (s.o.).
- In der **Gluconeogenese** entsteht aus 2 Molekülen α-**Ketoglutarat** ein Molekül Glucose (s. Kap. 13.1). Dabei werden 2 H^+-Ionen aufgenommen und 2 Moleküle CO_2 abgespalten.
- Kohlendioxid (CO_2) verbindet sich mit Wasser, katalysiert durch die **Carboanhydrase** (**CA**; Cofaktor: Zn^{2+}) zu Kohlensäure (H_2CO_3), die wiederum sofort in Bicarbonat (HCO_3^-) und 1 Proton (H^+) zerfällt (s. Abb. 24.2).
- Das gebildete Bicarbonat wird im Symport mit Na^+ an die Blutbahn abgegeben.

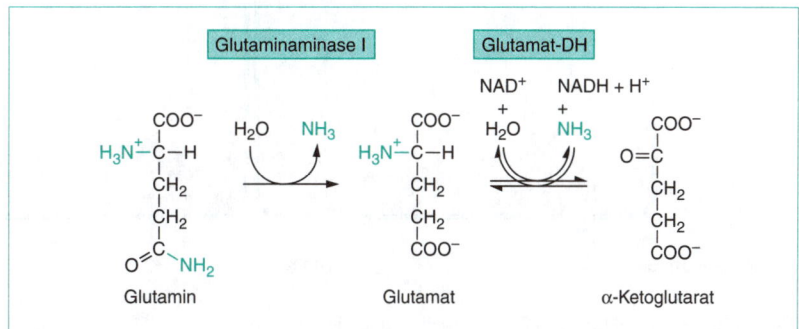

Abb. 24.1: Bildung von Ammoniak in der Niere

Ammonium-Ionen
Da Ammoniak eine schwache Base ist, kann es ein Proton ($NH_3 + H^+ \rightarrow NH_4^+$) aufnehmen. Das geladene **Ammonium-Ion** (NH_4^+) kann wegen der positiven Ladung nicht mehr zurückdiffundieren und wird mit dem Urin ausgeschieden (s. Abb. 24.2).
Da die Aktivität der Glutaminaminase I und der Glutamat-Dehydrogenase im sauren Milieu steigt, führt ein vermehrter Anfall von H^+ zu einer gesteigerten Bildung von Ammoniak. Dies führt zu einer raschen Elimination von Ammonium-Ionen (NH_4^+), wobei gleichzeitig vermehrt Bicarbonat (HCO_3^-) bereitgestellt wird.

titrierbare Säuren
- Als **titrierbare Säuren** ausgeschiedene Protonen sind im Tubuluslumen an **Puffer** gebunden und ermöglichen eine relativ pH-neutrale Elimination von Säuren.

- Der wichtigste Puffer ist **Phosphat**. Bei einem pH von 7,4 liegt es als **HPO$_4^{2-}$** vor. Mit sinkendem pH-Wert wird es durch H$^+$-Aufnahme in **H$_2$PO$_4^-$** überführt (s. Abb. 24.2).
- Zu den weniger bedeutsamen Puffern zählen **Citrat** und **Urat** (Anion der Harnsäure).

> Die ausgeschiedene Säuremenge der Niere lässt sich erst durch eine Titration des Urins mit einer Base (z. B. NaOH) bis zum physiologischen pH-Wert (pH = 7,4) feststellen.

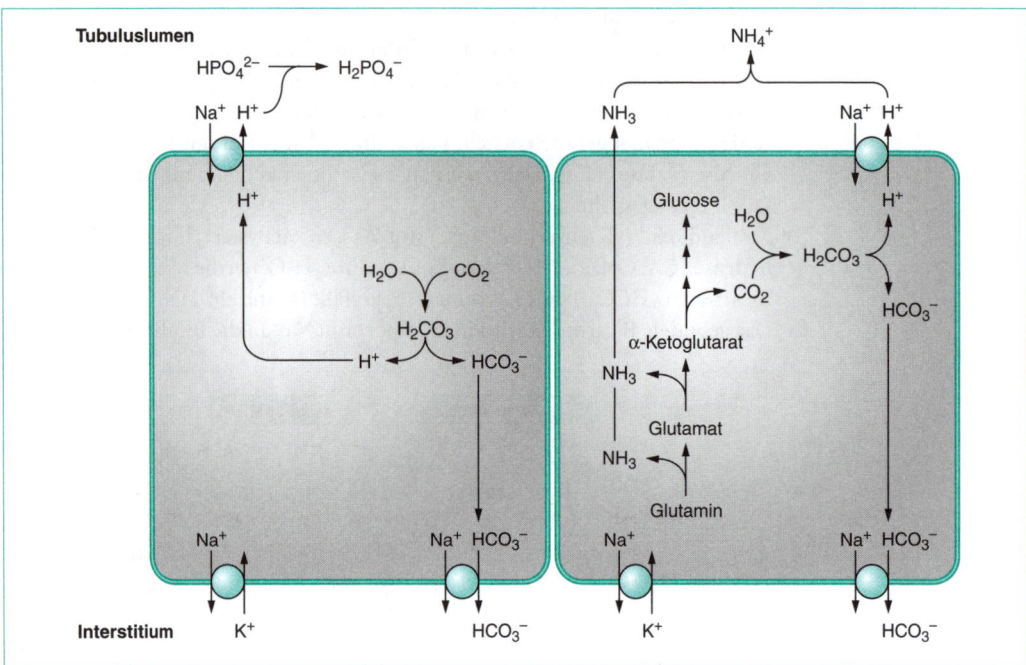

Abb. 24.2: Ausscheidung von Protonen (H$^+$) durch die Niere [6]

> Ist die Säureausscheidung durch die Nieren gestört, kommt es zu einer nierenbedingten Übersäuerung des Körpers, einer sog. **Retentionsazidose** (pH < 7,36). Die Retentionsazidose stellt eine Unterform der metabolischen, also stoffwechselbedingten Azidosen dar. Zur **Kompensation** und Normalisierung des Blut-pH-Wertes wird die Atmung gesteigert (**Hyperventilation**) und vermehrt Kohlendioxid abgeatmet. Normalisiert sich der pH-Wert wieder (pH = 7,40), spricht man von einer **respiratorisch kompensierten metabolischen Azidose**.

25 Muskulatur

Aufbau · Muskelfaserstruktur · Energiestoffwechsel · Muskelkontraktion · Pathobiochemie

Aufbau

Aufgrund morphologischer und funktioneller Kriterien lassen sich beim Menschen 3 Formen von Muskelgewebe unterscheiden:
- **quer gestreifte Skelettmuskulatur**   (willkürlich innerviert)
- **quer gestreifte Herzmuskulatur**   (unwillkürlich innerviert)
- **glatte Muskulatur**   (unwillkürlich innerviert)

quer gestreifte Skelettmuskulatur

- **weiße, schnelle (phasische) Muskelfasern:**
  - schnelle Kontraktionen (→ schnelle Bewegungen), rasche Ermüdung
  - hohe ATPase-Aktivität
  - **hoher Glykogengehalt**, wenige Mitochondrien, geringe Kapillarversorgung, wenig Myoglobin
  - Energiegewinn: v. a. **anaerobe Glykolyse**
  - Lokalisation: v. a. Muskulatur der Extremitäten
- **rote, langsame (tonische) Muskelfasern:**
  - langsame Kontraktionen (→ Haltearbeit), langsame Ermüdung
  - niedrige ATPase-Aktivität
  - geringer Glykogengehalt, **viele Mitochondrien**, gute Kapillarversorgung, viel Myoglobin
  - Energiegewinn: v. a. **aerobe Glykolyse**
  - Lokalisation: v. a. Muskelgruppen am Rumpf, die Haltearbeit leisten

Struktur der Muskelfasern

Eine **Muskelfaser** besteht aus vielen, parallel zur Längsachse verlaufenden **Myofibrillen,** die sich wiederum aus 2 **Myofilamenttypen** zusammensetzen:
- **Actinfilamente** (dünne Filamente)
- **Myosinfilamente** (dicke Filamente)

Die besondere Anordnung dieser beiden kontraktilen Proteine führt zu der typischen Querstreifung des Skelett- und Herzmuskels (s. Abb. 25.1).

Actinfilament

zusammengesetzt aus 3 Proteinen

- Actin
  - 2 zur Doppelhelix verdrillte **F-Actin-Ketten**, die sich aus einzelnen kugelförmigen Proteinen (**G-Actin**) zusammensetzen.
  - enthält Bindungsstellen für Myosin, Tropomyosin, Troponin
- Tropomyosin
  - Polypeptidkette (284 Aminosäuren), die sich dem Actin in den Windungen anlagert
  - bedeckt im Ruhezustand die Myosinbindungsstellen des Actins und verhindert die Anlagerung von Myosin an Actin

– Troponin	• besteht aus den 3 kugelförmigen Untereinheiten T, I und C • **Troponin T** (für Tropomyosin): verbindet Troponin mit Tropomyosin • **Troponin I** (für Inhibition): hemmt die Actin-Myosin-Wechselwirkung • **Troponin C** (für Calcium): Bindungsstelle für Ca^{2+}-Ionen
Myosinfilament	Die wesentlich größeren Myosinfilamente bestehen aus vielen Polypeptidketten, den sog. Myosinmolekülen. Myosinmoleküle setzen sich aus dem leichten und schweren Meromyosin zusammen:
– leichtes Meromyosin (light chain)	• **Myosinschaft** • Viele zusammengelagerte Myosinschäfte bilden das eigentliche Filament.
– schweres Meromyosin (heavy chain):	• **Myosinkopf** • hat Bindungsstellen für Actin und ATP (im ruhenden Muskel ist immer ein ATP am Myosinkopf gebunden) • besitzt ATPase-Aktivität • verbindet Myosin- und Actinfilamente und ermöglicht die **Muskelkontraktion** durch „Abkippen" des Köpfchens

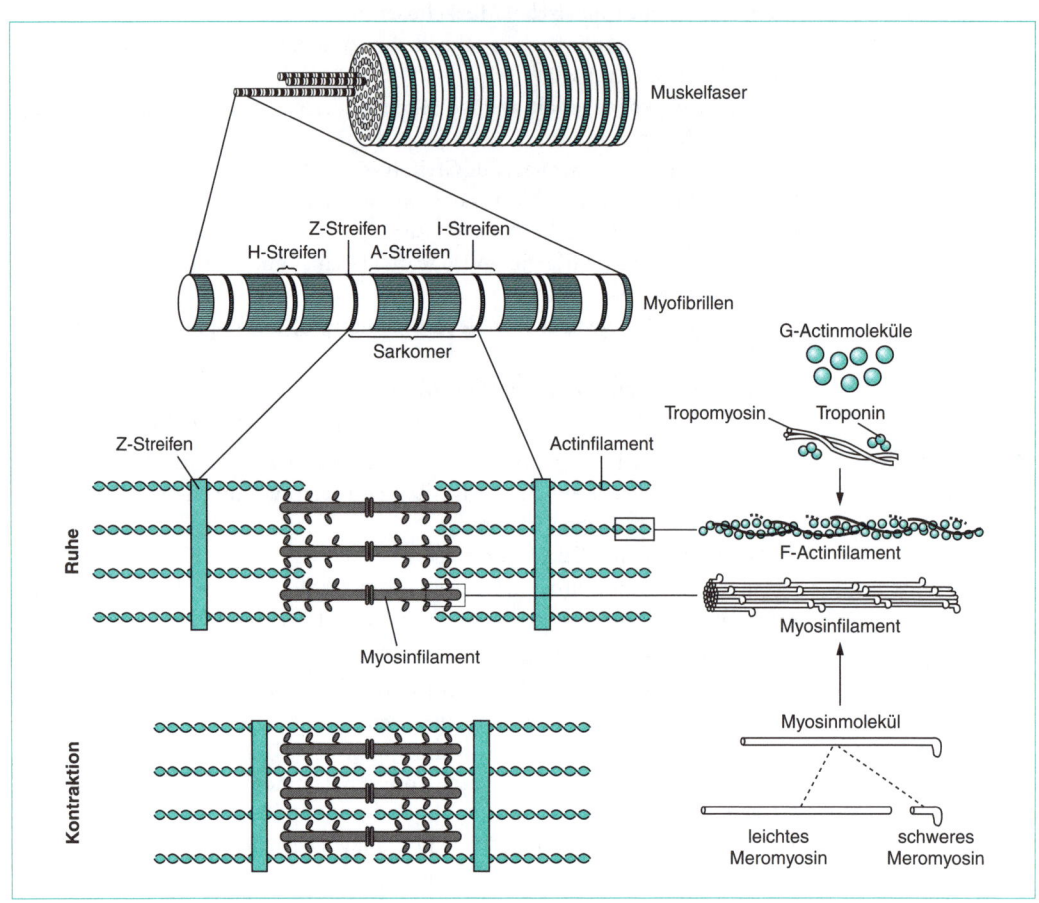

Abb. 25.1: Histologischer und molekularer Bau von Muskelfasern [2]

Sarkomer	- **kleinste funktionelle Einheit** einer Muskelzelle
- histologisch: Bereich zwischen 2 **Z-Streifen**, der aus 2 I-Streifenhälften und dem dazwischen liegenden A-Streifen besteht (s. Abb. 25.1).
- **A-Streifen** (**A** = **anisotrop** = Doppelbrechung polarisierten Lichts) kann noch in eine H-Bande und M-Linie unterteilt werden.
longitudinales System	- = **sarkoplasmatisches Retikulum** = hochspezialisiertes endoplasmatisches Retikulum des Herz- und Skelettmuskels
- Da es **längs** zur Muskelfaserrichtung verläuft, heißt es auch **longitudinales System**.
- Es speichert **Ca^{2+}-Ionen**, die bei Erregung durch ein eintreffendes Aktionspotential freigesetzt werden und die Muskelkontraktion auslösen.
transversales System	- = **T-Tubuli** = Einstülpungen der Zellmembran, die **quer** zur Muskelfaserrichtung verlaufen
- dient allein der **Erregungsausbreitung** eines Aktionpotentials und damit der **einheitlichen Kontraktion der gesamten Skelettmuskelfaser**.
Triade	- **Kontaktstelle** beider Systeme: Ein T-Tubulus wird immer von 2 Zysternen des longitudinalen Systems umfasst.
- Von den Triaden aus wird der elektrische Impuls in Form eines **Ca^{2+}-Ausstroms** aus dem sarkoplasmatischen Retikulum weitergeleitet und führt zu einer gleichmäßigen Ca^{2+}-Freisetzung.
Energie-stoffwechsel	Der Energieverbrauch arbeitender Muskeln ist beträchtlich. Daher verfügt die Muskulatur über eine Reihe spezieller Energiequellen, die nach Bedarf zur **ATP-Erzeugung** eingesetzt werden.
- Für die ersten Sekunden einer körperlichen Aktivität gewinnt der Muskel die erforderliche Energie aus vorhandenem **Adenosintriphosphat (ATP)**.
- Ist dieser Vorrat verbraucht, dient **Creatinphosphat** für etwa 25 Sekunden als Hauptenergielieferant. Dabei phosphoryliert die Creatinkinase (CK) ADP, was zur schnellen Resynthese von ATP führt.

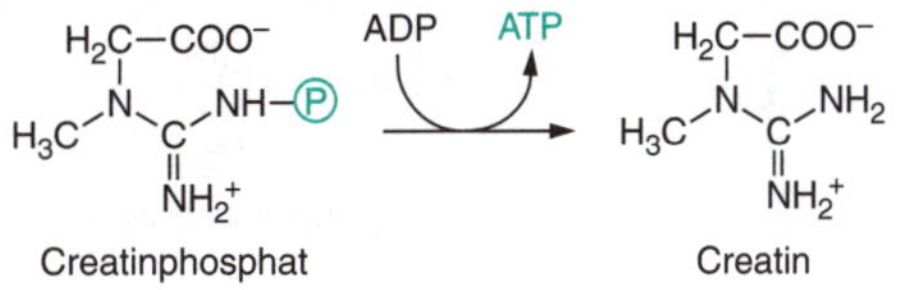

Abb. 25.2: Bildung von ATP aus Creatinphosphat (Creatinkinase)

- Etwa 30 Sekunden nach Arbeitsbeginn wird die Energie durch **anaerobe Glykolyse** bereitgestellt. Gleichzeitig steigt die Muskeldurchblutung durch vasodilatatorisch wirksame Substanzen ($pCO_2\uparrow$, $H^+\uparrow$).
- Nach etwa 2 Minuten hat die Durchblutung ihr Maximum erreicht und der Muskel gewinnt die Energie vor allem durch **aerobe Glykolyse**.

25 Muskulatur

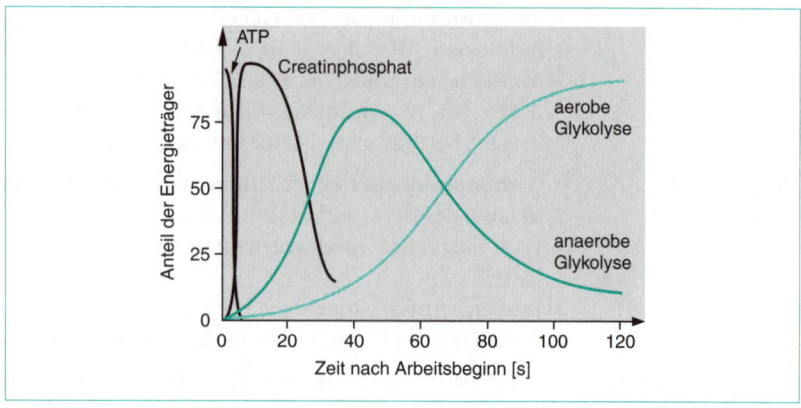

Abb. 25.3: Energiegewinnung der Muskulatur nach Arbeitsbeginn in Abhängigkeit von der Zeit [6]

> **Creatin** (synthetisiert aus den Aminosäuren Glycin und Arginin (s. Kap. 21.1)) wird in der Erholungsphase unter ATP-Verbrauch wieder zu Creatinphosphat phosphoryliert und steht für die nächsten Muskelkontraktionen zur Verfügung.
> Ein Teil des Creatinphosphats wird spontan (nicht enzymatisch) unter Abspaltung eines anorganischen Phosphats zum ringförmigen **Creatinin** abgebaut. Creatinin wird in den Nieren glomerulär filtriert und im Urin ausgeschieden. Die Menge an gebildetem Creatinin hängt nur von der **Muskelmasse** ab. Erhöhte Creatinin-Blutspiegel bei normaler Muskelfunktion und Muskelmasse weisen auf **Nierenfunktionsstörungen** hin.

Abb. 25.4: Bildung von Creatinin

- **Glucose** und **Muskelglykogen** sind bei länger andauernden Arbeitsleistungen die wichtigsten Substrate für die aerobe Glykolyse.
- Beide Substanzen werden in der Glykolyse über Pyruvat zu Acetyl-CoA abgebaut, welches im **Citratzyklus** und der **Atmungskette** zu H_2O und CO_2 oxidiert wird (s. Kap. 12).

Myoglobin

- Damit das Muskelgewebe den notwendigen Sauerstoff erhält, verfügt es über ein besonderes Transportprotein für Sauerstoff, das **Myoglobin**.
- Myoglobin ist wie Hämoglobin ein Hämprotein, das aber im Vergleich zu Hämoglobin nur aus **einer Peptidkette** besteht und eine wesentlich höhere Affinität zu Sauerstoff aufweist (s. Kap. 20.1.3).

25 Muskulatur

Ausdauersport, Hungerzustand

Im **Hungerzustand** und besonders bei **Ausdauerleistungen** wird der Energiebedarf der Muskulatur zusätzlich durch **Fettsäuren** und **Ketonkörper** gedeckt: Beide Substanzen werden in Muskelzellen zu **Acetyl-CoA**-Einheiten abgebaut, die im Citratzyklus und der Atmungskette schnell oxidiert werden.

Glucose-Fettsäure-Zyklus

Stoffwechselschritte, die es besonders der Skelettmuskulatur erlauben, auch im Hungerzustand und bei Glucosemangel ausreichend Leistung zu erbringen. Die Glykolyse in den Muskelzellen wird durch Oxidation von Fettsäuren gehemmt. Dies geschieht durch folgende Stoffwechselschritte:
- Eine gesteigerte Oxidation von Fettsäuren und Ketonkörpern führt zu erhöhten Konzentrationen von **Acetyl-CoA** und **Citrat.**
  – Acetyl-CoA = Inhibitor der **Pyruvat-Dehydrogenase**
  – Citrat = Inhibitor der **Phosphofructokinase (PFK)**
- Werden diese beiden Enzyme der Glykolyse gehemmt, erhöht sich die Konzentration von **Glucose-6-Phosphat.** Dadurch wird die **Hexokinase** gehemmt und damit der gesamte Glucoseverbrauch vermindert (s. Kap. 12.1.2).

Muskeldurchblutung

- Die Muskeldurchblutung kann auf das 40fache gesteigert werden (von 30 ml/min auf etwa 1300 ml/min pro kg Muskelgewebe).
- Reicht bei **schwerer Arbeit** die gesteigerte Durchblutung zur Sauerstoffversorgung nicht aus, wird neben aerober auch anaerobe Glykolyse zur Energiegewinnung genutzt.
- In der anaeroben Glykolyse fallen große Mengen von **Milchsäure** (H^+-Abgabe → **Lactat**) an, die zur metabolischen Azidose und Ermüdung der Muskulatur führen.

 Entgegen der landläufigen Meinung ist **Muskelkater** nicht die Folge einer Milchsäureanhäufung. Muskelkater wird nach heutigem Verständnis verursacht durch **Mikrofaserrisse**, genauer gesagt durch Mikrotraumen der Sarkomere.

Muskelkontraktion

Kontraktionsauslösung · elektromechanische Kopplung · Kontraktionsmechanismus · Relaxation · Totenstarre · glatte Muskulatur

Kontraktionsauslösung

bei den 3 Muskeltypen durch unterschiedliche Mechanismen:
- **Skelettmuskulatur:** Aktionspotential eines α-Motoneurons (somatisches Nervensystem)
- **Herzmuskulatur:** Aktionspotential aus Schrittmacherzellen des Sinusknotens (kontinuierliche Ausbreitung über gap junctions = histologisch auch als Glanzstreifen bezeichnet)
- **glatte Muskulatur:** viele Möglichkeiten (Transmitter des vegetativen Nervensystems, mechanische, metabolische, hormonale Faktoren)

elektromechanische Kopplung

Umwandlung der **elektrischen** Energie (= Aktionspotential) eines Nervs in **mechanische** (Bewegungs-)Energie (= Kontraktion) eines Muskels:
- Acetylcholin wird an der **motorischen Endplatte** aus der Nervenendigung freigesetzt und löst ein Aktionspotential an der Muskelfaser aus.
- Das Aktionspotential breitet sich über das **transversale System** aus und führt an den Kontaktstellen (histologisch: Triade, s.o.) mit dem **longitudinalen System** zur Ca^{2+}-Freisetzung.

25 Muskulatur

- Die erhöhte Ca^{2+}-Konzentration führt zur **Muskelkontraktion**.
- Anschließend werden die Ca^{2+}-Ionen mittels Ca^{2+}-ATPase wieder ins sarkoplasmatische Retikulum zurückgepumpt und der Muskel relaxiert sich.

Kontraktionsmechanismus Obwohl sich die Muskeltypen in ihrer Proteinausstattung unterscheiden, ist der Mechanismus des Kontraktionsvorgangs immer der gleiche.

Gleit-Filament-Theorie (nach E. Huxley und J. Hanson): beschreibt den molekularen Mechanismus einer Muskelkontraktion, bei der die parallel angeordneten Filamente aneinander vorbeigleiten:

- Die einströmenden **Ca^{2+}-Ionen** verbinden sich mit **Troponin C**. Dadurch wird Tropomyosin verlagert und die **Myosin-Bindungsstelle** am Actin freigelegt.
- Bevor sich der Myosinkopf anlagern kann, muss er durch Spaltung des gebundenen ATPs durch die **Myosin-ATPase** aktiviert werden.
- Der aktivierte **Myosinkopf** bindet in einem Winkel von 90° an das Actinfilament, **kippt** unter Freisetzung von ADP und dem Phosphatrest um 45° ab und zieht dadurch das Actinfilament in die Sarkomermitte (→ Verkürzung des Sarkomers = Muskelverkürzung).

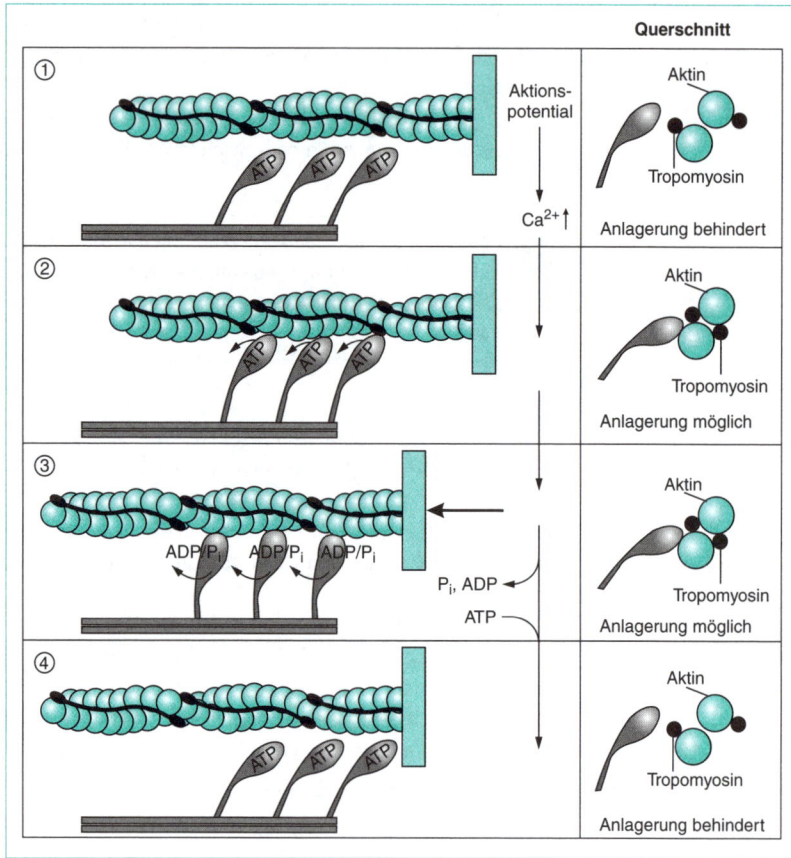

Abb. 25.5: Schematische Darstellung des Kontraktionsmechanismus [2]

25 Muskulatur

- Erst nachdem ein **neues ATP-Molekül** an den Myosinkopf gebunden hat, löst dieser sich vom Actinfilament und nimmt seine Ausgangslage wieder ein. Anschließend kann der Vorgang wiederholt werden.

Eine Muskelkontraktion entsteht durch die Summation vieler dieser Vorgänge.

Relaxation
- Treffen keine Aktionspotentiale mehr an der Muskelzelle ein, werden die freigesetzten Ca^{2+}-Ionen durch eine Ca^{2+}-ATPase ins sarkoplasmatische Retikulum zurückgepumpt.
- Damit der Muskel relaxiert, muss ATP an den Myosinkopf binden ($\rightarrow$ Weichmacherfunktion des ATPs).

Die **Totenstarre (Rigor mortis)** tritt erst einige Stunden nach dem Tod ein. Biochemisch gesehen entsteht sie erst, wenn ATP vollständig verbraucht ist. Fehlt ATP, kann Myosin nicht mehr vom Actin gelöst werden. Etwa 2–4 Tage post mortem löst sich die Totenstarre durch autolytische Prozesse (Zersetzung).

glatte Muskulatur
– Vorkommen
besonders in **Hohlorganen**, wie Uterus (= Gebärmutter), Magen-Darm-Trakt, Ureteren (= Harnleiter), Harnblase und Gefäßen

– Besonderheiten
- Die zur Kontraktion notwendigen Ca^{2+}-Ionen diffundieren vorwiegend aus dem **Extrazellularraum** ins Zellinnere der **glatten Muskulatur** (und nicht aus dem sarkoplasmatischem Retikulum).
- Dort bindet Calcium an **Calmodulin** anstelle von Troponin-C in der Skelettmuskulatur.
- Der glatten Muskulatur fehlt die Querstreifung, da **Actin- und Myosinfilamente** nicht regelmäßig angeordnet sind.
- Da die **ATP-Spaltung** durch die Myosin-ATPase um Faktor 100–1000 **langsamer** abläuft als in der Skelettmuskulatur, ist der ATP- und O_2-Verbrauch sehr gering. Glatte Muskeln können sich daher bei minimalem Energieaufwand sehr lange kontrahieren ($\rightarrow$ Gefäße!).
- Glatte Muskelzellen können zusätzlich **Kollagen, Elastin** und **Proteoglykane** bilden (s. Kap. 26).

Pathobiochemie

Wird Muskelgewebe **geschädigt** (z.B. Sauerstoffmangel), kommt es zur Freisetzung der im Muskelgewebe vorkommenden Enzyme in die Blutbahn. Analysiert man die verschiedenen **Isoenzyme** (s. Kap. 11), so kann man zwischen einer Herz- und Skelettmuskelschädigung unterscheiden. Beispiel:
- **Herzinfarkt:** Erhöhung der Isoenzyme **CK-MB**, LDH_1, LDH_2
- **Skelettmuskelerkrankung:** Erhöhung von **CK-MM**, LDH_4, LDH_5
- Die Diagnose Herzinfarkt gilt bei einem CK-MB-Anteil von > 6% an der Gesamt-CK als gesichert. Besonders in der Frühphase eines Herzinfarktes, in der das EKG noch keine pathologischen Veränderungen zeigt, ist dies von entscheidender Bedeutung!

26 Binde- und Stützgewebe

26.1 Aufbau

> Kollagene · Elastin · Proteoglykane · Glykoproteine

- bestehen aus **Bindegewebszellen** und **Extrazellularsubstanz** und verleihen den Geweben/Organen **mechanische Stabilität.**
- **Vorkommen:** Hüllgewebe (Organkapsel, Gelenkkapsel), Gerüstgewebe der Organe und Stützgewebe (Bänder, Sehnen, Knorpel und Knochen)

Aufbau

Bindegewebszellen

- differenzieren sich aus embryonalen Mesenchymzellen und bilden die Extrazellularsubstanz. Je nach Gewebe werden verschiedene Zelltypen unterschieden:
  - **Fibroblast** (Bindegewebe); Fibrozyten sind inaktiv
  - **Osteoblast** (Knochengewebe); Osteozyten sind inaktiv
  - **Chondroblast** und **Chondrozyt** (Knorpelgewebe)
  - **Adipozyt** (Fettgewebe)
  - **glatte Muskelzelle** (Gefäßwände)

Extrazellularsubstanz

= **Interzellularsubstanz** = **extrazelluläre Matrix**
besteht je nach Gewebeart zu unterschiedlichen Anteilen aus:
- den **Faserproteinen Kollagen** und **Elastin**, die dem Gewebe eine Struktur und Stabilität verleihen
- der **Grund-** oder **Kittsubstanz**, die vor allem aus **Glykosaminoglykanen** (**GAG**; alte Bez.: **Mucopolysaccharide**) besteht. Sind **GAG** an Proteine gebunden, werden sie als **Proteoglykane** bezeichnet.
- **Glykoproteinen wie Fibronektin** und **Laminin**, die Grundsubstanz und Faserproteine miteinander verbinden

Kollagene

Kollagentypen

Bisher sind 18 Kollagentypen (I–XVIII) identifiziert, die sich nach ihrer Struktur und Funktion einteilen lassen:

– **fibrilläre Kollagene**
- (I–III, u.a.)
- wichtigste Faserproteine des Menschen
- über 90% aller Körperkollagene
- Struktur: repetitive Aminosäure-Sequenz (**Glycin-X-Y**)$_n$:
  - jede 3. Aminosäure: Glycin
  - X und Y stehen für andere Aminosäuren: Häufig sind **Prolin, Hydroxyprolin** und **Hydroxylysin.**
  - Je 3 Aminosäureketten sind zu einer **Tripelhelix** verdrillt.
  - **Mikrofibrillen** entstehen durch versetzte Zusammenlagerung und Vernetzung von 5 Tripelhelices, wobei sich sehr lange Strukturen bilden können (s. Abb. 26.1).

26.1 Aufbau

- nicht-fibrilläre Kollagene
  - (IV u. a.)
  - bilden andere Strukturen (z. B. Tetramer-Gitter: Typ IV)
  - für Wechselwirkungen zwischen fibrillären Kollagenen und Matrixproteinen verantwortlich
  - in geringer Menge vorkommend

Typ	Vorkommen
I	Knochen, Faserknorpel, Haut, Lunge, Sehnen, Faszien, Organkapseln, Cornea, Sklera, Dentin
II	Hyaliner und elastischer Knorpel, Nucleus pulposus (Bandscheibe), Glaskörper
III	retikuläre Fasern: Haut, Blutgefäße, innere Organe u.v.m.
IV	Lamina densa der Basalmembran

Tab. 26.1: Vorkommen der häufigsten Kollagentypen

 Medizinstudenten sollten über diese 4 Kollagentypen Bescheid wissen.

Eigenschaften

Kollagenfasern sind:
- **unlöslich** in Wasser, schwachen Säuren und Laugen
- sehr **reißfest**
- **schwer verdaulich:** in nativer Form durch Proteasen nicht spaltbar

Synthese
- intrazellulär
  - Die Biosynthese der Kollagene findet **intra- und extrazellulär** statt.
  - (im Fibroblasten): Bildung von Polypeptidketten = α_1- und α_2-**Prokollagene**, vor allem aus den Aminosäuren Glycin, Prolin und Lysin
  - Zusammenlagerung von 3 Prokollagenen zu einer **Tripelhelix**, die durch Disulfidbrücken im C- und N-terminalen Bereich stabilisiert wird.
    - Voraussetzung für die Zusammenlagerung zur Tripelhelix: **Hydroxylierung** eines Großteils der **Prolin-** und **Lysinreste** durch Hydroxylasen (benötigen **Vitamin C**, Eisen und Sauerstoff (O_2) als Cofaktoren).
    - **Glykosylierung** (= Anheftung von **Zuckermolekülen**) einiger Hydroxylysin-Reste mit einem Disaccharid bestehend aus Galaktose und Glucose
  - Durch Sekretion gelangt die Tripelhelix in den Extrazellularraum.

- extrazellulär
  - **Peptidasen** spalten die N- und C-terminalen Peptide ab → aus Prokollagen entsteht Tropokollagen (tropo-, griech. = beweglich)
  - Die Tropokollagenmoleküle lagern sich parallel zu wasserlöslichen **Mikrofibrillen** zusammen.
  - Viele Mikrofibrillen lagern sich zu einer **Kollagenfibrille** zusammen. Die Anzahl der zu einem Bündel zusammengefassten Kollagenfibrillen bestimmt den Durchmesser der eigentlichen **Kollagenfaser**.
  - Für die **Kollagenstabilität** ist die **Quervernetzung** der Tripelhelices entscheidend.
  - eine **Lysyloxidase desaminiert** die Aminogruppe eines Lysinrestes und bildet eine Aldehydgruppe (CHO-Gruppe). Diese reagiert mit Aminogruppen von Lysinresten benachbarter Kollagene unter Bildung einer Schiff'schen Base (s. Kap. 6.1.3) und bildet **unlösliches (reifes) Kollagen**.

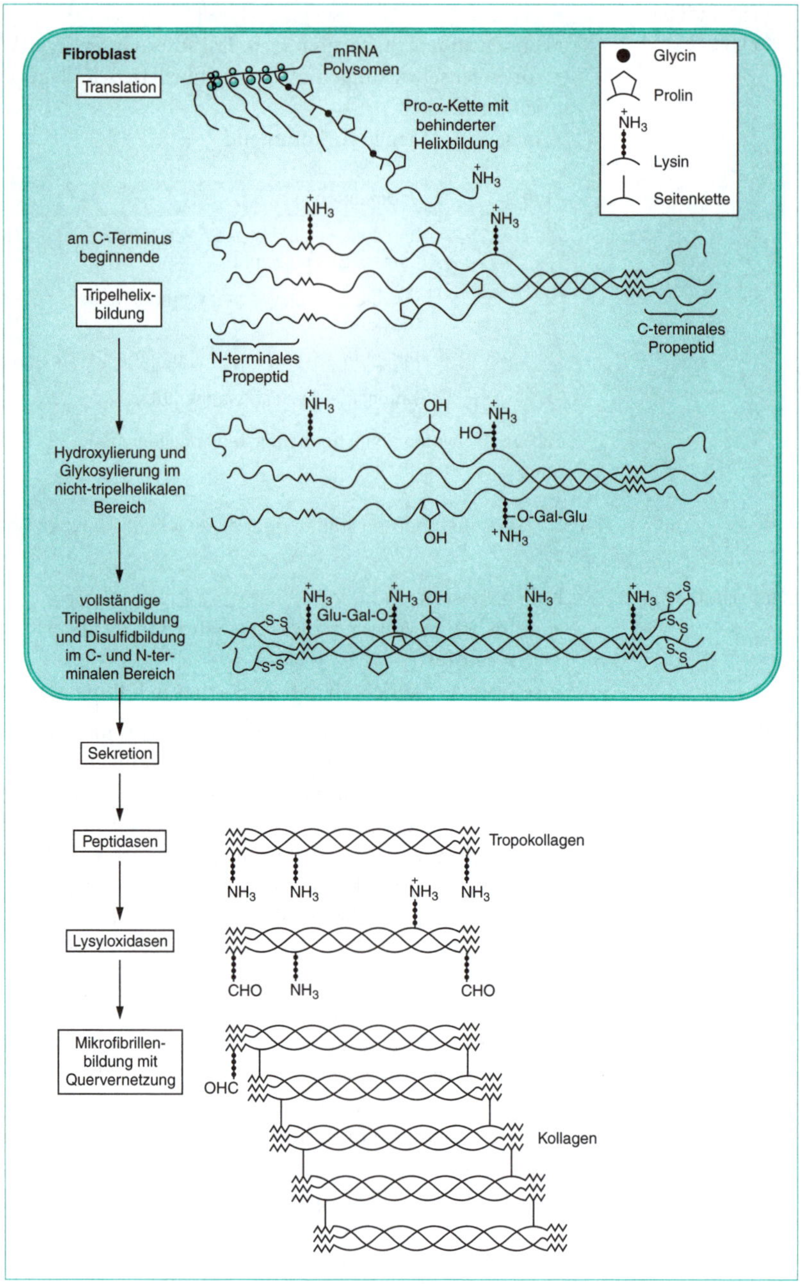

26 Binde- und Stützgewebe

Abb. 26.1: Intra- und extrazelluläre Biosynthese von Kollagenen [5]

Abbau
- durch **Kollagenasen** und andere proteolytisch wirksame Enzyme, die von verschiedenen Zellen (Fibroblasten, Endothelzellen) gebildet werden können
- Es entsteht unter anderem Hydroxyprolin, das im Urin ausgeschieden wird und früher als Maß für den Kollagenabbau verwendet wurde.

26.1 Aufbau

 Störungen der Kollagensynthese:
- **Osteogenesis imperfecta (Glasknochenkrankheit):** Genmutationen führen zu einer defekten Synthese von Kollagentyp I → erhöhte Knochenbrüchigkeit
- **Marfan-Syndrom, Ehlers-Danlos-Syndrom:** vermutlich Störung der extrazellulären Vernetzung des Kollagens
- **Mangel an Vitamin C (Skorbut):** gestörte Kollagensynthese. **Folgen:** Blutungen aus brüchigen Gefäßen, Zahnausfall, verzögerte Wundheilung (s. Kap. 9.2)

Elastin	fibrilläres Protein, das dank seiner **elastischen Eigenschaften** viele physiologische Funktionen in Geweben ermöglicht
Eigenschaften	• **unlöslich** in Wasser, Säuren und Laugen • sehr **zugelastisch** (bis auf 2,5fache Länge dehnbar) • **schwer verdaulich:** in nativer Form durch Trypsin nicht spaltbar
Vorkommen	elastische Fasern kommen in den meisten Geweben vor, insbesondere in: • **großen Arterien**, z. B. Aorta → Windkesselfunktion • **elastischem Knorpel**, z. B. Ohrmuschel, Epiglottis • **elastischen Bändern**, z. B. Stimmbänder, Ligg. flava der Wirbelsäule
Struktur	• kollagenähnliche **Aminosäurezusammensetzung** mit großen Anteilen von **Glycin** und **Prolin** • daneben viele **hydrophobe Aminosäuren** wie Alanin, Valin, Leucin und Isoleucin, die Elastin absolut wasserunlöslich machen • Zusätzlich kommen die Aminosäuren **Desmosin** und **Isodesmosin** vor, die aus Lysinresten entstehen (Enzym: Lysyloxidase).
Synthese	• Zunächst wird, wie beim Kollagen, eine lösliche Vorstufe des Elastins, das **Tropoelastin** gebildet. • Desmosin und Isodesmosin entstehen aus Lysinresten und bilden **Querbrücken** zwischen den Polypeptidketten. Dadurch polymerisiert Tropoelastin zu großen, **verzweigten** Aggregaten, dem eigentlichen Elastin.

 Im Gegensatz zum Elastin besteht das Kollagen meist aus unverzweigten Makromolekülen.

Abbau	hydrolytisch durch **Elastase** = Enzym der Bauchspeicheldrüse (s. Kap. 22.2.1)
Proteoglykane	= **Makromoleküle** mit großem Kohlenhydrat- (etwa 95%) und geringem Proteinanteil (etwa 5%), die den Raum zwischen den Faserproteinen Kollagen und Elastin ausfüllen. Sie haben eine charakteristische Struktur, bestehend aus einer Achse mit Seitenästen: • Achse: **Kernprotein** • Seitenäste: **Glykosaminoglykane**
Glykosaminoglykane	• große Zuckerverbindungen, die zum größten Teil aus sich wiederholenden **Disaccharid-Einheiten** bestehen – Ein Zucker ist dabei immer ein **Hexosamin** (z. B. Glucosamin, Galactosamin), dessen Aminogruppe auch N-acetyliert sein kann (s. Kap. 5.1.1).

26 Binde- und Stützgewebe

– Das andere Zuckermolekül enthält keine Stickstoffgruppe, liegt aber meist als **Uronsäure** (z. B. D-Glucuronsäure) vor.
• enthalten häufig **Sulfatgruppen**

Hyaluronsäure
• sehr langes Glykosaminoglykan, dessen Disaccharid-Einheiten aus **N-Acetylglucosamin** und **D-Glucuronsäure** bestehen
• In der **Grundsubstanz** sind die Proteoglykane über ihr Kernprotein mit **Hyaluronsäure** verbunden (s. Abb. 26.2).

> Die Struktur ist vergleichbar mit einem Tannenzweig: Die Hyaluronsäure entspricht dem Hauptast, das Kernprotein den Seitenästen und die Glykosaminoglykane den Nadeln.

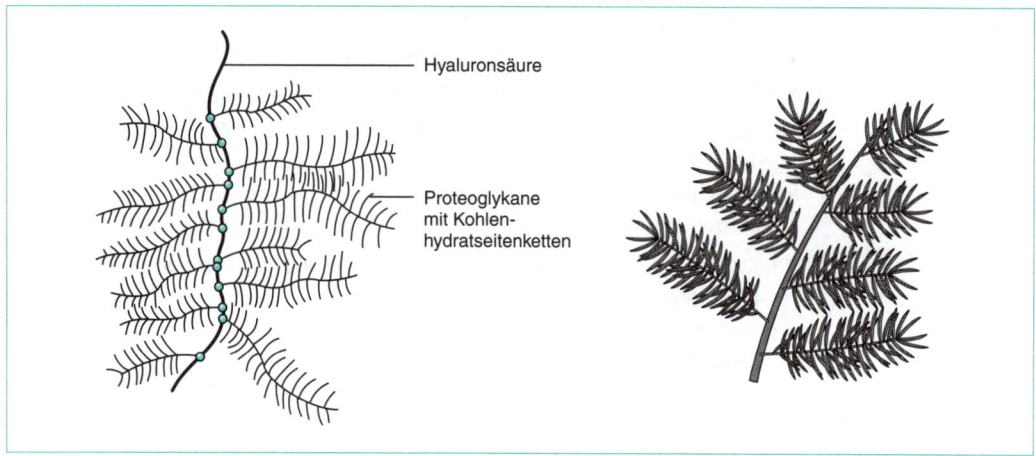

Abb. 26.2: Struktur der Proteoglykane und Hyaluronsäure in der Grundsubstanz, veranschaulicht am Beispiel eines Tannenzweigs

Synthese
• Zuerst wird die **Proteinkette** synthetisiert, anschließend werden die OH-Gruppen des Serins und Threonins glykosyliert.
• **Zuckerreste** (UDP-Monosaccharide) werden abwechselnd in Form eines Hexosamins und einer Uronsäure durch Glykosyl-Transferasen angehängt.
• Eine Sulfo-Transferase überträgt **Sulfatreste**.
• Die fertigen Proteoglykane werden sezerniert und lagern sich extrazellulär mit Hyaluronsäure zusammen.

Abbau
der Proteoglykane in **Lysosomen** durch verschiedene Hydrolasen (Sulfatidasen, Hexosaminidasen)

Eigenschaften
• füllen den Raum zwischen Knorpelzellen, lockerem Bindegewebe u. a.
• binden große Mengen an Wasser aufgrund ihres hydrophilen Charakters
• induzieren die Kalzifizierung im Knochen und die Wundheilung
• Aufgrund der hohen Zahl negativer Ladungen (Sulfatgruppe: SO_4^{2-}, Uronsäure: COO^-) binden sie besonders gut Ca^{2+}-Ionen, aber auch Na^+-, K^+- und Mg^{2+}-Ionen. Sie werden auch als **polyanionische Proteoglykane** und ihre Seitenketten als **saure** (H^+-Abgabe) **Glykosaminoglykane** (früher: saure Mucopolysaccharide) bezeichnet.

> Bei den überwiegend **autosomal-rezessiv** vererbten **Mucopolysaccharid-Speicherkrankheiten** ist der enzymatische Abbau der Mucopolysaccharide (= Glykosaminoglykane) in den Lysosomen gestört. Glykosaminoglykane werden in den Lysosomen verschiedener Organe (ZNS, Skelett, Leber, Milz, Auge u.a.) abgelagert und im Harn vermehrt ausgeschieden (→ Diagnose). Die Folgen sind unter anderem geistige Störungen, Skelettfehlbildungen und Hornhauttrübungen.

Glykoproteine = ähnliche Struktur wie Proteoglykane mit Kernprotein, aber kürzeren Seitenketten (geringerer Kohlenhydratanteil):
- Seitenketten: verschiedene **Monosaccharide** (Glucose, Galaktose, Mannose)
- besitzen keine Sulfatgruppen
- Glykoproteine werden ähnlich wie Proteoglykane synthetisiert und abgebaut.

Funktion
- verbinden Extrazellularsubstanz und Faserproteine (z.B. Kollagen) mit der Zelloberfläche
- An der Zelloberfläche bilden sie Adhäsionsrezeptoren (**Integrine**), die der Zellhaftung dienen und über die Signale in die Zelle geleitet werden.

Beispiele
- **Laminin** (Basalmembran)
- **Fibronektin** (v.a. Fibroblasten, Chondrozyten, Schwann-Zellen)

26.2 Knorpel

Knorpelarten · Grundsubstanz

Gefäß- und nervenfreies Stützgewebe, das aus verschiedenen Grundsubstanzen, Faserproteinen, zentralen Chondrozyten und randständigen Chondroblasten besteht.

Knorpelarten Es werden 3 Knorpelarten unterschieden:

	Vorkommen	Kollagentyp
elastischer Knorpel	Ohrmuschel, Epiglottis	v.a. Typ II
hyaliner Knorpel	Rippen-, Gelenk-, Nasen- und Trachealknorpel	v.a. Typ II
Faserknorpel	Symphyse, Anulus fibrosus (der Bandscheibe)	v.a. Typ I

Tab. 26.2: Vergleich der Knorpelarten

Grundsubstanz Elastischer und hyaliner Knorpel weisen verglichen mit Faserknorpel große Mengen an Grundsubstanz auf. Diese besteht aus Proteoglykanen, die vor allem folgende **Glykosaminoglykane** enthalten:
- **Hyaluronsäure**
- **Chondroitinsulfate**
- **Keratansulfat**

26.3 Knochen

> Knochenzellen · Knochenhartsubstanz

Sehr hartes Stützgewebe aus Osteozyten, Kollagenfasern und verkalkter Grundsubstanz. Im Gegensatz zum Knorpel ist Knochen gut durchblutet.

Knochenzellen

Im Knochengewebe kommen 3 verschiedene Zellformen vor:

	Abstammung	Funktion
Osteoblast	mesenchymale Stammzelle	**Knochenaufbau:** Synthese von Kollagen, Grundsubstanz und Mineralsubstanz
Osteozyt	mesenchymale Stammzelle	Ruheform des Osteoblasten (innerhalb des Knochens)
Osteoklast	monozytäre Stammzelle	**Knochenabbau** durch Freisetzung von Protonen, Kathepsin (Protease) und saurer Phosphatase

Tab. 26.3: Abstammung und Funktion der Knochenzellen

Knochenhartsubstanz

Durch Einlagerung **anorganischer Mineralsalze** in die organische Grundsubstanz erlangt der Knochen seine **Härte** und **Festigkeit**.

Mineralsubstanz

- besteht größtenteils aus **Hydroxylapatit**, einem schwer löslichen Calciumphosphat-Calciumhydroxyd-Komplex [3 $Ca_3(PO_4)_2$ * $Ca(OH)_2$]
- Daneben existieren noch weitere Mineralkomplexe wie etwa der härtere **Fluorapatit** (OH^--Ionen durch F^--Ionen ersetzt).

 Der Knochen besteht zu 60%–70% aus Apatitkristallen und stellt damit den größten **Calciumspeicher** des Körpers dar.

Hormone/Zytokine

Durch ein Zusammenspiel zwischen Osteoblasten und Osteoklasten wird der Knochen ständig auf- und abgebaut. Verschiedene **Hormone** (Parathormon, Calcitonin, Vitamin D), Steroide und **Zytokine** (IL-1) beeinflussen die Zellen und regulieren den **Blutcalciumspiegel** in einem sehr engen Bereich (s. Kap. 18.1.6).

26.4 Zähne

Jeder Zahn weist 3 mineralisierte Anteile auf, die nach dem gleichen Prinzip wie Knochen aufgebaut sind:
- **Schmelz** (Bildung durch **Adamantoblasten** = **Ameloblasten**)
  Anteil der anorganischen Apatitkristalle > 95%
- **Dentin** (Bildung durch **Odontoblasten**)
  Anteil der anorganischen Apatitkristalle ≈ 85%
- **Zement** (Bildung durch **Zementoblasten**)
  Anteil der anorganischen Apatitkristalle ≈ 70%

Damit stellt der Zahnschmelz die härteste Substanz des menschlichen Körpers dar. Die gesamte Zahnkrone ist von Zahnschmelz überzogen.

Karies an der Zahnkrone beginnt mit einer Schädigung des Schmelzes. Fast immer handelt es sich dabei um Entkalkungsvorgänge durch **milchsäurebildende Bakterien,** die Zucker in Milchsäure umwandeln. Je länger zuckerhaltige Nahrungsbestandteile in der Mundhöhle verweilen (z. B. Bonbons, gesüßter Kindertee aus Fläschchen), desto schneller schreitet die Entkalkung voran, bis zur Bildung von Löchern. Eine reduzierte Zuckerzufuhr und regelmäßige **Fluoridanwendungen** beugen der Kariesentstehung vor.

27 Nervensystem

Aufbau · Energiestoffwechsel · Blut-Hirn-Schranke · Liquor · Myelin · Erregungsleitung/-übertragung · Transmitter

Aufbau

Topographie
- **ZNS** (zentrales Nervensystem): Gehirn und Rückenmark
- **PNS** (peripheres Nervensystem): Hirn- und Rückenmarksnerven

funktioneller Aufbau
- **somatisches** (willkürliches) **Nervensystem:** Willkürmotorik, Wahrnehmung, Integration von Reizen
- **vegetatives** (autonomes) **Nervensystem:** Sympathikus, Parasympathikus, intramurale Nervensysteme (Magen-Darm-Trakt, Herz, Gefäße, Blase)

Energiestoffwechsel
- Das Nervensystem verbraucht rund 100g **Glucose** in 24 Stunden und damit deutlich mehr als die roten Blutkörperchen (Erythrozyten) und das Nierenmark.
- Glucose wird in die Nervenzellen insulinunabhängig durch **erleichterte Diffusion** mittels Carrier aufgenommen (s. Tab. 15.1).
- Bei normaler Stoffwechsellage verbraucht das Nervensystem **ausschließlich Glucose**, die vollständig zu CO_2 und H_2O oxidiert wird (respiratorischer Quotient = 1).

 Nervenzellen können Glucose nicht in Form von Glykogen speichern → sind auf eine ständige Glucosezufuhr angewiesen!
- Sinkt der **Blutglucosespiegel** kurzfristig unter 30mg/dl ab, tritt rasch Bewusstlosigkeit ein und es können Krampfanfälle auftreten.
- Bei **lang andauerndem Hungerzustand** oder anderen pathologischen Stoffwechsellagen (z.B. Diabetes mellitus) können die Nervenzellen allerdings nach etwa 3 Tagen ihren Stoffwechsel umstellen und rund ⅔ ihres Energiebedarfs durch Oxidation von **Ketonkörpern** decken.

Blut-Hirn-Schranke = **selektiv durchlässige Schranke** zwischen Blut und Gehirn, die den Stoffaustausch aktiv kontrolliert

Funktion
- Verantwortlich für die funktionierende Blut-Hirn-Schranke sind die vielen **Tight junctions** der Endothelzellen und die die Kapillaren umgebenden **Astrozyten**.
- schützt das Gehirn vor unerwünschten Substanzen und kurzfristigen Elektrolytschwankungen, die die Erregbarkeit der Neurone negativ beeinflussen könnten

Permeabilität
- Um das **Stoffwechselmilieu** des Gehirns **konstant** zu halten, können vor allem geladene Teilchen (Ionen) die Barriere nicht durchdringen. Sie können das Gehirn nur über spezielle Kanäle erreichen.

27 Nervensystem

- Kaum oder ungeladene Teilchen (Gase, Medikamente, Alkohol, Drogen) passieren unkontrolliert die Barriere, reichern sich im fettreichen Gehirngewebe an und entfalten dort ihre Wirkungen.

Schädigung	Durch Sauerstoffmangel (= Hypoxie), entzündliche Prozesse, maligne (= bösartige) Tumoren, Bakterientoxine oder Viren kann die Blut-Hirn-Schranke geschädigt und ihre **Durchlässigkeit erhöht** werden. Zunächst kommt es zu Elektrolytschwankungen. Im schlimmsten Fall bildet sich ein umschriebenes oder diffuses Hirnödem, das raumfordernd wirkt und andere Gehirnstrukturen verdrängen und einklemmen kann.
Liquor	= klare, farblose, eiweißarme, fast zellfreie Flüssigkeit in den 4 Ventrikeln des Gehirns und im Subarachnoidalraum, die als spezielles Ultrafiltrat aus dem Blut gebildet wird (s.u.)
Bildung	vor allem in den Plexus choroidei der Seitenventrikel
Resorption	in den Foveolae granulares (= Pacchioni-Granulationen an der Innenfläche des Schädeldachs)
Zusammensetzung	• Wasser • Proteine • Glucose (20–30% niedriger als Blutglucose) • Lactat • Ionen (Na^+, K^+, Cl^-) • in geringen Mengen: Cholesterin, Phosphate • Zellen (v.a. Lymphozyten und Monozyten)
Funktion	• bildet eine Art Wasserkissen, um Gehirn und Rückenmark vor Erschütterungen und Traumen zu schützen • transportiert Nährstoffe wie Sauerstoff, Glucose oder Proteine zu den Nervenzellen und entfernt Abfallprodukte wie Ammoniak und Kohlendioxid
Liquordiagnostik	• Liquorgewinnung: meist durch **Lumbalpunktion** • Liquordiagnostik: beurteilt Aussehen, Zellzahl, Zellarten, Proteine, Glucose, Lactat und Antikörper • Beispiel: **bakterielle Meningitis** (= Gehirnhautentzündung): Der Liquor erscheint trübe, enthält Granulozyten, weist erniedrigte Glucosewerte und erhöhte Lactatspiegel auf. Der Erreger kann bei eitriger Meningitis aus dem Liquor angezüchtet werden.
Myelin	= Oberbegriff für verschiedene **Lipide** wie Sphingomyelin, Kephaline und Cerebroside (s. Kap. 7), die von **Oligodendrozyten** (ZNS) oder **Schwann-Zellen** (PNS) gebildet werden
Myelinscheide	• = Markscheide, wird von den Lipiden gebildet, die die Axone von Nervenzellen umgeben → **markhaltige Nervenfasern** • ist segmentiert, wobei die Segmente (**Internodien**) in Abständen von etwa 1 mm durch Ranvier-Schnürringe unterbrochen sind • wirkt wie ein guter Isolator und erhöht den **Membranwiderstand** → der Verluststrom wird reduziert, die **Nervenleitgeschwindigkeit** (NLG) deutlich erhöht

27 Nervensystem

weiße Substanz	Gehirn- und Rückenmarksanteile, die vorwiegend aus Axonen und Myelinscheiden bestehen, erscheinen wegen ihres hohen Fettanteils hell
graue Substanz	besteht vorwiegend aus Nervenzellen und ist daher dunkler als die weiße Substanz
Schädigung	

 Die **Demyelinisierung** von Nervenscheiden führt zur Störung oder zum völligen Ausfall der Reizleitung. Die Demyelinisierung kann zahlreiche (multiple) Abschnitte des Nervensystems erfassen. Daher sind die neurologischen Symptome oft vielfältig. Häufig kommt es zu Sehstörungen, Muskellähmungen (Paresen) und Sensibilitätsstörungen. Häufige Vertreter solcher Erkrankungen sind:
- **Multiple Sklerose (MS):** Entmarkungskrankheit des ZNS bei der T-Lymphozyten Astrozyten und Myelinscheiden zerstören und Antikörper gegen Myelinbestandteile gebildet werden. Meist irreversibel
- **Guillain-Barré-Syndrom (GBS):** Demyelinisierung peripherer Nerven wahrscheinlich reaktiv (autoimmun) nach einer viralen oder bakteriellen Entzündung. Es kommt zu einer aufsteigenden Schwäche der Beine und Arme und im schlimmsten Fall zur Beeinträchtigung der Atemmuskulatur und des Schluckaktes. Meist reversibel

Erregungsleitung/ -übertragung	Unterschiedliche **Ionenkonzentrationen** innerhalb und außerhalb der Nervenzelle sind notwendig, damit Nervenimpulse innerhalb eines Nervs weitergeleitet und mittels Synapsen zum nächsten Nerv übertragen werden: • **intrazellulär:** K^+ hoch, Na^+ niedrig • **extrazellulär:** K^+ niedrig, Na^+ hoch
Na^+-K^+-ATPasen	• = ATP-abhängige Na^+-K^+-Pumpen, schleusen ständig Na^+-Ionen aus der Zelle hinaus und K^+-Ionen hinein • Das Zellinnere ist im Vergleich zum Extrazellularraum negativ geladen, da für 3 aus der Zelle transportierte Na^+-Ionen nur 2 K^+-Ionen in die Zelle hineintransportiert werden. • → In Ruhe besteht ein negatives Membranpotential (**Ruhemembranpotential**) von -60 bis -80 mV.
Aktionspotential	• wird durch einen überschwelligen Reiz, der die Zellmembran erregt, ausgelöst • Durch den Na^+-Einstrom wird die Zelle depolarisiert. Das Membranpotential wird kurzfristig positiv (Overshoot), bevor der K^+-Ausstrom die Zelle wieder repolarisiert und dadurch erneut erregbar macht. • Dauer: etwa 1 ms • breitet sich an **marklosen Nerven** kontinuierlich aus • springt bei **markhaltigen Nerven** von einem Ranvier-Schnürring zum nächsten (= saltatorische Erregungsausbreitung)
Synapse	= **Kontaktstelle** zwischen 2 Nervenzellen oder zwischen einer Nervenzelle und der Zellmembran des Erfolgsorgans, an der die Übertragung des Aktionspotentials erfolgt. Es existieren 2 Formen:
– elektrische Synapse	• direkte Übertragung des Aktionspotentials von Zelle zu Zelle (ohne Transmitter) • Beispiel: gap junctions im Herzmuskel • selten

- chemische Synapse
  - Übertragung durch chemischen Botenstoff (= **Transmitter**)
  - Beispiel: motorische Endplatte
  - häufigste Form von Synapsen im Menschen
  - Erregungsübertragung bei chemischen Synapsen
    - Ein ankommendes Aktionspotential depolarisiert das präsynaptische Nervenende und bewirkt einen **Ca^{2+}-Einstrom → Transmitterfreisetzung**
    - Die Transmitter binden an **postsynaptische Rezeptoren** und **öffnen Ionenkanäle**. Je nach Art der einströmenden Ionen wird die postsynaptische Zelle erregt (= depolarisiert; meist Na^+-Ionen) und ein Aktionspotential ausgelöst oder gehemmt (= hyperpolarisiert; meist K^+- oder Cl^--Ionen) und ein Aktionspotential verhindert.
    - Die Wirkung eines Transmitters am Rezeptor wird durch seine **Inaktivierung** beendet. Diese erfolgt durch enzymatischen **Abbau, Abtransport** (z. B. in die Blutbahn) oder **Wiederaufnahme** in die präsynaptische Nervenendigung.

 Bei der **Myasthenia gravis** werden Antikörper gegen den Acetylcholin-Rezeptor gebildet und dadurch die neuromuskuläre Übertragung gestört. Dies führt zu einer abnormen Ermüdbarkeit der Muskulatur.

Transmitter

Die gegenwärtig bekannten Transmitter lassen sich gliedern in:
- **Acetylcholin**
- **Aminosäuren** und deren **Derivate:** Glycin, Glutamat, Dopa, γ-Aminobuttersäure (GABA)
- **Monoamine:** Dopamin, Noradrenalin, Adrenalin, Serotonin
- **Neuropeptide:** Substanz P, Neuropeptid Y

Acetylcholin und Noradrenalin sind die am häufigsten vorkommenden Transmitter:

Acetylcholin
- Synthese: Acetyl-CoA + Cholin → Acetylcholin (Cholinacetylase)
- Inaktivierung: enzymatischer Abbau zu Acetat + Cholin (**Cholinesterase**) und Wiederaufnahme in die präsynaptische Zelle
- Wirkort:
  - Parasympathikus: alle prä- und postganglionären Synapsen
  - Sympathikus: alle prä- und wenige postganglionäre Synapsen (Schweißdrüsen!)
  - Motoneurone des Rückenmarks
  - motorische Endplatte
  - Neurone im Großhirn, in Basalganglien

Noradrenalin
- Synthese: Dopamin → Noradrenalin (Dopamin-Hydroxylase, s. Kap. 18.1.2)
- Inaktivierung:
  - ca. ⅔: Wiederaufnahme in präsynaptische Zelle
  - ca. ⅓: enzymatischer Abbau zu Normetanephrin durch Catechol-O-Methyltransferase (**COMT**) und weiter zu Vanillinmandelsäure durch Monoaminooxidase (**MAO**)
  - geringer Teil: Abtransport mit dem Blut
- Wirkort:
  - Sympathikus: postganglionäre Synapsen (außer Schweißdrüsen!)
  - Neurone im Hirnstamm

- **Adrenalin** wird vor allem im Nebennierenmark (NNM) gebildet und in die Blutbahn sezerniert. Dann ist es kein Neurotransmitter, sondern ein **Hormon**. Es entfaltet über adrenerge Rezeptoren (α, β) an verschiedenen Organsystemen unterschiedliche Wirkungen (wie auch in die Blutbahn sezerniertes Noradrenalin).
- Die wichtigsten **hemmenden Transmitter** sind Glycin und γ-Aminobuttersäure (GABA).

28 Auge

*„Ein Mensch erblickt das Licht der Welt –
Doch oft hat sich herausgestellt
Nach manchem trüb verbrachten Jahr,
Daß dies der einzige Lichtblick war."*

(Eugen Roth)

Photorezeptoren · Photorezeption · Vitamin-A-Mangel

Photorezeptoren

In der **Rezeptorschicht** der Retina (Netzhaut) wird zwischen 2 Zelltypen unterschieden, die Licht im sichtbaren Bereich absorbieren und in elektrische Signale (Nervenimpulse) umwandeln:

Zapfen

! **photopisches Sehen: Tageslichtsehen** mit **Farbunterscheidung** und hoher Sehschärfe

- Da die Zapfen in der Dunkelheit auf die schwachen Lichtreize nicht ansprechen, kann der Mensch nur tagsüber farbig sehen und volle Sehschärfe erreichen.
- Zapfenpigmente: 3 verschiedene Sehpigmente, deren Absorptionsmaxima im sichtbaren Licht bei rot, grün und blau liegen (**Dreifarbentheorie**)
- In der **Macula lutea** (= gelber Fleck = Fovea centralis = Ort des schärfsten Sehens) finden sich **ausschließlich Zapfen**. Die Dichte der Zapfen nimmt peripherwärts stark ab.
- ca. 6 Millionen Zapfen pro Auge

Stäbchen

! **skotopisches Sehen: Nachtsehen in Graustufen** (Schwarzweiß-Sehen) mit reduzierter Sehschärfe

- Stäbchenpigment: **Rhodopsin** (= **Sehpurpur**)
- Ringförmig um die Macula lutea höchste Anzahl an Stäbchen, die peripherwärts abnimmt
- Wird eine bestimmte Lichtintensität unterschritten, lassen sich die Sehpigmente der Zapfen nicht mehr aktivieren und das Rhodopsin übernimmt den Sehvorgang.
- ca. 120 Millionen Stäbchen pro Auge

Photorezeption

Rhodopsin

Am Beispiel der Stäbchen wird der Sehvorgang erklärt:

- besteht aus einem Proteinanteil = **Opsin** und dem **11-cis-Retinal,** der Aldehydform des Vitamin A
- 11-cis-Retinal wandelt sich durch einen Lichtquanten in **all-trans-Retinal** um und wird zum aktiven Metarhodopsin II.

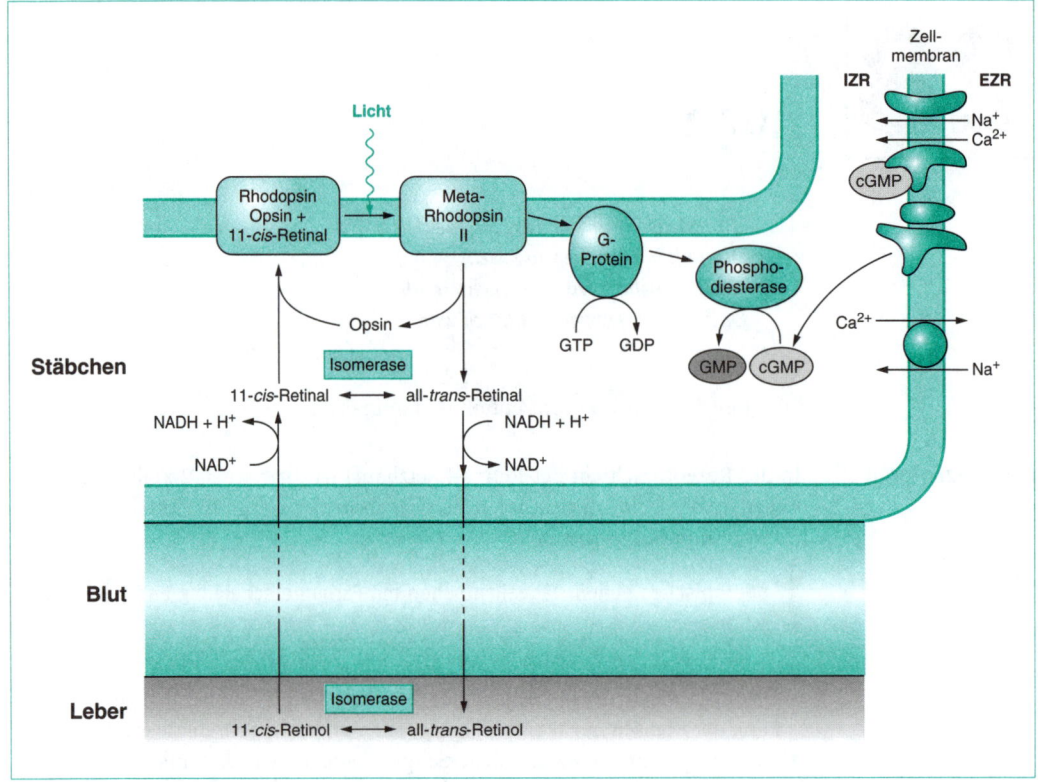

Abb. 28.1: Zyklus des Vitamin A während des Sehvorgangs und Darstellung der Reizweiterleitung in Lichtrezeptoren der Netzhaut [2, 6].

| Metarhodopsin II | • bindet an das G-Protein **Transducin**, löst den Austausch von GDP gegen GTP aus und aktiviert dadurch eine Phosphodiesterase, die cGMP zu GMP hydrolysiert → cGMP-Spiegel im Stäbchen fällt rasch ab (s. Abb. 28.1)
– **cGMP** hält die Na^+-Kanäle offen, depolarisiert die Zelle und führt zu einer Freisetzung eines inhibitorischen Transmitters.
– cGMP-Konzentrationsabfall → Verschluss der Na^+-Kanäle → **Hyperpolarisierung** des Stäbchens! Da der inhibitorische Transmitter nicht mehr freigesetzt wird, kommt es zur Erregung der postsynaptischen Neurone und Auslösung eines elektrischen Nervenimpulses, der über den N. opticus (II. Hirnnerv) an die Sehrinde (Area striata) weitergeleitet wird.
• Anschließend zerfällt das aktive Rhodopsin (= Metarhodopsin II) zu Opsin und all-trans-Retinal. |
|---|---|

Rhodopsin-regeneration	- Zur **Regeneration** des Rhodopsins wird ein Teil des all-trans-Retinals in der **Netzhaut** zu 11-cis-Retinal umgewandelt. - Der größte Anteil wird aber durch die Alkoholdehydrogenase (ADH) in all-trans-Retinol reduziert und gelangt über die Blutbahn zur **Leber.** Durch eine Isomerase wird all-trans-Retinol zu 11-cis-Retinol umgewandelt. Dieser Alkohol wird im Stäbchen der Netzhaut durch ADH wieder zu 11-cis-Retinal oxidiert, das nun wieder zur Rhodopsinbildung zur Verfügung steht. - Der **Sehprozess** läuft bei den **Zapfen** nach dem gleichen Prinzip ab, da deren Sehpigmente auch Retinal zur Lichtabsorption enthalten. Die unterschiedlichen Absorptionsspektren werden durch die verschiedenen Opsine festgelegt.
Vitamin-A-Mangel	Folgen eines Vitamin-A-Mangels (s. a. Kap. 9.2) am Auge sind:
Hemeralopie	= **Nachtblindheit:** Die Regeneration von Rhodospin nach Belichtung ist gestört und die Lichtempfindlichkeit der Stäbchen vermindert. Eine Adaptation des Auges an Dunkelheit ist erst nach längerer Zeit oder gar nicht mehr möglich.
Xerophthalmie	= **trockenes Auge:** Trockenheit von Hornhaut (Cornea) und Bindehaut (Conjunctiva) aufgrund einer gestörten Tränensekretion. Gefahr der Hornhauttrübung, Hornhauterweichung (**Keratomalazie**) bis hin zur Erblindung.

 Vitamin-A-Mangel ist eine häufige **Erblindungsursache** in Entwicklungsländern.

Register

A

A-β-Lipoproteinämie 238
Abspaltung
  proteolytische 90
Acarbose 260
ACE-Hemmer 184
  nicht-kompetitive
    Hemmung 85
Acetalbildung 36
Acetaldehyd 241
Acetat
  Ethanolabbau 242
Acetoacetat
  Ketonkörper 103
Aceton
  Ketonkörper 103
Acetylcholin
  Dünndarmsekrete 254
  Gallesekretion 253
  HCl-Sekretion 251
  Inaktivierung 287
  Pankreassekretion 252
  Synthese 287
  Transmitter 287
  Wirkort 287
Acetylcholin-Rezeptor
  Antikörper 287
Acetyl-CoA
  energiereiche Bindung 76
Acetyl-CoA-Carboxylase
  Fettsäuresynthese 122
Acetyl-CoA-Transfer 123
Acetylsalicylsäure 190
  nicht-kompetitive
    Hemmung 85
Actin 269
α-Actin 168
Actinfilament 269
  Funktionen 168
  Struktur 168
Actinomycin D 140
Acyl-CoA
  energiereiche Bindung 76
  Triacylglycerinsynthese 126
Acyl-CoA-Cholesterol-Acyl-Transferase (ACAT) 237
Acyl-Co-Desaturase 125
Acylglycerine 51
Adamantoblasten
  Schmelzbildung 282
Adenohypophyse 173
Adenosin 56
  Abbau 231

ADH
  Hormone 185
Adipositas 264
  Diabetes mellitus 263
Adipozyt 276
Adiuretin 185
ADP
  Blutstillung 219
Adrenalin
  Nebennierenmark 288
  Synthese 176
  Transmitter 287
  Wirkungen 176
Adrenoleukodystrophien 154
aerobe Glykolyse
  Muskulatur 271
Affinitäts-Chromatographie 46
Affinitätsreifung
  Antikörper 204
Aggregatszustand 1
AIDS 205
Akrodermatitis enteropathica 163
Akromegalie 179
Aktionspotential
  Muskelkontraktion 273
  Nerven 286
Aktivierung
  autokatalytische 90
Aktivierungsenergie 74
  Katalysatoren 75
Aktivität
  optische 22
Akute-Phase-Proteine 197
Alanin
  Abbau 108
Alanin-Amino-Transferase (ALAT)
  Aminosäureabbau 107
Albumin 225
  vermindertes 226
Aldehyd-Dehydrogenase
  Ethanolabbau 242
Aldehyde 17
Aldehyd-Gruppe 17
Aldose 33
Aldosteron 184
Aldosteron-Antagonisten 185
Alkalimetalle 6
Alkalisalze 50
Alkalose
  respiratorische
    Kompensation 158
Alkane 15
Alkene 15
Alkine 15

Alkohol 17, 240
  ADH-Sekretion 185
  Brennwerte 248
  Cytochrom P450 240
  Enzyminduktion 90
  Gastrin 183
  primärer 17
  sekundärer 17
  tertiärer 17
  Wertigkeit 17
Alkoholabbau 241
  Reaktionsordnung 78
Alkoholabusus 242
Alkoholdehydrogenase
  Reaktionsordnung 78
Allergen 192
Allergie
  Allergen 192
  basophile Granulozyten 195
Allopurinol 232
  nicht-kompetitive
    Hemmung 85
allosterisches Zentrum
  Enzyme 89
Alterspigment 153
Alveolarmakrophagen
  Immunsystem 195
α-Amanitin
  RNA-Polymerasen 139
Ameloblasten
  Schmelzbildung 282
Amethopterin 132
Amide 43
Amine
  biogene 43, 170
Aminopeptidasen 252
Aminopterin 132
Aminosäuren 40
  Abbau 106
  Aktivierung 140
  Amidbildung 43
  Ampholyte 27, 42
  basische 42
  Chiralität 41
  Decarboxylierung 43
  Disulfidbildung 43
  essentielle 41, 245
  glucogene 108
  glucoplastische 108
  Iminbildung 42
  Isoelektrischer Punkt 42
  Isolierung 46
  ketogene 108
  ketoplastische 108

293

Modifikation 144
nicht-essentiell 41
nicht-proteinogene 41
Proteinbiosynthese 140
proteinogene 41
Reaktionen 42
saure 42
Schiff-Base 42
semi-essentielle 41, 246
Struktur 40
Synthese 127
tRNA 140
Aminosäure-Transport
  Dünndarm 256
Aminozucker 34, 37
Ammoniakbildung
  Niere 267
Ammonium-Ionen
  Niere 267
Ampholyt 27
Amylo-1,6-Glucosidase 92
Amylopektin 39
Amylose 39
anaerobe Glykolyse
  Muskulatur 271
An-α-Lipoproteinämie 238
Anämie
  2,3-Bisphosphoglycerat 211
  Eisenmangelanämie 162
  hypochrome, mikrozytäre 67
  megaloblastäre 69
  mikrozytäre, hypochrome 162
  perniziöse 67
  renale 214
  Retikulozyten 213
  Sichelzellanämie 209
Anaphylatoxine
  Komplementsystem 196
Androgene
  Erythropoese 214
  Hormone 180
ANF 185
Angiotensin I 184
Angiotensin II 184
Angiotensin-Converting-Enzym
  (ACE) 184, 189
Angiotensinogen 184
Anionaustauscherharze 235
Anionen 10
Anode 10
Anomere 23
ANP
  Hormone 185
Antibiotika
  Chloramphenicol 144
  Erythromycin 144
  Methämoglobinämie 208
  Rifampicin 140
  Streptomycin 144
  Tetracycline 144

Antidiabetika
  Methämoglobinämie 208
  orale 175
Antidot 14
  Deferoxamin 14
  Dimercaptopropan 14
  EDTA 14
  Penicillamin 14
Antiepileptika
  Cytochrom P450 240
  Enzyminduktion 90
Antifibrinolytika 225
Antigen-Antikörper-Bindung 201
Antigene 192
  Allergen 192
  antigene Determinanten 193
  Epitope 193
  Halbantigen 193
  Immunogen 192
  MHC-Komplexe 193
  Präsentation 193
  Vollantigen 192
Antikörper
  Eigenschaften 202
  Fab-Fragment 201
  Fc-Fragment 201
  H-Kette 200
  IgA 202
  IgD 202
  IgE 202
  IgG 201
  Ig-Klassenwechsel 204
  IgM 202
  Klassen 201
  L-Kette 200
  monoklonale 199
  Rearrangement 204
  Struktur 200
  Vielfalt 202
Antimycin A
  Atmungskette 116
Antineutrinos 3
α$_2$-Antiplasmin
  Fibrinolyse 225
Antiporter
  Carrier 147
Antirheumatika
  nichtsteroidale (NSAR) 190
Antithrombin III 223
  Mangel 223
α$_1$-Antiteypsin 223
  Akute-Phase-Protein 197
Antrum
  Magen 250
APC-Resistenz 223
Apoenzym 80
Apoferritin 161
Apolipoproteine 236
Apotransferrin 161

Apparat
  juxtaglomerulärer 183
Appendizitis 244
Aprotinin 225
APRT
  Regulation 133
Aquaporine
  ADH 185
Arachidonsäure 49
  Hormone 189
  Zellmembran 146
Area striata 290
Arginin
  Abbau 108
  Harnstoffzyklus 110
Aromatase 181
  Fettgewebe 264
Arsenvergiftung 14
Arterienverkalkung 239
Arteriosklerose 235, 239
Ascorbinsäure 67
Asparagin
  Abbau 108
Aspartat
  Abbau 108
Aspartat-Amino-Transferase
  (ASAT)
  Aminosäureabbau 107
Aspirin 85
ASS 85, 190
Assoziation 27, 155
  Base 155
A-Streifen
  Muskelfaser 271
Astrozyten
  Blut-Hirn-Schranke 284
Aszites 226
Atherosklerose 239
AT-II-Antagonisten 184
Atmungskette 114
  Entkoppler 116
  Hemmstoffe 116
  Kupfer 163
  Phosphorylierung 115
  P/O-Quotient 115
  Regulation 116
Atom 3
  Elektronenhülle 3
atomare Masseneinheit 5
Atombindung 11
  Elektronegativität 9
  Molekülbildung 12
  Nichtmetalle 12
Atomkerne
  instabile 4
Atommasse 5
  absolute 5
  relative 5
Atommodell
  Bohr 7

ATP-Erzeugung
   Muskulatur 271
ATP-Synthase
   Atmungskette 115
Auge 289
   Erblindung 291
   Nachtblindheit 291
   Photorezeptoren 289
   Stäbchen 289
   trockenes 291
   Vitamin-A-Mangel 291
   Zapfen 289
Ausdauerleistung
   Muskelstoffwechsel 273
Autoprotolyse 27
Avidin 68
Avitaminose 69
Avogadro-Konstante 6
Azidose
   metabolische 268
   Kompensation 157
   Muskelarbeit 273
   respiratorische
     Kompensation 158
Azinuszellen
   Pankreas 251
Azoreaktion
   Bilirubinnachweis 216
azyklische Kohlenwasserstoffe 14

B

Bakterien
   milchsäurebildende 283
   Prokaryonten 145
Bakteriolyse
   Komplementsystem 196
Ballaststoffe 245
   Cellulose 39
β-Aminobuttersäure (GABA)
   Transmitter 288
Bänder
   elastische 279
Barbiturate
   Atmungskette 116
Basalmembran
   Laminin 281
Base excess 158
Basen
   Säure-Basen-Haushalt 155
Basendefizit 158
Basenüberschuss 158
Bassen-Kornzweig-Syndrom 238
Bauchspeicheldrüse
   Entzündung 90
Bauchwasser 226
Becherzellen
   Dickdarm 254
Beinvenen-Thrombose
   tiefe 223

Belegzellen
   HCl-Sekretion 250
   Magen 250
Beri-Beri-Krankheit 65
Bewegung
   makroskopisch 166
   mikroskopisch 166
Bicarbonat-Puffer 156
Bilirubin
   direktes 216
   Hämabbau 216
   Ikterus 253
   indirektes 216
   konjugiertes 216
   Porphyrine 208
   unkonjugiertes 216
Bilirubinabbauprodukte
   Stuhl 259
Bilirubindiglucuronid 216
Biliverdin 216
Billroth-II-Operation 67
Bindegewebe 276
Bindegewebszellen 276
Bindung 15
   chemische 8
   gerichtete 13
   glykosidische 37
   koordinative 13
   kovalente 11
   N-glykosidische 37
   O-glykosidische 37
   schwache 12
   starke 10
biogene Amine 43, 170
   Abbau 173
Biokatalysatoren 80
biologische Wertigkeit 248
1,3-Biphosphoglycerat
   energiereiche Bindung 76
2,3-Biphosphoglycerat 217
   Sauerstoffbindungskurve 211
   Synthese 211
Biotin 68
Biotransformation
   Konjugation 240
   Leber 239
   Oxidation 239
   Phase I 239
   Phase II 240
   Reduktion 240
Blasengalle 252
Blaualgen 145
Bleivergiftung 14
Blinddarm 244
Blinddarmentzündung 244
β-Blocker 185
   Indikationen 177
   kompetitive Hemmung 84
Blut 206
   α_1-Globuline 225

α_2-Globuline 225
   Albumin 225
   β-Globuline 225
   Bicarbonat-Puffer 156
   Blutgerinnung 220
   Blutstillung 219
   Eiweißanteil 225
   Erythrozyten 206
   Fibrinolyse 224
   Funktionen 206
   Gerinnnungsfaktoren 222
   γ-Globuline 226
   Hämatokrit 206
   Hämostase 219
   korpuskuläre Anteile 206
   nicht-korpuskuläre Anteile 206
   Phosphat-Puffer 157
   Plasma 225
   Proteinat-Puffer 157
   Puffersysteme 156
   Serum 226
   Thrombozyten 219
   Zusammensetzung 206
Blutentnahmeröhrchen 224
   EDTA 14
Bluterkrankheiten 223
Blutfarbstoff
   Chelatkomplex 14
   Häm 208
Blutgerinnung 220
   α_1-Antitrypsin 223
   α_2-Makroglobulin 223
   Antithrombin III 223
   Ca^{2+}-Ionen 221, 224
   Citrat 224
   Cumarine 224
   EDTA 224
   extrinsisches System 221
   Gerinnnungsfaktoren 222
   Heparin 223
   invitro-Hemmung 224
   invivo-Hemmung 223
   intrinsisches System 220
   Oxalat 224
   Protein C 223
   Protein S 223
   Thrombomodulin 223
   Vitamin-K-Antagonisten 224
Blutglucose-Spiegel
   Regulation 92
Blutgruppeneigenschaften 148
Blut-Hirn-Schranke 284
   Funktion 284
   Permeabilität 284
   Schädigung 285
Blutkörperchen
   rote 206
Blutkuchen 226
Blutplasma 225
Blutplättchen 219

Blutstillung 219
Blutungen
  Eisenverlust 162
Blutzuckerspiegel
  Niere 265
B-Lymphozyten 199
Bodybuilder
  Biotinmangel 68
Body-mass-Index (BMI) 264
Bohr-Atommodell 7
Bohr-Effekt 211
Borgruppe 6
β-Oxidation 100
  Reaktionsablauf 101
Bradykinin
  Hormone 189
Branching enzyme
  Glykogensynthese 119
Brennwert
  physikalischer 248
  physiologischer 248
British Anti-Lewisite 14
Brönsted-Basen 26
Brönsted-Säuren 26
Brunner-Drüsen 254
Bruton-
  Agammaglobulinämie 205
Burning-feet-Syndrom 66
Bursa fabricii 199
Bursa-Äquivalent
  B-Lymphozyten 198
Bürstensaum
  Dünndarm 254
Butansäure 48
Butter 49
Buttersäure 48
B-Zell-Rezeptor 199

C

Ca^{2+}-Ionen
  Blutgerinnung 221, 224
Caecum 244
Caeruloplasmin 163
Calciferol 60
Calcitonin
  Hormone 186
Calcitriol 187
Calciumoxalat-Stein 266
Calciumphosphat-Stein 266
Calmodulin
  glatte Muskulatur 275
cAMP
  Glykolyse 97
  Hormone 171
Carbamino-Hb 212
Carbamylphosphat-
  Synthetase I 109
Carbamylphosphat-
  Synthetase II 128

Carboanhydrase
  Erythrozyten 212
  katalytische Kapazität 86
  Niere 267
Carbonsäuren 17
Carbonyl-Gruppe 17
Carboxy-Gruppe 17
Carboxypeptidase A 252
Carboxypeptidase B 252
Carbozyklen 16
Carrier 147
  Antiporter 147
  primär aktive 147
  Symporter 147
  Uniporter 147
Catecholamine 176
  Fettsäuresynthese 125
  Fettstoffwechsel 262
  Glykolyse 96
Catecholamin-Rezeptor-
  Blocker 177
CD4-Zellen 199
CD8-Zellen 199
Cellulose 39
  Ballaststoffe 245
Ceramid 52
Cerebrosid 53
cGMP
  ANP 185
  Sehvorgang 290
Chalkogene 6
Chelatbildner 14
  M. Wilson 163
Chelatkomplex 14
  Chlorophyll 14
  Cobalamin 14
  Häm 14
Chemokine 191
Chemotaxis
  Komplementsystem 196
Chinolone 137
Chiralität 21
  Aminosäuren 41
Chloramphenicol 144
Chlorophyll
  Chelatkomplex 14
  Porphyrine 208
Cholangiozyten 227
Choledocholithiasis 253
Cholelithiasis 253
Cholestase
  extrahepatische 260
  intrahepatische 260
Cholesterin 54, 233, 239
  Abbau 235
  Ausscheidung 235
  Struktur 54
  Stoffwechsel 233
  Synthese 233

  Syntheseregulation 235
  Zellmembran 146
Cholesterinesterase
  Pankreassaft 251
  Leber 233
Cholesterin-Synthese-Enzym-
  Hemmer 235
Cholestyramin 235
Cholezystokinin
  Gallesekretion 253
  Hormone 183
  Pankreassekretion 252
Cholezystolithiasis 253
Cholinesterase
  Acetylcholin-Abbau 287
Chondroblast 276
Chondroitinsulfate
  Knorpel 281
Chondrozyt 276
Chrom 164
Chromatin 58
  Zink 162
Chromatographie 45
Chromonema 151
Chromosomen
  Zellkern 151
Chromosomenfaden
  Zellkern 151
Chromvergiftung 14
Chylomikronen 237
  Dünndarm 257
Chymotrypsin 251
Chymotrypsinogen 251
Ciprofloxacin 137
Cis-trans-Isomerie 21
Citrat
  Acetyl-CoA-Transfer 123
  Blutgerinnung 224
Citratzyklus 111
  Energiebilanz 112
  Reaktionsablauf 111
  Regulation 113
  Substratkettenphosphorylierung 112
Citrullin
  Harnstoffzyklus 110
CK-BB
  Schlaganfall 82
CK-MB
  Herzinfarkt 82, 275
CK-MM
  Muskelerkrankungen 82
CO_2-Bindungskurve
  Hämoglobin 212
CO_2-Konzentration
  Sauerstoffbindungskurve 211
CO_2-Transport
  Hämoglobin 212
Cobalamin 67
  Chelatkomplex 14

Cobalt 164
　Vergiftung 14
Coenzym 80, 81
Coenzym A 66
Coenzym Q
　Atmungskette 114
Coeruloplasmin 163
　Akute-Phase-Protein 197
Cofaktoren 81
Coffein
　ADH-Sekretion 185
　Gastrin 183
Colon 244
Core-Partikel 58
Cori-Zyklus 120
Corpus luteum
　Gestagene 182
Cortisol 177
Cortison 177
Corynebakterium diphtheriae 144
Cosubstrat 80
　Enzyme 81
C-Peptid
　Insulin 175
Creatin
　Phosphorylierung 272
　Synthese
　Leber 231
Creatinin
　Bildung 272
　Nierenfunktionsstörungen 272
Creatinkinase 82
　Muskulatur 271
Creatinphosphat
　energiereiche Bindung 76
　Muskulatur 271
Cristae
　Mitochondrium 151
CRP
　Akute-Phase-Protein 197
CSE-Hemmer 235
CTP
　Synthese 130
Cu^{2+}-ATPasen 163
Cumarine 62, 240
　Blutgerinnung 224
Cushing-Syndrom 178
Cyanid
　Atmungskette 116
　Methämoglobinämie 208
Cyclohexan 16
Cyclopentan 16
Cystein
　Abbau 108
Cystin-Stein 266
Cystinurie
　Harnsteine 266
Cytochrom P450
　Induktion 240

Cytochrom-P450-abhängige
　Monooxygenasen 90
Cytosin
　Abbau 231
C-Zell-Karzinom 186

D

Dalton
　Immunantwort 193
δ-Aminolaevulinsäure 214
Darm
　Mikrovilli 168
Darmflora 258
　Gasbildung 259
　Vitaminsynthese 258
Darmmukosa
　Enzyme 255
σ-Bindung 15
de-Ritis-Quotient 107
Debranching enzyme 92
Decarboxylierung
　Aminosäureabbau 108
Deferoxamin 14
Degeneration
　hepatolenticuläre 163
Demyelinisierung
　Nerven 286
Dentalfluorose 165
Dentin
　Zähne 282
Depotfett 51
Desaminierung
　Aminosäureabbau 107
Descensus testis 180
Desmin 167
Desmosin 279
Desmosom
　Intermediärfilamente 169
　Zellmembran 148
Desoxyhämoglobin 207
Desoxyribonuklease
　Pankreassaft 251
Desoxyribonukleinsäure 56
Desoxyribonukleotide
　Synthese 134
Detergenzien
　Phospholipide 51
Determinante
　antigene 193
Diabetes
　Steroid-Diabetes 178
　Insipidus 186
Diabetes mellitus 239
　Arteriosklerose 239
　Gallensteine 253
　Glucosurie 266
　HBA1c 144
　Ketonkörpersynthese 104
　Typ I 175
　Typ II 175

Typ-II-Insulinresistenz 263
Typ-II-Therapeutische
　Malabsorption 260
Diacylglycerin (DAG) 52
　Hormone 171
　Synthese 126, 146
Dialyse 45
Diastereomere 23
Diät
　galactosefreie 229
　glutenfreie 260
Diathese
　thrombotische 223
Dickdarm
　Darmflora 258
　Funktion 254
　Länge 244
Diclofenac 190
Diffusion
　erleichterte 149
　passive 149
DiGeorge-Syndrom 205
Dihydroxyaceton 34
Dimercaptopropan 14
Dinitrophenol
　Entkoppler 117
Dipeptide 43
　Transport
　Dünndarm 256
Diphtherie-Toxin 144
Disaccharide 37
　Darstellung 37
　Reaktionen 38
　Struktur 37
Dissoziation 26
　Säure 155
Dissoziationsreaktion 155
Disulfid 19
Disulfidbildung 43
Diuretika
　Schleifen-Diuretika 150
DNA 56
　Aufbau 58
　Basen 56
　Basen-Exzisionsreparatur 138
　Basenpaarung 57
　mitochondriale 151
　Nukleotide 128
　Nukleotid-
　　Exzessionsreparatur 138
　Polymerasen 135
　Proteinbiosynthese 140
　Purin-Nukleotide 130
　Pyrimidin-Nukleotide 128
　Reparatur 137
　Telomere 137
　Topoisomerasen 137
　Translation 140
DNA-Replikation 134
　Führungsstrang 135

Okazaki-Fragmente 135
Primer 135
Telomerase 137
Telomere 137
Topoisomerasen 137
Verzögerungsstrang 135
DNA-Schäden
Reparatur 137
DNA-Transkription 138
Hemmstoffe 140
Promotor 138
RNA-Polymerasen 138
RNA-Processing 139
Topoisomerasen 137
DNS s. DNA
Dopamin
Prolactinfreisetzung 182
Synthese 176
Transmitter 287
Dopingmittel
EPO 214
Dottersack
Erythropoese 213
D-Penecillamin
M. Wilson 163
Dreifarbentheorie 289
Drüsen
endokrine 173
dTMP
Synthese 130
Dünndarm
Länge 244
Oberfläche 254
Dünndarmsekrete 254
Bildungsort 254
Menge 254
Regulation 254
Zusammensetzung 254
Duodenalgeschwür
Therapie 150
Duodenum
Eisenresorption 161
Länge 244
Dynein 168
Dyslipoproteinämien 238
Dysproteinämie 226

E

ε-Aminocapronsäure 225
Edelgase 7, 8
Edelgaskonfiguration 8
Edman-Methode 46
EDTA 14
Blutgerinnung 224
Effekt
kooperativer 210
Ehlers-Danlos-Syndrom 279
Eicosanoide
Hormone 189

Eierprotein
biologische Wertigkeit 248
Eigeninduktion
Enzymregulation 89
einheimische Sprue 260
Eisen 161
Ausscheidung 162
Funktionen 161
Hämochromatose 162
Hämosiderose 162
Mangel 162
Mucosablock 162
Resorption 161
Stoffwechselstörungen 162
Substution 162
Transport 161
Verlust 162
Eisenmangelanämie 162
Eisenspeicherung 160
Ferritin 161
Hämosiderin 162
Eisenvergiftung 14
Elastase 251
Elastin 279
Abbau 279
Eigenschaften 279
Struktur 279
Synthese 279
Vorkommen 279
Elektrolyte
Nahrungsbestandteile 246
Elektrolythaushalt
Hormone 183
elektromotorische Kraft 74
Elektronegativität 9
Elektronegativitätsskala 9
Elektronenhülle 3
Elektronenübertragung
Redoxreaktionen 30
Elektrophorese
Plasmaproteine 225
Element 4
galvanisches 74
Elementarteilchen 3
Emulgatoren
Phospholipide 51
Enantiomere 22
Racemat 23
Endometrium
Gestagene 182
Östrogene 181
Endopeptidasen
Pankreassekret 251
Endoplasmatisches
Retikulum 152
glattes 152
raues 152
Endoproteasen 106
β-Endorphine 174
Endosymbionten-Hypothese 152

Endothelin 219
Endozytose 148
Energie
kinetische 1
Energiebilanz 247
negative 247
positive 247
energiereiche Verbindungen
Energiegehalt 76
Energiespeicher
Bildung 118
Energieumsatz 247
gesteigerter 179
Enolphosphate
Energiegehalt 76
enterohepatischer Kreislauf 253
Enthalpie 71
Entropie
Aggregatszustand 1
Thermodynamik 72
Enzymaktivität 85
Einfluss äußerer Faktoren 84, 86
Ionen 86
kompetitive Hemmung 84
nicht-kompetitive
Hemmung 84
pH-Wert 86
Temperatur 86
Enzymbestimmung 86
Enzymdiagnostik 82
Enzyme 80
aktives Zentrum 81
Apoenzym 80
Biokatalysatoren 75
Coenzyme 81
Cofaktoren 81
Definition 80
Denaturierung 86
Diagnostik 82
Hauptklassen 81
Holoenzym 80
Hydrolasen 82
Isoenzyme 82
Isomerasen 82
K-Typ 88
Lineweaver-Burk-
Diagramm 84
Lyasen 82
lysosomale 153
Michaeliskonstante 83
Michaelis-Menton-
Gleichung 83
Oxidoreduktasen 81
Peroxisomen 154
Reaktionsgeschwindigkeit 86
Schrittmacherenzyme 87
Spezifität 80
Stereospezifität 81
Substrataffinität 83

Substratspezifität 80
V-Typ 88
Wirkungsspezifität 80
Enzymeinheiten 85
Enzymkinetik 83
Enzymregulation
  allosterische 88
  Eigeninduktion 89
  Fremdinduktion 89
  Induktion 89
  Interkonversion 89
  Interkonvertierung 89
  limitierte Proteolyse 90
  Repression 89
  Rückkopplung 88
Enzym-Substrat-Komplex 83
Epimere 23
Epiphysenschluss
  Androgene 180
Epithelien
  mechanisch beansprucht 169
Epitope 193
Eplerenon 185
EPO 213
Erdalkalimetalle 6
Erdmetalle 6
Ernährung
  ausgeglichene 247
  ausgewogene 245
  einseitige 249
  Grundlagen 244
  parenterale 249
Erregungsausbreitung
  saltatorische 286
Erregungsleitung
  Nervensystem 286
Erregungsübertragung
  Nervensystem 286
  Synapsen 287
Erythromycin 144
Erythropoese 213
  Androgene 180
  extramedulläre 213
  gesteigerte 213
  Hämabbau 216
  Hämsynthese 214
  medulläre 213
  Regulation 213
Erythropoetin (EPO) 213
  Dopingmittel 214
  Niere 265
  rekombinantes 214
Erythrose 34
Erythrose-4-P
  Pentosephosphatweg 99
Erythrozyten 206
  Glucoseverbrauch 217
  Glutathion 218
  Glykolyse 217
  Hämoglobin 207

Lebensdauer 213
Neusyntheserate 213
Sichelform 209
Stoffwechsel 217
Erythrulose 34
Ester 18
Ethan 15
Ethanol 241
  Brennwerte 248
Ethanolabbau 241
  Reaktionsordnung 78
Ethanolamin-Kephalin 51
Ethanoldehydrogenase 241
Ethen 15
Ether 18
Ethin 15
Eukaryonten 145
  DNA-Polymerasen 135
  Ribosomen 152
  RNA-Polymerasen 139
Exkretion 259
Exons
  RNA 139
Exopeptidasen
  Pankreassekret 252
Exoproteasen 106
Exozytose 148
extrazelluläre Matrix 276
Extrazellularsubstanz 276
extrinsic factor 67

F

Fab-Fragment 201
F-Actin 269
Faktor-V-Leiden 223
β-Faltblattstruktur 44
Faraday-Konstante 31, 74
Faserknorpel 281
Fasten
  Ketonkörpersynthese 104
Faulgase
  Stuhl 259
Favabohnen
  Glucose-6-P-DH-Mangel 218
Favismus 218
Fäzes 259
Fc-Fragment 201
Fehling-Probe 35
Ferritin 161
Ferriverbinungen 161
Ferrochelatase
  Hämsynthese 214
Ferrooxidase I 163
Ferroverbindungen 161
Fett
  Brennwerte 248
  Nahrungsmittel 245
  ranziges 50
  Speicherung 246
  Triacylglycerine 51

Fettgewebe 261
  Aromatase 264
  braunes 261
  endokrine Funktionen 263
  Funktionen 261
  Leptin 263
  Lipogenese 261
  Lipolyse 262
  Östrogene 181, 264
  Stoffwechsel 261
  Thermogenin 117
  weißes 261
Fettleber 242
Fettleibigkeit 264
Fettsäureabbau 99
  Peroxisomen 102, 154
Fettsäurederivate 171
Fettsäuren 47
  α-β-ungesättigte 102
  β-γ-ungesättigte 102
  Aktivierung 99
  Amidbildung 50
  Doppelbindungen 48
  essentielle 48, 246
  Esterbildung 50
  ω-Fettsäuren 48
  ω-3-Fettsäuren 48
  gerade Anzahl 48
  gesättigt 48
  nicht-essentielle 48
  β-Oxidation 100
  Schmelzpunkt 49
  Synthese 122
  ungerade Anzahl 48
  ungeradzahlige, Abbau 101
  ungeradzahlige, Sythese 125
  ungesättige, Abbau 102
  ungesättigte 48
  α-β-ungesättigte 102
  ungesättigte, Synthese 125
  Verseifung 50
Fettsäuresynthase 123
Fettsäuresynthese 122
  Catecholamine 125
  Glucocorticoide 125
  Reaktionsablauf 124
  Regulation 125
Fettsäuretransfer
  Mitochondrien 100
Fibrin 221
Fibrinogen 221
  Akute-Phase-Protein 197
Fibrinolyse 224
  α$_2$-Antiplasmin 225
  Hemmfaktoren 225
  Menstruationsblut 224
Fibrinolytika 225
Fibroblast 276
Fibronektin
  Glykoprotein 281

Register

Fibrose
　zystische 259
Fibrozyt 276
Filamente
　dicke 269
　dünne 269
Finasterid 180
First messenger 171
Fischer-Projektion 35
Flagellen 168
Flavonoide 69
Fließgleichgewichte 76
Flimmerepithel
　Zilien 168
Fluidität
　Zellmembran 146
Fluidmosaicmodel 146
Fluor 165
　Kariesprophylaxe 165
　Stoffwechselstörungen 165
　Zahnfluorose 165
Fluorapatit 282
Flüssigkeitsbilanz
　Magen-Darm-Trakt 258
Folsäure 68
　Purinsynthese 132
　Pyrimidinsynthese 132
Folsäure-Antagonisten 69, 132
Fovea centralis 289
Fredrickson
　Hyperlipidämien 238
Fremdinduktion
　Enzymregulation 89
Fructose 34
Fructose-2,6-Bisphosphat
　Glykolyse 96
　Synthese 96
Fructoseintoleranz 230
　Fructosurie 266
Fructosestoffwechsel
　Leber 229
Fructose-Transport
　Dünndarm 255
Fundus
　Magen 250
Furan 17, 33
Furanose 33

G

G-Actin 269
Galaktosämie
　klassische 229
Galaktose 34
Galaktoseintoleranz 229
Galaktosestoffwechsel
　Leber 228
Galaktosetransport
　Dünndarm 255
Galle 252
　Bildungsort 252
　Menge 252
　Regulation 252
　Zusammensetzung 252
Gallenblase 252
Gallenblasensteine 253
Gallenfarbstoff
　Bilirubin 208
Gallengangsteine 253
Gallensäuren
　enterohepatischer Kreislauf 235
　Synthese 235
Gallensäureverlust-Syndrom 260
Gallensteine 253
　Cholesterinsteine 253
　Pathogenese 253
　Pigmentsteine 253
　Risikofaktoren 253
　6-F-Regel 253
GALT
　Immunsystem 199
galvanisches Element 74
Gammopathie
　monoklonale 226
Gangliosid 53
Gap junction
　Herzmuskulatur 273
　Synapse 286
　Zellmembran 148
Gärungsprodukte
　Stuhl 259
Gaskonstante 31, 74
Gaster 244
Gastrin
　HCl-Sekretion 251
　Hormone 182
Gehirn
　Blut-Hirn-Schranke 284
　Liquor 285
Gehirnhautentzündung
　Liquordiagnostik 285
Geißeln 168
gelber Fleck 289
Gelbkörper
　Gestagene 182
Gelbsucht 253
Gel-Chromatographie 46
Gerinnungsfaktoren 222
　Substitution 223
Gesamtpufferbasen 157
Gestagene
　Hormone 181
Gewebshormone 170
Gewebsthromboplastin 221
γ-Globuline 226
Gibbs' freie Energie 72
Gibbs-Helmholtz-Gleichung 73
Gicht 232
Gifte
　α-Aminitin 140
　Diphtherie-Toxin 144
Gigantismus 179
GIP
　HCl-Sekretion 251
Glandulae duodenales 254
Glandulae intestinales 254
Glandulae parotideae 250
Glandulae salivariae minores 250
Glandulae sublinguales 250
Glandulae submandibulares 250
Glanzstreifen
　Herzmuskulatur 273
Glasknochenkrankheit 279
glatte Muskulatur 275
　Besonderheiten 275
　Muskelkontraktion 273
　Vorkommen 275
Gleichgewichtskonstante
　Massenwirkungsgesetz 79
Gleit-Filament-Theorie 274
Gleitmechanismus
　Zilien 168
Globin
Globuline
　α_1-Globuline 225
　α_2-Globuline 225
　β-Globuline 225
Glomerulus
　Niere 265
Glucagon 175
　Fettstoffwechsel 262
　Glykolyse 96
　Pankreassekretion 252
Glucocorticoide 177
　Fettsäuresynthese 125
　Glykolyse 97
　Lipocortin 177
Glucogenin 118
Glucokinase
　Glykolyse 94
Gluconeogenese 119
　Energiebedarf 121
　Regulation 97
　Resorptionsphase 228
　Substrate 120
Gluconsäure 35
Glucose 34
Glucose-6-P-DH-Mangel 218
　Methämoglobinämie 208
Glucose-6-Phosphatase
　Vorkommen 91
Glucose-Fettsäure-Zyklus 273
Glucosestoffwechsel
　Leber 228
Glucosetransport
　Dünndarm 255
Glucoseversorgung
　Glykogen 118
α-1,6-Glucosiclase 255
Glucosidase-Inhibitoren 260
Glucosurie 266

Glucuronsäure 36
Glutamat
　Abbau 108
　Transmitter 287
Glutamat-Oxalacetat-Transaminase (GOT)
　Aminosäureabbau 107
Glutamat-Pyruvat-Transaminase (GPT)
　Aminosäureabbau 107
Glutamin
　Abbau 108
　renale Gluconeogenese 265
Glutathion 218
　Reduktion 217
Glutathionreduktase
　Selen 164
glutensensitive Enteropathie 260
Gluten-Unverträglichkeit 260
Glycerin
　Abbau 99
　Gluconeogenese 121
Glycerin-3-P
　Triacylglycerinsynthese 126
Glycerinaldehyd 34
Glycin
　Abbau 108
　Transmitter 288
Glykogen 39
　Abbau 91
　Resorptionsphase 228
　Synthese 118
　Vorkommen 91
glykogene Aminosäuren
　Gluconeogenese 121
Glykogenolyse 91
　Reaktionsablauf 91
　Regulation 92
　Resorptionsphase 228
Glykogenstoffwechsel
　Regulation 92
Glykogensynthase 118
Glykokalix 148
Glykolipide 53
　Zellmembran 148
Glykolyse 94
　Energiebilanz 96
　Erythrozyten 206, 217
　Gesamtgleichung 94
　Granulozyten 195
　Insulin 96
　Reaktionsablauf 94
　Regulation 96
　Substratkettenphosphorylierung 96
Glykoproteine 281
　Funktion 281
　Zellmembran 148
Glykosaminoglykane 279
Glykosphingolipide 53

Glykosylierung
　nicht-enzymatische 144
Goldvergiftung 14
Golgi-Apparat 153
　cis-Seite 153
　Funktionen 153
　primäre Lysosomen 153
　trans-Seite 153
Gonan 54
G-Protein
　Rezeptor 171
Graaf-Follikel
　Östrogene 180
Granulozyten
　basophile 195
　eosinophile 195
　Immunsystem 195
　neutrophile 195
Growth hormone 178
Grundumsatz 247
　gesteigerter 179
Gruppe
　prosthetische 80
Guanosin
　Abbau 231
Guillain-Barré-Syndrom 286
Gynäkomastie 264
　Leberzirrhose 243
Gyrase-Hemmstoffe 137
G-Zellen
　Magen 250

H

H^+/K^+-ATPase 149
　Hemmung 150
H^+-Konzentration
　Sauerstoffbindungskurve 211
Halbacetal 36
Halbantigen 193
Haldane-Effekt 212
Halogene 7
Häm 207
　Chelatkomplex 14
　Porphyrine 208
　Synthese 214
Hämabbau 216
　Bilirubin 216
　Biliverdin 216
Hämatokrit 206
Hämaturie 266
Hamburger-Shift 212
Hämochromatose 162
Hämoglobin 207
　anomales 209
　Bohr-Effekt 211
　CO_2-Bindungskurve 212
　CO_2-Transport 212
　Desoxyhämoglobin 207
　Glykosylierung 144
　Haldane-Effekt 212

　HBA_{1c} 144
　kooperativer Effekt 210
　Methämoglobin 208
　O_2-Affinität 210
　O_2-Transport 207, 209
　Oxyhämoglobin 207
　Sauerstoffbindungskurve 209
Hämoglobinopathien 209
Hämolyse
　Glucose-6-P-DH-Mangel 218
Hämophilie
　angeborene 223
　erworbene 223
　Hämophilie A 223
　Hämophilie B 223
Hämosiderin 162
Hämosiderose 162
Hämostase 219
　primäre 219
　sekundäre 220
Hämsynthese 214
Hapten 193
Haptoglobin 216
　α_2-Haptoglobin 197
　Akute-Phase-Protein 197
Harnbestandteile 265
Harnkonkremente 266
Harnsäure
　Synthese 232
Harnsteine 266
　Calciumoxalat-Stein 266
　Calciumphosphat-Stein 266
　Cystin-Stein 266
　Struvit-Stein 266
　Urat-Stein 266
　Weddellit-Stein 266
　Whewellit-Stein 266
Harnstoff 43, 109
Harnstoffzyklus 109
　Energiebilanz 110
　Reaktionsablauf 109
　Regulation 111
Harnwegs-Infektionen
　Harnsteine 266
Hauptgruppenelemente 6
Hauptquantenzahl 7
Hauptvalenzen 10
　Ionenbindung 10
Hauptzellen
　Magen 250
Haushaltszucker 37
Haworth-Formel 35
HbA_1 209
HBA_{1c} 43, 144
HbA_2 209
H-Bande
　Muskelfaser 271
HbF 209
HbS 209

Register

HCl-Sekretion
  Regulation 251
HDL 237
α-Helix 44
Hemeralopie 291
Hemicellulose
  Ballaststoffe 245
Hemmung
  kompetitive 84
  nicht-kompetitive 84
Henderson-Hasselbalch-
  Gleichung 30, 156
Hepar 227
Heparin 223
  basophile Granulozyten 195
Hepatitis
  alkoholische 242
hepatolenticuläre
  Degeneration 163
hepatozelluläres Karzinom 243
Hepatozyten 227
Herzglykoside
  Wirkung 150
Herzinfarkt
  β-Blocker 177
  CK-MB 82
  Isoenzyme 275
Herzinsuffizienz
  β-Blocker 177
  Therapie 185
Herzmuskulatur 269
  Muskelkontraktion 273
Heteroglykane 39
Heterozyklen 17
Hexadecansäure 48
Hexokinase
  Glykolyse 94
Hexose 33
Hexose-Monophosphat-Shunt 97
HGPRT
  Mangel 133
  Regulation 133
Histamin
  basophile Granulozyten 195
  HCl-Sekretion 251
  Hormon 188
Histamin-Rezeptor-Blocker 188
Histidin
  Abbau 108
Histone 58
Hitzeschockproteine 194
HIV 205
HMG-CoA-Reduktase
  Cholesterinsynthese 233
HMG-CoA-Reduktase-Hemmer
  Statine 235
hnRNA 57
  DNA-Transkription 139
Holoenzym 80
Homoglykane 39

Hormon 170
  Abbau 173
  ADH 185
  Androgene 180
  ANP 185
  antidiuretisches 185
  biogene Amine 170
  Calcitonin 186
  Calcitriol 187
  Catecholamine 176
  Cholezystokinin 183
  Eicosanoide 189
  Elektrolythaushalt 183
  Erythropoese 214
  Fettsäurederivate 171
  Gastrin 182
  Gestagene 181
  Gewebshormone 170
  glanduläre 170
  Glucagon 175
  Glucocorticoide 177
  Histamin 188
  Hypophyse 173
  Hypothalamus 173
  Insulin 175
  Kallikrein-Kinin-System 189
  Lipolyse-hemmende 262
  Lipolyse-steigernde 262
  Melanozyten-
    stimulierendes 174
  neurosekretorische 170
  Östrogene 180
  Oxytocin 182
  Parathormon (PTH) 186
  Peptidhormone 170
  Prolactin 182
  Regelkreise 173
  Renin-Angiotensin-Aldosteron-
    System 183
  Rezeptoren 171
  Schilddrüsenhormone 179
  Sekretin 183
  Serotonin 188
  somatotropes 178
  Somatotropin 178
  Steroidhormone 171
  Stoffwechselregulation 174
  Testosteron 181
  Wachstumshormon 178
  Wasserhaushalt 183
  Wirkung 170
Hormonwirkung
  autokrin 170
  endokrin 170
  parakrin 170
Hormonrezeptoren 171
  G-Protein 171
  intrazelluläre 171
  Ionenkanal 171

  membranständige 171
  Tyrosinkinase-Rezeptor 171
5-HT3-Rezeptorblocker 189
Hungerzustand
  Muskelstoffwechsel 273
  Nervenstoffwechsel 284
Hyaluronsäure 280
  Knorpel 281
Hydrolasen 82
Hydronium-Ion 26
Hydroxyd-Ion 27
β-Hydroxybutyrat
  Ketonkörper 103
Hydroxy-Gruppe 17
5-Hydroxy-Indal-Essigsäure 173
Hydroxylapatit 282
Hypercholesterinämie 235
Hyperlipidämien
  nach Fredrickson 238
Hyperlipoproteinämien 238
Hypermutation
  somatische 204
Hyperoxalurie
  Harnsteine 266
Hyperparathyreoidismus 187
  primärer 266
Hyperthyreose 180
  β-Blocker 177
Hypertonie
  Arteriosklerose 239
  β-Blocker 177
Hypertonus
  Cushing-Syndrom 178
Hyperuricosurie
  Harnsteine 266
Hyperurikämie
  Therapie 232
Hyperventilation
  Säure-Basen-Haushalt 158
Hypervitaminose 70
Hypoglykämie
  Ethanolabbau 242
Hypolipoproteinämien 238
Hypoparathyreoidismus 187
Hypophyse
  Hormone 173
Hypophysenhinterlappen 173
Hypophysenvorderlappen 173
Hypothalamus
  Hormone 173
Hypothyreose 180
Hypotonie
  M. Addison 178
Hypoventilation
  Säure-Basen-Haushalt 158
Hypovitaminose 69
Hypoxanthin
  Purinabbau 231

I

Ibuprofen 190
Icespray 1
IDL 237
IgA 202
IgD 202
IgE 202
IgE-Antikörper
  Allergie 195
  basophile Granulozyten 195
IGF-1 178
IGF-2 178
IgG 201
Ig-Klassenwechsel 204
IgM 202
IIa/IIIb-Rezeptoren
  Thrombozyten 220
Ikterus 253
  hepatischer 253
  posthepatischer 254
  prähepatischer 253
IL-1
  Wirkungen 191
IL-2
  Wirkungen 191
IL-6
  Wirkungen 191
IL-8
  Wirkungen 191
Ileum
  Länge 244
Imidazol 17
Imidazolacetat 173
Imidazol-Gruppe
  Puffer 157
Imine 42
Immundefekte
  angeborene 205
  erworbene 205
Immunglobuline 200
Immunkomplex-
  Glomerulonephritis 205
Immunogene 192
Immunreaktion
  überschießende 204
  verminderte 205
  verstärkte 204
Immunschwäche 205
Immunsystem 192
  Akute-Phase-Proteine 197
  Allergen 192
  Antigene 192
  antigene Determinanten 193
  Antigenpräsentation 193
  Antikörperklassen 201
  Antikörperstruktur 200
  Antikörpervielfalt 202
  B-Gedächtniszellen 200
  B-Lymphozyten 199
  B-Zell-Rezeptor 199

Epitope 193
Granulozyten 195
Halbantigen 193
Hapten 193
humorale Anteile 192
Ig-Klassenwechsel 204
Immunogene 192
Komplementsystem 195
Lysozym 198
MHC-Komplexe 193
natürliche Killerzellen 195
Plasmazellen 199
spezifisches 198
T-Gedächtniszellen 199
T-Helferzellen 199
T-Killerzellen 199
T-Lymphozyten 199
T-Suppressorzellen 199
T-Zell-Rezeptor 199
unspezifisches 194
Vollantigen 192
zelluläre Anteile 192
Indikatorreaktion
  Enzymbestimmung 86
Indol 259
Indometacin 190
Induktion
  Enzymregulation 89
Infektionen
  CRP 198
Information
  genetische 128
Inosin
  Purinabbau 231
Inositoltriphosphat (IP_3) 52
  Hormone 171
  Synthese 146
Inositphosphatid 51
Inotropie
  Herzglykoside 150
Insulin 175
  Abbau 175
  Fettsäuresynthese 125
  Fettstoffwechsel 262
  Glykolyse 96
  Sekretion 175
  Synthese 175
  Wirkung 175
Insulinase 175
Insulinmangel
  absoluter 175
  relativer 175
Insulinresistenz
  Diabetes mellitus Typ II 263
Interferone 191
Interkonversion
  Enzymregulation 89
Interkonvertierung
  Enzymregulation 89
Interleukine 191

Intermediärfilamente
  Funktionen 169
  Struktur 169
Internodien
  Nervenfaser 285
Interzellularsubstanz 276
Intrinsic factor 67
  Belegzellen 251
Introns
  RNA 139
Iod 164
  Funktionen 164
  Vorkommen 164
Iodmangel
  Strumabildung 164
Ionen 10
  Enzymaktivität 86
Ionenaustausch-
  Chromatographie 46
Ionenbindung 10
  Elektronegativität 9
  Salzkristall 11
Ionengitter 11
Ionenkanal
  ligandengesteuerter 171
Ionenpumpen 147
Isobare 4
Isodesmosin 279
isoelektrischer Punkt 42
Isoenzyme 82
  Creatinkinase 82
  Herzinfarkt 275
  Lactatdehydrogenase 83
  Skelettmuskelerkrankung 275
Isoleucin
  Abbau 108
Isomaltase 255
Isomaltose 37
Isomerasen 82
Isomerie 20
  Anomere 23
  Chiralität 21
  Cis-trans-Isomerie 21
  D-/L-Reihe 22
  Diastereomere 23
  Enantiomere 22
  Epimere 23
  Konfigurationsisomerie 21
  Konformationsisomerie 24
  Konstitutionsisomerie 20
  Tautomerie 25
Isotone 4
Isotope 4
  radioaktive 4
Isotopenhäufigkeit
  natürliche 5
Ito-Zellen 227
  Leberzirrhose 243

Register

J

Jejunum
 Länge 244
Jod 164
Jodid
 Schilddrüsenhormone 179
Johanniskraut
 Cytochrom P_{450} 240
 Enzyminduktion 90

K

Kallidin
 Hormone 189
Kallikrein
 Blutstillung 220
 Hormone 189
Kallikrein-Kinin-System 189
Kanäle 147
Kapazität
 katalytische 86
Kardia
 Magen 250
Karies 283
Kariesprophylaxe
 Fluor 165
Karzinom
 hepatozelluläres 243
Katal
 Enzymeinheit 85
Katalase
 Peroxisomen 154
Katalysatoren 75
 Aktivierungsenergie 75
 Eigenschaften 75
katalytische Kapazität
 Enzyme 86
Kathode 10
Kationen 10
Kayser-Fleischer-Ring 163
Kelly-Seegmiller-Syndrom 133
Kephalin 51
Keratansulfat
 Knorpel 281
Keratomalazie 291
Kernladungszahl 3
Kernmembran 151
Kernporen 151
Kernteilchen 3
Ketoazidose 104
Keto-Enol-Tautomerie 25, 35
Ketogenese 103
Ketone 17
Ketonkörper
 Abbau 105
 Synthese 103
 gesteigerte Synthese 104
Ketose 33
Kinetik 77
Kinetosom 168

Kininogen
 Hormone 189
Kinozilien 168
Knallgasreaktion
 Redoxreaktion 31
Knochen 282
 Mineralsubstanz 282
 Zellen 282
Knochenhartsubstanz 282
Knochenmark
 Erythropoese 213
 gelbes 213
 rotes 213
Knollenblätterpilz
 grüner 140
Knorpel 281
 elastischer 279, 281
 Grundsubstanz 281
 hyaliner 281
Knorpelarten 281
Kochsalz
 Synthese 31
Kohlenhydrate 33
 Abbau 91
 Brennwerte 248
 Disaccharide 37
 Energiespeicher 118
 Glykogenolyse 91
 Glykolyse 94
 Immunogenität 192
 intestinale Resorption 255
 intestinale Spaltung 255
 Monosaccharide 33
 Nahrungsmittel 245
 Oligosaccharide 39
 Pentosephosphatweg 97
 Polysaccharide 39
 Speicherung 246
 Zellmembran 148
Kohlenhydratstoffwechsel
 Leber 228
Kohlenmonoxid
 Atmungskette 116
Kohlenstoffatom
 asymmetrisches 21
Kohlenstoffgruppe 6
Kohlenwasserstoffe 14
 aliphatische 14
 aromatische 16
 azyklische 14
 Doppelbindungen 15
 Dreifachbindungen 15
 Einfachbindungen 15
 gesättigte 14
 Oxidation 17
 ungesättigte 14
 zyklische 16
Kollagene 276
 Abbau 278
 Blutgerinnung 221

Eigenschaften 277
 fibrilläre 276
 Mangan 164
 nicht-fibrilläre 277
Kollagenfaser 277
Kollagensynthese 277
 Störungen 279
Kollagentypen
 Vorkommen 277
koloniestimulierende
 Faktoren 191
Koma
 ketoazidotisches 104
kompetitive Hemmung 84
 β-Blocker 84
Komplementaktivierung
 Antikörper 202
Komplementsystem 195
 alternative Aktivierung 196
 Funktion 196
 klassische Aktivierung 196
 Plamaproteine 196
 Regulatorproteine 196
Konfigurationsisomerie 21
Konformationsisomerie 24
Konstitutionsisomerie 20
Kontraktion
 langsame 269
 schnelle 269
Kontraktionskraft
 Herzglykoside 150
Kontrazeptiva
 orale 90, 223, 240
Koordinationszahl 14
koordinative Bindung 14
Kopplung
 elektromechanische 273
Korpus
 Magen 250
kovalente Bindung 11
Kraft
 elektromotorische 74
Kreislauf
 enterohepatischer 253
Kristalle
 Härtegrad 13
Krypten
 Dünndarm 254
Kupfer 163
 Ausscheidung 163
 Coeruloplasmin 163
 Funktionen 163
 Resorption 163
 Stoffwechselstörungen 163
 Transcuprein 163
 Transport 163
 Vorkommen 163
Kupfervergiftung 14
Kupffer-(Stern-)zellen 227
 Immunsystem 195

Kurzdarm-Syndrom 260
Kwashiorkor 249

L

Lactam-Lactim-Tautomerie 25
Lactase 255
Lactasemangel 260
Lactat
 Gluconeogenese 120
Lactatazidose
 Ethanolabbau 242
Lactatdehydrogenase (LDH) 83
 Enzymbestimmung 87
 Glykolyse 96
Lactationsamenorrhö 182
Lactose 37
Lactose-Belastungstest 260
Laminin
 Glykoprotein 281
 nukleäres 167
Langerhans-Inseln
 Glucagon 176
 Insulin 175
LDL 237
 Arteriosklerose 239
 LDL-Rezeptoren 237
L-Dopa
 Synthese 176
Leber 227
 Biotransformation 239
 Cholesterinstoffwechsel 233
 Creatinsynthese 231
 Eisenspeicherung 161
 endokrine Funktionen 243
 Erythropoese 213
 Ethanolabbau 241
 Fructosestoffwechsel 229
 Galactosestoffwechsel 228
 Glucosestoffwechsel 228
 Kohlenhydratstoffwechsel 228
 Lipidstoffwechsel 232
 Lipoproteine 235
 Nukleinsäurestoffwechsel 231
 Proteinstoffwechsel 230
 Stoffwechselfunktionen 227
 Vitamin D 187
Leberfibrose 243
Lebergalle 252
Leberzirrhose 243
 Hämochromatose 162
 Ito-Zellen 243
Lecithin 51
Lecithin-Cholesterin-Acyl-Transferase (LCAT)
 HDL 238
Leptin 263
Leptinresistenz 263
Lesch-Nyhan-Syndrom 133
Leucin
 Abbau 108

Lewis-Säuren 26
Leydig-Zwischenzellen
 Androgene 180
Lieberkühn-Krypten 254
Liganden
 Metallkomplexe 14
limitierte Proteolyse
 Enzymregulation 90
Lineweaver-Burk-Diagramm 84
Linolensäure 49
Linolsäure 49
Lipase
 hormonsensitive 99, 262
 intrazelluläre 99
 Pankreassaft 251
Lipid-Doppelschicht 145
Lipide 47
 Immunogenität 192
 intestinale Resorption 257
 intestinale Spaltung 257
 Zellmembran 146
Lipidstoffwechsel 121
 Leber 232
Lipocortin 177
Lipofuszin 153
Lipolyse
 Fettgewebe 262
α-Liponsäure 133
Lipoproteine 235
 Apolipoproteine 236
 Eigenschaften 236
 Einteilung 236
 Stoffwechsel 237
 Struktur 236
 Trennverfahren 236
 Zusammensetzung 236
Liquor 285
 Bildung 285
 Diagnostik 285
 Funktion 285
 Resorption 285
 Zusammensetzung 285
lmmunsystem
 Störungen 204
Logarithmus
 negativer dekadischer 28
longitudinales System
 Muskulatur 271
Lumbalpunktion
 Liquorgewinnung 285
Lunge
 Bohr-Effekt 211
 Haldane-Effekt 212
 Säure-Basen-Haushalt 158
Lyasen 82
Lymphknoten
 Immunsystem 199
Lynen-Zyklus 103
Lyse
 Komplementsystem 196

Lysin
 Abbau 108
Lysosomen 153
 Funktionen 153
 Immunsystem 194
 MHC-II-Komplexe 193
 primäre 153
 sekundäre 153
Lysozym 198

M

M. Addison 178
M. Crohn 260
M. Cushing 178
M. Fabry 154
M. Gaucher 154
M. Niemann-Pick 154
M. Tay-Sachs 154
M. Wilson 163
Macula adhaerens
 Intermediärfilamente 169
 Zellmembran 148
Macula lutea 289
Magen-Darm-Trakt 244
 Aufbau 244
 Exkretion 259
 Flüssigkeitsbilanz 258
 Funktionen 244
Magengeschwür
 Therapie 150
Magensaft 250
 Bildungsort 250
 Menge 250
 Regulation 251
 Zusammensetzung 250
Magenschleim 250
α$_2$-Makroglobulin 223
Makrohämaturie 266
Makrophagen
 Immunsystem 194
Malabsorption 260
Malaria-Erreger
 Glucose-6-P-DH-Mangel 218
 Sichelzellanämie 209
Malassimilation 259
Maldigestion 259
Malonyl-CoA 122
MALT
 Immunsystem 199
Maltase 255
Maltose 37
Malzzucker 37
Mangan 164
 Ausscheidung 164
 Funktionen 164
 Resorption 164
Mannose 34
Marcumar 240
Marfan-Syndrom 279
Markscheide 285

Massendefekt 5
Masseneinheit
  atomare 5
Massenwirkungsgesetz 79
  Säure-Basen-Haushalt 155
Massenzahl 3
Mastzellen
  Histamin 188
Materie
  Aufbau 3
Matrix
  extrazelluläre 276
Matrixraum
  Mitochondrium 151
Medikamente
  sulfonamidhaltige 208
Megakaryozyten 219
Melanozyten-stimulierende
  Hormon 174
Membran
  Transport 148
  Zink 162
Membranbestandteile
  Funktion 146
Membranpotential
  Nerven 286
Membranvesikel 148
Membranwiderstand
  Nerven 285
Meningitis
  bakterielle 285
Menstruationsblut 224
Meromyosin
  leichtes 270
  schweres 270
metabolische Azidose
  Kompensation 157
  Muskelarbeit 273
  Niere 268
  respiratorisch
    kompensierte 268
Metallkomplex 13
  Chelatkomplex 14
  Liganden 14
  Porphyrine 207
Metallvergiftungen 14
Metarhodopsin II
  Photorezeption 290
Methämoglobin 208
Methämoglobinämie 208
Methämoglobin-Reduktase 208
Methan 15
Methanol
  Abbau 154
Methionin
  Abbau 108
  Proteinbiosynthese 142
Methoden
  photometrische 86

Methotrexat
  Folsäure-Antagonist 69
Methylenblau
  Methämoglobinämie 208
MHC-Komplexe 193
  MHC-I-Komplexe 193
  Erythrozyten 206
  MHC-II-Komplexe 193
  Erythrozyten 206
  MHC-III-Komplexe 194
MHC-Moleküle 193
Michaelis-Konstante 83
Michaelis-Menton-Gleichung 83
Mikrofaserrisse
  Muskulatur 273
Mikroglia
  Immunsystem 195
Mikrohämaturie 266
Mikrotubuli
  Struktur 167
  Vorkommen 168
Mikrovilli
  Actinfilamente 168
  Dünndarm 254
Milchsynthese
  Prolactin 182
Milchzucker 37
Milz
  Erythropoese 213
  Erythrozytenabbau 216
  Immunsystem 199
  Thrombozytenabbau 219
Minderwuchs 179
Mineralsubstanz
  Knochen 282
Mitochondrien 151
  Acetyl-CoA-Transfer 123
  Fettsäuretransfer 100
  Stoffwechselleistungen 152
Mitomycin 140
Mitosespindel
  Mikrotubuli 168
Mizelle 49
  intestinale Lipidspaltung 257
M-Linie
  Muskelfaser 271
Mol 6
Möller-Barlow-Erkrankung 68
Molybdän 164
Monooxygenasen
  Cytochrom-P_{450} abhängige 90, 240
Monosaccharide 33
  Darstellung 34
  Reaktionen 35
Monozyten
  Immunsystem 194
Morbidität 264
Morbus haemorrhagicus
  neonatorum 70

Mortalität 264
motorische Endplatte
  Muskelkontraktion 273
  Synapse 287
mRNA 57
  Codon 141
Mucin, Speichel 250
Mucopolysaccharide
  saure 280
Mucopolysaccharid-
  Speicherkrankheiten 281
Mucosablock
  Eisenresorption 162
Mukoviszidose 259
Multienzymkomplex
  Atmungskette 114
  Fettsäuresynthase 123
Multiple Sklerose (MS) 286
Mundgeruch
  obstartiger 104
Muramidase 198
Murein 198
Muskeldurchblutung 273
Muskelfaser
  Actinfilament 269
  Myosinfilament 270
  phasische 269
  rote 269
  Sarkomer 271
  Struktur 269
  tonische 269
  weiße 269
Muskelkater 273
Muskelkontraktion 273
Muskelzelle
  glatte 276
Muskulatur 269
  Durchblutung 273
  Energiestoffwechsel 271
  glatte 275
  Kontraktion 273
  Kontraktionsmechanismus 274
  Pathobiochemie 275
  quer gestreifte 269
  Relaxation 275
Mutarotation 35
Mutationen
  Antikörper 204
Muttermilch
  Antikörper 202
Myasthenia gravis 287
Myelin 285
  Schädigung 286
Myelinscheide 285
Myelose
  funikuläre 67
Myofibrille 269
Myofilament 269

Myoglobin
  Muskulatur 272
  Sauerstoffbindungskurve 210
Myopathien
  mitochondriale 152
Myosin
  Zytoskelett 168
Myosinfilament 270

N

Na^+/K^+-ATPase 149
  Insulin 175
  Nerven 286
N-Acetyl-Aminozucker 34, 37
N-Acetyl-Glucosamin 34
Nachtblindheit 70, 291
$NADPH/H^+$
  Funktionen 97
Nährstoffe
  Abbau 247
  Speicherung 246
Nahrung
  Aufschluss 255
  Resorption 255
Nahrungsbestandteile
  essentielle 245
Nahrungsmittel 244
  Spurenelemente 161
natürliche Killerzellen 195
Nebennierenmark
  Catecholaminsynthese 176
Nebennierenrinde
  Glucocorticoide 177
Nebenschilddrüse
  Parathormon 186
Nebenvalenzen 12
  van-der-Waals-Kräfte 13
  Wasserstoffbrückenbindung 12
Nebenzellen
  Magen 250
negative Rückkopplung
  Enzymregulation 88
Nernst-Gleichung 31
Nerven
  Ionenkonzentrationen 286
  markhaltige 286
  marklose 286
Nervenfasern
  markhaltige 285
Nervengewebe
  Ketonkörper 105
Nervenleitgeschwindigkeit 285
Nervenstoffwechsel
  Hungerzustand 284
Nervensystem 284
  Blut-Hirn-Schranke 284
  Energiestoffwechsel 284
  Glucoseverbrauch 284
  Liquor 285
  Myelin 285

peripheres 284
  somatisches 284
  Transmitter 287
  vegetatives 284
  zentrales 284
Nervus opticus 290
Netzhaut 290
Neugeborene
  Methämoglobinämie 208
Neugeborenen-Screening
  Galactoseintoleranz 229
Neurofilamentprotein 167
Neurohypophyse 173
Neuropeptid Y 287
Neurotoxizität
  Ammoniak 109
Neutralfette 51
Neutrinos 3
Neutronen
  Atomkern 3
Nexus
  Zellmembran 148
N-Glykosid 36
Nicht-Histonproteine 58
nicht-kompetitive Hemmung 84
Nicotinsäure 65
Niere 265
  Ammoniakbildung 267
  Ammonium-Ionen 267
  endokrine Funktionen 265
  Energiestoffwechsel 265
  Harnbestandteile 265
  Harnsteine 266
  Mikrovilli 168
  Puffersysteme 267
  Renin 183
  Säure-Basen-Haushalt 158, 267
  titrierbare Säuren 267
  Vitamin D 187
Nierenfunktionsstörungen
  Creatinin 272
Nierenmark
  Energiestoffwechsel 265
Nierenrinde
  Energiestoffwechsel 265
Nikotin
  Cytochrom P_{450} 240
  Enzyminduktion 90
Nitrat
  Methämoglobinämie 208
NK-Zellen 195
Noradrenalin
  Inaktivierung 287
  Synthese 176
  Transmitter 287
  Wirkort 287
  Wirkungen 176
Nuklearmedizin 5
Nukleinsäuren 56
  Immunogenität 192

Nukleinsäurestoffwechsel
  Leber 231
Nukleonen 3
Nukleoside 55
Nukleosom 58
Nukleotide 55, 128
  Abbau 128
  Esterbildung 56
  Funktionen 56
  Hydrolyse 56
  Säureanhydridbindung 56
  Salvage pathway 132
  Synthese 128
  Wiederverwertung 132
  Zusammensetzung 128
Nuklid 4

O

O_2-Transport
  Hämoglobin 207, 209
Obstipation 245
Octadecansäure 48
Odontoblasten
  Dentinbildung 282
O-Glykosid 36
Ohrspeicheldrüsen 250
Okazaki-Fragmente 135
Oktettregel 8
Öl 51
Oligodendrozyten
  Myelinbildung 285
Oligomycin
  Atmungskette 115
Oligopeptide 43
Oligopeptid-Transport
  Dünndarm 256
Oligosaccharide 39
Olivenöl 49
Opsin
  Photorezeptoren 289
Opsonierung
  Komplementsystem 196
optische Aktivität 22
orale Kontrazeptiva
  Wechselwirkung 90
Orbitalmodell 8
Ordnungszahl 3
Organe
  primär lymphatische 198
  sekundär lymphatische 199
Ornithin
  Harnstoffzyklus 110
Ösophagus 244
Osteoblast 276, 282
Osteogenesis imperfecta 279
Osteoklast 282
  Immunsystem 195
Osteomalazie 60
Osteoporose 61
  Cushing-Syndrom 178

Register

Osteozyt 276, 282
Östradiol 180
Östrogene
   Erythropoese 214
   Fettgewebe 181, 264
   Hormone 180
Östron 180
Oxalat
   Blutgerinnung 224
   Eisenresorption 161
Oxidation 30
Oxidationsmittel 31
Oxidationswasser 159
oxidative Phosphorylierung 115
Oxidoreduktasen 81
Oxygenierung
   Hämoglobin 207
Oxyhämoglobin 207
Oxytocin
   Hormone 182

P

P/O-Quotient
   Atmungskette 115
Pacchioni-Granulationen
   Liquorresorption 285
Palmitinsäure 48
Pankreas
   Cholezystokinin 183
   Insuffizienz 259
   Insulinsynthese 175
   Sekretin 183
Pankreas-Amylase 251, 255
Pankreassaft 251
   Bildungsort 251
   Enzyme, proteolytische 252
   Menge 251
   Zusammensetzung 251
pankreatisches Polypeptid
   Pankreassekretion 252
Pankreatitis
   akute 90
   chronische 259
Pankreozymin 183
Pantothensäure 66
PAPS 241
Parasympathikus
   Speichelbildung 250
   Transmitter 287
Parathormon (PTH) 186
Parathyrin 186
parenterale Ernährung 249
Pektin
   Ballaststoffe 245
Pellagra 66
Penicillamin 14
Pentose 33
Pentosephosphatweg 97
   Erythrozyten 217
   Gesamtgleichung 97

Reaktionsablauf 97
   Regulation 99
Pentosephosphat-Zyklus 97
Pepsin
   pH-Optimum 86
Pepsinogen
   Aktivierung 250
   Enzymaktivierung 90
Peptid 43
   atriuretisches 185
   gastrisches inhibitorisches 251
   vasoaktives intestinales 251
Peptidbindung 45
   Proteinbiosynthese 142
Peptidhormone 170
   Abbau 173
Periodensystem der Elemente 6
   Hauptgruppe 6
   Nebengruppe 6
peripheres Nervensystem 284
Peroxidase
   Methämoglobin 208
Peroxisomen 154
   Fettsäureabbau 102
   Funktionen 154
   β-Oxidation 154
Perspiratio insensibilis 159
Perspiratio sensibilis 159
Pflanzen
   Gerüstsubstanz 39
Pflanzenfarbstoff
   Chelatkomplex 14
   Chlorophyll 208
Phagozytose 148
   Actinfilamente 168
   Immunsystem 194
Pharynx 244
Phasenumwandlung 1
   Sublimation 1
   Triplepunkt 2
Phenylalanin
   Abbau 108
Phosphate
   Eisenresorption 161
Phosphatidsäure 51
   Synthese 126
Phosphatidylcholin 51
Phosphatidylethanolamin 51
Phosphatidylinositol 51
Phosphatidyl-Inositol-
   Diphosphat 52
Phosphatidylserin 51
Phosphat-Puffer 157
   Niere 268
Phosphoenolpyruvat
   energiereiche Bindung 76
Phosphofructokinase (PFK)
   Glykolyse 94
Phosphoglycerine 51

Phosphoguanidine
   Energiegehalt 76
Phospholipase A
   Pankreassaft 251
Phospholipase A2
   Wirkung 146
Phospholipase C
   Wirkung 146
Phospholipide
   Eigenschaften 51
   Lipiddoppelschicht 51
   Synthese 127
Phosphoprotein-Phosphatase
   Interkonversion 89
Phosphorsäureanhydride
   Energiegehalt 76
Phosphorylierung
   oxidative 115
photometrische Methoden
   Enzymbestimmung 86
Photorezeptoren 289
pH-Wert 28
   Berechnung 29
   Enzymaktivität 86
   Galle 252
   Magensaft 251
   Pankreassaft 251
   physiologischer 156
   Puffer 30
   Sauerstoffbindungskurve 211
   schwache Base 30
   schwache Säure 29
   Speichel 250
   starke Base 29
   starke Säure 29
Phyllochinon 61
Pinozytose 148
pK_B-Wert 29
pK_S-Wert 29
Plasma 225
Plasmalemm 145
Plasmamembran 145
Plasmaproteine
   Elektrophorese 225
Plasmazellen 199
Plasmin 224
Plasminogen 224
Plasminogen-Aktivatoren 224
   Streptokinase 224
   t-PA 224
   u-PA 224
Plasminogen-Aktivator-
   Inhibitoren 225
Plasmodien
   Glucose-6-P-DH-Mangel 218
   Sichelzellanämie 209
Plasmozytom 205
Plazenta
   Gestagene 182
   Östrogene 181

Register

Plexus choroideus
   Liquorbildung 285
   Mikrovilli 168
PNS 284
pOH-Wert 28
Polydipsie 186
Polypeptid 44
   pankreatisches 252
Polysaccharide 39
Polyurie 186
Porphyria cutanea tarda 216
Porphyrien 216
   akute 216
   chronische 216
Porphyrine
   Bilirubin 208
   Chlorophyll 208
   Häm 208
positive Rückkopplung
   Enzymregulation 88
Positronen 3, 4
Potentialdifferenz
   galvanisches Element 74
Pregnandiol 182
Prile 184
primärer Hyperparathyreoidismus
   Harnsteine 266
Primärharn 265
Primärstruktur 44
Primer 135
Proelastase 251
Proenzyme
   inaktive 90
Progesteron 181
Prokaryonten 145
   DNA-Gyrase 137
   DNA-Polymerasen 135
   Ribosomen 152
Prokollagene 277
Prolactin
   Hormone 182
Prolin
   Abbau 108
Promotor
   DNA-Transkription 138
Pro-Opiomelanocortin 174
Propan 15
Propen 15
Propin 15
Prostacyclin 190
Prostatahyperplasie
   benigne 180
Prostataresektion
   transurethrale 180
prosthetische Gruppe 80
Protaminsulfat 224
Proteasen
   Einteilung 106
Proteasomen
   MHC-I-Komplex 193

Protein C 223
Proteinabbau 106
Proteinat-Puffer 157
Proteinbiosynthese 127, 140
   Stopp-Codons 142
Proteine 44
   Abbau 106
   Aminosäure-
      Zusammensetzung 46
   biologische Wertigkeit 248
   Brennwerte 248
   Denaturierung 45
   dimere 44
   fibrilläre 44
   globuläre 44
   Glykosylierungen 144
   Immunogenität 192
   integrale 145
   intestinale Resorption 256
   intestinale Spaltung 256
   Isolierung 46
   Klassifizierung 44
   Nahrungsmittel 245
   Peptidbindung 45
   periphere 145
   posttranslationale
      Modifikation 144
   Primärstruktur 44
   Quartärstruktur 44
   Reaktionen 45
   Renaturierung 45
   Sekundärstruktur 44
   Speicherung 246
   Stoffwechsel 127
   Strukturaufklärung 45
   Tertiärstruktur 44
   tetramere 44
   Verankerung 144
   Zellmembran 147
Proteinfaltung
   van-der-Waals-Kräfte 13
Proteinkinase
   Interkonversion 89
Proteinmangel-Erkrankung 249
Proteinminimum
   absolutes 248
   physiologisches 248
Proteinstoffwechsel
   Leber 230
Proteinurie 266
Proteoglykane 279
   Abbau 280
   Eigenschaften 280
   Mangan 164
   polyanionische 280
   Struktur 280
   Synthese 280
Proteolyse 106
   extrazelluläre 106

   intrazelluläre 106
   limitierte 144
Prothrombin 221
   Enzymaktivierung 90
Prothrombin-Aktivator-
   Komplex 221
Protolyse-Reaktionen 27
Protonen
   Atomkern 3
   renale Ausscheidung 268
Protonenakzeptoren 155
Protonendonatoren 155
Protonen-Pumpen-Blocker 150, 188
PRPP-Amidotransferase
   Regulation 132
PRPP-Synthetase
   Regulation 132
Ptyalin 255
   Speichel 250
Puffer
   Basendefizit 158
   Basenüberschuss 158
   Bicarbonat-Puffer 156
   Blut 156
   Definition 156
   Gesamtpufferbasen 157
   Henderson-Hasselbalch-
      Gleichung 30, 156
   Niere 267
   Phosphat-Puffer 157
   pH-Wert 30
   Proteinat-Puffer 157
   Säure-Basen-Haushalt 156
Pufferbereich 156
Pufferkapazität 156
Purin 17, 55, 102
Purinbasen
   Abbau 231
   Struktur 55
   Wiederverwertung 133
Purinnukleotide
   Synthese 130
Purinsynthese
   Folsäuremangel 132
Pyran 17, 33
Pyranose 33
Pyridin 17
Pyridoxin 66
Pyrimidin 17, 55, 102
Pyrimidinbasen
   Abbau 231
   Struktur 55
Pyrimidinnukleoside
   Wiederverwertung 133
Pyrimidinnukleotide
   CTP 130
   dTMP 130
   Synthese 128
   UMP 130

Register

Pyrimidinsynthese
　Folsäuremangel　132
Pyrrol　17
Pyruvat-Dehydrogenase-
　Reaktion　113

Q

Quartärstruktur　44
Quecksilbervergiftung　14

R

RAAS　183
Racemat　23
Rachitis　60
radioaktiver Zerfall
　Reaktionsordnung　78
Radio-Iodtherapie　5
Ranvier-Schnürring　285
Rauchen
　Arteriosklerose　239
Reaktion
　0. Ordnung　77
　1. Ordnung　78
　2. Ordnung　78
　allergische　204
　endergon(isch)e　73
　endotherme　71
　enzymatische　83
　exergon(isch)e　73
　exotherme　71
　gekoppelte　75
Reaktionsenthalpie　71
　freie　72
Reaktionsentropie　72
Reaktionsgeschwindigkeit　77
Reaktionsordnungen　77
Reaktionswärme　71
Rearrangement　204
Rectum　244
Redoxpaare
　korrespondierende　31
Redoxreaktionen　30
　Atmungskette　114
　Gibbs' freie Energie　74
　Knallgasreaktion　31
Reduktion　30
Reduktionsmittel　31
Refluxösophagitis　188
　Therapie　150
Regulation
　allosterische　88
　K-Typ　89
　V-Typ　89
Reinigung　49
Reiz
　überschwelliger　286
Rekombination
　Antikörper　204
　somatische　204
Releasing-Hormone　173

remnants　237
Renin　183
Renin-Angiotensin-Aldosteron-
　System　183
Repression
　Enzymregulation　89
Residualkörper　153
Retentionsazidose　268
retikuloendotheliales System
　Eisenspeicherung　161
Retikulozyten　213
Retikulozytose　213
　Erythropoetin　213
Retikulum
　sarkoplasmatisches　271
Retina　289
Retinal
　Sehvorgang　289
Retinoide　60
Retinol　59
Rezeptor
　α_1-R.-Mechanismus　176
　α_1-R. im Fettgewebe　261
　β_3-R. im Fettgewebe　261
　G-Proteingekoppelter　171
　7-Transmembrandomänen　171
Rhodopsin　289
Rhythmus
　zirkadianer　177, 178
Riboflavin　65
Ribonuclease
　Pankreassaft　251
Ribonukleinsäure　57
Ribose　34
Ribose-5-P
　Pentosephosphatweg　97
Ribosomen　152
　DNA-Transkription　139
　eukaryonte　152
　Funktion　152
　prokaryonte　152
　70S-Ribosomen　152
　80S-Ribosomen　152
　Translation　140
Ribulose　34
Ribulose-5-P
　Pentosephosphatweg　97
Rickettsien　145
Rifampicin　140
Rigor mortis　275
RNA　57
　Basen　57
　Exons　139
　heterogene nukleäre　57
　Introns　139
　Messenger-　57
　Processing　139
　ribosomale　57
　small nuclear　57

Spleißen　139
　transfer　57
RNA-Polymerasen　138
　α-Amanitin　139
RNA-Processing　139
RNS s. RNA
Rohrzucker　37
Rotationsisomerie　24
rRNA　57
rtPA　225
　rekombinantes tPA　225
Rückkopplung
　Enzymregulation　88
　negative　88
　positive　88
Ruhemembranpotential
　Nerven　286

S

Säure-Base-Reaktionen
　Assoziation　27
Säureanhydrid　18
Säure-Base-Paare
　konjugierte　27
Saccharase　255
Saccharide　33
Saccharose　37
　Fructosestoffwechsel　229
S-Adenosylmethionin (SAM)　56
　Creatinsynthese　231
Salpetersäure
　Säure-Reaktion　27
Salvage pathway　132
Salze　11
Salzkristall　11
Salzsäure
　Belegzellen　251
　Magen　251
　Säure-Reaktion　26
Salzsäure-Bildung
　Protonen-Pumpen-Blocker　150
SAM
　Adrenalinsynthese　176
Sarkomer　271
sarkoplasmatisches
　Retikulum　153
　Muskulatur　271
Sartane　184
Sauerstoffbindungskurve
　Bohr-Effekt　211
　Hämoglobin　209
　Linksverschiebung　211
　Myoglobin　210
　Rechtsverschiebung　210
Sauerstoffgruppe　6
Sauerstofftransport
　Hämoglobin　207
Säure-Base-Reaktionen　26
　Dissoziation　26

Register

Säure-Base-Haushalt 155
  Base excess 158
  Basendefizit 158
  Basenüberschuss 158
  Gesamtpufferbasen 157
  Massenwirkungsgesetz 155
  Puffer 156
  Regulation 158
  renale Regulation 267
Säure-Base-Theorie
  Brönsted 26
  Lewis 26
Säuren
  mehrprotonige 27
  Säure-Base-Haushalt 155
  schwache 155
  sehr schwache 155
  starke 155
  titrierbare 267
Schaltzellen
  Pankreas 251
Schiff-Base 42
  Kollagensynthese 277
Schilddrüse
  C-Zellen 186
  Strumabildung 164
Schilddrüsenadenome
  autonome 164
Schilddrüsenhormone 179
Schilddrüsen-Karzinom
  medulläres 186
Schilddrüsen-Krebs
  Radio-Iodtherapie 5
Schilddrüsen-Szintigraphie 5
Schleifen-Diuretika 150
Schleimzellen
  Magen 250
Schlüssel-Schloss-Prinzip
  Enzyme 81
Schmelz
  Zähne 282
Schmelzpunkt
  Beeinflussung 12
Schock
  anaphylaktischer 205
  hypoglykämischer 230
Schrittmacherenzyme 87
  Acetyl-CoA-Carboxylase 122
  δ–Aminolaevulinsäure-Synthetase 214
  K-Typ 88
  V-Typ 88
Schwangerschaft
  Eisenbedarf 162
  Proteinurie 266
  Stickstoffbilanz 248
Schwann-Zellen
  Myelinbildung 285
Schwartz-Bartter-Syndrom 186

Schwefelsäure
  Säure-Reaktionen 27
Schwefelwasserstoff
  Atmungskette 116
Schwermetalle
  nicht-kompetitive Hemmung 85
SDS-Polyacrylamid-Elektrophorese 46
Second messenger 171
  Diacylglycerin (DAG) 146
  Inositol-Triphosphat (IP_3) 146
Sedimentationskonstante
  Ribosomen 152
Sedoheptulose 34
Sedoheptulose-7-P
  Pentosephosphatweg 99
Sehen
  photopisches 289
  skotopisches 289
Sehpigmente 289
Sehpurpur 289
Sehrinde 290
Sehvorgang 289
Seife 50
Sekretin
  Dünndarmsekrete 254
  HCl-Sekretion 251
  Hormone 183
  Pankreassekretion 252
Sekundärstruktur 44
  α-Helix 44
  β-Faltblattstruktur 44
Selen 164
  Mangel 164
Selenocystein
  Abbau 108
Serin
  Abbau 108
Serotonin
  Blutstillung 219
  Hormon 188
  Transmitter 287
Serum 226
Serumkrankheit 205
Sessel-Schreibweise 35
SIADH 186
Sichelzellanämie 209
  Malaria-Erreger 209
Siedepunkt
  Beeinflussung 12
SI-Einheiten
  Stoffmenge 6
Sinusknoten
  Schrittmacherzellen 273
Skatol 259
Skelettmuskelerkrankung
  Isoenzyme 275

Skelettmuskulatur
  Muskelkontraktion 273
  quergestreifte 269
Sklerose
  Multiple (MS) 286
Skorbut 68
  Kollagensynthese 279
snRNA 57
  DNA-Transkription 139
Somatostatin
  HCl-Sekretion 251
  Pankreassekretion 252
  Wachstumshormon 178
Somatotropin 178
Sorbit(ol) 36
  Fructosestoffwechsel 229
Spaltung
  hydrolytische 92
  phosphorolytische 92
Speichel 250
  Bildungsort 250
  Menge 250
  muköser 250
  Regulation 250
  seröser 250
  Zusammensetzung 250
Spermatogenese
  Androgene 180
Spermien
  Fortbewegung 168
Spezifität
  Enzyme 80
Sphingolipide 52
  Eigenschaften 54
  Struktur 53
Sphingomyelin 53
Sphingosin 52
Spironolacton 185
Spleißen
  RNA 139
  Thalassämie 139
Spleißosom 57
Spurenelemente 160
  Chrom 164
  Cobalt 164
  Definition 160
  Eisen 161
  empfohlene Tagesdosis 161
  Fluor 165
  Funktionen 160
  Gesamtkörperbestand 161
  Iod 164
  Kupfer 163
  Mangan 164
  Molybdän 164
  Nahrungsbestandteile 246
  Selen 164
  Vanadium 165
  Vorkommen 161
  Zink 162

Squalen 235
Stäbchen
    Nachtsehen 289
Stammzellen
    myeloische 213
    Telomerase 137
Stärke 39
Statine 235
Stearinsäure 48
Steatorrhö 260
Steran 54
Stercobilin 259
Stereoisomerie 21
Stereospezifität
    Enzyme 81
Stereozilien 168
Steroid-Diabetes 178
Steroide 54
    abgeleitete Verbindungen 54
Steroidhormone 171
    Abbau 173
    Synthese 181
STH
    Mangel 179
    somatotropes Hormon 178
    Überschuss 179
Stickstoffbilanz
    ausgeglichene 248
    negative 248
    positive 248
Stickstoffgruppe 6
Stoffmenge 6
Stoffwechsel
    anaboler 118
    kataboler 91
    Protein-anaboler 248
    Protein-kataboler 248
Stoffwechselregulation 87
    Hormone 174
    Prinzipien 87
Störungen
    extrapyramidal-motorische 163
Strahlung
    α-Strahlung 4
    β⁺-Strahlung 4
    β⁻-Strahlung 4
    γ-Strahlung 4
Streptokinase 224
Streptomycin 144
Strukturisomerie 20
Struvit-Stein 266
Stuhl
    Bilirubinabbauprodukte 259
    heller, acholischer 254
    Wasserausscheidung 159
    Zusammensetzung 259
Stützgewebe 276
Sublimation 1
Substanz
    graue 286

lithogene 266
weiße 286
Substanz P
    Neuropeptid 287
Substrataffinität
    Enzyme 83
Substratkettenphosphorylierung 96
    Citratzyklus 112
    Glykolyse 96
Substratkonzentration
    Enzyme 87
Substratspezifität
    Enzyme 80
Sulfatid 53
Superoxiddismutase
    Methämoglobin 208
    Peroxisomen 154
Sympathikus
    Catecholaminsynthese 176
    Speichelbildung 250
    Transmitter 287
Symporter
    Carrier 147
Synapse 286
    chemische 287
    elektrische 286
Syndrom
    paraneoplastisches 186
System
    extrinsisches 221
    geschlossenes 76, 156
    intrinsisches 220
    kontraktile 166
    longitudinales 271
    motile 166
    offenes 76, 157
    transversales 271

T

Tangier-Krankheit 238
Tätigkeitsumsatz 247
Tautomerie 25
    Keto-Enol-Tautomerie 25
    Lactam-Lactim-Tautomerie 25
Teilschritt
    geschwindigkeitsbestimmender 78
Telomerase 137
Telomere 137
Temperatur
    Enzymaktivität 86
    Sauerstoffbindungskurve 211
Tertiärstruktur 44
    Zink 162
Test
    einfacher optischer 87
    zusammengesetzter
        optischer 87
Testosteron 180

Tetanie
    Hypoparathyreoidismus 187
Tetracycline 144
Tetrahydrofolsäure 68
Tetrajodthyronin 179
Tetrose 33
T-Gedächtniszellen 199
Thalassämie
    DNA-Transkription 139
    Spleißen 139
T-Helferzellen 199
Thermodynamik 71
Thermogenin 117
Thiamin 64
Thiazol 17
Thioester 19
    Energiegehalt 76
Thioether 19
Thiokinase 100
Thiol 19
Thioredoxin 134
Threonin
    Abbau 108
Thrombin 221
Thrombomodulin 223
Thrombose
    tiefe Beinvenen 223
thrombotische Diathese 223
Thromboxan A_2
    Blutstillung 219
Thrombozyten 219
    IIa/IIIb-Rezeptoren 220
    von-Willebrand-Faktor 219
Thrombozytenaggregation
    Actinfilamente 168
    ASS 190
    reversible 220
Thrombus
    roter 220
    weißer 220
Thymidin-Dimere
    UV-Licht 138
    Xeroderma pigmentosum 138
Thymin
    Abbau 231
Thymulin 163
Thymus
    T-Lymphozyten 198
Thyroxin 179
Thyroxin-5'-Dejodase
    Selen 164
Tight junction
    Blut-Hirn-Schranke 284
    Zellmembran 148
Tissue factor 221
titrierbare Säuren
    Niere 267
T-Killerzellen 199
T-Lymphozyten 199
    CD4-Zellen 199

CD8-Zellen 199
Thymulin 163
Zink 163
TNF-α 191
Tocopherol 61
Tonsillen
 Immunsystem 199
Topoisomerasen 137
Totenstarre 275
t-PA 224
 rekombinantes 225
Tranexamsäure 225
Transaminierung
 Aminosäureabbau 107
Transcuprein 163
Transducin
 G-Protein 290
Transferasen 81
Transferrin 161
Transfusionszwischenfall 205
Translation 140
7-Transmembrandomänen-
 rezeptor 171
Transmitter 287
 Acetylcholin 287
 hemmende 288
 Noradrenalin 287
Transplantatabstoßung 205
Transport
 aktiver 149
 passiver 148
 primär aktiver 149
 sekundär aktiver 149
 tertiär aktiver 149
Transportproteine 147
Transposition 204
transversales System
 Muskulatur 271
Transzytose 148
Triacylglycerine 51
 Abbau 99
 Synthese 126
Triacylglycerinsynthese 126
 Reaktionsablauf 126
Triade 271
Tricarbonsäure-Zyklus 111
Triglyceride 51
Trijodthyronin 179
Triose 33
Triplepunkt 2
tRNA
 Anticodon 141
 Kleeblattstruktur 141
 Translation 140
Trockeneis 1
Tropoelastin 279
Tropokollagen 277
Tropomyosin 269
Troponin C 270
Troponin I 270

Troponin T 270
Trypsin 251
Trypsinogen 251
 Enzymaktivierung 90
Tryptophan
 Abbau 108
Tryptophan-Synthetase
 katalytische Kapazität 86
TSH
 Schilddrüse 179
T-Suppressorzellen 199
T-Tubuli
 Muskulatur 271
Tuberkulinreaktion 205
α-Tubulin 167
β-Tubulin 167
Tumormarker
 Calcitonin 186
Tumor-Nekrose-Faktoren 191
Tumorzellen
 Telomerase 137
Tunnelproteine 147
Tyrosin
 Abbau 108
Tyrosinkinase-Rezeptor 171
T-Zell-Rezeptor 199

U

Überempfindlichkeits-
 reaktion 204
Ubichinon
 Atmungskette 114
UDP-Glucose
 Glykogensynthese 118
Ulcus
 duodeni 188
 ventriculi 188
Umgehungsreaktionen
 Gluconeogenese 119
Umkehrphasen-
 Chromatographie 46
UMP
 Synthese 130
Uniporter
 Carrier 147
Unit
 Enzymeinheit 85
Unordnung
 Aggregatszustand 1
 Thermodynamik 72
Unterkieferdrüsen 250
Unterzungendrüsen 250
u-PA 224
Uracil
 Abbau 231
Urat-Steine 266
Urin
 24-Stunden-Sammelurin 266
 brauner 254
 normaler 265

pathologischer 266
Schleifen-Diuretika 150
Wasserausscheidung 159
Urobilin 259
Urokinase 224
Uronsäuren 36
UV-Licht
 Thymidin-Dimere 138
 Vitamin-D 187

V

Valenzelektronen 6
Valin
 Abbau 108
Valinomycin
 Entkoppler 117
Vanadium 165
van-der-Waals-Kräfte 13
Vanillinmandelsäure 173, 176
 Catecholamin-Abbau 287
Vasopressin 185
Verbindungen
 energiereiche 76
Verdauung 249
 Maltase 38
Verdauungssekrete 249
 Speichel 250
Verschluss-Ikterus 254
Verstopfung 245
Verzweigungsenzym
 Glykogensynthese 119
Vimentin 167
VIP
 HCl-Sekretion 251
Viren
 Prokaryonten 145
Virolyse
 Komplementsystem 196
Vitamin A 59
 Ito-Zellen 227
 Mangel 291
 Präparate 60
 Retinal 60
 Retinoat 60
 Retinol 60
 Sehvorgang 289
Vitamin B_1 64
Vitamin B_2 65
Vitamin B_3 65
Vitamin B_4 69
Vitamin B_5 66
Vitamin B_6 66
 Hämsynthese 214
 Transaminasen 107
Vitamin B_7 69
Vitamin B_8 69
Vitamin B_9 69
Vitamin B_{12} 67
 Chelatkomplex 14
 Cobalt 164

Register

Vitamin C 67
  Eisenresorption 161
  Kollagensynthese 277
  Methämoglobinämie 208
Vitamin D 60
  Hormone 187
  Synthese 187
Vitamin E 61
Vitamin F 48, 69
Vitamin G 69
Vitamin H 68
Vitamin K 61
  Antagonisten 62
  Blutgerinnung 224
  Darmflora 258
  Prophylaxe 62
Vitamin M 68
Vitamin P 69
Vitamin Q 69
Vitamin T 69
Vitamine
  fettlösliche 59
  Nahrungsbestandteile 246
  wasserlösliche 64
Vitaminmangel 69
Vitaminüberdosierung 70
VLDL 237
Vollacetal 36
Vollantigen 192
von-Willebrand-Faktor
  Thrombozyten 219

W

Wachse 50
Wachstumsfaktoren 191
Wachstumshormon 178
  Mangel 179
  Überschuss 179
Wannenform-Schreibweise 35
Waschmittel 50
Wasser
  Autoprotolyse 27
Wasseranteil
  Frauen 159
  Männer 159
Wasserausscheidung 159
Wasserhaushalt 159
  Hormone 183
  Regulation 159
Wasserstoffbrückenbindung 12
Wasserumsatz 159
Wasserverteilung 159
Wasserzufuhr 159
Wechselzahl
  Enzymeinheit 86

Weddellit-Stein 266
Wernicke-Enzephalopathie 65
Wertigkeit
  biologische 248
Whewellit-Stein 266
Windkesselfunktion
  Aorta 279
Wirkungsspezifität
  Enzyme 80
Wolff-Gänge 180

X

Xanthin
  Purinabbau 231, 232
  Xanthinoxidase
Xanthinoxidase-Hemmer 232
Xeroderma pigmentosum 138
Xerophthalmie 70, 291
Xylose 34
Xylulose 34
Xylulose-5-P
  Pentosephosphatweg 97

Z

Zähne 282
  Dentin 282
  Karies 283
  Schmelz 282
  Zement 282
Zahnfluorose 165
Zapfen
  Farbsehen 289
Zelladhäsionsmoleküle
  Zellmembran 148
β-Zellen Pankreas 175, 176
Zellkern 151
  Funktionen 151
Zellmembran 145
  Fluidität 146
  Glykokalix 148
  Kohlenhydrate 148
  Lipid-Doppelschicht 145
  Lipide 146
  Proteine 147
  Transport 148
  van-der-Waals-Kräfte 13
  Zelladhäsionsmoleküle 148
Zellorganellen 150
Zellstrukturen 145
Zellulose 39
  Ballaststoffe 245
Zellweger-Syndrom 154
Zement
  Zähne 282

Zementoblasten
  Zementbildung 282
zentrales Nervensystem 284
zentroazinäre Zellen
  Pankreas 251
Zentrum
  aktives 81
  allosterisches 89
Zersetzung
  Wachse 13
Zilien
  9x2+2-Struktur 168
  Dynein 168
  Gleitmechanismus 168
Zink 162
  Ausscheidung 163
  Funktionen 162
  Insulin 175
  Stoffwechselstörung 163
  Transport 163
  Vorkommen 163
Zinkcluster 162
Zinkdehnungsproteine 162
Zinkfinger 162
Zinkmangel
  angeborener 163
Zinkvergiftung 14
Zitronensäurezyklus 111
ZNS 284
Zöliakie 260
Zonula occludens
  Zellmembran 148
Zotten
  Dünndarm 254
Z-Streifen
  Muskelfaser 271
Zuckeralkohol 36
Zwergwuchs 179
Zwitterion 42
zyklische Kohlenwasserstoffe 16
zystische Fibrose 259
Zytokeratine 167
Zytokine 190
  Erythropoese 214
Zytolyse
  Komplementsystem 196
Zytoskelett 166
  Actinfilamente 168
  Intermediärfilamente 169
  Mikrotubuli 167
  Vorkommen 167
Zytostatika
  Actinomycin D 140
  Mitomycin 140